中国青少年隐形矫治专家共识

CHINA CLEAR ALIGNER EXPERTS' CONSENSUS ON TEENAGERS

2020

李小兵 主编

四川大学出版社

项目策划：段悟吾
责任编辑：周　艳
责任校对：谢　瑞
封面设计：上海志合广告有限公司
责任印制：王　炜

图书在版编目（CIP）数据

中国青少年隐形矫治专家共识 / 李小兵主编． — 成都：四川大学出版社，2020.7
ISBN 978-7-5690-3786-9

Ⅰ．①中… Ⅱ．①李… Ⅲ．①青少年－口腔正畸学－中国 Ⅳ．① R783.5

中国版本图书馆 CIP 数据核字（2020）第 113956 号

书名　中国青少年隐形矫治专家共识
ZHONGGUO QINGSHAONIAN YINXING JIAOZHI ZHUANJIA GONGSHI

主　　编	李小兵
出　　版	四川大学出版社
地　　址	成都市一环路南一段 24 号（610065）
发　　行	四川大学出版社
书　　号	ISBN 978-7-5690-3786-9
印前制作	上海志合广告有限公司　北京创思立信科技有限公司
印　　刷	四川盛图彩色印刷有限公司
成品尺寸	210mm×295mm
印　　张	23.5
字　　数	571 千字
版　　次	2020 年 8 月第 1 版
印　　次	2020 年 8 月第 1 次印刷
定　　价	398.00 元

◆ 读者邮购本书，请与本社发行科联系。
　电话：(028)85408408/(028)85401670/
　(028)86408023　邮政编码：610065
◆ 本社图书如有印装质量问题，请寄回出版社调换。
◆ 网址：http://press.scu.edu.cn

四川大学出版社
微信公众号

中国青少年隐形矫治专家共识

中华医学会儿科分会青少年隐形矫治专家组

主　　编　李小兵

副主编　房　兵　　贺　红　　金作林　　李志华　　卢海平　　麦理想　　舒　广　　谭理军
（按姓氏拼音排序）　谢贤聚　　熊国平

编　　委　曹　阳　　段沛沛　　房　兵　　贺　红　　胡江天　　姜若萍　　金　钫　　金作林
（按姓氏拼音排序）　康　娜　　李　煌　　李小兵　　李　宇　　李志华　　刘　剑　　卢海平　　罗秋美
　　　　　　骆　英　　麦理想　　潘晓岗　　彭怡然　　舒　广　　宋　扬　　苏晓霞　　谭家莉
　　　　　　谭理军　　唐　镇　　吴拓江　　武秀萍　　谢　晖　　谢贤聚　　熊国平　　杨　磊
　　　　　　张军梅　　赵　玮　　赵　阳　　赵志河　　郑之峻　　周陈晨　　周　力　　邹淑娟
　　　　　　Wendy Lo

特　　邀　John Morton

绘　　图　马宇星

主　　审　赵志河

《中国青少年隐形矫治专家共识》专家组

(专家组成员依照姓名首字母拼音排序)

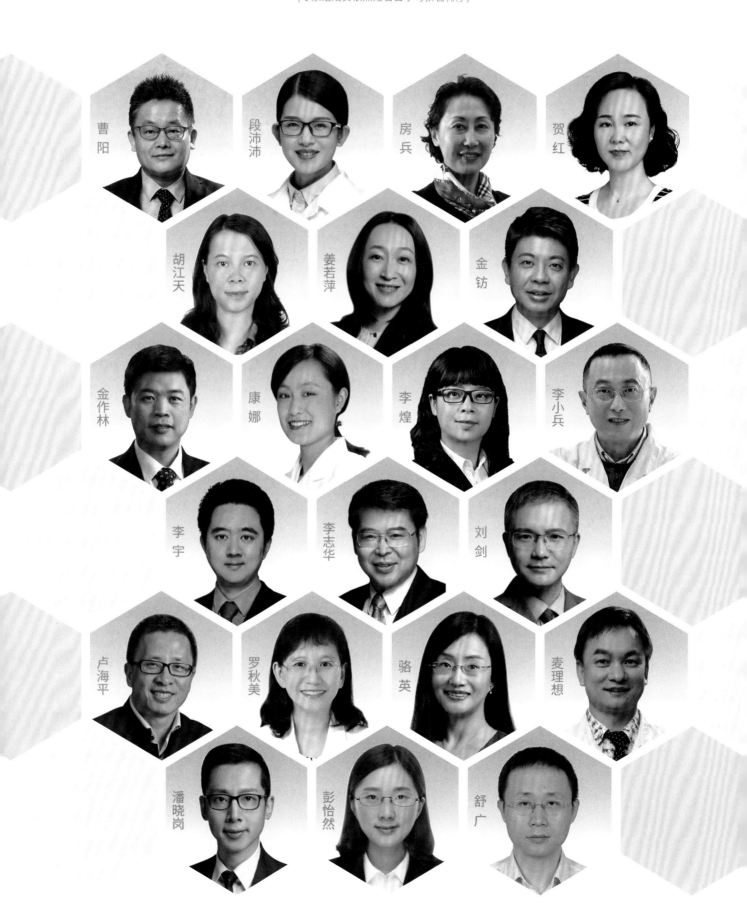

曹阳　段沛沛　房兵　贺红

胡江天　姜若萍　金钫

金作林　康娜　李煌　李小兵

李宇　李志华　刘剑

卢海平　罗秋美　骆英　麦理想

潘晓岗　彭怡然　舒广

(专家组成员依照姓名首字母拼音排序)

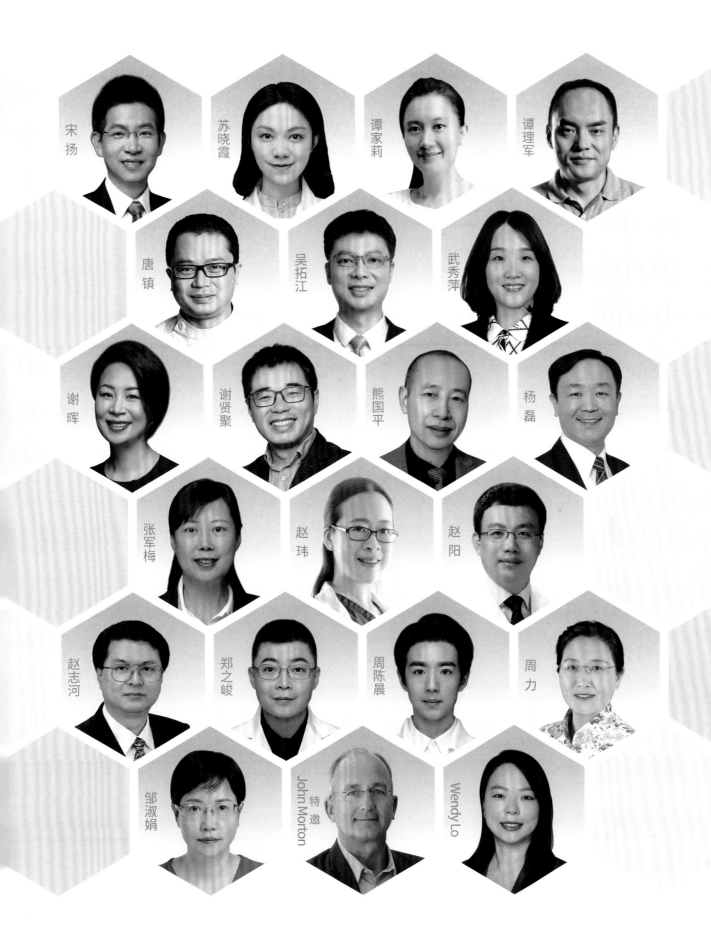

宋扬　苏晓霞　谭家莉　谭理军

唐镇　吴拓江　武秀萍

谢晖　谢贤聚　熊国平　杨磊

张军梅　赵玮　赵阳

赵志河　郑之峻　周陈晨　周力

邹淑娟　特邀　John Morton　Wendy Lo

主编介绍

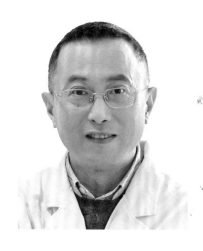

李小兵 教授

主任医师，硕士生导师
现任四川大学华西口腔医学院儿童口腔及正畸学系副主任
儿童早期矫治专科主任

担任中华医学会儿科分会口腔医学学组组长，中华口腔医学会儿童口腔专委会常委，四川省口腔医学会儿童口腔专委会副主任委员，四川省口腔医学会正畸学会常委，贵州省人民政府"卫生援黔专家团"核心专家，国际牙医师学院院士，四川省侨联特聘专家委员会特聘专家，中华医学会儿科分会中国青少年隐形矫治专家组组长。英国爱丁堡皇家外科学院海外院员（2002—2005），《华西口腔医学杂志》《国际口腔医学杂志》审稿专家。

从事儿童牙颌畸形的预防矫治、阻断性矫治及综合矫治二十余年，主要研究方向是儿童错𬌗畸形矫治的临床技术与理论研究。开创性提出"咬合发育管理——儿童错𬌗畸形的全面矫治"的理念，并在正畸矫治与矫形的基础上创新性提出基于牙弓、牙槽骨发育的"牙槽骨塑形矫治理论"。领衔组建中国青少年隐形矫治专家组，促进及推动了中国青少年隐形矫治理论与技术临床应用。为我国儿童错𬌗早期矫治领域领军人物。

承担八项省市级科研课题、一项国际合作课题、一项临床 GCP 研究。荣获四川省科技进步奖一、二、三等奖各一项。荣获四川大学科技进步奖二等奖一项。荣获成都市科技进步奖二、三等奖各一项。作为第一作者或通讯作者发表 40 余篇核心期刊论文和 SCI 论文。2020 年获国家出版基金项目资助一项。主编《中国青少年隐形矫治专家共识 2018》《儿童口腔科诊疗与操作常规》两部专著，主审专著《儿童口腔早期矫治》。参编《中华口腔科学》《华西口腔住院医师手册》《口腔正畸学——基础、技术与临床》《爱丁堡皇家外科学院口腔正畸专业考试病例精选》《牙颌面畸形功能矫形》《华西儿保余妈妈告诉你生长发育那些事儿》6 部学术专著。获国家实用新技术专利 5 项。2013 年获选成都商报评选的"好医生"百强、口腔十强。2013 年获选华西都市报"我心目中的四川名医（口腔科）"、2016 年成为成都商报"寻找成都的世界高度打造城市医学名片"上榜名医。

序

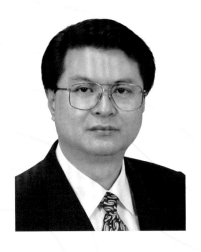

赵志河 教授

博士，博士生导师
四川大学华西口腔医学院副院长

　　无托槽隐形矫治技术在继承传统正畸矫治理念的基础上，结合计算机辅助三维诊断、个性化设计及数字化成型技术等发展而来。同时随着社会经济的高速发展，人民对美好生活需求日益增加，口腔健康意识不断增强，无托槽隐形矫治技术因其舒适、美观和卫生等优点而广受患者青睐。

　　1999年，爱齐科技公司推出了隐适美（Invisalign）矫治系统，2011年，隐适美进入中国市场。如今，在中国口腔正畸领域，"隐适美"已成为被普遍认可的品牌。隐适美隐形矫治技术有其独特的技术与流程，包括3大核心"S"——SmartTrack材料、SmartStage技术、SmartForce功能件。其中，SmartTrack材料是基于多年在生物力学和材料科学领域积累的专业知识，发明的一种多层共挤的矫治器材料，专为隐适美系统而设计。另外，SmartStage技术和SmartForce功能件相结合，更易于预测牙齿的移动情况，可治疗多种简单或复杂的病例。

　　为推广无托槽隐形矫治技术，提高我国青少年正畸矫治水平，李小兵教授领衔组成了我国青少年无托槽隐形矫治专家组。专家组在《中国青少年隐形矫治专家共识2018》的基础上，推出了新一版的《中国青少年隐形矫治专家共识》。该书结合无托槽隐形矫治技术的特点，内容更加全面，讨论更加深入，结合临床更紧密，对青少年患者的矫治提出了指导性的意见。

　　由于无托槽隐形矫治技术是一种新兴矫治技术，本书的内容可能还存在一些有待完善的地方，有些理论基础还需要进一步研究探索，欢迎读者提出意见或建议。

前言

  青少年无托槽隐形矫治是当前中国正畸界的热点,其独有的矫治特点及优势吸引着正畸临床医生,在短短不到十年的时间里迅速发展成为青少年错𬌗畸形矫治的重要方法之一。无托槽隐形矫治在提高临床正畸治疗方便度与美观度的同时,也带来了其矫治机理与临床应用诸多方面的争论与思考。编写《中国青少年隐形矫治专家共识》的初衷,就是想集合中国青少年隐形矫治专家的临床及理论经验,为广大中国正畸医生在应用无托槽隐形矫治器矫治青少年错𬌗畸形的时候提供临床参考。

  临床正畸医生在对待无托槽隐形矫治技术的时候,首先要解决的问题是如何将传统正畸学理论与观念应用于无托槽隐形矫治这一新技术的临床应用中。其次,临床正畸医生必须找到无托槽隐形矫治技术与传统活动或固定正畸矫治技术的不同临床治疗特点,以及无托槽隐形矫治技术特有的临床治疗规律:如无托槽隐形矫治技术的矫治范围如何?无托槽隐形矫治技术的临床效力如何?如何应用无托槽隐形矫治技术进行不同错𬌗畸形的矫治?其矫治步骤如何?要回答这些问题,需要临床不断探索、逐步总结分析,所以,无托槽隐形矫治的临床治疗是一种尝试的过程,是在试错。

  遵循正畸学理论与技术体系,《中国青少年隐形矫治专家共识》的编写按照青少年错𬌗畸形病因机制、青少年错𬌗畸形无托槽隐形矫治适应证、青少年错𬌗畸形无托槽隐形矫治的目标、无托槽隐形矫治技术的生物学或生物力学原理、无托槽隐形矫治数字化方案设计、无托槽隐形矫治在青少年不同类别错𬌗畸形的临床矫治中的应用、无托槽隐形矫治的复诊管理及保持,以及青少年无托槽隐形矫治技术疗效评价的框架进行梳理。希望能从青少年无托槽隐形矫治临床效果出发,确定青少年无托槽隐形矫治技术临床应用的规范,最终形成青少年无托槽隐形矫治技术的理论与技术体系。

  《中国青少年隐形矫治专家共识》一书力争体现我国青少年隐形矫治特色,突出正畸思维及创新应用。第一,本书强调了与青少年正畸相关的正畸基础及临床知识在无托槽隐形矫治中的应用。无托槽隐形矫治技术是在正畸理论基础上的矫治技术革新,应用无托槽隐形矫治技术不能没有相关的正畸理论基础。掌握青少年无托槽隐形矫治技术必须具备完备的青少年颅面𬌗生长发育的理论知识,并了解青少年错𬌗畸形矫治的特点。第二,无托槽隐形矫治技术已经从用于成年人轻度错𬌗畸形矫治,或者用于正畸治疗复发的成年人错𬌗畸形矫治,发展到全面介入青少年错𬌗畸形的预防、阻断与综合矫治领域,并且还有更快速发展的势头。不同于《中国青少年隐形矫治专家共识2018》,本书增加了无托槽隐形矫治在混合牙列期错𬌗畸形早期矫治、基于牙弓生长发育的早期塑形矫治、伴呼吸道不畅的青少年错𬌗畸形的矫治等内容,并完善了青少年隐形功能矫治内容,体现了青少年隐形矫治的发展方向。第三,本书也展示了我国正畸专家在无托槽隐形矫治领域的新思考与成果:比如传统正畸理论在无托槽隐形矫治临床中的应用;应用无托槽隐形矫治技术特点矫治青少年错𬌗畸形;应用无托槽隐形矫治技术结合正畸微种植钉辅助支抗矫治青少年复杂错𬌗畸形;规范化审核无托槽隐形矫治的数字化设计方案;评价中国青少年无托槽隐形矫治的临床疗效等。第四,从《中国青少年隐形矫治专家共识2018》到《中国青少年隐形矫治专家共识》,内容更加丰富和完整,已初步形成了中国青少年隐形矫治的理论体系,顺应了无托槽隐形矫治技术在我国迅猛发展的态势与临床需求。

虽然本书内容相比《中国青少年隐形矫治专家共识2018》充实了很多,但从青少年无托槽隐形矫治的临床治疗上看,还有许多临床治疗及理论部分存在着争议以及研究的空白,这是每个临床技术发展的必经过程。要彻底解决青少年无托槽隐形矫治的临床理论问题还有待于临床专业学者更深入、全面的研究和总结,我们期待这个过程的进行与完成。同时这也说明,本书不可避免地存在一些不足甚至错误,需要纠正与完善。在此恳请全国的正畸专家提出宝贵意见,以提高我国青少年隐形矫治的专业学术水平,让《中国青少年隐形矫治专家共识》与无托槽隐形矫治技术共同成长,成为我国青少年无托槽隐形矫治专业医生更可靠的专业参考书。

《中国青少年隐形矫治专家共识》的参编者都是长期从事口腔正畸临床、教学与科研的专家学者,他们贡献了自己在青少年无托槽隐形矫治临床治疗及理论研究中的宝贵经验,本书是各位专家的心血与财富。在此要感谢参与本书编写的全国40多位专家学者的无私奉献。

在此也一并感谢对本书贡献了自己的临床经验及学术研究成果的特邀专家。

《中国青少年隐形矫治专家共识》即将和广大正畸医生见面了,我怀着忐忑的心情希望本书能推动我国青少年隐形矫治技术的进一步发展,希望本书能切实帮助到我国从事无托槽隐形矫治的医生,并衷心祝愿我国青少年无托槽隐形矫治事业以及我国的正畸学事业兴旺发达、繁荣昌盛!

李小兵 教授

庚子年,新冠肆虐,全民战疫,祝福武汉!祝福中国!

2020年05月于成都

青少年错殆畸形隐形矫治
基础篇

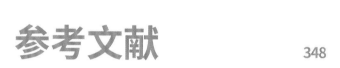

青少年错𬌗畸形隐形矫治病例展示　附录Ⅰ

隐适美无托槽隐形矫治器矫治系统介绍　附录Ⅱ

参考文献　**348**

青少年错殆畸形隐形矫治
诊断与技术篇 II

青少年错殆畸形隐形矫治
临床治疗篇 III

青少年错殆畸形隐形矫治
基础篇 I

附录 I
青少年错殆畸形隐形矫治
病例展示

附录 II
隐适美无托槽隐形矫治器矫治
系统介绍

第一章　青少年错殆畸形隐形矫治概述

（按姓氏拼音排序）

李小兵　四川大学华西口腔医学院儿童口腔及正畸学系
武秀萍　山西医科大学口腔医院正畸科
郑之峻　贵阳市口腔医院正畸科

第一节　青少年错殆畸形隐形矫治的概念

青少年错殆畸形隐形的正畸治疗，指的是处于青少年生长发育期（6~18岁)的错殆畸形患者的阻断与综合隐形矫治。

青少年生长发育期是从儿童到成人的整个身心发育阶段，颅面殆发育从乳恒牙替换、恒牙萌出完成，到上下颌骨发育完成，颅面形态及功能发育完成，年龄从6岁到18岁（图1表示青少年生长发育分期）。青少年是一个比较宽泛的概念，其颅面殆生长发育包括：①从乳恒牙替换（从6岁开始）到18岁恒牙完全萌出；②牙弓、牙槽骨弓形态、大小伴随不同阶段的恒牙成组萌出不断发育（6~18岁）；③颅面结构在青春快速生长期（10~11岁左右）开始矢状向发育，17~18岁左右颅面三向生长发育基本结束；④口腔功能发育成熟，颅面及口周肌肉也随颅面殆的生长发育而与颅面硬组织形成稳定适应的功能及形态。

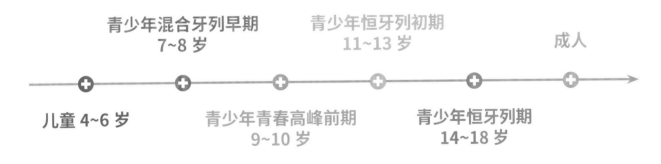

图1　青少年生长发育分期

青少年隐形矫治不同于成人隐形矫治之处在于青少年颅面殆有生长发育变化，包括：①牙列从混合牙列发育到恒牙列；②上下颌骨及牙弓完成长、宽、高的发育；③下颌完成差异性生长；④下颌颏的形态与大小的发育；⑤与颅面神经肌肉功能及咬合关系相关的颞下颌关节位置的确定；⑥面部软组织发育完成并形成与颌骨的协调与稳定功能关系等。这些变化决定了青少年隐形矫治不同于成人隐形矫治的特点。

青少年颅面殆软硬组织及结构都处于不断生长发育的变化过程中，影响错殆畸形的诊断与矫治。研究表明，越能利用颅面殆生长发育潜力进行错殆畸形的矫治，颅面殆形态越能随矫治的作用而改变；而生长发育越成熟的错殆畸形，矫治的计划及设计越要受限于颅面殆的既有形态与结构。青少年错殆畸形的矫治要依据影响咬合关系的各个颅面殆软硬组织因素在不同阶段的形态功能特点。颅面殆的生长发育既能有助于对错殆畸形的矫治，也能对错殆畸形的矫治产生不良影响。青少年错殆畸形的隐形矫治需要矫治医生具有全面的颅面殆生长发育知识，能预判颅面殆的生长潜力与方向，因势利导，从而取得更好的颅面形态改善、更生理的咬合功能，以及更稳定的矫治疗效。

（李小兵）

第二节 固定多托槽矫治与无托槽隐形矫治的区别

一、青少年错殆畸形隐形矫治的口腔健康

（一）青少年错殆畸形隐形矫治的口腔健康维护

传统正畸治疗通过安装在患者颌面及牙列上的活动或固定矫治器校正牙列和上下颌的不协调。各类矫治器均会影响青少年的口颌生理系统、口腔微生态和口腔卫生习惯，导致口腔健康问题。比如固定矫治器会增加食物滞留和软垢堆积，导致正畸后产生釉质光滑面白垩斑及龋坏；而活动矫治器会影响患者口腔唾液分泌和唾液流动，从而影响牙体自洁和再矿化作用，菌斑也易沉积在活动矫治器上。这都会改变口腔微生态，影响口腔健康。青少年正畸治疗常见的口腔健康问题包括：牙面软垢、牙釉质白垩斑、牙釉质光滑面龋坏、牙龈炎、牙龈增生、牙周炎等（图1）。

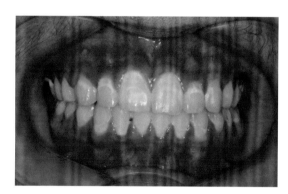

图 1 正畸固定多托槽错殆畸形矫治（由于临床操作及患儿口腔卫生控制不力造成正畸致白垩斑及牙釉质光滑面龋坏）

相对于传统正畸治疗技术，无托槽隐形矫治技术利用牙面粘结附件及透明牙套自身的牙冠包裹，将矫治器固定于牙列上产生矫治力达到临床正畸牙移动的效果。无托槽隐形矫治器是活动矫治器，进食时取下矫治器不影响患者进食，活动可取戴的矫治器也更利于患者进行牙面清洁。所以对于青少年错殆畸形的口腔健康维护，无托槽隐形矫治技术相比固定多托槽矫治技术有先天的优越性。

但无托槽隐形矫治技术也会影响青少年口腔健康环境。青少年经常在佩戴透明矫治器的情况下饮用高糖饮品，常导致前牙切缘的釉质白垩斑和龋坏。虽然无托槽隐形矫治器更有利于患者的口腔卫生维护，但仍然需要强调口腔卫生宣教，因为不论使用何种矫治器，有效维护口腔卫生都有助于口腔健康。

应用无托槽隐形矫治技术矫治青少年错殆畸形的临床口腔健康维护中应注意以下几个方面：①提供矫治器盒，方便患者取戴，并嘱患者不能佩戴矫治器进食，减少或禁止在佩戴矫治器时饮用高糖饮品；②使用超声水浴或者含碳酸钠和硫酸钠的溶液清洗透明矫治器；③可以将透明矫治器作为牙齿氟化托盘，或者每天用氟化牙膏刷牙后稍作冲洗后马上佩戴透明保持器，并两小时内不进食，促进牙齿氟化。

总之，无托槽隐形矫治器易于患者随时取戴，患者可直接清洁牙面、使用牙线，从而使矫治过程中的菌斑控制简单易行，提高了口腔卫生维护效率。与传统固定矫治器相比，特别是在矫治初期，使用无托槽隐形矫治器后口腔健康各项指标都较好。

（李小兵　郑之峻）

（二）个体化口腔卫生宣教与牙周健康

当代青少年作为进行正畸治疗的主要人群，对牙齿美观的需求不断提高。但是由于青少年内分泌的变化，口腔卫生意识的相对缺乏，轻微的局部刺激就可能使牙龈组织产生明显的炎症反应。固定多托槽矫治中结扎丝、弓丝极易导致食物残渣滞留，托槽及带环边缘的粘结剂悬突易刺激牙龈组织，从而加重牙龈炎。临床研究通过对比青少年使用隐适美无托槽隐形矫治器组及托槽组治疗前后的牙周探诊深度、菌斑指数和牙龈出血指数发现，两组数据具有统计学差异，且前者明显优于后者。无托槽隐形矫治器美观、舒适、对患者牙周健康影响小，可用于替牙期儿童的矫形治疗，也越来越多地应用于青少年患者的矫治。

由于青少年独特的神经内分泌环境和所处的社会环境，其在行为、情感和认知等方面具有独特性。对青少年患者的口腔健康教育及护理非常重要，可通过讲解说明治疗的意义，鼓励他们战胜困难以取得满意的合作，另外提醒家长对患者做必要的检查和监督。个体化口腔健康宣教能促进青少年患者养成良好的口腔卫生习惯，提高自我保健能力，阻碍菌斑的形成，有效维护口腔卫生。

在矫治前，向患者及家长解释无托槽隐形矫治的程序及疗程；了解患者一般情况、全身情况及口腔健康状况并做记录；进行心理护理，取得患者配合；向患者强调维护口腔卫生的重要性，并用真实的病例告知患者不良口腔卫生的严重危害；借用牙模向患者与家长反复讲解改良Bass刷牙方法，现场指导患者正确刷牙，要求其家长协助教育和监督；每次复诊时，用菌斑显示液对患者指数牙进行染色并计分，向患者说明着色的原因、意义及后果，使其对菌斑产生理性认识；仔细检查口腔卫生状况，指出不足，给予口腔卫生检查监督指导；让患者对着镜子试刷，观察刷牙动作，计算刷牙时间，观察掌握的熟练程度和刷牙质量。临床中接受个体化口腔宣教的患者口腔卫生状况逐渐改善，菌斑指数明显降低，牙周状况改善。

研究发现，治疗前口腔卫生状况最差的是右上颌后牙，其次是右下颌后牙，口腔卫生状况最好的是上颌前牙区。这可能与习惯使用右手刷牙者施力不便，常忽略上下颌的右侧，而前牙区与美观密切相关，故重视度较高有关。因此应在强化宣教中着重提醒青少年患者，强调右侧后牙的卫生维护。口腔卫生在矫治中与牙周健康关系极为密切，正畸治疗中口腔护理是非常重要的一个环节，治疗中的口腔卫生状况直接影响牙周健康。

（武秀萍）

二、青少年错𬌗畸形无托槽隐形矫治对口腔健康影响的研究

（一）青少年无托槽隐形正畸矫治、固定多托槽正畸矫治与儿童恒牙新增釉质白垩斑的预防

在对青少年错𬌗畸形患者应用无托槽隐形矫治器矫治与固定多托槽正畸矫治中通过透明活动牙套对患者光滑牙面新增釉质白垩斑影响的前瞻性对比研究发现：隐形矫治中患者新增釉质白垩斑较固定多托槽矫治更少。两组青少年错𬌗畸形矫治患者（10~14岁）（无托槽隐形矫治器组和固定多托槽矫治组）在治疗前的釉质白垩斑检出率均为40%左右（两组无差别），经无托槽隐形矫治技术矫治1个月及6个月后，其新增釉质白垩斑检出率分别为13.33%和23.33%；而接受传统固定多托槽矫治的患者在矫治6个月及12个月时，新增釉质白垩斑检出率分别为48.8%和75.8%。

进一步的生物学研究发现，虽然隐形矫治导致青少年口腔微生物多样性有所改变，但治疗6个月前后口腔内微生物多样性并无统计学差异，这表明无托槽隐形矫治器能基本维持青少年口腔微生态环境（但仍不能排除矫治中的患龋可能）。而青少年患者固定多托槽正畸治疗中，虽然固定多托槽矫治未改变唾液中微生物种群的种类，但牙菌斑中的微生物种群多样性发生改变，提示固定多托槽矫治增加了青少年错𬌗畸形矫治的患龋风险。

对比青少年错𬌗畸形的隐形矫治、固定多托槽矫治6个月患者新增釉质白垩斑检出率及口腔微生物多样性的改变发现，固定多托槽矫治组大于隐形矫治组，表明半年治疗中，无托槽隐形矫治技术对患者釉质的影响较小。但关于长时间及治疗结束后隐形矫治与固定多托槽矫治技术对患者釉质白垩斑的影响，临床还需要进一步的研究比较（图2）。

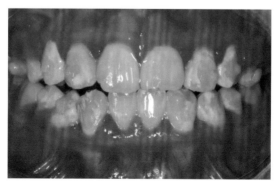

图2　应用隐形矫治器矫治错𬌗畸形的青少年患者（由于矫治器妨碍唾液流动，以及进食高糖食品和口腔卫生习惯不良，仍会形成釉质光滑面白垩斑或龋坏）

（李小兵）

（二）青少年无托槽隐形正畸矫治与固定多托槽正畸矫治对牙周健康的影响

与传统固定多托槽正畸矫治不同，隐形正畸矫治技术中由于活动透明牙套可摘取，极大地降低了青少年患者口腔清洁时的难度，因此学者们认为其可提高正畸患者口腔清洁效率，进而更好地保护患者的牙周健康。以成人为研究对象的多项临床研究表明，相较于传统固定多托槽矫治器，使用活动透明牙套的隐形矫治患者具有更加良好的牙周健康状况。华西口腔医学院赵志河教授的临床研究同样发现，使用无托槽隐形矫治技术中活动透明牙套的隐形矫治患者在菌斑指数、牙龈指数和探诊后出血等多项牙周健康指标上相较于固定多托槽矫治器都有更好的表现。

尽管相较于传统唇侧固定多托槽矫治技术，无托槽隐形矫治技术在维护牙周健康、口腔清洁方面具备一定优势，在同等条件下患者牙周炎发病风险相对较低，但由于牙菌斑是导致牙周炎的根本因素，因此若青少年口腔卫生意识不强，常常会引起局部牙周炎症。基质金属蛋白酶9（MMP-9）可以作为显示牙周炎临床严重程度的一个指标。在青少年和成人正畸患者龈沟液中 MMP-2 和 MMP-9 表达增高，且青少年患者增加程度较成人患者更高，表明接受正畸治疗的青少年患者在菌斑的刺激下其牙周炎症反应会较严重。在临床进行青少年隐形矫治时，亦要求患者有较好的口腔卫生维护依从性，否则亦会引起牙周支持组织的损伤。如患者已有牙龈炎或牙周炎趋势，或已患病，正畸医生应当增加隐形矫治步骤，或减小每步移动量，适当放缓治疗过程，同时进行牙周病的积极治疗以及定期监测，确保牙槽骨不会发生病理性吸收，维护牙周支持组织的健康。

因此，尽管无托槽隐形矫治更有利于青少年错𬌗畸形正畸患者对口腔卫生的维护，仍然要强调口腔健康及牙周健康的维护。

（李小兵　武秀萍）

三、青少年错𬌗畸形无托槽隐形矫治技术的一般临床特点

（一）隐形矫治与正畸疼痛

疼痛是正畸治疗最常见的并发症之一，对患者生活质量及治疗依从性都有明显的影响。无托槽隐形矫治的透明牙套对牙齿的加力方式及力值大小都与传统固定多托槽矫治器有一定的差异，因此其所造成的正畸疼痛是否与固定多托槽矫治器有所差异也引起了正畸临床医生的兴趣。

疼痛是一种心理和生理状态的共同反应，而不单纯是有害刺激引起的反应，因此疼痛具有较强的主观性。相关临床研究表明，青少年正畸疼痛比成年人轻，但由于青少年处在心理发育期，他们较易于对疼痛产生不适的心理，相对而言，成人患者治疗中的不适感耐受性高，因此，正畸医生应对青少年进行心理辅导，消除其不良心态，以获得最大程度的配合，从而确保正畸治疗顺利进行。

正畸治疗过程中，大部分患者均出现各种短时间不同程度的疼痛。研究调查发现无论是使

用固定多托槽矫治器还是无托槽隐形矫治器，患者在戴用矫治器后1天疼痛达到峰值，随后逐渐下降，疼痛变化趋势一致，但使用无托槽隐形矫治器者的初戴疼痛感低于使用固定多托槽矫治器者。

目前临床治疗认为：①无托槽隐形矫治器患者初戴后疼痛感及不适感更轻，对患者生活质量影响更小；②相比于固定多托槽矫治复诊，无托槽隐形矫治技术更换透明矫治器所造成的正畸疼痛更轻，舒适感更佳。

（武秀萍　李小兵）

（二）无托槽隐形矫治技术提高了错𬌗畸形的矫治效率

首先，无托槽隐形矫治技术在方案设计过程中对牙齿的移动方式与步骤进行了精确的模拟和计算，矫治过程中粘贴附件，利用矫治器替换达到牙齿移动的效果。无托槽隐形矫治技术简化了临床治疗操作，其矫治过程达到治疗的简化，受益于此，无托槽隐形矫治技术在一定程度上达到了降低正畸治疗的技术门槛的目的，避免了由于经验及操作水平不同而导致的正畸治疗效率的不同，有助于青少年错𬌗畸形临床治疗的同质化。从这一角度说，由于无托槽隐形矫治技术提高了正畸初级医生的临床治疗效率，整体上提高了青少年错𬌗畸形的矫治效率。

其次，正畸临床医生在应用无托槽隐形矫治技术时，会应用其固定多托槽矫治技术的经验进行错𬌗畸形的矫治设计，在正确的诊断与合理的临床设计的基础上，应用无托槽隐形矫治技术会按照矫治设计步骤准确达到矫治目标。这避免了由于正畸医生的个体差异造成的固定多托槽矫治技术矫治疗效的差别，在整体上也提高了错𬌗畸形矫治的效率。

最后，由于无托槽隐形矫治器是活动可取戴的矫治器，临床治疗效率依赖于患者佩戴时间及矫治器的贴合程度，患者的临床依从性及无托槽隐形矫治器性能也影响了错𬌗畸形矫治的效率。一般来说，青少年错𬌗畸形患者的矫治较成人患者更依赖于患者的临床依从性。临床依从性高的患者，其临床矫治效率更高。

现有的临床证据表明，相比于固定多托槽矫治技术，在青少年患者良好的临床依从性、正确及准确的临床诊断与设计的情况下，无托槽隐形矫治技术将减少错𬌗畸形矫治的复诊次数、椅旁时间，同时还可缩短治疗周期，提高错𬌗畸形的矫治效率。

（三）青少年隐形矫治的临床行为学研究

在对50名青少年隐形矫治患者临床行为学的前导性研究中发现，中国（成都）青少年错𬌗畸形患者对隐形矫治的接受度高于传统固定多托槽矫治技术。（表1）

表1　中国（成都）青少年隐形矫治行为学研究

	隐形矫治	固定多托槽矫治	结果
口腔健康维护	55%容易保持口腔清洁	20%容易保持口腔清洁	隐形矫治患者更易保持口腔卫生
美观性	72.2%满意	13.3%满意	患者更满意隐形矫治的美观性
舒适性	94.4%满意	66.7%满意	患者觉得隐形矫治更舒适
矫治结果	83.3%满意	93.3%满意	患者对固定多托槽矫治结果更满意
社会接受度	5.4%被嘲笑	20%被嘲笑	青少年隐形矫治更易被患者社会环境接受

（四）无托槽隐形矫治技术透明矫治器牙套的临床特点

1.矫治器透明不易察觉，临床矫治更美观，对患者社会活动影响小，更易被患者接受，但患者临床依从性与佩戴矫治器时美观改善未见明显相关性。

2.预成分步矫治器，牙移动及矫治施力控制精确，能更好地避免医生操作引起的治疗差异，整体上提高治疗效率，减少疗程。

3.隐形矫治精确计算每步牙移动，能避免临床操作造成的过大矫治力，减轻过大加力造成的正畸治疗疼痛。

4.隐形矫治能减少复诊次数及椅旁时间。在正确良好地佩戴矫治器的基础上，无托槽隐形矫治器通过矫治器替换达到矫治目的，患者可减少复诊次数及复诊时椅旁时间。但无托槽隐形矫治要通过正畸医生的诊断，制订数字化的治疗方案，预成矫治器活动牙套。无托槽隐形矫治技术的整体效率及时间有赖于正畸医生的经验，矫治过程中方案调整会增加矫治时间。另外，预成矫治器在乳恒牙替换、第二恒磨牙萌出时，需要重启矫治，这也会增加青少年错𬌗畸形患者的隐形矫治时间。

5.无托槽隐形矫治活动牙套利用活动高分子材料与牙面附件进行矫治，相比固定多托槽矫治技术，在患者无托槽脱落、弓丝黏膜划伤等正畸急诊情况方面，患者舒适度更高。

（李小兵）

第二章 青少年错殆畸形隐形矫治的医患沟通

（按姓氏拼音排序）
李小兵 四川大学华西口腔医学院儿童口腔及正畸学系
罗秋美 台湾"国防"医学大学

第一节 青少年心理特点与错殆畸形隐形矫治医疗控制技巧

青春期(Adolescence，又称青少年期)，泛指人类13~18岁，但最早可能开始于9岁，是儿童期与成年期之间的过渡期。

一、青少年错殆畸形患者矫治动机

青春期正是青少年发展自我意识的时候，常常会有社交焦虑并试着改变自我形象，想与同龄层有连结，更是注重自己的外观。当代青少年的身心发育特点有了更多的时代性，信息化知识爆炸及自主意识的强烈建立使青少年在选择隐形矫治的时候有不比成人弱的主导意识。如果是他们所想要的，他们将会尽全力配合。这也是青少年错殆畸形患者在正畸治疗方法选择中的动机之一（图1）。

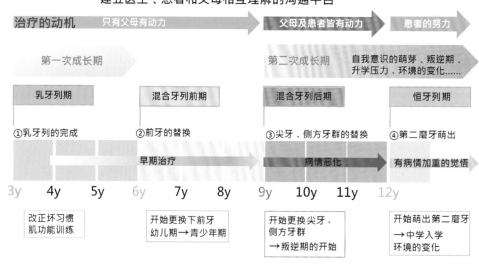

图1 青少年错殆畸形矫治动机的变化

首先，动机是属于生物、情感、社会和认知力量的激励行为，简而言之，就是"为什么一个人会做某件事情"。动机主要由三个部分组成：激励、持久性和强度。"激励"是指启动行为的决定；"持久性"则是想要努力实现目标的延续性；"强度"所代表的是追求目标的需求度及执行力。个体行为动力分为外在动力与本能动力，奖杯、金钱、社会认可、赞美等，都可以算是外在动力；而使个人满足或满意的内在心理，则是本能动力。

青少年无托槽隐形矫治技术吸引青少年的外在动力包括以下几点：

①相比活动或固定多托槽矫治器的金属附件，无托槽隐形矫治器佩戴更加舒适；

②可取戴的无托槽隐形矫治器，在患者矫治过程中不影响进食；

③在患者社会活动中，无托槽隐形矫治器很难被察觉，不影响美观，也不会造成矫治患者有别于"常人"的心理障碍。

二、青少年心理特征与错𬌗畸形隐形矫治质量控制

心理学家对于青少年心理特征有三种基本看法：①青少年喜欢冒险；②青少年很难了解自己的情绪；③青少年自我控制较少。对于青少年错𬌗畸形患者，了解、控制、引导其三大心理特征，有助于其矫治选择及矫治质量控制。

1.针对青少年喜欢冒险的心理特征，我们可以多鼓励他们尝试新的矫治技术，并保证在安全、谨慎的环境中进行有效的错𬌗畸形矫治。临床青少年错𬌗畸形患者中并不是所有的孩子都可以进行无托槽隐形矫治技术治疗，但只要在正畸医生正确诊断和合理设计的基础上，接受了无托槽隐形矫治技术，青少年错𬌗畸形患者都能得到一个良好的矫治效果。

2.由于青少年很难了解自己的情绪，对于无托槽隐形矫治患者，在错𬌗畸形治疗中，正畸医生需要对患者做出明确且清楚的指示和表达矫治依从期望，并且要保持冷静，对青少年患者的解释过程需简单而仔细。青少年错𬌗畸形矫治中，正畸医生要避免用讽刺的话语，强调正向引导，树立患者矫治信心。

3.由于青少年的自制力比较弱、专注时间短，在矫治开始、复诊第一次使用矫治附件（如橡皮筋牵引）、复诊医嘱等需要患者配合的情况下，医生都应该有简洁、明确的医嘱，并尽量减少患者椅旁治疗时间。

无托槽隐形矫治技术对青少年的求新、求美、注意力时间短等心理特征、需求而言都是个很好的解决方法。无托槽隐形矫治医生若能跟家长有良好的沟通，改变家长、患者的想法，使其能从"我或我的小孩需要固定多托槽矫治器"转变成"我或我的小孩需要无托槽隐形矫治技术的治疗"，将提高无托槽隐形矫治技术在青少年错𬌗畸形临床治疗中的应用程度，为广大青少年错𬌗畸形患者的矫治带来更美观、更舒适、更方便的矫治体验。

三、青少年错𬌗畸形患者选用无托槽隐形矫治的临床理由

（一）基于无托槽隐形矫治的临床疗效

对于多数错𬌗畸形患者而言，无托槽隐形矫治技术能达到良好的错𬌗畸形矫治效果。并且，无托槽隐形矫治技术相比固定多托槽矫治技术还有一些相对的优势：①错𬌗畸形上下中线调整较能预测；②能有效纠正前牙唇倾；③牙弓形态调整更容易；④推磨牙向后更方便，减少临床拔牙比例；⑤咬合倾斜更易调整；⑥咬合打开更容易；⑦前牙转矩效果较好；⑧能很好地治疗青少年错𬌗畸形拔牙病例；⑨磨牙压低更好，对开𬌗的矫治有效；⑩通过无托槽隐形矫治特殊设计可矫治上下骨性功能、结构不调（图2）。

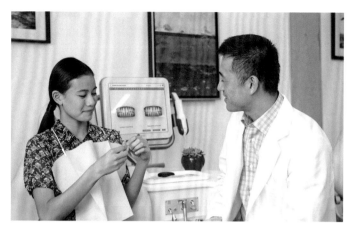

图 2 无托槽隐形矫治技术适合青少年错𬌗畸形矫正

（二）基于其矫治体验

从临床治疗过程及疗效来说，无托槽隐形矫治患者的体验：①更少疼痛；②更有规律；③临床依从性不比固定多托槽矫治器差；④将缩短治疗时间。

相对固定多托槽矫治技术，无托槽隐形矫治技术可：①减少复诊次数；②减少每次复诊时间；③降低不适感；④随时可摘戴，容易用牙刷和牙线等清洁口腔；⑤饮食无须特殊，不影响营养摄入；⑥近乎透明，不易察觉，方便社交活动；⑦对运动无限制，比如不影响打球、踢球等；⑧没有紧急突发复诊情况。

（三）基于其自身的实践价值

使用无托槽隐形矫治技术的青少年患者比起使用固定多托槽矫治技术的患者更愿意向同伴介绍无托槽隐形矫治技术。

（罗秋美　李小兵）

四、青少年隐形矫治的成功诀窍及医患沟通重点

1.父母有动力是起点：建构共同理解的背景知识平台。了解治疗的时机与设想达成目标的重要性。

2.孩子的配合是关键：了解青少年的生理、心理的成长需求，具有同理心地真诚关注、配合其人格及社交关系的需要，选择其喜欢的治疗模式。

3.临床分阶段的治疗计划是矫治成功的要素：医生必须充分了解牙列不齐、咬合不正与颅面骨骼发育不良的复杂纠缠关系，根据骨骼生长发展时期，选择引导或矫正颌骨发育，矫正牙齿及咬合不正的适当治疗时机，利用不同技术与材料，分阶段实施治疗计划（图3）。

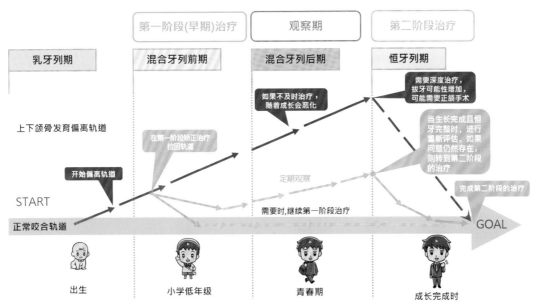

图3　阶段性儿童青少年矫正治疗规划

4.青少年隐形矫治成功的患者心理因素：青少年的错殆畸形矫治与成人错殆畸形矫治最大的不同点在于患者的心理差别。青少年的生长发育高峰期主要有两个：0~6岁的儿童期及10岁以后的青春期。青少年本身处于身心剧烈变化的阶段，面对从自我个体认知到父母、师长管教的期望及朋友的接纳、肯定与批评等的冲击，情绪常常处于不平衡状态，还有与父母价值观取向等的冲突，这些都是医生制订及施行治疗计划时必须关注调和之处。比如生于20世纪70年代的父母(X世代)，生存条件较差，为工作而活，接触科技较少，比较保守，常觉得"价格"是首要因素。而生于20世纪80年代的父母(Y世代)，生活条件转佳，为生活才工作，喜欢追求自我，讲究灵活与快乐，比较看重"消费能力"（譬如分期付款）。而20世纪90年代及以后出生的青少年(Z世代)，由于接触大量的科技及各种互联网沟通平台，交流快速，流行品味转换快，喜欢图文并茂的表达方式，"塑造个人形象"，多是现实主义者、注重追求个人成功。另外我们医生本身的学习成长背景，对"新型技术的掌控"程度也不同。在我们与父母、青少年患者沟通制订治疗计划及实施治疗程序时，都必须将这些因素纳入考量，通盘策划。"价格""消费能力""个人形象"及"技术的掌控"是成功完成青少年无托槽隐形矫治不可或缺的四大要素。

（罗秋美）

第二节　青少年错殆畸形的阶段性发育特点与矫治沟通

一、青少年错殆畸形矫治要有清晰的治疗目标

青少年错殆畸形隐形矫治包括混合牙列期错殆畸形的阻断矫治以及恒牙列期错殆畸形的综合矫治两部分，治疗要根据咬合发育的不同阶段特点，制订阶段性及综合矫治的目标。

混合牙列期错殆畸形的阻断矫治更多的是在更利于颅面殆生长发育的时候，早期阻断错殆畸形的发展，尽量减轻青少年错殆畸形的严重程度与复杂程度，它的目的不是一次性完全纠正

咬合及颅面形态异常的所有问题，而是特定阶段的错𬌗畸形的部分矫治，通常还需要在恒牙列期做二期正畸综合矫治才能完成最后的错𬌗畸形矫正。所以，混合牙列期错𬌗畸形的阻断矫治需要医生与患者及家长的充分沟通，制订矫正影响颅面𬌗发育的错𬌗畸形的计划。临床应避免由于诊断及治疗目标不明确造成的青少年错𬌗畸形矫治时间过长及过度治疗的问题。青少年混合牙列期的阻断矫治通常包括：前牙或后牙反𬌗矫治、牙弓狭窄的扩弓矫治、上下颌骨关系及大小异常的功能矫形、埋伏牙或异位牙牵引、弯根牙牵引、间隙扩展、咬合干扰或创伤的矫治等（图1）。

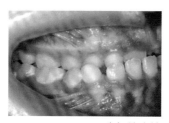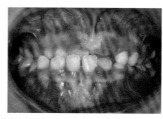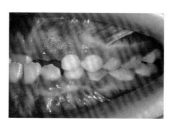

（a）治疗前（前牙反𬌗，上下牙弓不协调，咬合干扰，下颌右偏）

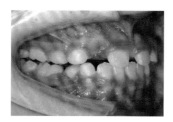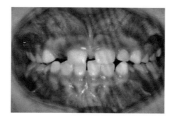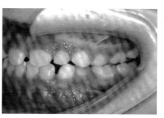

（b）上颌活动扩弓矫治及双曲舌簧（纠正上下牙弓不协调及前牙反𬌗）

图1　混合牙列早期错𬌗畸形早期阻断矫治

二、青少年错𬌗畸形的阻断矫治需要预判矫治效果

混合牙列期青少年错𬌗畸形阻断矫治，其目的是早期阻断错𬌗畸形的发生发展，降低错𬌗畸形的严重程度及复杂程度。患者咬合及颅面生长发育还未完成，矫治计划应该是阶段性的，治疗时间应该较短。临床诊断如不能短期达到治疗目的，治疗的合理性存疑，矫治应该延迟进行。例如对于严重高角家族性骨性Ⅲ类错𬌗畸形，早期矫治不能有效阻断其发生发展，临床一般采用正畸-正颌联合治疗解除反𬌗及骨性不调，不做早期阻断治疗。

第三节　青少年错𬌗畸形隐形矫治的技术特点与矫治沟通

一、充分利用无托槽隐形矫治的数字化三维动画系统

无托槽隐形矫治通过模型或口内扫描，重建咬合，设计矫治计划并模拟矫治牙移动进行矫治器预成。无托槽隐形矫治数字化三维动画系统可直观展示矫治过程及矫治疗效。在制订矫治计划及矫治过程中，患者能通过数字化三维动画系统了解错𬌗畸形矫治效果以及矫治过程中未完成的矫治，有助于加深青少年患者在开始治疗前对矫治的理解，以及提高治疗过程中的配合

度。无托槽隐形矫治数字化三维动画系统直观展示错殆矫治过程，更有利于医生与患者及其家长在正畸治疗全过程的充分沟通，促进青少年错殆畸形的矫治效率的提高（图1）。

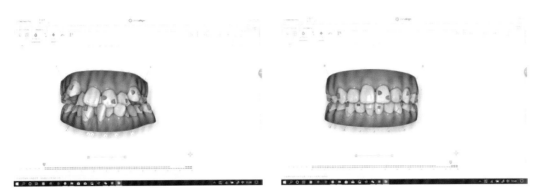

（a）无托槽隐形矫治前口内错殆畸形三维图像　　　（b）无托槽隐形矫治结束后咬合关系三维图像

图 1　隐适美无托槽隐形矫治的数字化三维动画

二、青少年隐形矫治需要预计治疗时间并明确治疗费用

首先，无托槽隐形矫治在正确合理的矫治计划及良好的患者依从性情况下，一般治疗时间会较固定多托槽矫治时间短。但混合牙列期乳恒牙替换及恒牙列期第二磨牙萌出时，需要重启隐形矫治，重启矫治等到新矫治器时需要矫治保持1~2个月，整体矫治时间不会增加太多。

其次，需要多阶段治疗的青少年隐形矫治患者的治疗费用不会成倍增加。3~5年内增加矫治器进行精细调整不会增加矫治器费用。

三、强调无托槽隐形矫治的治疗特点，调动患者治疗的主动性，提高患者的治疗依从性

无托槽隐形矫治器是活动矫治器，在利于患者取戴的同时，也增加了对患者矫治过程中配合度的要求。青少年患者的特点是临床配合度弱于成人，治疗中强调调动患者的主观参与性及加强家长的监护责任，以获得更满意的临床配合度。

（李小兵）

第三章 颅面骀生长发育与青少年错骀畸形隐形矫治

（按姓氏拼音排序）
李小兵 四川大学华西口腔医学院儿童口腔及正畸学系
李 煌 南京大学医学院附属口腔医院正畸科
吴拓江 昆明蓝橙口腔医院
邹淑娟 四川大学华西口腔医学院儿童口腔及正畸学系

第一节 青少年牙弓生长发育

　　青少年颅面骀的生长发育涉及儿童上下颌骨生长、上下牙弓或牙槽骨生长、上下牙列乳恒牙萌出替换、面部软组织生长、颞下颌关节生长，以及口腔功能和神经肌肉功能发育等各个方面的变化。其中，上下牙弓的生长发育、上下牙弓形态大小是否正常和协调对称是颅面骀生长发育中最关键因素。

　　牙弓，是指牙齿排列所形成的弓形，它反映了牙齿宽度的总和、牙齿倾斜度以及口周肌肉功能之间的整体关系。良好的牙弓形态是正常咬合发育、口腔健康的基础。牙弓的形态和大小对错骀畸形的诊断和矫治设计有重要作用，同时还与治疗后的美观和稳定密切相关。乳牙萌出后，随着个体颅面骀生长发育，牙弓形态及大小也随之发生变化。儿童牙弓发育与颅面发育一样，按牙弓宽度、长度及高度的顺序依次完成。牙弓形态的变化主要是由于牙槽骨的生长（跟颌骨生长关系不大）。

一、牙弓形态

（一）正畸治疗理想牙弓形态

　　正畸学者早期认为理想的牙弓形态（图1）都应该是对称和统一的，即理想牙弓形态曲线是对称协调的抛物线形，并用相应的数学方程加以描述。

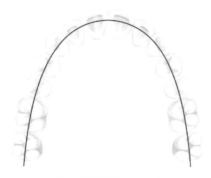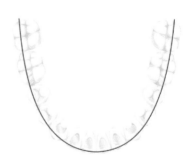

（a）上颌理想牙弓形态　　　　　　　　（b）下颌理想牙弓形态

图1 正畸治疗理想牙弓形态（上下牙弓为对称协调的抛物线形）

牙弓形态描述方法包括：

①悬垂链弓形曲线：将一段表链两端固定后，任其自然下垂，将此时形成的一段悬垂链的

曲线作为牙弓形态曲线。其中，悬垂链的左右固定点为双侧第一恒磨牙，链的长度和第一磨牙间宽度决定了曲线的形状；该曲线能较为贴切地拟合出大部分个体第一恒磨牙前的牙弓形状。

②Bonwill-Hawley牙弓形态曲线：由Bonwill医师最先提出的Bonwill三角发展而来，此三角为以双侧髁突连线与髁突至中切牙切缘中点连线构成的等腰三角形。Hawlay在其基础上提出：一侧尖牙到另一侧尖牙的牙冠宽度之和决定弓形前部圆弧的半径和弧长，由它构成的等腰三角形也决定了后部两侧线段的走向，将Bonwill三角完善成为Bonwill-Hawlay弓形图。

③Brader弓形：Brader基于肌力平衡理论，以三焦椭圆中尖圆端所在的一段曲线来绘制Brader弓形，并将其作为理想牙弓形态的代表。

（二）个性化牙弓形态

不同个体颅面殆结构决定牙弓形态并不能单一地用一种数学或几何模型加以描述，牙弓形态更应该强调多样化与个性化。利用计算机与图形图像技术Triviño等由计算机自动测算出了8种牙弓形态，每种牙弓形态又包括小、中、大三种型号。Lee等韩国学者也通过测量306副正常殆的模型的14个标志点，采用聚类分析的方法对牙弓形态进行了更详细的描述和分类。李小兵等在中国儿童牙弓生长发育的研究中，应用图形聚类方式初步模拟出了中国儿童正常牙弓形态（图2）。

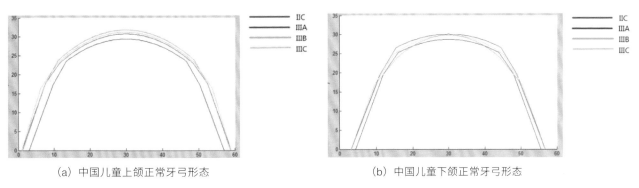

（a）中国儿童上颌正常牙弓形态　　　　　　　（b）中国儿童下颌正常牙弓形态

图2　李小兵等利用图形聚类分析初步得出的中国儿童正常上下牙弓形态

二、牙弓的生长发育规律

（一）牙弓宽度的发育

1.尖牙间宽度。

上下颌尖牙间宽度在乳牙列期到混合牙列早期增加；下颌尖牙间宽度在混合牙列早期到恒牙列早期增加或轻微减少。6~9岁时，随着乳恒切牙的替换，尖牙间宽度增加约3mm。上颌尖牙间宽度在恒尖牙萌出后显示出第二阶段的增长，上颌尖牙间宽度额外增加了约2.5mm。由于下颌尖牙间宽度在恒尖牙萌出后可轻微减少，因此试图用正畸手段增加下颌尖牙间的距离常导致复发。

上颌尖牙间距离的增长也许是因为上颌侧切牙的萌出对恒尖牙的远中向压力，以及上颌腭中缝的横向生长。在未经治疗的成人中，牙弓前段尖牙间宽度随年龄增加显著减小。

上颌：尖牙间宽度发育到恒牙列早期（约12岁）基本完成，从混合牙列到恒牙列平均增加4~5mm；下颌：尖牙间宽度发育到在混合牙列期（尖牙萌出之前）基本完成（女8岁，男9岁），从混合牙列到恒牙列平均增加3mm。

2.磨牙间宽度。

6岁（第一磨牙完全萌出）到16岁之间，男性比女性的上颌磨牙间宽度（4.1mm vs 3.7mm）和下颌磨牙间宽度（2.6mm vs 1.5mm）增长要快。乳牙列期（5岁以下）和混合牙列早期（8岁）之间磨牙间宽度增加7~8mm，混合牙列早期和恒牙列早期（12.5岁）之间磨牙间宽度增加1~2mm。

（1）上颌：磨牙间宽度发育到恒牙列期（13岁）基本完成，上颌磨牙间宽度的增长量大于下颌。

（2）下颌生长较上颌更早，但随恒牙列形成增加的量减少，磨牙间宽度发育到9岁基本完成，与尖牙间宽度相似。

（3）磨牙间宽度：男性大于女性。

（4）磨牙后段宽度：随第二磨牙萌出（12岁），上下第一磨牙、第二磨牙间牙弓宽度仍有增加（上颌增加2mm左右，下颌增加1mm左右）。

3.双尖牙间宽度。

（1）从混合牙列到恒牙列，双尖牙间宽度发育到13岁基本结束。

（2）从混合牙列到恒牙列，双尖牙间宽度增加，女性大于男性，下颌大于上颌。

（二）牙弓长度的发育

牙弓长度：指由中切牙间的标志点至牙弓左右对称的标志点连线的垂直距离，也称为牙弓深度。Samir等进行长达45年（6周~45岁）的纵向研究发现，上颌牙弓长度增长持续到13岁，而下颌牙弓长度的增长仅持续到8岁，此后，牙弓长度明显减少。

1.乳牙列期至混合牙列早期牙弓长度增加（1.1~1.8mm），在混合牙列期和恒牙列早期，男性和女性的上颌牙弓长度在恒切牙萌出过程中分别增长了1.4mm和0.9mm。下颌牙弓长度在相同阶段几乎无变化。当乳磨牙缺失后，男性和女性的上颌牙弓长度分别减少了1.5mm和1.9mm，下颌牙弓长度分别减少了1.8mm和1.7mm。整体上，从混合牙列到恒牙列期间，上颌牙弓曲线长度仅轻微增加（0.5~0.7mm），下颌长度减少2.6~3.3mm。

2.从恒牙列早期（13岁）至成年（31岁），上颌牙弓长度平均缩短1.8mm，而下颌牙弓长度平均缩短1.6mm。

3.前段牙弓：混合牙列乳恒牙替换时，上下磨牙前移，牙弓长度变短，但恒牙列前牙唇侧萌出，弥补了一些牙弓长度的变短，但总体牙弓长度减少。

4.后段牙弓：牙弓在宽度发育结束后（12岁）继续生长2~3年（14~15岁）。恒牙列后期，牙弓前段长度减少，牙弓后段上颌结节及下颌磨牙后段长度增加。林久祥等研究发现：①中国汉族正常𬌗青少年13~18岁牙弓后段可利用间隙生长量分别为：女性每侧3.29mm，男性每侧

5.25mm，男女有差别。②13~18岁牙弓后段可利用间隙的增加与上颌骨的生长改建及上颌磨牙近中漂移有关。③女性比男性较早结束颌骨的生长改建，女性14岁、男性15岁上颌后段骨改建基本结束。

（三）牙弓周长的发育

牙弓宽度、长度的变化影响牙弓周长。切牙萌出时，上牙弓周长增加为男性1.5mm，女性0.5mm。混合牙列期到恒牙列期，下牙弓周长减少，男性3.5mm，女性4.5mm。牙弓周长增加通常认为与恒牙唇颊侧移位以及牙弓宽度、长度增加有关。混合牙列期牙弓周长减少与替牙期磨牙前移、邻面磨耗、下前牙直立有关。由于人种、性别、面部生长的不同，牙弓周长减少不同，变化区间为上颌0.5~1.5mm，下颌3~5mm。

三、中国（成都）地区儿童牙弓生长发育研究

四川大学华西口腔医学院儿童早期矫治专科教授李小兵从2056例5~13岁儿童中得到牙弓发育正常的牙弓基础数据193例，初步得出成都地区儿童牙弓形态大小及发育数据：

①成都地区替牙期儿童错殆畸形的发生率为64.86%，恒牙列初期错殆畸形发生率为72.75%。错殆畸形发生的危险因素包括龋病、具有错殆遗传史、口腔不良习惯及食物过于精细。

②从替牙列早期到恒牙列初期，尖牙与磨牙间宽度总增加量在上牙弓约为4~5mm，下牙弓增加量略小于上牙弓（2~3mm）。

③上下颌牙弓形态与下颌基骨弓（WALA嵴）形态之间存在较强相关性。

④替牙列早期到恒牙列早期，成都地区正常殆儿童腭盖深度无明显差异，平均约14mm。

（李小兵）

第二节　青少年颅面殆生长发育

一、青少年颅面殆生长发育基本概念

生长（growth）是活体在生命过程中数量和大小的正常变化，如身高体重的增加或减少。发育（development）是活体生理上的变化，包括形态成熟、功能分化等过程。

（一）出生后头身比例变化：头尾生长梯度（cephalocaudal gradient of growth）

出生后四肢和躯干的发育速度快于颅面，头部占全身长度比例从30%减少到成年后的12%，颅面生长比例从颅部大于面部到成年后颅面比例为1∶1。这反映在青春发育高峰期颌骨生长为：上颌发育少、结束早，下颌生长多、持续时间长，导致上下颌骨的差异性生长（differential jaw growth）（图1）。

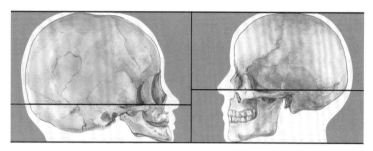

图1　婴儿与成人颅面比例变化

（二）面部生长型

面型从侧面上分为直面型、凸面型和凹面型。同一种族个体，有相似的面部生长型；同一家族成员，有类似的面部生长型；同一个体不同生长发育阶段，面部生长型基本相似（图2）。

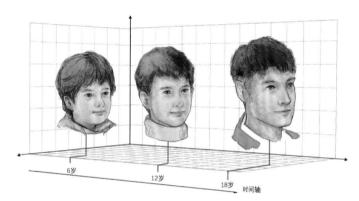

图2　个体生长发育过程中面部生长型基本保持不变

面部生长型从垂直向上分为平均生长型、水平生长型和垂直生长型。平均生长型，面型形态协调；水平生长型有深覆𬌗趋势；垂直生长型有开𬌗趋势。

（三）颅面𬌗生长期

个体身体发育有三个快速生长发育期：第一期，3周~7个月；第二期，4~7岁；第三期，11~15岁（青春快速生长发育期）。颅面𬌗生长期与身体发育基本一致，青春快速生长发育期与颅面𬌗错𬌗形成及矫治关系密切，是正畸医生最重视的发育阶段。

（四）出生后颅面𬌗生长发育

1.颅骨的生长发育包括颅顶和颅底的发育。颅顶的生长与大脑的发育有关。颅底的生长主要是颅底软骨和骨膜表面生长。颅底发育对上下颌骨结构关系有影响：颅底角（NSBa）变大，有形成骨性Ⅱ类错𬌗畸形倾向；颅底角（NSBa）变小，有形成骨性Ⅲ类错𬌗畸形的倾向（图3）。

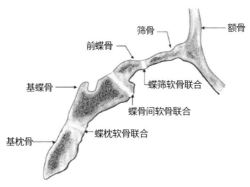

图3 颅底的生长

2.出生后面部生长顺序是先宽度，再长度，最后完成高度发育。

鼻上颌复合体的生长包括鼻和上颌骨的生长，其生长方向为向前向下。颅底的生长推鼻上颌复合体向前向下生长；鼻软骨生长引导上颌向前生长；上颌窦扩大，上颌长、宽、高生长；上颌骨骨缝生长，上颌向前向下生长；腭中缝生长，上颌宽度生长，上颌向前。鼻上颌复合体由来自颅底发育推动的被动生长和复合体本身的原发生长完成。7~15岁，上颌1/3的前移是被动生长，其余生长量则是可以由骨缝增生、上颌窦扩大、鼻软骨生长及表面增生改建完成。

下颌骨生长包括升支和下颌骨体（包括软骨内成骨和膜内成骨）生长。下颌升支呈"V"形，升支前缘吸收，后缘增生，提供咽部空间（图4）。下颌升支在生长过程中产生垂直向旋转、下颌角变小，配合鼻上颌复合体垂直向变化。下颌髁突是生长区，髁突软骨是继发性软骨，可在矫形力作用下生长改建。下颌颏部生长是下颌前部骨的唇舌侧改建，其发育从3岁开始，一般女性16岁，男性18~20岁发育基本完成。颏形态与性别有关（男性较女性更明显），与种族有关（白种人突出，黄种人次之，黑种人更次之）。

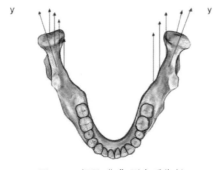

图4 下颌骨"V"形向后生长

（李小兵）

二、青少年颅面殆生长发育预测与错殆畸形矫治

青少年相比成人最大的区别是生长：青少年处在青春快速生长期（11~15岁），利用生长发育的潜力，顺势而为，可以诱导颅面殆发育，是纠正错殆畸形的有利阶段。正确判断青少年颅面殆的生长发育阶段，预测可能的生长量，对于制订合理矫治方案，准确地预判矫治结果都有重要意义。

预测青少年颅面殆生长发育的时候需要考虑的因素有遗传因素和环境因素。

（一）青少年颅面𬌗生长发育的遗传因素

遗传因素对子代生长型、生长发育量均具有指向性意义：不但是面部形态、大小、牙列发育体现出与亲代类似的特征；在发育的时间节点上也类似于亲代，如替牙的时间、顺序、初潮时间等。

（二）青少年颅面𬌗生长发育的环境因素

在母体内，母亲的营养状况、必要蛋白摄入、叶酸摄入等因素决定胎儿的发育。出生后的全身激素水平以及口腔功能环境也直接影响颅面𬌗的发育进程。全身激素中起重要作用的有脑垂体生长激素、甲状腺激素和性激素等。口腔功能环境因素包括口腔咀嚼、呼吸、语言、吞咽等因素，直接影响颅面𬌗发育。另外，个体发育中全身营养、卫生、文化、生活习惯、社会进步水平也会间接影响颅面𬌗的发育。

（吴拓江）

三、青少年隐形矫治与颞下颌关节生长发育

（一）青少年颞下颌关节的生长发育

颞下颌关节是由颞骨关节窝及关节结节、髁突、关节盘、关节囊和囊内外韧带所构成。下颌骨髁突被认为是颅面部重要的生长区，其生长发育具有多样性、多向性和适应性的特点，是颞下颌关节生长改建的最活跃的部分。

出生后，在多种因素影响下，关节窝、关节结节、髁突、关节盘、关节囊和囊内外韧带协调生长，形成正常的颞下颌关节形态与功能。影响颞下颌关节协调生长发育的因素很多，遗传因素、环境因素都能对颞下颌关节的生长发育产生影响。环境因素中，咬合功能因素是影响青少年颞下颌关节生长发育的重要因素。青少年患者进行错𬌗畸形矫治时，全身正处于快速生长发育期，治疗时间较长，必须考虑颞下颌关节的生长发育对错𬌗畸形矫治的影响，以及矫治过程可能对颞下颌关节造成的影响。青少年错𬌗畸形矫治应利用上下颌骨生长改建以改变上下颌骨关系异常造成的错𬌗畸形，这必然造成颞下颌关节的相应位置及结构的改变。青少年错𬌗畸形矫治必须强调，错𬌗畸形的功能矫治不能忽视颞下颌关节的生长发育与适应限度。

（二）青少年错𬌗畸形矫治与颞下颌关节生长改建

青少年颞下颌关节生长发育过程中，髁突的生长方向和生长量决定了下颌骨的生长方向和生长量。同时颞下颌关节周围肌群的牵拉与功能也决定了颞下颌关节的位置。青少年颞下颌关节的生长发育过程中，神经肌肉反射逐步与咬合发育相适应，逐步形成颞下颌关节位置与关系。当颞下颌关节形态功能发育结束后，改变颞下颌功能形态位置的矫治成为临床矫治的禁忌。

青少年错𬌗畸形的功能矫治器是通过改变下颌骨位置、对相关的咀嚼肌及口周肌功能刺激，改变髁突位置，产生颞下颌关节周围神经肌肉的适应性调节，将牵拉肌肉收缩产生的力传

递到牙齿、颌骨、颞下颌关节，产生矫形治疗的矫形力，从而进一步促进口颌系统软硬组织及咬合功能发生适应性改变，达到矫治错拾畸形的目的。

当青少年隐形矫治采用无托槽隐形矫治系统时，矫治设计思路就是利用下颌骨颌位变化后口颌系统发生适应性改变，从而达到矫治功能骨性 II 类错拾畸形的目的。这类功能矫治中，髁突的适应性变化在青少年功能矫治中有着重要意义。因此，矫治前正畸医生应对患者髁突的形态及生长发育适应性改建能力进行充分的评估，明确髁突可能的生长方向和生长量潜力，髁突与关节窝的关系，以及矫治措施可能对颞下颌关节生长发育改建的影响，以便患者获得最佳的面部美观和口颌系统功能的矫治效果。

青少年功能矫治必须避免由于功能矫形时机选择失误或矫治超过患者改建的限度而出现颞下颌关节的功能、结构及器质性破坏。

（邹淑娟）

四、青少年颅面拾生长发育与错拾畸形矫治的时机

1.鼻上颌复合体通过额颌缝、颧颌缝、颧颞缝及翼腭缝与颅底相连，大约在7岁时骨缝闭合，上颌牵引需在骨缝闭合前进行，越早越有效（7岁前）。

2.青少年牙弓后端发育。

国内研究发现：上颌结节到第一磨牙远中的牙弓后段，13岁到14岁，女性增加1.5mm，以后每年增加0.4mm，到18岁时总共会增加3.29mm；男性13~15岁共增加4mm，以后每年增加0.4mm，到18岁一共会增加5.3mm。而文献报道，男性16岁前，女性14岁前，下颌第一磨牙远中面至下颌升支前缘拾平面上每年每侧生长1.5mm，与上颌牙弓后段发育匹配。下颌体长度则每年增加2~3mm（Go-Pog），下颌支的高度在这个期间每年增加1.5~2mm（男）和1.5mm（女）。青春期错拾畸形矫治时，利用牙弓后段的生长，第一磨牙前的轻中度拥挤可以考虑用牙弓后段的间隙解决。

3.上颌骨的生长旋转很少，临床意义较小。由于个体面部生长型的不同，下颌生长旋转的中心可以是髁突、下切牙切缘和下颌前磨牙区。旋转的方向一般与面高发育的生长一致。矫形治疗应该促进有利于面型协调的旋转，控制破坏协调的旋转。

4.髁突作为下颌骨发育的生长中心之一，向上后方向发育并推动下颌整体向前，从6~15岁，男性髁突每年平均增长2.5~3mm，女性2~2.5mm。髁突生长并非匀速进行，与个体的面部生长型基本一致，通常在儿童期减速，青春高峰期加速，高峰期后快速减速。青少年功能矫形治疗应促进下颌发育不足的髁突生长（骨性 II 类下颌后缩功能矫治器），抑制下颌发育过大的髁突生长（颏兜及骨性III类功能矫治器）。

5.颏部发育：女性16岁，男性20岁左右完成发育。颏的发育能进一步改变患者侧貌，改善II类面型，恶化III类面型。临床正畸治疗能改变颏部形态：临床常常在下前牙前倾拔牙矫治后，发现颏部形态改建；逆时针旋转下颌后，颏部形态发育更协调。

（吴拓江）

6.青少年上下颌骨差异性生长与骨性Ⅱ类错𬌗畸形的功能矫形治疗。

青春期上下颌有差异性生长的特性，矢状向下颌生长较上颌快，下颌从稍后的位置发育为正常的位置，上下颌骨形成骨性Ⅰ类关系。颌骨的差异性生长是指从头到脚是梯度生长。离头越远，其生长越晚，且生长速度越大。从颌面部发育来看，下颌骨的生长要晚于上颌骨，速度要大于上颌骨，所以青春生长发育早期孩子的面型更呈现凸面型，随着下颌后期的差异性生长，面型将更为直立。因此，①儿童早期侧貌稍凸是正常的，要与骨性Ⅱ类畸形前突面型相区别；②下颌发育不足的骨性Ⅱ类错𬌗畸形的矫形治疗应该在青春发育高峰期开始，而上颌发育过大的骨性Ⅱ类错𬌗畸形的矫形治疗应该提前。

青少年骨性Ⅱ类下颌后缩的患者可以利用下颌骨的差异性生长规律来促进下颌骨的生长改建，纠正Ⅱ类的颌骨关系。对于轻中度骨性或功能性Ⅱ类错𬌗畸形，矫治的策略有：①功能矫治器+无托槽隐形矫治器：利用功能矫治器促进下颌骨的生长，达到Ⅰ类咬合关系，然后利用无托槽隐形矫治器排齐牙列；②无托槽隐形矫治器功能前导下颌矫形治疗，Ⅱ期无托槽隐形矫治器调整咬合；③无托槽隐形矫治器+Ⅱ类颌间牵引，排齐牙列，匹配上下牙弓，前导下颌纠正骨性Ⅱ类错𬌗畸形。

（李煌）

7.青少年上下颌骨生长与骨性Ⅲ类错𬌗畸形的功能矫形治疗。

0~18岁的个体生长发育过程中，快速生长与较慢生长交替进行：快速期（3周~7个月、4~7岁及11~15岁）之间是生长缓慢期。骨性Ⅲ类错𬌗畸形的矫形治疗不分快或慢生长期，要早期治疗。不过，上下颌骨生长的矫形治疗，抑制发育过量生长较促进不足的生长更难。骨性Ⅲ类错𬌗畸形上颌发育不足的矫治较下颌发育过大的矫治更容易。由于上颌骨缝闭合影响前牵引的骨性疗效，临床建议上颌前牵引在7岁前开始，疗效更好。早期FRⅢ型功能矫治器在7~9岁治疗组骨性矫形疗效好于9~10岁组。

对于严重骨性下颌过大的高角骨性Ⅲ类错𬌗畸形，功能矫形效果差，需要正颌-正畸联合治疗。

（李小兵）

第三节　青少年颅面𬌗畸形形成机制及矫治策略

一、青少年颅面𬌗畸形的形成机制及错𬌗畸形分类

（一）错𬌗畸形形成机制及临床意义

错𬌗畸形是颅面𬌗生长发育过程中出现的非理想𬌗关系。青少年期是颅面𬌗生长发育完成的关键时期，任何环境因素、遗传因素及特殊病因都可能影响上下颌骨大小、位置关系以及牙列正常咬合关系，导致错𬌗畸形。错𬌗畸形的形成机制指的是错𬌗畸形本身的形态结构异常，它描述错𬌗畸形的具体异常关系，而不描述错𬌗畸形形成的原因（错𬌗畸形形成的原因叫错𬌗

畸形的病因，病因与机制相关，但两者并不相同）。

正确临床分析错𬌗畸形的机制才能做出诊断并制订相应的临床治疗方案。对错𬌗畸形机制的诊断对错𬌗畸形的矫治有指导性意义。而错𬌗畸形病因诊断对临床治疗及预后有方向性的指导作用，并不能根据病因制订错𬌗畸形的矫治方案。例如，同样的骨性上颌前突的青少年错𬌗畸形，如果病因是家族性的，临床治疗要控制上颌发育，并且视遗传的严重程度，必要时考虑上颌的正畸-正颌联合治疗。如果骨性上颌前突是由环境因素造成的（腺样体、扁桃体肥大致口呼吸或口腔不良习惯），临床要在控制上颌发育的同时，改变口呼吸等不良口腔习惯（切除肥大的腺样体、扁桃体），矫治的疗效可能较遗传性上颌骨性前突的好。

（二）根据错𬌗畸形的形成机制，临床常用的错𬌗畸形分类

1.错𬌗畸形的安氏分类法：按照上下第一磨牙咬合关系分安氏Ⅰ类、Ⅱ类、Ⅲ类错𬌗畸形（图1）。安氏Ⅰ类错𬌗畸形上下牙弓矢状向关系正常。安氏Ⅱ类错𬌗畸形下颌牙弓相对上颌牙弓在矢状向处于远中。安氏Ⅲ类错𬌗畸形下颌牙弓相对上颌牙弓在矢状向处于近中。

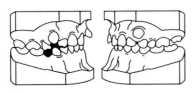 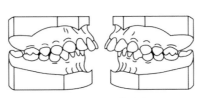 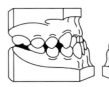

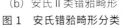

（a）安氏Ⅰ类错𬌗畸形　　　　　（b）安氏Ⅱ类错𬌗畸形　　　　　（c）安氏Ⅲ类错𬌗畸形

图1　安氏错𬌗畸形分类

2.错𬌗畸形的Moyer分类法：牙性错𬌗畸形、肌功能性错𬌗畸形和骨性错𬌗畸形。牙性错𬌗畸形：上下颌骨关系基本正常，错𬌗畸形是上下牙的关系异常。肌功能性错𬌗畸形：上下颌骨大小基本正常，错𬌗是由于神经肌肉功能或咬合干扰而出现的上下颌骨关系及咬合关系的异常。骨性错𬌗畸形：上下颌骨大小、形态异常导致的上下牙列咬合关系的异常。

3.错𬌗畸形的Simon分类法：将错𬌗畸形放在三维立体空间中进行分析，利用头颅测量三平面将错𬌗畸形分为描述横向关系的牙弓狭窄、外翻畸形；描述垂直向关系的牙弓上抬或下沉；描述矢状向关系的牙弓前突或后缩。

4.我国毛氏错𬌗畸形分类法：结合错𬌗畸形机制、临床表现及治疗，将错𬌗畸形分为牙量骨量不调、颌骨牙弓长度不调、颌骨牙弓宽度不调、颌骨牙弓高度不调、个别牙错位以及特殊错𬌗畸形六类。

不同的错𬌗畸形分类归纳总结了错𬌗畸形的不同形成机制，是临床正畸矫治的基础，有助于分析识别错𬌗畸形问题，为临床治疗提供相应的治疗计划及方案。

（三）青少年错𬌗畸形形成机制与错𬌗畸形矫治策略

青少年错𬌗畸形矫治要达到上下牙咬合、上下颌骨关系、神经肌肉功能等颅面𬌗形态结构的协调与稳定的目的。牙性错𬌗畸形，主要纠正上下牙关系及排列异常，而不考虑颌骨形态位置结构调整。骨性错𬌗畸形，首先考虑纠正、协调上下颌骨三向关系。青少年错𬌗畸形患者由于有生长发育的能（潜）力，应首先考虑利用生长能（潜）力改变颌骨生长，纠正异常的上下颌骨形态结构关系，然后在青少年生长发育后期，综合进行骨性掩饰治疗或正畸-正颌联合治疗。对于功能性错𬌗畸形，青少年错𬌗畸形患者适应性较成年人更好，神经肌肉功能纠正更容易。青少年错𬌗畸形患者更强调咬合干扰去除、神经肌肉功能训练，恢复正常的颅面神经肌肉功能有助于青少年颅面𬌗生长，维护青少年错𬌗畸形患者矫治结果的稳定性。

另外，错𬌗畸形形成机制对错𬌗畸形矫治的影响还与不同面部生长型以及面部侧貌型有关。按颅面垂直向生长，面部生长型分平均生长型、垂直生长型及水平生长型。正常的颅面生长型是平均生长型，颅面向前向下生长，面部高度与长度平均发育。如果面部高度发育不足，称为水平生长型，面部向前生长大于向下生长。反之，如果向下的生长过大，则是垂直生长型。面部侧貌按软组织颏前点与鼻下点的关系分垂直、前倾及后倾三类。前牙深覆𬌗颅面多为水平生长型，垂直生长型错𬌗的面型差、支抗控制更难，从而增大了错𬌗畸形的矫治难度。颅面垂直生长型的错𬌗畸形矫治是错𬌗畸形临床治疗的难点。前倾型侧貌的面部美观差，矫治效果相对不好。

（李小兵）

二、青少年颅面𬌗生长发育与青少年错𬌗畸形矫治的关系

（一）青少年错𬌗畸形的矫治

1.青少年错𬌗畸形是口腔常见疾病，其形成原因主要有以下四个方面：

（1）咀嚼器官的退化：随着人类食物的精细化，咀嚼器官（颌骨、牙齿和肌肉）出现了不平衡退化，退化的程度为肌肉>颌骨>牙齿。由于现代人颌骨体积变小，牙齿的大小和数量变化不大，因此牙齿很难在狭小的颌骨上整齐排列，也最易出现牙列拥挤，其根本原因就是牙量和骨量的不调。

（2）先天遗传因素：错𬌗畸形的发生是由多个基因共同控制的，属于多基因遗传，可以由父母遗传给子女，也可能在几代之间隔代遗传。遗传的同时也存在变异，表现在子女的错𬌗畸形和父母之间不完全一样。因此，骨性Ⅱ类错𬌗畸形的父母，孩子的小下颌畸形会比较明显；反之下颌前突的骨性Ⅲ类错𬌗畸形的父母，孩子发生骨性反𬌗的概率要大大增加。需要注意的是，正畸治疗能促进或抑制上下颌骨的发育，但是从根本上来说是不能改变控制上下颌骨的基因型。

（3）后天环境因素：后天性因素指出生后的生长发育环境因素，包括口腔功能环境及口腔肌肉功能环境。口腔异常功能主要是口腔不良习惯，如口呼吸、不正确的吃奶方式、吮指、吐舌、咬上下唇、咬物、偏侧咀嚼等导致的。

（4）青少年错𬌗畸形的特殊病因，包括唇腭裂、幼儿颅面外伤（髁突骨折）、幼儿面部外伤瘢痕、幼儿面部外伤缺损、Pierre Robin综合征（胚胎期下颌发育不足）等。

2.根据青少年错𬌗畸形形成的原因，青少年错𬌗畸形的矫治主要是针对先天遗传因素和后天环境因素的治疗。

（1）牙量、骨量不调错𬌗畸形的矫治策略。

对于牙量与骨量不调患者中的轻中度拥挤（<6~8mm）的患者可以采用推磨牙向远中或者扩大牙弓的方法解除拥挤。

在推磨牙向远中的方案中，一定要注意上下颌智齿的位置，我们提倡优先拔除智齿，提供推磨牙向远中的空间。但青少年时期，智齿的牙胚未完全发育，或者智齿的位置在颌骨内埋伏较深，这需要和口腔颌面外科医生进行协商，采用最佳方案来处理智齿。

生长发育早期（10岁前），扩弓可以选择慢速扩弓。对于正处于青春生长发育高峰期需要扩弓的患者，腭中缝尚未完全闭合或形成的骨嵌合密度较低，应积极采用快速腭中缝扩大（Rapid Palate Expansion，RPE）装置。对于青春生长发育高峰前期的患者，可以采用牙支抗快速扩弓；对于青春生长发育高峰后期的患者，更建议采用骨支抗来进行扩弓治疗。

对于中度到重度牙列拥挤的患者，可以选择拔牙矫治，一般拔除四颗第一双尖牙。拔除双尖牙后，能提供解除拥挤的间隙，支抗的充足是保证良好正畸效果的前提。中度拥挤的患者一般选用中度支抗如腭杆、Nance托等，前牙或后牙分别向后或向前移动，各占据一半的拔牙间隙。重度拥挤的患者则需要加强支抗，如口外弓和种植支抗等，保证前牙最大量的后移。对于无托槽隐形矫治支抗设计，要充分利用无托槽隐形矫治技术优化附件和传统附件设计不同的支抗差异，控制磨牙的前移量。

（2）青少年遗传性骨性畸形的矫治策略。

口颌系统是一个由牙、牙周组织、颌骨、颞下颌关节及相关肌肉组织组成的相互协调的系统。口颌系统在青春生长发育期的适应和改建能力都是最活跃的。功能矫治器就是利用青春生长发育活跃这一特点，对颌骨进行一定的生长改良，使牙及牙槽骨相应发生代偿性变化和改善软组织外形，最终来促进牙、𬌗、面软硬组织的协调发育。

对于青少年遗传性骨性Ⅱ类下颌发育不足的错𬌗畸形，应充分利用青春生长发育的潜力促进下颌骨的发育。常见的功能矫治器Frankel Ⅰ、Ⅱ，Bionator，Activator，以及Twin Block都可以在临床采用。治疗过程中应进行咬合重建，利用咀嚼肌的作用力来促进下颌骨的向前生长，同时抑制上颌骨的发育。功能矫形前导下颌时，矫治器使上牙舌倾、下前牙唇倾，深覆𬌗深覆盖减轻。无托槽隐形功能矫治设计也是利用功能矫形下颌前伸的机制，其原理与传统功能矫治器类似。

对于青少年遗传性骨性Ⅲ类错𬌗畸形，要区分其机制是上颌骨发育不足还是下颌骨发育过度，或两者兼而有之。对于上颌骨发育不足的青少年遗传性骨性Ⅲ类错𬌗畸形，可以利用面具式前牵引等矫形装置，用重力拉开上颌骨缝，促进上颌骨的向前生长发育，此时上前牙同时会受到作用力发生唇倾的牙效应。对于下颌骨发育过度的青少年遗传性骨性Ⅲ类错𬌗畸形，功能矫治效果常常不理想，需降低患者家长的预期值。

值得注意的是，功能矫治或矫形治疗的效果只能促进上颌骨或下颌骨的发育，并不能改变控制颌骨生长的基因型。对于严重的青少年骨性错𬌗畸形，应暂不行治疗，等待生长发育结束后再行手术治疗。

（3）青少年口腔不良习惯的矫治策略。

口腔不良习惯是青少年出现错𬌗畸形的主要原因。因此，家长朋友们一定要注意孩子的口腔不良习惯的早期纠正。由于口腔不良习惯可导致口颌系统在生长发育过程中受到异常的压力，破坏了正常肌力、咬合力的平衡协调，从而造成牙弓、牙槽骨及颌骨发育及形态异常。口腔不良习惯持续的时间越长，错𬌗畸形发生的可能性和严重程度就越大。因此，要尽早破除口腔的不良习惯，阻断畸形的发展。

口腔不良习惯包括吮指咬唇习惯、异常吞咽及吐舌习惯、口呼吸习惯，以及偏侧咀嚼习惯。对于吮拇指习惯，临床上可以造成上切牙前突，下切牙内倾，前牙开𬌗，同时因为吮拇指时唇颊肌收缩，颊肌的压力增大可使上牙弓缩窄，腭穹窿高拱，后牙伸长，下颌向下向后旋转。对于咬下唇习惯，常造成上前牙舌侧压力过大而导致上前牙前突，同时下前牙唇侧压力过大而使下前牙内倾，妨碍下牙弓前段的发育，下颌后缩。对于异常吞咽习惯，临床上常易继发开𬌗，如患者仍保留婴儿式的吞咽习惯，即舌放置上下颌牙之间，唇颊收缩后进行吞咽，临床经常表现为前牙的开𬌗。有吐舌习惯的患者是经常将舌头放于上下前牙之间而形成开𬌗，且此开𬌗与舌头外形一致呈楔形间隙。有口呼吸习惯的患者，由于长期习惯于张口呼吸使下颌及舌下降，唇肌松弛，开唇露齿，唇外翻，上前牙前突，上牙弓狭窄，气道从口腔通过妨碍了硬腭的正常下降，腭穹窿高拱，下颌向下向后旋转，易形成II类高角型错𬌗畸形。对于有偏侧咀嚼习惯的患者，长期单侧咀嚼可使下颌的功能侧发育过度，废用侧发育不足，功能侧咀嚼肌翼内肌发达，废用侧肌张力不足。

对于口腔不良习惯的破除，首先要进行积极的心理教育，告知患者及家长其严重危害性，要从心理上重视且戒断，在白天做到有意识地控制不良习惯。其次要找到原因，比如口呼吸的患者往往伴有腺样体或扁桃体的肥大、鼻阻塞的问题，患者气道不通畅，此时单纯地纠正口呼吸习惯很难获得好的矫治效果。如能及时找到原因，配合腺样体或扁桃体切除术，口呼吸的纠正就会事半功倍。还有偏侧咀嚼习惯的形成，往往是由于一侧的牙齿有严重龋坏，患者不敢用患侧咀嚼，而被迫用一侧咀嚼。这些不良习惯都要追本溯源。再次，在积极纠正病因后，可以佩戴破除不良习惯的矫治器，如舌挡、舌刺等，这对于睡眠中不良习惯的纠正有很大作用。最后，我们应进行积极的肌功能训练，如抿嘴、弹舌、吞咽训练，要求每天坚持，长此以往可以达到较好的医疗效果。临床上的一些MRC等肌功能矫治器，其原理类似，不能过于夸大其作用。

（二）利用生长发育的青少年颌面𬌗错𬌗畸形的矫治

面部颌骨的生长发育曲线呈现S型，存在快速生长期。在青春生长发育高峰期进行矫治，此时颌骨的生长改建能力强，往往能取得较好的治疗结果。青春生长发育高峰期存在一定的个体化差异，女孩子多位于11~13岁之间，男孩子多位于12~15岁之间，临床上多根据身高、体重、第二性征、颈椎的发育等情况来综合判断。青少年在青春生长发育期会出现"长个子"的情况，家长可以反映最近个子增长的情况。女孩子一般以初潮作为生长发育高峰的判断依据，初潮后一年生长发育的速度会明显减慢；男孩子则以喉结、变声，身高的快速增长作为辅助判断依据。此外，颈椎的判断也是非常重要的，一般可以根据头颅侧位片进行。一般而言青春生长发育高峰期的特征性表现是第二椎体下缘形成凹面，第3、4椎体形状上更似矩形。

颌面部的增长时期基本上和身体一致，一般分为四个快速生长期。第一快速生长期：3周~7个月，乳牙萌出；第二快速生长期：4~7岁，第一恒磨牙萌出；第三快速生长期：11~13岁，第二恒磨牙萌出；第四快速期：16~19岁，第三恒磨牙萌出。一般而言，第三快速生长期是正畸矫治的黄金时期。

青春期患者可以利用下颌骨的差异性生长规律来促进下颌骨的生长改建，因势利导，纠正II类的颌骨差异关系。相反，对于骨性III类错殆，尤其是下颌发育过度的患者，正畸的干预很难取得良好结果，甚至由于差异性生长，下颌前突的患者由于下颌的继续生长，错殆畸形容易反弹复发。

（三）不同面部生长型的青少年错殆畸形矫治要点

面部的生长型在儿童发育的最早期即已确定，以后的增长基本上是生长型不变的生长。面部生长型是由患者的基因型来确定的，正畸不能改变生长型。

1.直面型是正畸疗效最好的面部生长型：患者具有较为理想的颌骨关系，牙齿大多直立于基骨内。这类矫治往往是集中于解除拥挤，排齐牙列。凸面型患者在青春生长发育高峰期可以行生长改良矫治，即促进下颌骨的生长或抑制上颌骨的生长。由于下颌的差异性生长，下颌后缩的凸面型患者矫治效果也较好。对于凹面型患者，上颌发育不足的，可用前牵引等矫治器来促进上颌骨的生长；而下颌发育过度的，单纯的正畸疗效不佳；严重的矢状向骨性错殆，需要成年后行正颌-正畸联合治疗。

2.面部垂直向生长型可以分为垂直生长型、平均生长型、水平生长型，临床上常以前后面高比与头影测量的下颌平面角（MP-FH/FMA）两个值来综合判断。面部从美学上来看可以分为三等份，从额中点到眉间点，从眉间点到鼻下点，从鼻下点到颏下点。对于正常生长型的患者，此三份基本均等，而垂直生长型的患者面下三分之一会增高，水平生长型的患者面下三分之一会缩短。此外，对于面下三分之一，常以口裂将其分为上下两部分。正常平均生长型的患者理想比例为上比下为1：2。垂直生长型的患者此比例会减小，面下1/3变长；水平生长型的患者此比例会增大，面下1/3变短。

下颌平面角MP-FH的正常值是31°±5°，FMA正常值为25°±5°，两者之间的差值一般不大于7°。一般FMA大于或等于30°或MP-FH大于或等于36°，为垂直生长型；FMA小于或等于20°或MP-FH小于或等于26°，为水平生长型。正常的平均生长型患者的正畸矫治疗效较好，临床上不用做什么特殊处理。对于水平生长型即低角型的患者，其下颌平面平，下颌角正常或较小，前牙覆盖较大，覆殆较深，应充分利用生长发育的高峰期来促进下颌的生长发育，功能矫治的效果预后良好。此外，水平生长型的患者咀嚼肌力较强，骨密度较高，支抗磨牙不易前移升高，拔牙间隙关闭也较为困难，因此拔牙需要谨慎，临床上常不采用增加支抗的措施。水平生长型的患者颏部发育一般较好，因此下前牙可有一些唇倾代偿。

对于垂直生长型即高角型的患者，下颌平面陡峭，下颌角大，下颌向下向后旋转，功能矫治的效果预后不佳，此时应谨慎地行功能矫治。如果确实要行功能矫治，也需要配合II期拔牙矫治来获得良好的矫治效果。此外，垂直生长型的患者咀嚼肌力较弱，骨密度较低，支抗磨牙易前移升高，因此拔牙指征可以适当放宽。垂直生长型的患者拔牙间隙容易丧失，临床上要特别注意保护支抗和增加支抗。垂直生长型的患者颏部发育一般较差，因此下前牙的内收直立是非常重要的。对于垂直生长型的患者，利用种植支抗压低上下磨牙，实现下颌骨的逆时针旋转是一种较好但效果不确定的模式，临床上应用时需全面考虑，谨慎使用。

（四）青少年错𬌗畸形隐形矫治的生长监控和风险调控

1.青少年隐形矫治应充分考虑青少年的生长发育，比如颌骨的差异性生长对矫治的影响。一般来说，青少年生长改建能力强，相比成年人矫治会取得更好的矫治结果。

以是否拔牙来分，青少年隐形矫治可以分为青少年隐形非拔牙矫治和青少年隐形拔牙矫治。青少年隐形非拔牙矫治有以下几种方法选择：①功能矫治器+隐形矫治器双期矫治：利用功能矫治器促进下颌骨的生长，后期利用隐形矫治器排齐牙列，达到I类咬合关系。②隐形功能矫形治疗：可以在功能矫形前阶段进行上牙弓的扩大和上下牙弓协调，然后利用隐形矫治器诱导下颌向前，最后调整咬合。③隐形矫治器推磨牙向远中，一般需要拔除上下第三磨牙，此方法可用于解决轻度拥挤和磨牙的远中尖对尖的II类咬合关系，并利用颌骨的差异性生长来纠正深覆盖等错𬌗畸形。④隐形矫治器综合矫治：骨性Ⅰ类错𬌗畸形轻中度牙列拥挤患者，可以利用隐形矫治器做简单的牙弓扩大，唇倾上下前牙，排齐整平牙列。

对于青少年隐形拔牙矫治，一般要选择合适的病例，临床上可以选择轻度到中度的拔牙病例。严重的骨性Ⅱ类和骨性Ⅲ类错𬌗畸形，以及严重的垂直生长型或水平生长型的患者均不建议进行隐形拔牙矫治。青少年拔牙矫治病例的优势是生长发育改建能力佳，拔牙间隙易于关闭，对牙周组织的副作用小。

2.青少年隐形矫治应注意生长发育监控和风险监控。

一般来说，青少年牙冠比较短小，倒凹小，隐形矫治器的抓抱能力不足，容易出现牙套脱轨的现象。一般建议增加附件的宽度和长度，增加牙套的固位力。

青少年矫治时还应特别注意第二磨牙的萌出情况：①若第二磨牙尚未萌出，当第二磨牙建𬌗后，有利于水平生长型咬合的打开。②垂直生长型的患者，则应尽早将第二磨牙纳入矫治系统，防止第二磨牙的伸长，避免下颌向下向后旋转，前牙咬合打开。

青少年隐形矫治在替牙列期，建议临床上减少牙套的步数，恒牙初萌时，如果固位不佳，适当增加重启次数，以保证牙套的贴合程度和矫正效果。

青少年隐形矫治也要特别注意颅面生长发育监控，并对患者的生长情况进行充足的评估，充分利用生长潜力。青少年隐形矫治中对颅面生长发育的监控要特别注意青少年上下颌骨的差异性生长：①对于骨性Ⅱ类错𬌗畸形，下颌的快速生长能解决前牙深覆盖的问题，上下𬌗位会发生有利的变化；②但对于骨性Ⅲ类错𬌗畸形，下颌的快速生长则会导致畸形的反弹和复发。

（李煌）

第四章　青少年错殆畸形隐形矫治的生物学及生物力学

（按姓氏拼音排序）

姜若萍　　北京大学口腔医院及口腔医学院正畸科　　　　武秀萍　　山西医科大学口腔医院正畸科
李小兵　　四川大学华西口腔医学院儿童口腔及正畸学系　谢　晖　　爱齐科技公司
李志华　　南昌大学附属口腔医院　　　　　　　　　　　熊国平　　暨南大学第二临床医学院口腔医学中心正畸科
刘　剑　　南昌大学附属口腔医院正畸二科　　　　　　　赵　阳　　中国医科大学附属口腔医学院正畸二科
谭理军　　四川大学华西口腔医院正畸科　　　　　　　　John Morton　爱齐科技公司（特邀学者）
唐　镇　　南昌大学附属口腔医院正畸一科　　　　　　　Wendy Lo　　爱齐科技公司

第一节　青少年错殆畸形隐形矫治的生物学

一、正畸综合治疗

（一）正畸综合治疗中牙-牙槽骨复合体生理改建

正畸牙移动是一个复杂的牙周组织改建的生物学过程，牙齿接受正畸矫治力产生移动，同时牙周组织相应改建。牙槽骨是全身骨骼系统中骨改建最活跃的部分，一般情况下其与支持的牙处于相互适应的稳定状态，有学者将二者合称为牙-牙槽骨复合体。

（二）无托槽隐形矫治的牙根位置控制、矫治后正畸骨开窗或骨开裂评价

在正畸治疗过程中，若牙-牙槽骨复合体稳态被打破，牙齿突破骨皮质、牙槽骨的结构完整性被破坏，则导致牙槽骨发生缺损，包括三维方向上的骨组织结构破坏不连续。

正畸治疗致牙槽骨唇颊及舌腭侧骨缺损分为两种：牙槽骨自牙槽嵴顶向根方向延伸的垂直性缺损称为骨开裂；若缺损未及牙槽嵴顶，则称为骨开窗。牙槽骨缺损严重者牙根表面缺失骨膜和黏膜，牙根直接暴露于口腔内，形成黏膜开裂或黏膜开窗。

牙槽骨骨开裂与骨开窗最早被牙周科医师关注，他们在牙周手术中发现了这一异常。随着影像技术的发展，尤其是锥形束CT的应用实现了对牙槽骨形态及牙骨关系进行定性定量的检查与分析。

（三）牙槽骨骨开裂与骨开窗的致病因素

牙槽骨骨开裂与骨开窗是牙槽骨形态学方面的异常，其致病因素可归纳为3类：解剖因素、医源性因素和其他因素。

1.解剖因素：牙槽突较小、唇颊侧或舌腭侧骨板薄、牙根偏离牙槽骨中心、上颌窦基部大、牙槽骨进行性缺失等解剖因素均是骨开裂与骨开窗的高危因素。

2.医源性因素：口腔临床医师的不当操作、对个体解剖情况的不熟悉以及对局部病变的忽视等均可导致医源性骨开裂与骨开窗的发生，如正畸矫治、种植修复、牙周手术等口腔临床治疗可并发骨开裂与骨开窗。

（1）非正常正畸牙移动：通常情况下，适当的正畸力使牙槽骨吸收与沉积保持平衡，牙齿在牙槽骨内移动。但不当的力学设计可造成牙槽骨吸收与沉积失衡，使牙根突破牙槽骨的覆

盖，发生骨开裂或骨开窗。这也与牙槽骨初始形态及牙移动量密切相关。若牙槽骨本身较薄或缺如，正畸过程中矫治牙向这些区域移动，可使原来较薄的骨板迅速吸收，根面暴露，形成骨开裂或骨开窗。对于上颌颊侧骨板较薄的恒牙列患者，无论是快速扩弓还是慢速扩弓均可导致后牙区颊侧骨开裂；下颌角高的错𬌗畸形患者颏联合较薄，骨性Ⅲ类错𬌗畸形伴下颌骨高角患者的正畸去代偿可导致颏联合区发生骨开裂；使用强支抗最大程度整体内收上下前牙时，易因前牙内收量过大导致上下前牙牙根颈1/3和中1/3处舌腭侧骨板厚度减少，以至于发生舌腭侧骨开裂。正畸所致的骨开裂与骨开窗可在保持阶段得到不同程度的修复，但正畸医师仍应高度警惕此问题。

（2）种植手术：骨开裂与骨开窗是种植手术常见并发症，居种植体常见并发症之首。

3.其他因素：牙及颌骨外伤、刷牙方式不当所致的损伤、菌斑所致的龈缘炎和牙周炎等均可加速牙周退缩、骨开裂与骨开窗的发生。

（四）骨开裂与骨开窗的防治

1.骨开裂与骨开窗的预防：①警惕解剖危险因素，预防医源性损伤。口腔医师在制订治疗计划时不能忽视牙-牙槽骨状况，尤其对骨开裂与骨开窗的高发人群和高发部位需做重点检查，在三维方向上进行诊断，制订合理的治疗方案。正畸牙移动应控制在牙槽骨的解剖边界内。②口腔卫生宣教：规范自我菌斑控制方法，避免刷牙方式不当所致的骨开裂。加强菌斑控制，预防及控制骨开裂与骨开窗的高危促进因素——龈缘炎、牙周炎的发生和发展。

2.骨开裂与骨开窗的治疗：非医源性骨开裂与骨开窗若无临床症状、对口腔治疗无妨碍，则可不予处理。小于3mm的医源性骨开裂与骨开窗，可依靠骨组织的自我修复能力自行愈合。当骨缺损范围较大、超过机体自愈能力时，则需要再生性技术促进缺损修复。目前常用的牙槽骨再生性技术主要分为牙周植骨术（或骨替代品植入术）和引导骨组织再生术（GBR）两大类。

总之，骨开裂（开窗）会造成牙龈退缩、牙槽骨吸收、牙松动、种植体脱落、正畸后复发等一系列后果。因此，在正畸临床中强调正畸治疗前检查诊断时不能忽视牙-牙槽骨状况，重点检查骨开裂与骨开窗的高发人群和高发部位。医师根据影像学检查重点在三维方向上做诊断（如CBCT），制订合理的治疗方案，确保正畸牙移动控制在牙槽突的解剖边界内，选择可控制的生物力学机制，避免超限牙移动，规范操作程序，规避牙槽骨开裂或开窗的发生。

（李志华）

二、青少年错𬌗畸形矫治的牙龈或牙周、牙周膜和牙槽骨生物学变化

（一）青少年错𬌗畸形矫治的牙龈或牙周组织生物学变化

牙龈是包围和覆盖于牙槽突边缘和牙颈部的口腔黏膜上皮及其结缔组织，呈浅粉红色，坚韧而不活动，可分为游离龈、附着龈和牙间乳头三部分（图1）。

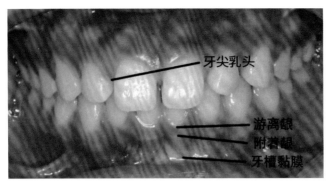

图1　牙龈的表面解剖

1.青少年牙龈及牙周组织对正畸作用的抵抗力较成年人更强。

正常情况下牙龈在正畸治疗中的变化是很微弱的，对疗效的影响也较小。青少年牙龈和牙周组织的血运和修复能力均较旺盛。正畸牙移动时，牙龈只是在压力侧微有隆起，张力侧略受牵拉，牙龈上皮组织和固有层结缔组织有些增减与龈缘调整，且其形态可随牙齿移动而塑建。但若口腔卫生不佳，常出现不同程度的牙龈激惹，甚至附着龈破坏；而若牙齿移动过快，会出现牙龈堆积。通过检测青少年与成年人正畸治疗过程中天冬氨酸转氨酶(AST)的活性可以发现正畸治疗的起始阶段牙周组织的损伤主要发生在成年人，而青少年则极少发生，说明青少年牙龈及牙周组织对于外界刺激的抵抗力更强。

2.青少年无托槽隐形矫治的牙周情况。

大量相关临床研究比较了无托槽隐形矫治患者与传统唇侧固定多托槽矫治患者的牙周健康情况，通过对比牙龈指数(Gingival Index，GI)、龈沟探诊深度(Sulcus Probing Depth，SPD)、龈沟出血指数(Sulcus Bleeding Index，SBI)、菌斑指数(Plaque Index，PLI)四个常用指标发现，随着治疗的进行，传统唇侧固定多托槽矫治患者以上四个指标上升均较无托槽隐形矫治患者明显，表明隐形矫治对维护患者牙龈、牙周健康较为有利。需要注意的是，虽然无托槽隐形矫治器没有固定多托槽矫治器易于细菌定植的结构，但其与牙面、牙龈间的微小间隙同样为细菌的附着与生长提供了空间，会缓慢而持续地刺激牙龈，导致牙龈炎发生。因此佩戴无托槽隐形矫治器仍需具有良好的依从性，提高口腔卫生保健能力，以确保正畸治疗的顺利进行。

（二）青少年错殆畸形矫治的牙周膜生物学变化

牙周膜是围绕牙根并连接牙根和牙槽骨的致密结缔组织，其厚度为0.15~0.38mm，根中1/3最薄，是正畸治疗移动牙齿的生物基础结构。青少年的牙周膜较宽，纤维束不太致密，单位面积内的纤维含量较少，细胞、血管淋巴管丰富，活力较强。随着年龄增加，弹性纤维增多，血管数量、细胞活性以及胶原纤维量和黏多糖减少。相比于成年人，青少年无托槽隐形矫治过程中牙周膜的生物学变化更加明显，成骨细胞、破骨细胞的增殖和分化更为活跃，牙齿移动较快，在矫治过程中所需的矫治力更小。因此，在临床青少年无托槽隐形矫治过程中，应用较轻柔的矫治力亦可达到治疗效果。另外，无托槽隐形矫治器类似于活动矫治器，施加的是间歇力，不像固定多托槽矫治器对牙齿施加持续的力。相关研究证实，固定多托槽矫治器对上颌中切牙牙根的伤害大于活动矫治器。间歇性牙齿移动有利于牙周膜成骨细胞、破骨细胞的分化以及周期性的代谢改变，避免长时间施力导致牙周膜内细胞发生坏死。同时间歇力有利于已吸收的牙骨质重建，因此导致的牙根吸收较轻。组织学和组织形态学分析也证实，间歇力导致的牙周膜损伤与牙根吸收比持续力少得多。

在生物力学方面，由于固定多托槽矫治技术是通过托槽在需要移动的牙及牙周组织施加一个适当的集中力或力偶，使牙齿移动以达到正畸目的。而无托槽隐形矫治技术的力是一种由矫治器形变所引起的作用于牙冠的分布力。有学者应用三维有限元研究发现两种矫治技术在远中移动尖牙时均使尖牙产生倾斜移动，而使用无托槽隐形矫治技术，尖牙的旋转中心更接近根尖，且应力分布更为合理。多数学者研究亦发现，相对于固定多托槽矫治技术而言，无托槽隐形矫治技术产生的应力更小、分布更均匀，有利于牙周病患者治疗时牙周组织的健康。由于无托槽隐形矫治可施加更均匀的应力于牙周膜，从而避免了过大的牙周膜透明样变区出现，对于牙槽骨的改建、牙齿移动均有积极的辅助作用。

（三）青少年错𬌗畸形矫治的牙槽骨生物学变化

牙槽骨由固有牙槽骨、密质骨、松质骨三部分组成。固有牙槽骨是高度可塑的硬组织，在张力区牙槽骨的内侧面，成骨细胞活跃，有新骨沉积；在压力区牙槽骨的牙周膜面，亦即固有牙槽骨将被吸收。正畸治疗便是利用固有牙槽骨的可塑性使牙槽窝重建，从而达到矫治错位牙的目的。

但过大的力会使牙槽骨发生间接性骨吸收(潜行性吸收)，矫治牙要待潜行性吸收完成后才能移动（图2）。

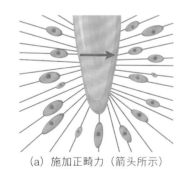 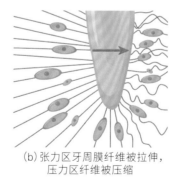 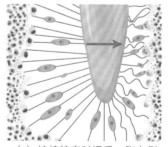

（a）施加正畸力（箭头所示）　（b）张力区牙周膜纤维被拉伸，　（c）持续特定时间后，张力侧
　　　　　　　　　　　　　　　　压力区纤维被压缩　　　　　　　骨质沉积，压力侧骨质吸收

图 2　正畸应力加载于后牙、牙周膜、牙槽骨示意图

儿童及青少年牙槽骨皮质层较薄，骨小梁较少，骨髓腔较大，骨质钙化度低，血液和淋巴液的供应也较丰富。随着儿童咀嚼功能的增强、年龄的增大，牙槽骨进一步钙化，血管减少，纤维增加，逐渐接近成年人的正常牙周组织结构。由于青少年牙周骨组织细胞代谢旺盛，骨质吸收与新骨生成较成年人快，矫治后保持效果较好。因此，青少年牙槽骨的生物学特性保证了青少年无托槽隐形矫治的顺利进行，使青少年无托槽隐形矫治亦可以使用更柔和的矫治力且需较成年人更短的矫治周期以达到矫治目标。

（武秀萍）

三、青少年错𬌗畸形隐形矫治对牙根发育及牙根吸收的影响

（一）青少年错𬌗畸形矫治中牙本质、牙骨质的生物学变化

1.牙本质作为构成牙齿主体的硬组织，其性质和结构因部位不同而有一定的差异。牙本质由管间牙本质和管周牙本质组成，其微观结构的显著特点是自牙髓腔表面至釉牙本质界呈发散状排列的牙本质小管结构。牙本质小管腔内主要为非细胞物质，随着年龄增加，小管内矿物质不断沉积，矿物质含量不断增加引起小管闭塞，导致牙本质在可见光下变得透明且机械性能改变，其柔韧性、粘弹性和循环力学性能均明显降低。有研究表明，牙本质随着年龄的增加抗弯强度显著降低，与青年牙本质相比，老年牙本质疲劳裂纹产生的应力较低而且扩展速度明显加快。增龄性变化对牙本质的力学性能亦有一定的影响，在年轻的牙本质内，组织的弹性抗力可以阻止裂纹向牙本质小管长轴方向和牙髓腔垂直方向的扩展；增龄性的牙本质内，由于弹性极限降低，裂纹更容易沿牙长轴和牙本质小管长轴方向延伸。增龄性牙本质弹性极限及弹性模量均低于年轻牙本质，增龄性牙本质弹性极限降低，脆性增加，在应力作用下抵抗裂纹产生的能力下降，更易于产生疲劳断裂。

牙本质涎蛋白（DSP）是成牙本质细胞合成并分泌的牙本质非胶原蛋白的主要成分之一，它的表达与成牙本质细胞的分化成熟状态密切相关，可作为成牙本质细胞发育的生化标志。相关实验通过观察幼鼠上颌第一磨牙在正畸力作用下牙本质中DSP表达的变化，发现加力后成牙本质细胞进入活跃状态，成牙本质细胞、牙本质小管及前期牙本质中DSP表达上调，说明对处于发育期的牙齿施加适宜的正畸力加速了牙本质矿化。在上述研究基础上进一步观察正畸力对幼鼠根部牙本质形成的影响得出，在适宜正畸力的作用下，幼鼠牙齿的发育没有受到影响，正畸力并未明显加速牙齿的生长。

2.牙骨质是分层形成的，随新一层牙骨质的形成，已形成的牙骨质即会钙化一层，这时形成的牙骨质称为继发性牙骨质。继发性牙骨质往往是有细胞牙骨质，其有机质含有大量胶原纤维，它们来自牙周膜纤维，呈斜行排列进入牙骨质；部分胶原还来自成牙骨质细胞所形成的纤维，与牙根表面平行排列。两种纤维互相交织呈网格状。在正常情况下，在牙骨质表面常可见到一薄层刚刚形成尚未钙化的牙骨质，叫类牙骨质，其较牙骨质对压力有更强的抗吸收能力。由于青少年牙周组织改建和修复能力强，成牙骨质细胞能不断增生沉积牙骨质形成继发性牙骨质，以抵抗正畸力所造成的牙根吸收。

（二）青少年错𬌗畸形矫治对牙根发育的影响

健康的牙根是牙齿行使生理功能的基础和关键。牙齿发育是一个连续过程，当牙冠发育即将完成时，成釉器的内釉上皮和外釉上皮在颈环处增生，并向未来根尖孔方向生长，形成上皮根鞘，将牙乳头与周围的牙囊组织分开，从而拉开了牙根发育的序幕。发育中牙根包括上皮根鞘、牙乳头和牙囊，这三者相互作用，在牙发育早期作为一个整体的功能复合物被称为发育期牙根端复合体。发育期牙根端复合体细胞较之于其他间充质干细胞具有更强的增殖、矿化能

力。而牙根发育将持续到牙齿萌出后的3~5年。

1.对于牙根大部分发育完成的牙，正畸力量对其影响轻微，矫治移动时前期牙本质会产生防御性反应，且牙根表面总是覆盖着一层未钙化的类牙骨质，其对牙根吸收具有更强的抵抗能力，因此发育未完成的牙根可以发育至正常的牙根长度。基于以上观点，相关学者做出以下三个方面的假设：①根未完全形成的牙，其周围牙槽骨的发育也未完全形成，牙根较易被移动。②发育不完全的牙根有可能因钙化程度低而不容易发生根吸收。覆盖在牙根表面的细胞层、未钙化基质的表面层、前牙骨质、前牙本质对牙根吸收可能有"生物学防护"。③对于根未完全形成的牙，使牙移动的力可能会加速牙根的生长，在正畸治疗过程中根的吸收与根的继续生长很可能同时发生。

2.对于牙根大部分未发育完成的牙，如上颌中切牙牙根在替牙期发育不足根长的1/2时，过大的正畸矫治力量将刺激牙根端复合体，导致牙根发育过快结束、根尖孔早闭，从而出现短根。

3.对于牙根形态异常的牙，正畸治疗极易导致牙根吸收的发生率增加以及吸收程度加重。

（三）青少年隐形矫治中牙根吸收影响因素及对策

牙根吸收是正畸治疗中常见的并发症之一，它在治疗过程中的具体发生情况难以预测。改良牙根吸收分级（图3）标准为：

0级：无可见的牙根吸收；

1级：轻度吸收，根尖模糊、变钝、有毛边；

2级：中度吸收，根尖的锥形轮廓消失，可见窄的锯齿线，吸收至牙根长的1/4；

3级：重度吸收，根尖消失，末端变平，可见宽的锯齿线，吸收超过1/4根长。

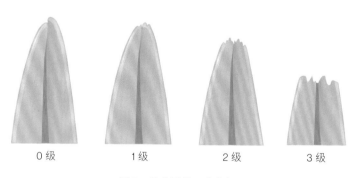

| 0级 | 1级 | 2级 | 3级 |

图3　改良牙根吸收分级

如何最大限度地控制牙根吸收，进而取得稳定的治疗效果并维护牙体、牙周组织的健康是广大正畸医生亟待解决的临床问题。

1.青少年隐形矫治中牙根吸收影响因素。

（1）牙龄及性别。

临床研究发现，正畸治疗后牙龄IIIC期患者较牙龄IVA期患者牙根吸收程度小。这可能是由于IIIC期第二恒磨牙萌出，它是颌面部增长的第三快速生长期，对外力刺激有较为良好的反应能力，牙根移动较为容易，根尖的吸收较少。而自第二恒磨牙建殆后（IVA期），细胞反应能力渐趋迟缓，牙根周围组织也逐渐成熟与稳定；同时，由于咀嚼力的增加，颌骨的密度也随之增加，此时移动牙相对不易，牙根吸收也相对明显。

根尖未完全发育完成的牙齿，在矫治移动时由于前期牙本质会产生防御性反应，且其周围牙槽骨也未发育完成，牙根较易被移动，而其牙根本身因为钙化程度低也不容易发生根吸收，正畸移动牙的矫治力量甚至有可能促进根尖未发育完全的牙根进一步生长。而发育完全的牙齿自身修复能力减弱，适应能力变差，导致牙齿对外力的反应迟钝，从而需要用强而持久的矫治力来移动牙齿，疗程较长，因此牙齿发育完全后正畸牙根吸收情况较牙齿未发育完全的患者牙根吸收重。

大部分研究表明，不同性别的正畸治疗患者正畸治疗后牙根吸收程度不存在显著差异。但也有一些研究表明，不同性别间存在很小的差异，但其临床意义不大。

（2）治疗方案及主动矫治时长。

正畸治疗中拔牙病例根尖外吸收风险大于非拔牙病例，这与拔牙病例上颌切牙大距离的内收移动和控根移动密切相关。且在拔牙矫治前牙内收时，牙根尖易触及致密的骨皮质造成牙根吸收。拔牙矫治疗程往往比非拔牙矫治疗程长，多数研究结果表明牙根吸收的程度与疗程的长短成正比。牙齿移动量及移动方式亦可影响牙根吸收程度，相对微小的倾斜移动不会引起太多的牙根吸收。正畸治疗过程中应遵循轻力矫治原则，尽可能避免治疗因素相关联的牙根吸收。

2.青少年隐形矫治中控制牙根吸收的对策。

青少年具有生长发育的潜能，所以在其临床矫治中可以利用无托槽隐形矫治技术的三维数字化诊断、分析技术对错殆畸形进行更准确的判断，同时又能动态结合其生长潜能得到更详细精确的治疗方案。把握青少年最佳矫治时期，尽量在恒牙列完全建殆前进行正畸治疗。若牙根发育不足根长1/2，应暂缓正畸治疗。此外，隐形矫治中应避免牙齿往复运动，保持良好的支抗控制。对于临界病例，则应尽可能采用非拔牙矫治，缩短治疗时长，减少牙根吸收程度。

（武秀萍）

第二节　无托槽隐形矫治器的生物力学原理（以隐适美无托槽矫治系统为例）

在过去的二十多年中，由隐适美率先开始的无托槽隐形矫治通过矫治加力及固位系统、矫治器材料以及基于矫治力学基础的分步设计，发展出了一套完整的治疗体系，使得口腔正畸医生开始可以使用无托槽隐形矫治器来治疗高度复杂的错殆畸形（如拔牙矫正或牙齿整体移动）。正畸医生在临床应用无托槽隐形矫治器进行临床治疗的过程中，了解无托槽隐形矫治系统中的生物力学原理十分重要。这将使得医生能够很好地驾驭无托槽隐形矫治器，并能在大多数错殆畸形的治疗中获得良好的临床效果。

本节将介绍正畸生物力学的基本概念，并解释这些如何被应用到无托槽隐形矫治器的设计中。以隐适美无托槽隐形矫治系统为例，其生物力学由三个基本部分组成：SmartForce功能件，SmartTrack材料及SmartStage技术（图1）。本节将展开描述隐适美无托槽矫治的这三个部分的各自特性以及它们协同一起的重要性，并将以隐适美无托槽矫治技术G6为例，解释其生物力学原理和其作为最大支抗如何实现第一个前磨牙拔除的错𬌗畸形治疗。

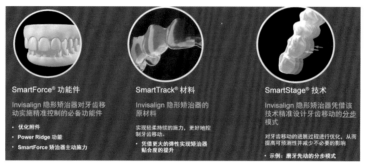

图1　隐适美无托槽隐形矫治系统生物力学三个基本组成部分
（SmartForce 功能件，SmartTrack 材料及 SmartStage 技术）

一、无托槽隐形矫治器的生物力学

（一）无托槽隐形矫治技术的正畸生物力学

正畸的实践通常为技术所驱动。固定矫治技术通常由一组特定的托槽和一系列推荐更换弓丝所组成。"直丝弓"技术使用一系列的弓丝，并将参数预置于每个托槽中。有些医生使用的是通过弓丝弯制、成曲的传统"方丝弓"系统，这种方法的托槽上就没有参数预置。虽然这两类固定矫治系统在方法上略有不同，但它们都以相同的方式去启动牙齿的移动：它们对牙齿施加力。

所有的正畸矫治器都是通过对牙齿施加力来矫正异位牙齿的，无托槽隐形矫治器也不例外。无托槽隐形矫治器通过对牙齿施加力来启动和控制牙齿移动，也必须同样遵循正畸矫治的生物力学基本原理，即：根据所期望的牙齿运动，首先需要确定施加到牙齿上的力学系统，进而将这种力学设计通过矫治器表达出来（图2）。例如：想对尖牙进行去旋转，在力学系统中我们所需的力矩（根据文献报道）大约是1500gmm，在得知必须施加的力和力矩后，就可以设计如何矫治，可以选择使用舌侧扣和弹性牵引，也可以对弓丝进行弯制，又或者可以施加带力矩的矫治力。正畸矫治力学设计的顺序就是先分析所需的牙齿移动方式，然后根据所需牙齿移动设计力学系统，最后用矫治器完成力学表达。

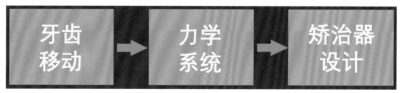

图2　正畸矫治力学设计顺序

大量文献报道了完成特定牙齿移动所需的力值大小。四十多年前的研究已发现，所施加的力若幅值过高则常常导致牙根吸收、牙周组织玻璃样变，甚至出现组织坏死。而现今的生物力学已认识到，在持续轻力的情况下能更容易地启动和控制牙齿的移动。轻力可启动组织和细胞的生理性改建。骨细胞分化为成骨细胞和破骨细胞，骨发生吸收，轻力将牙齿推入所预留的空间，伴随骨的沉积。隐适美无托槽隐形矫治器都是基于持续轻柔的力而设计的，从而最大限度地减少了牙根吸收。

要描述一个矫治力对牙齿的作用，我们只需要确定三组参数：（1）力的作用点，（2）力的作用方向，（3）力的大小（图3）。这也可以描述为矫治力需要把牙推到哪里、从哪个方向推以及用多大力度。临床上简单的做法就是从矫治器上对需移动的牙齿加力、控制加力沿牙齿移动方向，并施加或轻或重的矫治力。例如，压低牙齿时，需将矫治力施于𬌗方，方向沿牙根长轴，矫治力大小为20g。隐适美无托槽矫治器就是按这种矫治力学概念设计的。

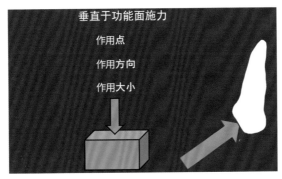

图3　矫治牙齿移动的三要素（力的作用点、作用方向及大小）

（二）无托槽隐形矫治器功能附件原理（SmartForce：隐适美无托槽矫治器优化附件设计）

如果要形成无托槽隐形矫治器对所移动牙齿施加垂直于牙齿移动方向的施力作用点（面），就需要在牙冠上设计功能施力附件。以隐适美无托槽隐形矫治器为例，其优化附件就是用来解决这个临床问题的。树脂粘接在牙冠上的优化附件改变牙齿形状，其平面位于矫治加力处并与最佳加力方向垂直。该平面被称为附件的"激活面"。而优化附件的其他面是圆形或光滑的，以增加患者舒适度（尖锐的边角会刺激脸颊和舌头等软组织）。无托槽隐形矫治器如何通过附件加力并控制力的大小？其原理如下：

以无托槽隐形矫治伸长牙齿的牙齿移动为例：大多数牙齿表面没有一个可以让矫治器施加伸长力的结构，因此，需要设计优化伸长附件粘接到牙齿颊面。无托槽隐形矫治器通过附件平面（矫治力"激活面"）产生使牙伸长的矫治力，矫治伸长力标记为绿色，这只是总的矫治力中很小的一部分（图4）。无托槽隐形矫治器形态、大小与"激活面"位置刻意设计成不同的位置（干涉）以控制接触点，而矫治器与"激活面"接触外的其他部分则预留有空泡以确保不接触，以确保矫治器不会对附件施加不必要的力。无托槽隐形矫治器与附件"激活面"接触部分通过设计不同干涉幅度而产生大小不同的接触力，并控制无托槽隐形矫治器产生的矫治力系里各个分力大小。小的干涉幅度导致矫治器就位时矫治器小的拉伸，产生小的矫治力。某的干涉导致矫治器较大拉伸，产生较大的矫治力。隐适美无托槽隐形矫治器的SmartForce优化附件系列是唯一以这种方式控制力大小的附件。无托槽隐形矫治器传统附件无法控制施力大小，其产生的矫治力只与矫治设计的牙齿移动量有关。隐适美外的一般无托槽隐形矫治器附件基本上都是传统型附件。

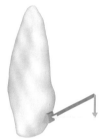

图4 无托槽隐形矫治器附件粘贴（使矫治器戴入后产生矫治力）

无托槽隐形矫治器数字化软件系统力学设计的流程是：先确定适宜的牙齿移动方式，再确定这种移动方式所需的矫治力系统，再确定无托槽隐形矫治器的附件，最后将矫治器加力设计体现在数字化方案中。隐适美无托槽矫治系统应用优化附件系列，体现了无托槽隐形矫治技术对正畸生物力学基本原理的应用。

（三）无托槽隐形矫治技术的控根移动原理：隐适美无托槽隐形矫治系统Power Ridge 功能

隐适美无托槽隐形矫治技术Power Ridge功能件设计是用于控制上下弓任意切牙的根舌向转矩。正畸治疗前牙根舌向转矩是通过对牙冠施加两个力来实现的[图5(a)]。如果数字化矫治系统显示一个牙齿从治疗开始到结束都需要增加前牙根舌向转矩，仅是简单地根据牙齿形状制作的矫治器是否能达到对牙齿施加前牙转矩这个要求？它是否能以正确的力值、正确的方式和力矩（旋转的趋势）去施力转矩矫治呢？答案是否定的。无托槽隐形矫治器要产生施加于前牙的转矩力，单靠与牙弓或牙齿外形贴合的矫治器是不行的。以隐适美无托槽隐形矫正器为例，其在矫治器上设计Power Ridge，着意改变矫治器外形状，从而产生对前牙的转矩力[图5(b)]。Power Ridge使矫治器戴入后颊侧向外扩张变形，矫治器弹性的回缩产生前牙向舌侧倾斜的力F_1。若矫治器只产生F_1，则前牙会舌侧倾斜。但预成矫治器前牙位置位于实际前牙唇侧，矫治器戴入后形变也同时产生前牙向唇侧唇向力F_2。由于Power Ridge的存在，使F_1的力值大于F_2的力值，前牙最终受力是舌向。由于F_1距离前牙阻力中心近、F_2距离阻力中心远，F_1力矩小于F_2力矩，这使前牙旋转中心位于牙根舌侧（力矩或力决定前牙旋转中心的位置），最终形成前牙牙根舌侧移动控根矫治。而临床前牙控制的具体要求，决定了前牙Power Ridge大小的设计。

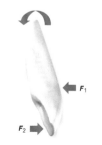
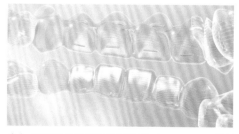

（a）正畸矫治前牙转矩控制需要相对的两个力　　　（b）隐适美无托槽隐形矫治器 Power Ridge 设计

图5 隐适美无托槽隐形矫治器上的 Power Ridge 及转矩力

所以，如果无托槽隐形矫治器仅仅是按照每一步牙齿移动的位置进行设计（即"位移驱动"），那就不能获得正畸复杂牙齿移动所需的力学系统。因此，如隐适美无托槽隐形矫治的SmartForce系统，根据正畸牙移动所需加力的方式，设计不同程度的矫治器变形，加上矫治器附件系统，才能真正实现正确牙齿移动（即"力学驱动"）。无托槽隐形矫治器的"力学驱动"使无托槽隐形矫治在治疗中，可对矫治力作用点、作用方向、作用力大小进行控制。

（四）无托槽隐形矫治器的牙轴竖直原理：隐适美无托槽隐形矫治系统的优化控根附件

无托槽隐形矫治器如何纠正牙长轴倾斜？在排齐的牙的近远中，无托槽隐形矫治器无法在邻面控制加力。隐适美无托槽隐形矫治器设计了优化根控件附件旨在解决此类问题[图6(a)，(b)，(c)]。图6中显示了三种矫治牙根向远中倾斜的施力方法。当需要矫正牙根向远中时，在牙冠施加向远中的力F_1，但这会导致牙冠向远中倾斜的副作用。因此需要在牙冠上施加第二个力F_2，以阻止牙冠的倾斜移动。由于设计的F_1的力值大于F_2，这两个力的合力使牙根远中移动而牙冠不动。而矫治器如何设计才能实现这个控制？方法类似前述前牙控根移动的原理。通过在附件激活面上施加不同的干涉幅度，矫治器在近龈端附件处变形要大于近切端附件处变形，产生的F_1于是大于F_2。F_1和F_2与阻力中心距离形成的力矩差使牙根向远中倾斜移动[图6(a)]。由此可以看出，牙根长轴的控制原理类似于前牙转矩，只不过是把正畸第三序列矫治（前牙唇舌向转矩）变成了第二序列（牙齿近远中向转轴）。如果牙冠上没有足够的表面积来粘贴两个附件，则可通过矫治器改形形成"压力点"加力F_1，第二个压力点则位于牙齿舌侧（未显示）[图6(b)]。矫治器中颊舌侧两个压力点施加的两个力总和为牙根向远中的力。同时，优化附件上的力F_2用于施加反向力矩，控制牙冠位置。第三种方法是采用"矫治器主动施力"产生矫治力：设计矫治器外形与牙冠外形存在差异，利用矫治器形变的弹性产生牙根远中移动的矫治力（F_1，未显示），然后利用优化附件产生对抗牙冠移动的F_2，最终形成控根移动[图6(c)]。

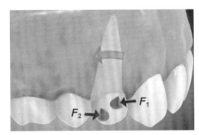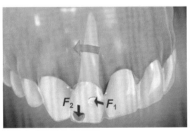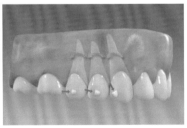

（a）利用优化附件正轴　　　　　　（b）利用"压力点"正轴　　　　　　（c）利用矫治器正轴

图6　隐适美无托槽隐形矫治器矫正牙长轴的三种方式

通过以上隐适美无托槽隐形矫治器加力控制牙齿移动原理的阐述，可以看出无托槽隐形矫治技术是如何应用正畸生物力学基本原理，并通过矫治器附件、矫治器形变及矫治步骤形成其完整的生物矫治力学控制理论的。无托槽隐形矫治器、牙面附件及其矫治器有意与牙面或牙弓形态有所差异产生的矫治力，通过数字化设计，最终应用于无托槽隐形矫治，形成复杂力学系统并完成各种复杂牙齿移动。以隐适美无托槽隐形矫治系统为例，其矫治是以"力学驱动"为理论基础的：先确定移动所需的力，然后设计矫治器和对应附件。而以"位移驱动"理论为矫治设计系统基础的无托槽隐形矫治器，则不能达到复杂牙齿移动中所需要的生物力学要求，在未来发展有其局限性。

二、无托槽隐形矫治技术的材料力学（SmartTrack）

近七十年来，正畸材料取得了长足的进步。几十年来，人们已经看到了更利于控制牙齿移动的材料，更美观、更受患者喜欢的材料以及让正畸椅旁时间更短的材料。医生采用变截面正畸工具，在治疗过程中使用几种尺寸增大的弓丝。每一根弓丝都由相同的材料组成，通常是不锈钢。由于不锈钢材料的刚性强度及其回弹性，产生了在永久变形之前有限的移动范围，以及在治疗过程中更换许多弓丝的必要性。由镍钛合金（Nitinol）（cuNiTi）和另一种钛钼合金（TMA）组成的弓丝显示出更大的弹性，弓丝预成形变的工艺使得牙齿能移动更多。后续又出现由铬钴（Eligiloy）和其他横截面非常小的弓丝编织在一起作为一根正畸弓丝（D-rect，Respond）。每一种新材料都被证明是该领域的进步。这些弓丝的共性是都朝着持续轻柔力和高回弹性的方向发展。持续轻柔力是启动牙齿移动所必需的生物力，而高回弹性则允许矫治器在长距离移动中发挥作用。无托槽隐形矫治器要实现持续轻柔、高回弹性的矫治力，其矫治器材料力学是无托槽隐形矫治技术的重要基础。

以隐适美无托槽隐形矫治技术的SmartTrack为例，它由聚氨酯和共聚酯材料组成；它的材料力学属性使得它在正畸应用中可以达到与金属材料同样出色的临床效果。SmartTrack持续的变形力和高回弹性使其具有更好的矫治特性：可以改善牙齿移动的控制、改善患者的舒适度，并且在治疗过程中减少矫治器的更换。因此，隐适美可同步完成无托槽隐形矫治的各个目标，而无需使用多套横截面或膜厚度不同的矫治器来实现同样的效果。其优点包括：

1.更小的应力松弛，对牙齿的作用力更持续。无托槽矫治器变形产生矫治力后，矫治力在两周内随时间衰减，这种现象称为应力松弛。其原理是：矫治器形变拉伸后，其材料分子会在一段时间内重新排列，同时其内部应力持续降低。通常在应力松弛初期衰减明显，然后逐步放缓。相比常规材料，SmartTrack应力衰减较少：在初始应力衰减为稳态应力后幅值仅略微降低，其矫治力几乎维持不变，这比常规材料持续性矫治力衰减好很多（图7）。

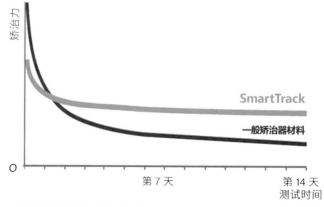

图 7　无托槽隐形矫治器应力松弛实验（SmartTrack 的应力松弛更恒定）

2.较低的就位力，患者在初次佩戴时更易于取戴。

3.更好的回弹性，使错位牙齿移动更多。相比常规无托槽隐形矫治器材料，用SmartTrack制作的矫治器在拉伸后可以产生更接近其原始形状的回弹。其临床意义在于每个SmartTrack矫治器可以在治疗的每个阶段完成更多的预期的牙齿移动，并获得更好的牙齿控制、更好的监控和更可预测的疗效（图8）。实验中将常规矫治器与SmartTrack矫治器都放置在特型测量仪器上，上切牙唇侧错位0.25mm，矫治器以每两周0.25mm的速度矫治错位牙（根据临床实际设计）。错位牙逐渐受力排齐，矫治器变形作用力减小，矫治材料应力松弛。研究发现SmartTrack变形回弹性能更好，能产生更多向施力方向的牙齿移动。

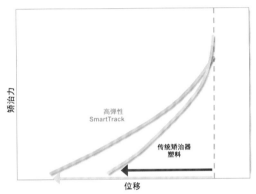

图 8　无托槽隐形矫治器材料变形范围实验（SmartTrack 的变形回弹性能更好）

三、无托槽隐形矫治数字化分步设计（SmartStage）

无托槽隐形矫治数字化分步是隐形矫治逐步矫治错𬌗畸形的过程，也是设计阶段性矫治生物力学体系的过程。以隐适美无托槽隐形矫治技术SmartStage为例，SmartStage技术优化牙齿移动的过程，旨在提高治疗过程中的可预测性并减少治疗过程中不必要的干扰。SmartStage技术是对矫治过程中不同阶段牙齿移动需求、不同矫治阶段的矫治目标的整体考虑：在治疗过程中，哪颗牙齿会移动？如何控制矫治牙齿移动量和保护支抗牙齿的移动？如何移动牙齿来完成对支抗的控制？无托槽隐形矫治技术的数字化分步设计体现了无托槽隐形矫治技术生物力学的全面设计，是完成无托槽隐形矫治器矫治的关键。

四、无托槽隐形拔牙矫治最大支抗设计的生物力学

以隐适美无托槽隐形矫治技术为标准，正畸拔牙矫治最大支抗的临床表达包括：后牙设计最大支抗、前牙内收阶段和治疗结束时的牙根平行、前牙区的垂直向控制、应用差异性力矩原理维持后牙最小移动。隐适美无托槽隐形系统如何实现"最大支抗"？其基本特点如下：

（一）无托槽隐形矫治器固位特性与固定多托槽矫治器不同，增加了后牙支抗强度

正畸临床医生很清楚他们用固定多托槽矫治器控制支抗的能力，并预见后牙支抗可能会有多少向拔牙间隙近中倾倒。基于对固定多托槽矫治器系统的矫治能力及限度的掌握，正畸医生能够成功完成临床矫治。那么，隐适美无托槽隐形矫治器在控制后牙支抗和控制被矫治牙齿移

动方面的能力如何呢？某种程度上，无托槽隐形矫治器可以被看作包裹牙齿的矫治器，但它不是像带环那样只包裹牙齿近远中和颊舌面，而是包裹所有后牙的颊面、咬合面和舌面。因为牙齿被矫治器包裹得很好，牙齿咬合面的复杂形态也产生牙齿移动的支抗力。如果不单看一颗牙齿，矫治器实际将每个后牙连接在一起，形成整体的"刚性"连接。这恰恰成为拔牙矫治所需最大后牙支抗组成的第一个部分。这是无托槽隐形矫治器较固定多托槽矫治器的一个优势：后牙锁结、矫治器包裹。

（二）拔牙内收时，固定多托槽矫治器与无托槽隐形矫治器加力方式不同

使用固定多托槽矫治器时，在尖牙上会有弹性牵引或螺旋弹簧来对牙齿施加一个向远中的力，从而产生尖牙牙冠倾斜。所施加的弹性牵引力没有反向力矩去阻止间牙齿倾斜。固定多托槽矫治技术关闭间隙时，加力造成弓丝变形、滑动托槽被卡，继而变形弓丝产生变形力及力矩带动被移动牙牙根移动。这是一个两步的过程，先倾斜然后竖直，再倾斜然后又竖直。而隐适美无托槽隐形矫治器则是从第一阶段就使用SmartForce功能件对尖牙和前牙的移动进行控制，通过优化附件施加矫治力矩来控制尖牙的运动（图9）。SmartForce激活矫治器同时作用于牙齿表面以提供控制力矩。这些矫治器特性相当于在前牙和后牙的阻力中心处施加力矩。无托槽隐形矫治器正确的力学系统是从第一副矫治器起，力和力矩都被设计到尖牙移动的力学系统中。整个过程中没有必要先倾斜移动牙齿，矫治力在牙周膜上的分布从第一副矫治器开始就合适，从而为无托槽隐形矫治从开始就提供了正确的牙齿移动方式。

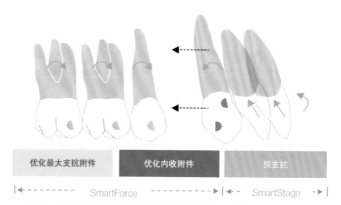

图 9　隐适美无托槽隐形矫治器尖牙内收，附件产生控制力矩

（三）无托槽隐形矫治器对前牙进行了垂直向控制

为了对垂直向进行控制，对包括前牙在内的SmartForce激活矫治器变形加力。矫治器主动施力在压低前牙的同时产生第三序列转矩控制，对抗内收过程中的前牙伸长和内倾。使用固定多托槽矫治器时，前牙内收的副作用使𬌗平面下倾变陡。而无托槽隐形矫治器前牙压低从刚开始矫治就将这种副作用降至最低。

（四）隐适美无托槽隐形矫治SmartStage技术可控制牙齿内收移动过程

为了加强支抗和减少前牙的阻力，矫治先将尖牙远中移动2mm，再一起整体内收前牙，以

减少后牙支抗丢失的机会。无论是哪个象限的第一前磨牙拔除，SmartStage的分步移动设计都能在无托槽隐形矫治数字化软件中自动完成。

（五）隐适美无托槽隐形矫治G6解决方案中还包含差异性力矩的设计

在后牙上放置较大的根近中移动力矩，以便于整体控根（图10）。后牙多根牙周牙槽骨吸收较慢，有时需要几个月才能开始后牙移动。而前牙单根，移动启动更快，有机会在后牙开始移动前就远中移动关闭拔牙间隙。

总之，在应用隐适美无托槽隐形矫治器矫治最大支抗拔牙病例时，临床医生必须掌握控制矫治器所施加的力学系统，包括治疗中应用的SmartForce特性、SmartTrack和SmartStage理论。

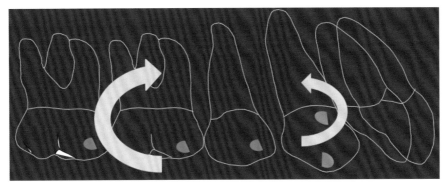

图10　隐适美无托槽隐形矫治器 G6 系统（后牙设计根近中移动的支抗）

（John Morton，翻译：Wendy Lo　王宇翔）

第三节　无托槽隐形矫治器活动透明牙套的材料学

一、无托槽隐形矫治器透明牙套材料力学特点

无托槽隐形矫治器透明牙套的材料是隐形矫治技术临床治疗的基础。其发展从初期阶段到越来越成熟阶段。早期透明牙套材料硬度较高，因此伴随弹性不足，患者戴入时存在较大的不适感和摘戴困难、牙套与牙齿贴合度不够紧密、材料放入口内后应力衰减过快、牙齿无法更精细的调整、临床表达不足导致疗程增加等问题。

良好的无托槽隐形矫治器透明牙套需具备以下特点：

①具备良好的刚性与弹性，能产生足够的矫治力，同时又能对牙有良好的包裹；

②能提供口内持续的、轻柔的矫治力；

③拥有良好的贴合度和抗形变力；

④透明且稳定不变性等。

在不断地改良下，无托槽隐形矫治器透明牙套材料性能得到了明显的提升，满足了无托槽隐形矫治技术的发展需求。如隐适美无托槽隐形矫治技术提供的SmartTrack透明牙套材料，经体内严格测试，在口腔长达2周以上仍然能将矫治的力量良好地传递且持续表达，在移动牙齿上可预测性整体提升75%。德国学者对比SmartTrack和早期透明牙套材料，发现患者戴入SmartTrack后其反馈的疼痛度下降，疼痛时间缩短，戴入时的压力减轻。意大利学者也发现SmartTrack具有良好弹性及抗形变能力。这意味着临床上患者摘戴容易，且舒适度的增加让患者临床依从性提升。物理性能上，由于SmartTrack具有良好的弹性，用SmartTrack能更好贴合于复杂的牙齿解剖外形，并提供持续且安全的轻力。

利用高性能的无托槽隐形矫治器透明牙套能减少正畸致牙根吸收。比较无托槽隐形矫治技术与固定多托槽矫治技术患者牙根吸收发生率的系统性回顾及Meta分析后发现，隐形矫治存在更低的牙根吸收发生率。针对非拔牙病例的牙根吸收发生率进行回顾性研究，认为这可能与隐形矫治技术在患者进食和清洁口腔时将矫治器摘除，让牙齿间断受力，牙周组织有足够的改建时间，正确的设计又可以避免固定多托槽矫治会出现的往返运动有关。

（谢晖 李小兵）

二、无托槽隐形矫治器的矫治力特点和透明牙套的力学表达

（一）无托槽隐形矫治器的矫治力特点

1.无托槽隐形矫治器的矫治力是"推力"：与传统固定多托槽矫治器通过"拉力"来移动牙齿的施力方式不同，无托槽隐形矫治器的矫治力主要是通过"推力"来实现牙齿的移动。这种"推力"通过预先设计的透明牙套对牙齿进行包裹和局部形变来施力。

2.矫治力的施力是"间断力"：无托槽隐形矫治器因为存在患者的摘戴过程，使得加力过程变成间断性加力。这种"间断矫治力"的施力特点在近年文献报道中被认为与牙根吸收发生率较低有关，可能因为牙周组织有更多的时间改建和修复。

3.牙面添加附件等部件的必要性：由于无托槽隐形矫治器是对牙齿包裹和对牙面施加"推力"，因此矫治力会受到临床冠高度、牙齿解剖形态、牙齿外形、牙位、移动类型等因素的综合影响。使用附件、压力点等辅助部件和设计，相当于在牙齿上新增施力点和（或）增加表面接触面积。已有不少研究表明牙面上的附件更利于矫治力的表达，获得设计的牙齿移动。这可以理解为附件使得牙套可以更好地"抓"住牙齿以进行牙齿的移动。

4. 材料类型影响矫治力的表达效果：矫治力是通过无托槽隐形矫治器包裹牙齿来作用的，因此矫治器的材料性能必定影响数字化预成矫治器的表达效果。

5.矫治力驱动方式的演变：无托槽隐形矫治器是通过数字化设计一次性完成所有的牙齿移动步骤。早期的无托槽隐形矫治器基本上是按照"位移驱动"来设计和对牙齿进行移动。随着对生物力学的认知和矫治系统的发展，开始演化到以"力学驱动"为矫治力设计的矫治器。

6.矫治力多为"轻柔力"：无托槽隐形矫治旨在用较轻柔的矫治力进行正畸治疗。"轻柔"的力可以减少患者佩戴时的疼痛不适感，也能减少对牙周组织不必要的损伤，依然获得所需的临床疗效。要指出的是，"轻柔"的矫治力不意味着无托槽隐形矫治器的材料柔软。举例而言，临床上固定多托槽矫治关闭间隙常用的0.46mm×0.64mm（0.018英寸×0.025英寸）的不锈钢方丝，在隐适美无托槽隐形矫治器材料（SmartTrack）上，其在唇舌向相当于

1.17mm×0.64mm（0.046英寸×0.025英寸）的不锈钢方丝，龈𬌗向相当于0.61mm×0.64mm（0.024英寸×0.025英寸）的不锈钢方丝。

7.矫治力的表达与多种因素相关：固定多托槽矫治器与无托槽隐形矫治器就本质而言，都是通过力的作用来对牙周膜产生局部的牵拉或压迫，以达到局部牙周组织改建并获得最终牙齿移动的目标。但是，无托槽隐形矫治器矫治力学并不是固定多托槽矫治器力学系统的直接套用。无托槽隐形矫治器施力与牙受力移动的原理还需临床医生在基础研究与临床经验上的不断深入与总结中发现和提炼。

此外，无托槽隐形矫治器的力学表达还有赖于患者佩戴时的配合度，以及透明牙套与牙齿的贴合度。使用"咬胶"是让透明牙套更好贴合的重要手段之一。

（二）无托槽隐形矫治器透明牙套的力学表达

无托槽隐形矫治器力学表达及作用原理是临床正畸医生应用无托槽隐形矫治技术的基础。正畸医生需要理解和掌握固定多托槽矫治器弓丝或托槽如何控制牙位及移动，正畸医生也非常需要了解无托槽隐形矫治器是否通过附件包裹牙齿能很好地控制牙位及移动。同时，无托槽隐形矫治技术提供的应用数字化方案设计动画，在表达临床正畸医生预测错𬌗畸形矫治过程的同时，也给临床矫治医生提供了一个直观的对照，以判断矫治器在错𬌗畸形矫治中的力学表达。

1.无托槽隐形矫治器透明牙套的力学表达效率。

虽然1996年无托槽隐形矫治技术就已面世，但直到2005年才第一次有系统性评价的文献。当时Lagravere等通过PubMed、Medline等搜索"Invisalign"后出现22篇相关结果，但是最后仅有2篇与临床相关。这两篇临床研究主要关注每副牙套应该佩戴的时长、透明牙套是否能完成正畸治疗，以及佩戴不同厚度的矫治器和不同材料的矫治器的效果，并未对矫治器的表达效率进行量化的评价。2015年Rossini等发表一篇关于无托槽隐形矫治器对牙移动的表达效率的系统性回顾研究文章，其筛选出11篇发表于2003—2014年的临床试验文章，发现：①无托槽隐形矫治器可以排齐整平牙列，对于控制前牙的压低比伸长更容易实现，压低平均量为0.72mm。②对于后牙区的颊舌向转矩的控制优于前牙。③表现最优异的是对上颌磨牙远中的整体移动，至少1.5mm的移动有效性达到88%。④控制外形较圆滚的牙冠做旋转移动时效率最低。近年来随着无托槽隐形矫治器材料学（如SmartStage材料）及生物力学结合大数据算法（如SmartStage）能力的进步，无托槽隐形矫治器的力学表达更加优异。

2020年Robertson等发表一篇系统性回顾研究总结文章，认为无托槽隐形矫治器在简单到中等难度错𬌗畸形病例矫治中，在上下前牙的唇舌向转矩控制方面可以获得与固定多托槽矫治技术类似的临床效果。不过，受到牙齿移动表达效率的影响，无托槽隐形矫治可能仍无法在一套矫治器中完成对所有正畸所需牙齿移动的完整表达并完成治疗，难度较大的牙位控制及移动还需附加矫治器步骤。

目前已发表的关于无托槽隐形矫治器的表达效率的文献的证据等级仍较低，并且尚未覆盖各种类型的错𬌗畸形病例分析。无托槽隐形矫治临床疗效还与正畸医生的经验有关。无托槽隐形矫治技术的发展就在于更多、更深入地分析总结无托槽隐形矫治技术在错𬌗畸形矫治的各个方面的特点，形成临床可重复的矫治规律与规范，以达到无托槽隐形矫治技术临床治疗水平的提升。

2.无托槽隐形矫治器方案设计与矫治表达的差异。

无托槽隐形矫治技术是通过计算机软件数字化设计加工矫治器来实现牙移动。因而自该技术问世以来，所设计的动画虚拟目标位和临床结果之间的对比即受到不少学者关注。临床正畸医生常应用数字化矫治方案动画进行矫治效率的评价。不过，在理解无托槽隐形矫治器的力学表达效果以及对照数字化方案设计来指导临床设计前，常常需要先厘清三点：

（1）正畸治疗的理想与现实的差距。

无托槽隐形矫治的方案设计与实际矫治效果无法达到百分之百一致。正畸治疗的矫治器的力学表达率均有损失，只是临床中无限接近。不论是固定多托槽矫治技术，还是无托槽隐形矫治技术，在矫治器施力过程中必定都有表达率的丢失。比如固定多托槽矫治会受到托槽槽沟结构、槽沟和弓丝之间契合度的影响，从而影响力学表达。无托槽隐形矫治疗效会受到透明牙套对牙齿包裹紧密度及材料性能衰减的影响。对临床结果的评价，即使"满意"的疗效也可能很难达到"完美"的要求。

（2）无托槽隐形矫治数字化动画设计本身与矫治目标存在差异。

无托槽隐形矫治技术通过数字化动画表达临床正畸医生治疗思路与设计：临床医生经验的应用、大数据分析，以及材料力学性能的控制，决定了数字化动画与临床矫治结果之间的差异。如拔牙矫治设计中，为了保证满意的临床治疗效果，临床正畸医生常在数字化方案中增加后牙远中备抗、前牙轻接触或开𬌗、切牙的根舌向转矩等过矫治终末位，以达到拔牙治疗中的支抗保护及避免过山车效应。此时如果用常见的重叠模型的评价方式来看表达率，就必然会得到无托槽隐形矫治"效果不理想"的结果。无托槽隐形矫治数字化动画设计中无法获得百分之百的临床表达率，不代表无托槽隐形矫治技术就无法实现错𬌗畸形矫治所需要的临床疗效。根据虚拟矫治目标位设计动画，是无托槽隐形矫治技术的特点之一。

关于无托槽隐形矫治器表达率的研究，更多的是让我们理解数字化动画设计过程中，何时可能需添加过矫治，或者何时需要辅助牵引或支抗钉辅助支抗来获得我们要的临床效果。

（3）当代无托槽隐形矫治技术还在快速发展，矫治器后台大数据运算、矫治器材料优化、临床医生经验的成熟度，都影响了无托槽隐形矫治技术的临床表现，这都是使文献研究结果时效性下降的相关因素。

早期无托槽隐形矫治器最常使用的矫治器材料为EX30，而近年来透明牙套材料更迭很快，如2013年隐适美无托槽隐形矫治技术的SmartTrack，这与EX30的表达率是不同的。直接套用EX30材料的研究结果到更新材料后的无托槽隐形矫治器的临床中是存在误差的。所以，随着无托槽隐形矫治技术的不断发展，其矫治理论更新必然也很快，这对临床医生提出了更高的要求。

无托槽隐形矫治器力学表达及矫治效率表达受到多因素的影响，包括：方案设计的合理性、错𬌀畸形类型、临床牙齿解剖特点、被移动牙的冠根比、牙移动类型、牙移动支抗、牙移动距离，以及患者配合度等。临床及基础研究结论的得出需要系统化的精确设计，并最终回归到临床循证医学研究，以指导临床治疗。

3.无托槽隐形矫治器方案设计与矫治表达效率。

Grunheid在2013—2016年对隐适美无托槽隐形矫治的回顾性研究中，对比了临床结果与ClinCheck动画在牙齿近远中移动、颊舌向移动，以及龈𬌀向移动方面的差别，将临床大于0.5mm及大于2°的差异设定为影响临床疗效。结果发现，在牙位控制及移动时，方案计划与实际牙位，除上颌的侧切牙、尖牙及第一前磨牙以外，其他牙齿的差值具有统计学意义($P<0.05$)。而无托槽隐形矫治后前牙覆𬌀偏深、牙齿的扭转不完全以及后牙在三维方向的移动距离表达不全。不过，除上颌第二磨牙存在大量的冠唇向转矩失控以外，其他牙位虽有差异，但差值不足以导致矫治失败。研究提示在方案设计中，医生应提前判断哪些牙齿的表达效率可能会不足，并在临床方案设计时加入一些过矫治以获得满意的矫治结果。

Mendoza等对116名早期使用EX30材料的无托槽隐形矫治患者进行扩弓结果分析，发现临床结果与方案设计有差别。赵祥等在对2014—2016年期间就诊的31例扩弓矫治病例的软件设计与矫治后牙弓宽度上的区别进行研究时发现：无托槽隐形矫治技术在尖牙、第一和第二前磨牙、第一和第二磨牙的扩弓效率分别为68%、70%、68%、55%和29%。扩弓致后牙颊倾（$P<0.05$），颊倾最大的第一磨牙为3.1°±3.9°。前磨牙扩弓效率在磨牙扩弓量小于2mm的患者（15例）中更高，与磨牙预设扩弓量不小于2mm的患者（16例）相比有统计学意义（$P<0.05$）。他们认为无托槽隐形矫治能有效扩大上颌牙弓，扩弓效率从尖牙到第二磨牙逐渐下降。扩弓对后牙有颊倾的作用，但整体来说对后牙颊倾的控制较好。减少磨牙扩弓量的设定，可以提高在前磨牙区的扩弓效率。Ning等分析20名患者无托槽隐形矫治的上颌扩弓效率，发现设计的扩弓量与实际扩弓量差值有统计学意义($P<0.05$)，在尖牙、第一和第二前磨牙、第一磨牙的表达效率分别为79.75%±15.23%，76.10%±18.32%，73.27%±19.91%和68.31%±24.41%。设计的扩弓量与牙齿整体扩弓移动效率呈负相关($P<0.05$)，上颌磨牙的初始转矩与牙齿整体扩弓移动效率也呈负相关($P<0.05$)。

Simon等在2012年对30名患者的上前牙转矩、前磨牙的去扭转和推磨牙向远中的无托槽隐形矫治（应用EX30材料）的回顾性研究中发现，在推磨牙向远中的15名患者（8人没有附件，7人有附件）中，其矫治的表达效率为86.9%~88.4%。对14名患者分析前牙转矩以及对20名患者分析前磨牙的旋转纠正发现，前牙转矩控制的有效率为49.1%~51.5%。前磨牙的旋转有效率有或无附件分别为37.5%和42.4%。

Charalampakis等就20名无托槽隐形矫治患者（使用SmartTrack材料）的398颗牙齿分析其在垂直向、矢状向和水平向以及旋转的表达效率，发现所有切牙的伸长和水平向移动基本上接近设计值，差值在0.20~0.25mm，无统计学意义。牙齿的压低有1.5mm的差异（$P<0.001$）。所有旋转纠正都低于所预设的值，其中以上颌尖牙的差异最大（3.05°，$P<0.001$），而上颌前磨牙扭转矫正的差异最小（0.9°，$P<0.01$）。

Dai等在对30例应用隐适美无托槽隐形技术（使用SmartTrack材料）的第一前磨牙拔除病例的研究中，分析其上颌第一磨牙和中切牙在软件预设值及临床实际治疗结果之间的异同时，发现临床结果并没有使软件的预设量得到完全表达。G6的附件在控制牙齿位置时的效果类似于传统3mm和5mm的水平矩形附件。3mm垂直矩形附件在磨牙的支抗控制及防止磨牙近中倾斜方面均表现最差。这可能与3mm垂直矩形附件在龈方与矫治器有时无法很好贴合有关。且年龄、附件类型和初始的拥挤度会影响软件预设值与实际牙齿移动量的差异。使用辅助设计来增强支抗、设计Power Ridge、调整更合理的附件设计，以及过矫治设计等都应被纳入设计方案时的考量之中，以协助获得可预测的满意的临床矫治结果。

（Wendy Lo 唐镇 李志华）

第四节 青少年错𬌗畸形隐形矫治的生物力学原理

一、青少年错𬌗畸形隐形矫治的支抗设计

（一）青少年错𬌗畸形隐形矫治的支抗设计要点

支抗，指的是支持矫治力，抵抗矫治力的反作用力的单元。正畸支抗包括：颌内支抗、颌间支抗、口外支抗等。无托槽隐形矫治器主要以颌内支抗和颌间支抗为主，暂时无法使用口外支抗。

但随着无托槽隐形矫治技术的出现，正畸支抗的概念也随之出现了新的变化。除了上述支抗类型（在这里定义为：牙移动支抗），由于无托槽隐形矫治器的设计特点，出现了与固定多托槽矫治不同的支抗类别，这里暂且称为矫治器支抗。根据牛顿第三定律，矫治器在施加矫治力的时候，也会受到移动对象的反作用力。由于隐形矫治器强度的限制，过大的反作用力会导致牙套变形。当形变超过弹性形变范围之后，就会导致无托槽隐形矫治器力学设计被破坏，从而导致无法加力或者异常加力。在这里，我们将这类支持矫治力，防止矫治器形变的单元称为矫治器支抗。

1.牙移动支抗：与固定正畸传统的支抗概念是一样的，那就是支持矫治力，抵抗矫治力的反作用力的单元。

（1）确保牙套固位的牙单位。

支撑矫治器形变、提供矫治器固位的牙单位。尽量使牙不移动，或者在固位牙上设计固位附件，就可以为矫治器提供更好的固位，从而实现目标牙的移动。而同时移动的牙齿数量过少，会导致矫治周期延长，增加患者负担。因此，在实际设计中应该根据情况折中考虑。

（2）牙移动分步支抗。

通过数字化方案设计，改变同时移动牙的数量和（或）改变牙移动的类型，从而减少对矫治力的需求，降低对支抗的需求。这类通过牙移动分步的设计和调整所提供的支抗，我们叫作牙移动分步支抗。在进行数字化方案设计的时候，可以通过减少同时同向移动的牙齿的数量，

或者将整体移动拆分成多个倾斜移动降低支抗需求，使牙移动更可靠。

（3）隐形的交互支抗。

隐形的交互支抗中的"隐形"，指的是在数字化方案设计动画中没有直观的表达与表示的矫治力支抗。在进行数字化方案设计时，应该充分考虑、合理利用或者及时防止隐形的交互支抗。比如：推磨牙向后时，需要前牙提供支抗。当支抗力量不足时，其结果是前牙唇倾。远中移动尖牙时，尖牙近中牙套推挤，远中牙套长度缩短，会导致前牙唇倾和（或）后牙前移。如果治疗目标是前牙唇倾，就可以合理利用隐形的交互支抗，改善前牙的转矩。但是如果前牙不能再继续唇倾，我们需要采取措施减少隐形的交互支抗对前牙转矩的影响。具体可以利用颌间牵引、种植体支抗增加前牙的支抗，从而减少前牙唇倾实现尖牙远移；或者牵拉尖牙向后，让尖牙首先实现远中移动，从而减少前牙唇倾。

（4）局部弹性支抗。

无托槽隐形矫治技术附件的设计，是为了产生更多的矫治力来实现更加精确的牙移动。有矫治力，就会产生反作用力。对抗矫治器在无托槽隐形矫治器附件上产生的矫治力的反作用力的支抗就叫局部弹性支抗。也就是说，无托槽隐形矫治器牙套上的矫治器附件的加力面比附件上的受力面大，矫治过程中此区域形变产生矫治力。矫治器附件上加力面的形变，承载了对矫治器附件受力面的加力，并且可以有效地防止牙套其他部位的变形。这也是无托槽隐形矫治器附件的空间需要比模板更大的原因之一。

（5）预备支抗。

固定多托槽矫治中进行的必要的支抗预备，在隐形矫治中同样能实现。比如，在磨牙近中移动的时候，由于无托槽隐形矫治器牙套较软，磨牙的冠根比较小，磨牙又是多根牙等，磨牙牙冠的近中倾斜非常容易出现。这时，我们可以在设计方案的时候，在治疗初期有意识地加入一定量的磨牙牙冠的远中倾斜，以及近中颊向扭转，从而为防止磨牙的近中倾斜准备充足的支抗储备。

在这里需要强调的是，在没有辅助支抗帮助的情况下，支抗预备本身就是一个消耗支抗的过程。后牙牙冠远中倾斜的同时，前牙会受到唇向移动力量的作用，导致前牙支抗丧失。

2.矫治器支抗。

这是隐形矫治与传统矫治不一样的地方。无托槽隐形矫治器是高分子材料加工而成的，其矫治力的施加是依赖于矫治器佩戴到位之后的形变。矫治器发生其弹性形变范围之内的形变之后，恢复原有形状的趋势就会在特定的位置产生特定大小和方向的矫治力。这一力施加在目标牙上，就会实现设计的牙移动。但是这一矫治力的反作用力会施加在无托槽隐形矫治器上，使之产生形变。这就需要矫治器在具有一定的硬度的同时还要具有较好的弹性，以对抗引起矫治器变形的力，否则矫治器将无法按照设计施加正确的矫治力。

矫治器支抗，是指确保无托槽隐形矫治器只发生设计内的弹性变形，对抗产生矫治力的形变的反作用力的无托槽隐形矫治器的物理特性。其主要表现为以下几个方面：

（1）无托槽隐形矫治器本身的形变。

隐形矫治中设定每一步矫治器的矫治量。每一副矫治器的矫治量一方面要受到牙周组织生理学基础的限制，另一方面也会受到无托槽隐形矫治器物理性能的限制。随着单步牙移动量的增大，矫治器发生的形变也会增大。增大的形变如果超过矫治器的弹性形变范围，矫治器就无法施加预先设计的大小和方向的力。

因此，在矫治设计中，不要轻易增加牙移动步距，也就是每一步矫治器牙移动量。增加步距，其实就是增加矫治器形变，一旦超过矫治器弹性形变范围就会导致矫治器变形、加力过大、加力位置发生变化。

（2）附加装置导致的矫治器形变。

附加装置如无托槽隐形矫治器橡皮圈牵引可直接在矫治器上加力，产生的额外的形变势必会带来额外的矫治力，从而影响隐形矫治的效果。附加装置如颌间牵引也可以施加在牙上，导致被牵引牙移动超出设计的速率和轨迹，也能引起无托槽隐形矫治器局部的额外形变，影响矫治效果。因此我们在使用橡皮圈牵引等附加装置加力的时候，应该合理设计矫治力。无托槽隐形矫治器要做到：①设计合理牙移动，避免矫治器无法提供足够的弹性支持。合理的矫治器支抗可以确保产生正确的矫治力。②避免超出矫治步骤的额外形变。合理的牙移动支抗，使得矫治器产生的矫治力能够按计划实现矫治效果。但是，在实际临床操作中，并不是所有的矫治器支抗丧失都是不利的。比如，对于严重唇倾的上前牙，在短时间重力颌间牵引作用下，可能导致牙套形变，超过计划的速度，更快地改善前牙的覆𬌗覆盖关系，快速改善患者的牙突度和面型。

3.辅助支抗。

当无托槽隐形矫治不能单纯依靠牙移动支抗和矫治器支抗移动矫治牙时，或者是为了更好地保护牙移动支抗和矫治器支抗时，可以通过添加额外的装置，如正畸微种植钉、橡皮圈等进行支抗控制。这类装置叫辅助支抗。

（1）正畸微种植钉支抗。

正畸微种植钉支抗提供额外的颌内或者颌间牙槽骨支抗，支持最大牙移动。

（2）橡皮圈颌间弹性牵引支抗。

橡皮圈颌间弹性牵引提供的支抗，支持临床需要的牙移动。

在隐形矫治中合理使用咬胶，有利于矫治器各部分的充分固位，增加牙移动支抗，从而有效地产生计划内的矫治力。

同时，咬胶可以通过提供矫治器支抗来间接提供牙移动支抗。比如在尖牙远中移动的病例中，由于尖牙和侧切牙之间牙套的推挤作用，尖牙受到向远中移动的力的同时，尖牙之前的牙套会出现𬌗方唇向的脱位，从而导致支抗丧失。此时可以通过尖牙近中咬胶或者切牙段咬胶来恢复牙套的固位和形变，实现尖牙的远中移动。

（二）青少年错𬌗畸形隐形矫治支抗设计特点

对于青少年患者来讲，其与成年患者的主要区别在于以下几点：

1.青少年患者具有很大的生长潜力，我们在制订数字化矫治方案和选择矫治方法的时候，要充分考虑到生长发育的因素。

2.乳牙和年轻恒牙的牙冠萌出高度不足，有时候无法为牙套固位提供足够的固位力。必要的时候，需要设计一定的固位附件来增加矫治器的固位，从而提供足够的支抗。

3.青少年，尤其是女性患者的骨密度不足，有时会影响种植支抗的固位。

4.为了最大程度地增加青少年患者的舒适性，减少痛苦，在设计方案时，应该充分考虑并且尽量减少辅助支抗的使用。

（谭理军）

（三）青少年错船畸形隐形矫治中的生物力学支抗概念

青少年错船畸形患者生长发育期间，存在天然的抵抗矫治力的反作用力单元，这种在生长发育过程中存在的抵抗矫治力的反作用力单元就是生理性支抗。

1.青少年生理性支抗及维持。

据BjÖrk的应用金属种植钉对颅面船生长的影响的研究，上颌磨牙在6年的观察期间，发生了平均5.5°的近中倾斜，而加拿大Burlinton生长发育中心研究显示，在12~14岁期间，也就是青少年最常见的正畸时间，上颌磨牙平均近中倾斜了2.8°±4.3°，矢状向上近中减少的距离大约为2mm。青少年磨牙向前的生长或漂移导致的支抗丢失，许天民教授称之为生理性支抗丢失。生理性支抗丢失主要发生在青少年期，如果能将生理性支抗保护好，对于青少年的矫治成功将是一个很好的保障。

2.青少年生理性支抗属于颌内支抗，包括远中倾斜的上颌磨牙以及正常的Spee曲线。

3.青少年隐形矫治如何利用生理性支抗？

青少年生长发育过程中磨牙的远中倾斜和正常的Spee曲线为前牙内收提供了天然的支抗储备，在青少年隐形矫治的终末位置设计中应该充分考虑磨牙的倾斜度，尽量保留上颌磨牙的远中倾斜角度以及正常的Spee曲线，为青少年的隐形矫治保驾护航。在固定多托槽矫治器上，除PASS矫治器外，牙列排齐阶段在镍钛丝的作用下上颌磨牙就可能前倾，从而导致生理性支抗丢失。而隐形矫治没有弓丝，只要设计时保持上颌磨牙的远中倾斜以及Spee曲线，就可以尽量避免生理性支抗丢失的现象。

（刘剑　姜若萍　李志华）

二、青少年错船畸形隐形矫治的牙轴倾度控制

由于无托槽隐形矫治加力的特点，牙冠的倾斜移动是最容易实现的矫治类型。但是对于控根移动或者旋转中心靠近船方的倾斜移动，控制起来就比较困难。也就是说，凡是只需要移动牙冠的，采用无托槽隐形矫治都很简单；凡是需要移动牙根的，就相对比较困难。但是困难不代表无法实现，我们在矫治设计中要充分考虑各类影响因素，合理利用牙套总体形变、局部形变以及辅助装置加力来实现牙根的控制。

（一）下前牙内倾的改善

对于内倾的下前牙需要改善转矩的情况，我们可以通过唇向控冠、舌向控根或者旋转移动来进行。

对于切缘矢状向位置正确的病例，我们可以通过舌向控根来实现转矩的改善。对于这种情况，我们首先要通过CBCT确定牙槽骨的厚度，以确认可以允许的舌向控根的量，以此为矫治目标，并在治疗中进行严密的临床监控。对于牙根舌向移动的设计，一方面是牙套的总体形变，通过控根牙的牙套形状的改变加力；另一方面是牙套的局部加力，比如隐适美无托槽隐形矫治技术的压力嵴可以提供更多的切牙舌向控根的力来帮助更好地实现舌向控根。

如果是切缘位置靠后，需要唇向控冠，则相对简单。但是在设计之前，也应该研判牙周组织的容量，防止过度唇倾（相对于牙槽骨）牙冠导致牙槽骨开裂、牙根暴露，并且也需要在矫治过程中严密观察，防止过度唇倾。

（二）近远中及颊舌向牙轴控制

牙长轴有近远中倾斜的情况时，我们需要设计正轴。对于只需要正轴移动的牙齿，多依靠无托槽隐形矫治技术附件就可以实现正轴。对于同时需要近远中移动的正轴，要分两种情况讨论。如果牙移动方向和正轴方向一致，矫治效果比较明确，只需要牙冠的倾斜移动就可以实现。而对于正轴方向和牙移动方向不一致的情况，最好采用分步移动，也就是前文所述的牙移动分步支抗设计，需要先将牙根向牙移动方向过矫治之后，再设计牙齿的移动，否则非常容易出现牙齿的脱轨。

（谭理军）

第五节　青少年错𬌗畸形隐形矫治技术中正畸微种植钉支抗装置

一、青少年复杂性错𬌗畸形矫治的正畸微种植钉支抗需求

高效地矫治复杂的错𬌗畸形一直是正畸专科医生不倦的追求。复杂的错𬌗畸形往往有以下特点：①错𬌗畸形形成的机制隐蔽或者包含多维度骨性不调。矢状向、横向及垂直向三个维度同时发生的骨性不调，会大大增加诊断和治疗设计的难度。②错位的牙齿距离目标位置远，临床设计提供足够的支抗和减少副作用较难。③错位牙齿需要更多的整体移动和控根移动。与倾斜移动相比，整体移动和控根移动都要求牙根移动大的距离，增加了生物力学设计的难度，也有更多的支抗需求。④纠正三维方向的骨性错𬌗需要更多的垂直向控制和真性扩弓。设计合适的生物力学实现牙齿的整体压低和横向扩弓的同时避免副作用是矫正的难点。⑤𬌗平面倾斜的错𬌗畸形。𬌗平面倾斜会影响错𬌗畸形的三维结构，同时会影响下颌的运动和髁突的位置，增加了诊断和治疗计划设计的难度。而倾斜𬌗平面的纠正需要来自牙弓外的力学设计，对支抗的要求也大大增加。

为了实现更复杂的生物力学设计，为牙齿移动提供高质量的支抗，减少正畸治疗中的副作用，实现高效的矫治，正畸微种植钉支抗装置（如正畸微种植支抗）开始在临床中被广泛使用。应用正畸微种植钉支抗装置可以增加牙移动范围和正畸矫治范围（图1）。

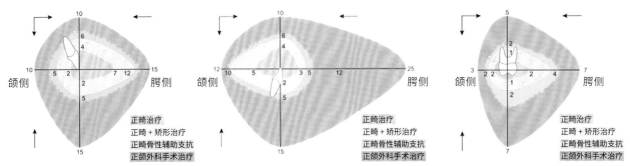

图 1　正畸微种植钉支抗装置增加了牙移动范围及正畸矫治范围

正畸微种植钉支抗装置植入上下颌骨内，用来支持移动牙齿，而在矫正后取出，所以是临时支抗。正畸微种植钉支抗装置主要可以分为骨钉类型和钛板类型，由于骨钉植入手术操作方便，临床正畸微种植钉支抗装置以骨钉类型最为多见。

二、无托槽隐形矫治技术中牙移动特点与正畸微种植钉支抗需求

（一）无托槽隐形矫治中牙套对牙齿的作用力与固定多托槽矫治器不同

无托槽隐形矫治器牙套对牙齿的作用力多为推力，有别于固定多托槽矫治器的拉力，无托槽隐形矫治器的推力更适合开大间隙（而固定多托槽矫治器的拉力更适合关闭间隙）。由于无托槽隐形矫治器的透明牙套材料的强度、贴合程度及佩戴时间的影响，无托槽隐形矫治器对错殆牙牙根的控制比固定多托槽矫治器更弱。比如隐形矫治在控制前牙转矩以及拔牙回收的病例中会遇到更多的脱轨可能。正畸微种植钉支抗装置能使无托槽隐形矫治器更好地贴合而不脱套。

（二）无托槽隐形矫治技术推磨牙向后的优势

牙列拥挤推磨牙向后获得间隙排齐牙列，虽然在固定多托槽矫正中不易实现，但在隐形矫正中却非常容易实现。推磨牙向后是牙弓后段磨牙的移动，其对整体移动甚至控根移动的需求不大，但是磨牙远中移动仍有很大的支抗需求。推磨牙向后虽然很多时候可以通过颌间牵引加强支抗，但是由于牵引会导致对殆前牙唇倾甚至对殆牙列整体向前移动，当前牙前方的牙槽骨较薄时，容易导致先天骨开窗开裂，甚至把下颌前牙拉出牙槽骨，造成医源性损伤。而且随着正畸医生不断挑战更大的磨牙远移量，甚至双颌全牙列后移，传统的支抗设计很难满足需求，这就需要正畸微种植钉支抗装置提供足够的支抗。

（三）无托槽隐形矫治技术在拔牙病例中应用越来越多

随着无托槽隐形矫治技术越来越多地应用于拔牙矫治的病例，增加支抗实现更多的前牙内

收、整体远中移动尖牙，也是正畸医生在进行力学设计时需要考虑增加正畸微种植钉支抗装置的原因。对于隐形矫治拔牙病例，通过辅助颊侧的微种植钉，使用透明牙套上尖牙处精密切割牵引钩或者尖牙上设计长牵引臂来进行远中移动，能得到更好的尖牙整体远中移动。

（四）垂直生长型错𬌗畸形患者需要正畸微种植钉支抗装置压低磨牙

根据Sandra Tai的研究，对于垂直生长型的患者，在需要压低后牙的时候，0.5mm左右的压低是可以用隐形矫治实现的，超过1.0mm的压低是不能单纯通过隐形牙套实现的，需要正畸微种植钉支抗装置加强支抗。

三、无托槽隐形矫治中正畸微种植钉支抗的应用及原则

作为增加支抗的最主要方法，正畸医生已经开始广泛地将正畸微种植钉运用于无托槽隐形矫治。

（一）正畸微种植钉骨嵌合稳定阶段

正畸微种植钉，作为骨性支抗（或绝对支抗），在骨内的稳定性，是使用微种植钉治疗成功的关键。微种植钉在骨内的稳定性并不是一成不变的，而是植入后持续变化，逐渐稳定的。研究者将动态变化的微种植钉稳定性分为两个阶段：

初期稳定性（primary stability），这是影响微种植钉成功的重要因素。它代表了微种植钉在骨内的机械嵌合效果，主要由微种植钉的设计以及骨质和骨量决定。初期稳定性在植入部位的骨愈合和改建期非常重要，尤其是即刻负载的时候。很多微种植钉的失败都是由初期稳定性不足导致的，常发生在植入后不久。

二期稳定性（secondary stability），指的是植入位点骨愈合后的微种植钉支抗的稳定性，是在种植体—骨界面的骨和周围骨参与的骨形成和骨改建之后的稳定性。二期稳定性是微种植钉植入后成功的关键，也是微种植钉支抗负载时成功的决定因素。

初期稳定性和二期稳定性之间并不是相互独立而是互相联系的。根据 Brunski提出的"微动度"理论，即为了保证种植体的骨整合，种植体相对于周围骨组织界面发生的微小移动不能大于100μm。这意味着，初期稳定性良好的微种植钉才有可能在后期形成稳定的骨整合，保证二期稳定性。

（二）正畸微种植钉稳定性的影响因素

1.患者相关因素：患者年龄、性别、错𬌗畸形种类、口腔黏膜类型和厚度、骨质特征、骨皮质厚度、微种植钉植入部位骨质、微种植钉植入位点、微种植钉和牙根的关系、软组织炎症、口腔卫生维护、抽烟、系统疾病等。

2.植体相关因素：微种植钉的种类、长度、直径等。

3.微种植钉使用和维护因素：矫治加力时机、牙齿移动类型，以及临床医生的矫治步骤。

（三）青少年隐形矫治中微种植钉技术的应用

很多医生担心，在青少年矫治中使用微种植钉，微种植钉的成功率会降低。Motoyoshi报道了青少年患者中微种植钉早期负载的成功率会比成年人更低，Chen也报道了成年患者中使用微种植钉有更高的成功率。但是之后更大样本的研究显示年龄并不会影响微种植钉应用的成功率。甚至一些研究显示青少年患者的微种植钉成功率更高。这些不同的结果可能是样本量差别和临床研究的偏倚导致的。一些学者针对研究做了广泛的系统性评价，结果依然显示微种植钉的成功率和年龄并不相关。

1.骨皮质厚度与微种植钉的应用。

一些学者认为，青少年患者由于骨骼处于发育过程中，骨皮质厚度和骨密度与成年人有差异，而微种植钉的初期稳定性又由骨钉在骨内的机械嵌合作用决定，所以不成熟的骨皮质厚度和骨密度可能会影响微种植钉的稳定性以及成功率。有限元分析的研究表明，微种植钉受侧向力（大部分临床使用中的情况）后，应力集中于骨皮质的位置，骨皮质越厚，微种植钉抵抗侧向力的能力越强，有利于微种植钉的二期稳定性。骨皮质过薄，微种植钉的成功率也会显著下降。Motoyoshi等测量了65个正畸患者微种植钉植入部位的骨皮质厚度，发现植入部位的骨皮质厚度和微种植钉的稳定性有相关性：在骨皮质厚度大于1mm的部位植入的微种植钉的成功率显著高于骨皮质厚度小于1mm的部位。

2.青少年无托槽隐形矫治技术中影响微种植钉应用的年龄因素。

Farnsworth的研究显示成人的骨皮质厚度要显著高于青少年。但Sathapana研究了上下颌牙槽骨的骨皮质厚度和年龄的相关性，结果发现微种植钉的临床植入位置的骨皮质厚度并没有随年龄变化有显著变化。Von Wowern则指出患者的个体差异本身要比年龄因素的影响更大。但是这些研究都显示，在微种植钉的植入部位，无论青少年还是成年人，上颌的骨皮质厚度都大于1mm，下颌都大于1.5mm，高于Motoyoshi认为的1mm的临界厚度。这意味着即使年龄因素影响患者骨皮质厚度，青少年的骨皮质厚度依然是足够满足临床使用微种植钉的需求的。另外，也不是骨皮质越厚，植入微种植钉的稳定性就越强。对于骨皮质较厚的区域，微种植钉自攻植入会产生过大的扭力。过大的扭力可能会导致骨皮质破坏和骨折。

但是考虑到骨皮质厚度的差异，给青少年植入微种植钉时需要更加小心保护骨皮质的完整性。在微种植钉植入时减少掌心对植入手柄的推力，突破骨壁之后建议用执笔式握持手柄，防止过大的压力集中于骨皮质，导致骨皮质破坏。

总之，在青少年患者中使用微种植钉并不会导致失败率增加，无托槽隐形矫治器联合微种植钉可以实现更复杂的生物力学设计，为牙齿移动提供高质量的支抗，减少正畸治疗中的副作用，达到高效矫治的目的。

（赵阳）

第六节 青少年隐形矫治疑难病例的正畸微种植钉支抗三维辅助设计

一、青少年隐形矫治疑难病例微种植钉支抗的矢状向控制

（一）青少年隐形矫治疑难病例上颌微种植钉加强支抗

无托槽隐形矫治技术已从最初仅能实现简单的牙移动，发展到能够完成复杂、疑难的轻中度骨性畸形的掩饰性正畸治疗，并获得比较满意的侧貌改善。在矫治过程中，需要利用种植支抗加强对矢状向的控制，通常于双侧上颌16、17之间及26、27之间的颊侧各植入支抗钉一枚，在双侧第一磨牙颊侧粘接金属扣，将金属扣与种植支抗刚性结扎，以加强上颌双侧磨牙支抗（图1）。对于骨性Ⅱ类高角患者，还可以利用正畸微种植支抗设计进行垂直向控制。

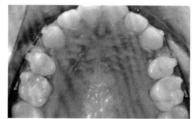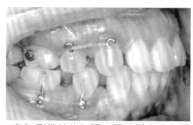

（a）上颌支抗钉植入部位　　　　　　（b）刚性结扎加强上颌双侧磨牙支抗

图1　上颌第一、二磨牙间正畸微种植钉（第一磨牙牙冠金属扣，刚性结扎增加后牙支抗）

（二）青少年隐形矫治推磨牙向后，利用正畸微种植钉加强支抗

Schüpp W 认为隐适美无托槽隐形矫治技术推磨牙向后相比于固定多托槽矫治器远移磨牙（口外弓）更为舒适美观，是正畸患者更理想的选择。Ravera S 研究提示隐适美无托槽隐形矫治技术在应用于安氏Ⅱ类错合畸形的患者时，双侧上颌磨牙后移量平均为2.25~2.52mm。治疗前后磨牙倾斜度的改变及垂直向距离的变化并没有显著的差异。这说明隐形矫治技术应用于较短距离远移磨牙时能较好地控制磨牙的整体移动。随着无托槽隐形矫治技术的不断进步，推磨牙向远中的适应证也不断扩大，远中移动磨牙的距离由保守的1~3mm的设计量发展到现在可预测的3~5mm的实现量。

1.上颌微种植钉应用的磨牙根尖与上颌窦关系因素。

近年来，正畸微种植钉支抗在磨牙或牙列顺利远移上起了"绝对支抗"的作用，临床发现其有效的支抗控制是保障磨牙远移取得成功的关键因素之一。正畸微种植钉支抗的临床应用也逐渐成为正畸医生关注的焦点。正畸矫治远中移动磨牙的量及效果受到许多因素影响，其中上颌窦底与牙根的位置关系对上颌磨牙的远中移动有一定的影响。陈燕青运用CBCT明确上颌窦底与后牙牙根的接触关系后，再进一步分组研究上颌窦底壁对牙齿远中移动的影响。研究结果表明牙根与上颌窦底相接触的牙齿正畸治疗后以倾斜移动为主。

根据上颌窦底与上颌磨牙牙根的最近距离，可将上颌窦底壁与牙根的关系分为以下四种类型：

Ⅰ型：根尖远离上颌窦底，$d>0.5mm$；

II型：根尖与上颌窦底关系密切，0mm<d<0.5mm；

III型：根尖与上颌窦底完全贴合，但骨皮质保持完整延续，根尖未突入上颌窦，d=0mm；

IV型：根尖突入上颌窦，d<0mm；

磨牙牙根与上颌窦底壁贴合甚至突入上颌窦内部，会起到加强支抗的作用，即所谓的骨皮质支抗，临床远中移动磨牙困难。因此，IV型关系建议使用种植支抗加强支抗。

2.IV型根尖或上颌窦类型的隐形微种植钉支抗辅助远中移动磨牙。

在此类病例的数字化方案设计中，成对出现的后牙控根无托槽隐形矫治技术附件（图2），能有很好的控根效果，即使后牙牙根位于上颌窦内，在后移后牙到位时，后牙牙轴也未见明显倾斜。

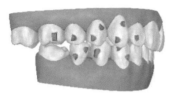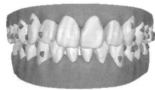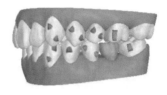

图2　IV型根尖或上颌窦类型的隐形微种植钉支抗辅助远中移动磨牙的数字化方案设计
（以隐适美无托槽隐形矫治技术为例）

通过临床观察，我们发现在良好的附件设计情况下，无托槽隐形矫治技术辅以正畸微种植钉支抗可以实现上颌窦内的正畸牙移动（图3）。

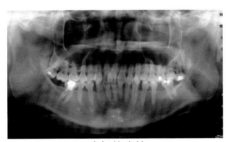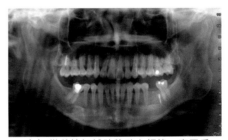

（a）治疗前　　　　　　　　（b）微种植钉辅助移动上颌第一磨牙后

图3　利用正畸微种植钉支抗辅助远中移动上颌第一磨牙（磨牙根尖在上颌窦内移动）

（三）青少年隐形矫治利用正畸微种植钉支抗辅助全牙弓内收

对于凸面型需要前牙内收的青少年患者，若上颌磨牙后界有足够空间，可以使用微种植钉支抗辅助进行全牙弓内收。正畸微种植钉不仅可以加强支抗，还能实现全牙弓同步内收，使疗程缩短。临床部分应用正畸微种植钉支抗辅助全牙弓内收病例，经过第一阶段39步矫治后，达到全牙弓内收效果（图4）。

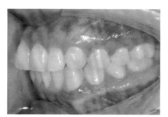
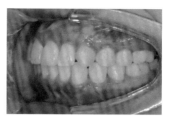

（a）初诊口内照　　　　　（b）39步后牙弓内收，进入咬合微调

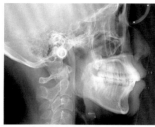
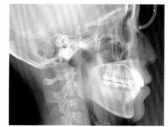

（c）治疗前头颅侧位片　　　（d）第一阶段结束后头颅侧位片

图4　利用正畸微种植钉支抗辅助全牙弓内收

（四）正畸微种植钉支抗辅助磨牙前移

无托槽隐形矫治器应用于磨牙前移时容易出现脱套的现象。对于青少年磨牙残冠拔除的临床疑难病例，在第三磨牙条件许可情况下，可利用正畸微种植钉支抗辅助磨牙前移，预防第二、三磨牙在前移过程中出现近中倾斜以及牙套脱轨的现象（图5）。

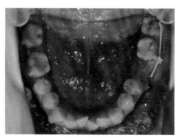
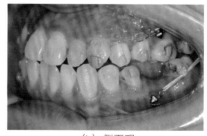

（a）𬌗面观　　　　　　　　（b）侧面观

图5　正畸微种植钉支抗辅助磨牙前移

（五）正畸微种植钉支抗辅助拔牙间隙关闭

对于青少年隐形拔牙中度支抗设计的病例，通过长拉钩牵引（如隐适美无托槽隐形矫治技术Power Arm）的设计结合种植支抗的使用，可以获得正畸牙近远中整体移动的效果，即使磨牙的前移量达3mm及以上，磨牙前移后也能很好地保持牙根平行度（图6）。

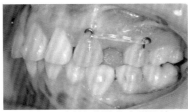
（a）间隙关闭长拉钩牵引设计

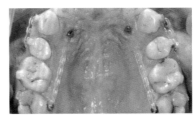
（b）微种植钉支抗辅助上磨牙前移

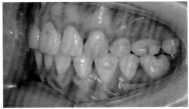
（c）间隙关闭

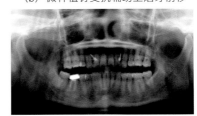
（d）前后牙整体移动，牙根平行

图6　利用正畸微种植钉和长牵引钩

二、青少年隐形矫治疑难病例微种植钉支抗的横向控制

正畸微种植钉支抗辅助纠正双侧正锁殆。无托槽隐形矫治技术结合正畸微种植钉，可有效纠正横向咬合的不调。对于双侧正锁殆的青少年病例，如17、47及27、37为正锁殆，将牙套17、27、37、47部位剪去，分别于17、27颊、殆面粘接金属扣，同时于37、47殆面粘接金属扣，利用支抗钉辅助纠正正锁殆。无托槽隐形矫治技术辅以正畸微种植钉支抗能有效纠正正锁殆（图7）。

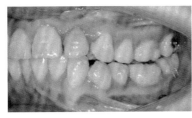
（a）侧面观

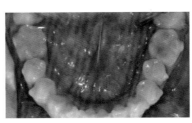
（b）下颌殆面观

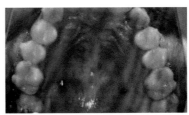
（c）上颌殆面观

图7　正畸微种植钉支抗加金属扣弹性牵引纠正后牙正锁殆

三、青少年隐形矫治疑难病例微种植钉支抗的垂直向控制

（一）青少年高角无托槽隐形矫治病例正畸微种植钉支抗辅助压低上磨牙

为了加强无托槽隐形矫治器对垂直向的控制，对于高角病例可使用正畸微种植钉支抗辅助压低上磨牙。正畸微种植钉支抗通常于双侧磨牙颊侧、腭侧各植入一枚，用于压低上颌磨牙（图8）。

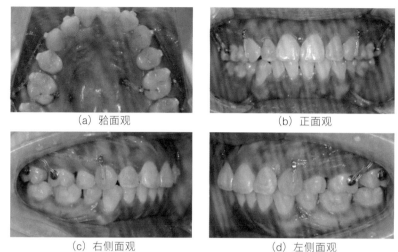

(a) 牙合面观　　　　　　　　　　(b) 正面观

(c) 右侧面观　　　　　　　　　　(d) 左侧面观

图 8　正畸微种植钉支抗辅助压低上磨牙

（二）青少年微种植钉支抗辅助矫治II度前牙开牙合

无托槽隐形矫治器相比固定多托槽矫治器对开牙合畸形的矫治有天然的优势。其包裹牙冠的方式，后牙牙合垫的作用，能在咬合力作用下压低磨牙，利于此类病例的垂直向控制。随着隐形矫治技术中应用正畸微种植钉支抗的发展，临床压低后牙难度进一步降低。对于需压低上颌磨牙解决前牙开牙合的隐形矫治病例，可于上颌磨牙颊侧、腭侧植入支抗钉，辅助压低上颌磨牙，临床效果良好（图9）。

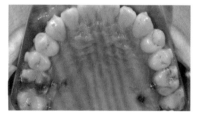
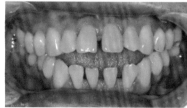
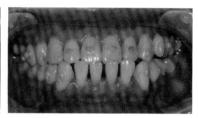

(a) 上颌腭侧种植支抗钉　　(b) 治疗前前牙开牙合　　(c) 种植支抗钉辅助关闭前牙开牙合

图 9　正畸微种植钉支抗辅助矫治 II 度前牙开牙合

四、青少年隐形矫治正畸微种植钉支抗的改良临床应用

（一）改良正畸微种植钉支抗辅助压低上前牙法

在利用支抗钉压低上前牙时，常用方法为在隐适美牙套上开口，再利用橡皮筋压低。但是临床应用中发现该方法常常会造成橡皮筋压迫患者牙龈，引起疼痛不适。我们针对该问题对牙套进行了改良，患者反馈良好（图10）。

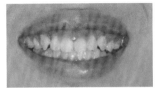

（a）露龈微笑明显

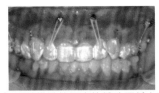

（b）正畸微种植钉支抗辅助压低上颌前牙（颌内牵引，橡皮筋易压迫牙龈）

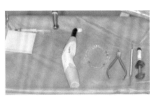

（c）牙套改良前器械准备

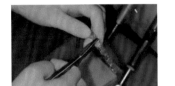

（d）隐适美调节钳在牙套上压出矩形附件模板

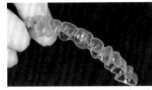

（e）牙套上可见11、21矩形附件模板

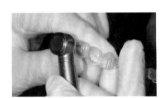

（f）快速手机在矩形附件模板底部打孔

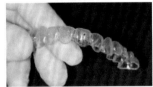

（g）矫治器上打孔（利于做树脂扣）

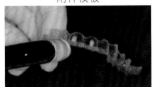

（h）填入树脂材料并将其塑形，光固化

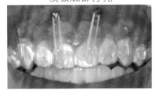

（i）改良压低上颌前牙设计

图10　利用改良正畸微种植钉支抗辅助压低上前牙

（二）改良正畸微种植钉导板植入法

某些病例中，患者上颌磨牙区腭侧骨板较薄，很难找到能植入支抗钉的位置。若将支抗钉植入骨质致密的腭中缝处，则植入过程中易发生正畸微种植钉折断的情况。利用CBCT分析，受到种植导板的启发，笔者设计了微种植钉导板，能精准将正畸微种植钉植入患者上颌腭侧足够厚度的骨板处（图11）。

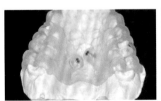

（a）在患者石膏牙模上与义齿加工厂合作设计并制作微种植钉导板

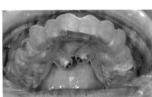

（b）微种植钉导板放入患者口内试戴

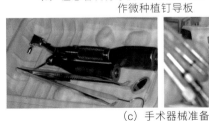
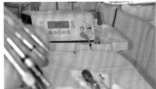

（c）手术器械准备

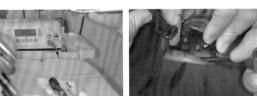
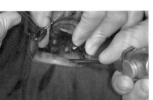

（d）患者口内戴入微种植钉导板并定位，定位完成，取下微种植钉导板

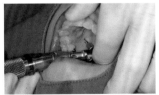
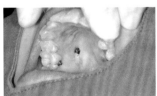

（e）植入微种植钉，手术完成

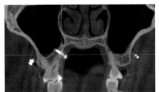
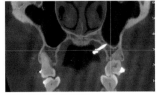

（f）微种植钉植入部位 CBCT 示意图

图11　临床改良正畸微种植钉导板植入法

（熊国平）

青少年错𬌗畸形隐形矫治
基础篇 I

青少年错𬌗畸形隐形矫治
临床治疗篇 III

青少年错𬌗畸形隐形矫治
诊断与技术篇 II

附录 I
青少年错𬌗畸形隐形矫治
病例展示

附录 II
隐适美无托槽隐形矫治器矫治
系统介绍

第五章　青少年错殆畸形隐形矫治的适应证

李小兵　　四川大学华西口腔医学院儿童口腔及正畸学系

第一节　青少年错殆畸形隐形矫治的设计思路

一、青少年错殆畸形中上下颌骨大小、位置不调的矫形治疗

青少年错殆畸形隐形矫治，特别是替牙期矫治，不能忽略颅面殆生长发育对错殆畸形矫治的影响。青少年错殆畸形隐形矫治首先应判断患者生长期，预测其生长潜力，不放弃骨性功能矫形的可能性。

根据临床面型检查、头颅侧位片、口内及模型分析检查，判断患者是否有上下颌骨大小、位置不调等异常。若青少年错殆畸形被诊断为骨性畸形，就应在混合牙列期及恒牙列早期，利用生长纠正上下颌骨大小、位置的不调，达到患者上下颌骨大小及位置关系基本恢复正常的目的，降低患者颅面骨性不协调，为恒牙列期正畸牙掩饰治疗创造有利条件。这是青少年错殆畸形患者正畸治疗的重要原则。

（一）青少年骨性错殆畸形矫治的诊断与治疗计划

青少年骨性错殆畸形病因有遗传和环境的因素。青少年骨性错殆畸形的机制可分为上下颌骨位置异常的功能性骨性错殆畸形以及上下颌骨大小异常的骨性错殆畸形，临床上按严重程度将其分为轻度、中度、重度骨性错殆畸形。青少年错殆畸形的功能矫形的临床适应证选择应根据患者颅面殆骨性畸形的病因、颅面殆骨性畸形的严重程度、有无功能性因素等多方面综合考虑。例如，骨性中重度上颌骨过大的骨性 II 类错殆畸形，青春期功能矫治如不能有效控制上颌骨的矢状向生长，则多选择恒牙列期拔牙掩饰治疗。又如，对于家族性重度骨性 III 类高角病例，目前临床普遍认为功能矫治不能达到抑制下颌生长、改善上下颌骨矢状向不调的目的，临床多采用成人正颌-正畸联合治疗的方法。

青少年错殆畸形的功能矫形治疗一般从青春期前一年开始（女性9~10岁，男性10~11岁），临床适应证选择功能性骨性错殆畸形、轻中度骨性错殆畸形进行矫治，可取得令人满意的临床治疗效果（图1）。

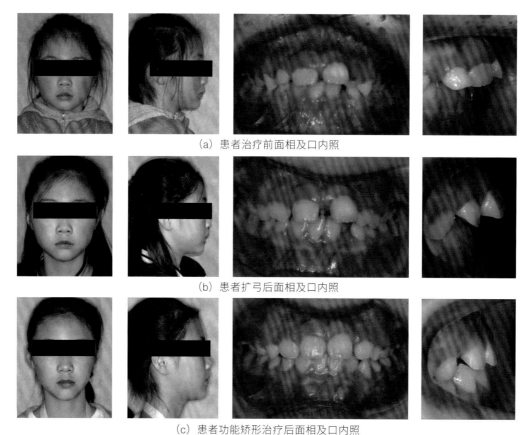

（a）患者治疗前面相及口内照

（b）患者扩弓后面相及口内照

（c）患者功能矫形治疗后面相及口内照

图1　青少年患者不同时期的面相及口内照

注：青少年下颌后缩、轻中度骨性Ⅱ类错𬌗畸形，上颌扩弓治疗及功能矫形后，去除咬合干扰，前导下颌，纠正前牙深覆𬌗覆盖，下颌后缩，面型改善，面下1/3增加。

（二）改善上下颌骨矢状向关系异常的青少年错𬌗畸形隐形矫治

改善上下颌骨矢状向关系不调的青少年错𬌗畸形隐形矫治方法包括：①功能前伸下颌，纠正下颌发育不足或位置靠后的骨性Ⅱ类错𬌗畸形的矫形治疗；②Ⅱ类或Ⅲ类颌间牵引，纠正轻中度上下颌骨或牙弓矢状向不调的骨性Ⅱ类或Ⅲ类错𬌗畸形矫治；③应用正畸微种植钉支抗整体后移上颌或上颌牙弓，控制上颌发育过度的青少年骨性Ⅱ类错𬌗畸形的隐形矫治；④应用正畸微种植钉做支抗的上颌前牵引技术，纠正轻中度上颌发育不足的青少年骨性Ⅲ类错𬌗畸形的矫治；⑤非种植钉支抗的上颌前牵引，纠正轻中度骨性Ⅲ类错𬌗畸形的隐形矫治等（图2、图3）。

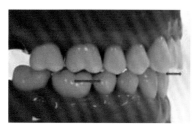

（a）下颌位置后缩，前牙深覆𬌗覆盖

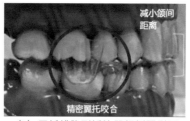

（b）无托槽隐形矫治器颊侧翼引导下颌前伸，纠正前牙深覆𬌗覆盖

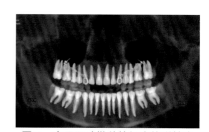

图3　应用正畸微种植钉支抗弹性牵引上牙弓向远中，纠正上颌前突

图2　隐适美无托槽隐形矫治器下颌前导MA技术示意图

注：参照功能性矫形的工作原理，利用预成的精密翼托卡住并将下颌固定在前导位置，导下颌向前，纠正前牙深覆𬌗覆盖。

（三）改善上下颌骨水平向关系异常的青少年错殆畸形隐形矫治

青少年错殆畸形中骨性宽度发育不足是牙弓狭窄、牙列不齐、后牙反殆的骨性病理机制（图4）。临床治疗中应该早期扩大上颌腭中缝，恢复上颌骨宽度发育。混合牙列早期慢速扩弓及混合牙列晚期（恒牙列初期）快速扩弓能得到50%的骨性扩弓效应。目前，应用无托槽隐形矫治器早期扩大牙弓矫治牙弓狭窄的青少年错殆畸形中，将传统活动或固定多托槽矫治器扩弓理论应用在隐形矫治临床治疗中，也取得了良好的临床效果。但应用无托槽隐形矫治技术扩大牙弓是否有骨性扩弓效应、骨性扩弓与牙性扩弓的比例、骨性扩弓的时机等临床问题，还有待临床治疗中的进一步总结分析，目前尚无定论。应用无托槽隐形矫治技术，早期骨性扩弓，纠正颌骨水平向的骨性不调，是无托槽隐形矫治技术骨性矫形治疗的发展方向。

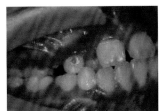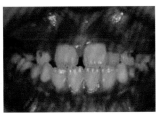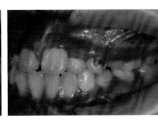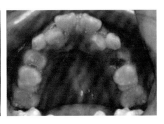

图4　上颌骨宽度不足，上牙列重度拥挤，后牙反殆，牙弓狭窄

（四）青少年错殆畸形早期功能矫治对患者面部生长型的影响

青少年隐形矫治技术的功能矫形作用，能在一定程度上改善患者面部生长型。一般来讲，青少年错殆畸形隐形矫治最适合的面部生长型是平均生长型，其次是水平生长型。前导下颌的青少年错殆畸形矫形治疗，能增加面下1/3高度，对水平生长型患者的面型有改善作用。对于垂直生长型的患者，隐形矫治透明牙套厚度使后牙咬合轻度打开，所以青少年高角错殆畸形病例要特别注意垂直向的控制。临床治疗要避免超过患者颅面垂直生长限度，过度打开咬合（图5）。

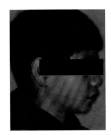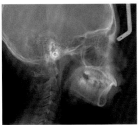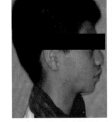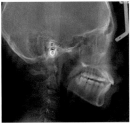

（a）隐形功能矫形前，患者面下1/3短　　　　（b）隐形功能矫形后，患儿面下1/3高度增加

图5　隐形功能矫形治疗改善患儿面部生长型

二、基于牙弓发育异常的青少年错殆畸形的隐形矫治

按青少年错殆畸形的颅面殆结构异常的Moyer机制分类，青少年错殆畸形包括上下颌骨大小、位置异常的骨性错殆畸形，上下牙咬合关系异常的牙性错殆畸形，口周神经肌肉功能异常及咬合干扰的肌功能型错殆畸形。笔者2016年提出基于牙槽骨生长发育的青少年错殆畸形塑形理论，认为青少年牙槽骨形态、大小异常同样是错殆畸形发生发展的病理机制。Andrew LF.和

Andrews WA.于2000年提出的建立正常咬合的口颌面协调六要素理论中也把"牙弓形态大小是否正常"列为了六要素中的核心要素。基于牙弓生长发育的错𬌗畸形机制理论的基本思路是：异常的牙排列造成异常的牙弓形态，以及异常的牙槽突形态；同样，牙弓形态大小异常也会造成上下牙咬合关系的异常，两者互为因果（图6）。

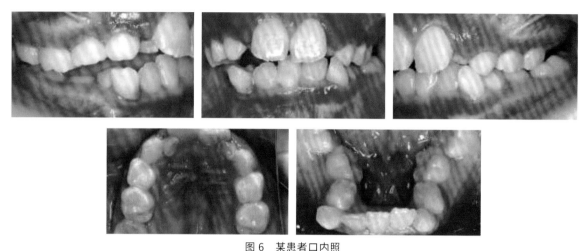

图6 某患者口内照

注：患者女性，6岁半，上下牙弓、牙槽骨弓发育异常，上颌牙槽骨宽度不足，下颌牙槽骨形态异常，上牙弓狭窄，下牙弓形态异常，上下前牙重度拥挤，中线不齐，右侧后牙正锁𬌗。

牙弓形态大小的异常在临床上分为：①牙弓宽度发育的异常；②牙弓长度发育的异常；③牙弓高度发育的异常；④牙弓发育不良；⑤上下牙弓形态不协调；⑥牙弓左右不对称。青少年隐形矫治能有效调整上下牙弓形态，纠正牙弓不对称、不协调的异常，并能早期扩大牙弓、牙槽骨弓，达到纠正错𬌗畸形的目的（例如隐适美无托槽隐形矫治器First可在混合牙列早期扩大牙弓，恢复牙弓的正常宽度、形态）。基于牙弓生长发育的牙槽骨塑形矫治就是在患者颅面结构既有关系下，纠正上下牙弓形态、大小的异常及不协调，从而矫正上下牙异常咬合关系，并达到牙、颌、面的功能关系协调（图7）。

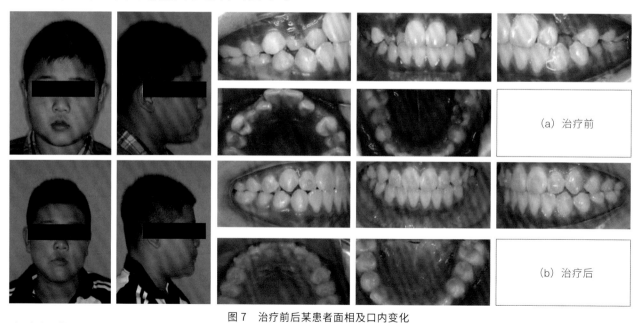

(a) 治疗前

(b) 治疗后

图7 治疗前后某患者面相及口内变化

注：患者男性，9岁，前牙拥挤不齐，面中分稍发育不足，上牙弓狭窄，早期活动慢速扩弓矫治牙弓狭窄，Ⅱ期隐形矫正，排齐排平牙列，纠正错𬌗畸形。

三、青少年错殆畸形的隐形非拔牙矫治

错殆畸形拔牙矫治的适应证包括：①牙列中重度拥挤；②上颌骨骨性上颌前突，前牙深覆殆覆盖，利用拔牙间隙内收前牙矫治前牙深覆殆覆盖的掩饰治疗；③双颌前突，拔牙内收前牙改善面部侧貌；④牙列拥挤，单颌先天牙缺失，拔牙协调上下牙数及牙弓大小不调；⑤牙列拥挤，单侧先天缺牙，对侧拔牙调整中线偏斜等。错殆畸形非拔牙矫治的适应证包括：①牙列轻中度拥挤；②轻度上颌骨前突、下颌后缩，前牙深覆殆覆盖；③牙列间隙，前牙牙性深覆殆覆盖；④牙列轻中度拥挤，轻度上颌发育不足的骨性Ⅲ类错殆畸形等。

拔牙与非拔牙对面部突度的改变是有差别的，拔牙常规造成矫治患者面部突度变平2mm左右。而非拔牙矫治对患者面部突度影响小，能更好地保护患者侧貌饱满度，患者及家长更易接受。对于青少年错殆畸形，由于生长发育潜力对错殆矫治的影响，在选择是否拔牙纠正错殆畸形的时候，还要考虑以下情况，尽量选择非拔牙矫治：①青少年面型较成年人更突，当青少年颅面发育后，面部生长发育突度有逐渐变小的趋势（上下颌差异性生长及颏的发育）。制订青少年患者的错殆畸形矫治计划时要预判患者面部侧貌的改变趋势，避免由于拔牙造成面部侧貌过平，影响矫治后侧貌的美观协调。②患者轻中度牙列拥挤及前牙深覆殆覆盖可以考虑通过扩弓、推磨牙向后、保留乳恒牙替换间隙等方法获得间隙排齐牙列，从而减少临床拔牙病例的比例。③由乳牙早失、磨牙前移造成的前牙拥挤，临床首选的治疗方案应该是推磨牙向后，获得间隙，恢复磨牙正常关系。④骨性Ⅱ类错殆畸形、前牙深覆殆覆盖的机制更多的是下颌后缩造成的，青春生长高峰（前）期功能前导下颌能纠正前牙深覆殆覆盖，临床拔牙与否需在功能前导后再做判断。⑤对于轻度上颌前突畸形，可以选择扩弓代偿内收上前牙，部分掩饰上下颌骨大小的不调。⑥对于轻中度骨性反殆，选择非拔牙矫治计划能更好地协调上下颌骨大小的不调，保护面部侧貌突度（图8）。

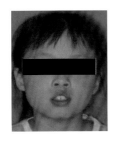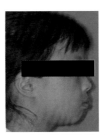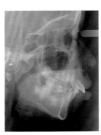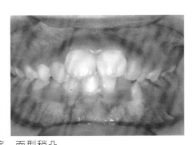

（a）前牙拥挤、深覆殆覆盖，下颌后缩，面型稍凸

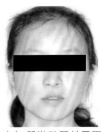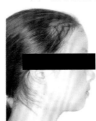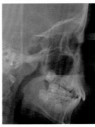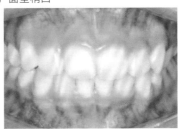

（b）肌激动器前导下颌纠正前牙深覆殆覆盖（患者颏部发育，面型变直。上颌扩弓，排平排齐上下牙列）

图8　青少年错殆畸形非拔牙双期矫治患者面相及口内照

隐形矫治技术能较简单有效地推磨牙向后，并在治疗中调整异常形态大小的牙弓，以及功能前导下颌，为临床非拔牙治疗提供更方便有效的矫治方法，这有助于青少年错𬌗畸形患者临床轻中度错𬌗畸形的非拔牙矫治的选择，减少临床拔牙比例，保护青少年患者良好的面部侧貌，使青少年正畸治疗后有更协调美观的颅面𬌗矫治效果。这体现了隐形矫治技术有别于固定多托槽矫治技术的临床特色。

四、青少年错𬌗畸形替牙列期隐形早期矫治的特殊考虑

1.对于替牙期患者，若诊断乳牙早失、明确第一磨牙前移，应采用推磨牙向远中的方法获得间隙，不建议采用邻面片切的方法获得间隙排齐牙列。

2.青少年错𬌗畸形早期矫治：早期间隙维持、早期牙弓形态大小矫治、混合牙列晚期开始隐形矫治，利用替牙间隙获得间隙等方法，均能减轻（甚至去除）牙列拥挤，简化（去除）II期正畸治疗。临床认为，准确有效的早期矫治对青少年错𬌗畸形的阻断是必要的。

3.青少年错𬌗畸形的矫治设计要全面考虑颅面𬌗结构与生长、口腔功能与口腔肌肉功能的矫正。青少年隐形矫治是生长发育过程中的错𬌗畸形矫治，它有比成年人更多的变化，但也提供了比成年人更大的错𬌗畸形改变的可能性。青少年错𬌗畸形隐形矫治要求矫治医生具有更全面的颅面𬌗生长发育理论知识，这样才能更好地达到矫治的目的。

（李小兵）

第二节 青少年错𬌗畸形无托槽隐形矫治技术的适应证

无托槽隐形矫治技术临床适应证决定着其临床应用范围及推广。目前利用无托槽隐形矫治器的临床治疗就是在验证以下方面：①不同类别错𬌗畸形应用无托槽隐形矫治器的临床矫治效果及能力；②不同难度的错𬌗畸形应用无托槽隐形矫治器的临床疗效及难度限度；③不同生长发育期错𬌗畸形应用无托槽隐形矫治器的临床疗效及难度限度。这也可以说是一个临床探索的过程，通过正畸临床治疗经验的总结，青少年隐形矫正的适应证范围将会逐步厘清，从而更好地推动及规范青少年无托槽隐形矫治技术的发展。

青少年咬合发育经历了乳牙列期、混合牙列期和恒牙列期三个阶段。混合牙列期的正畸治疗称为错𬌗畸形的阻断性矫治或错𬌗畸形的早期矫治；恒牙列期的正畸治疗称为正畸综合矫治。因此，青少年错𬌗畸形的隐形矫治的适应证从咬合发育的发生发展上分，就包括了混合牙列期青少年错𬌗畸形阻断性矫治和恒牙列期青少年错𬌗畸形综合矫治两大部分。乳牙列期儿童错𬌗畸形的无托槽隐形矫治适应证，不在本书中描述。

错𬌗畸形阻断性矫治（早期矫治）的原则是：矫治时间不宜过长、矫治目的清楚、多数错𬌗畸形还需II期正畸综合治疗。青少年混合牙列期错𬌗畸形阻断性矫治（早期矫治）针对的是影响患者颅面𬌗发育、口颌功能以及口腔软硬组织健康的错𬌗畸形，如：混合牙列期牙列间隙管理、咬合干扰造成的下颌偏斜、局部或个别牙反𬌗造成的咬合创伤、上下牙弓宽度不调造成的

下颌后缩、前后牙反殆、牙形态异常、牙阻生等。无托槽隐形矫治技术在发展隐形功能矫治、隐形扩弓矫治临床治疗的同时，也开启了错殆畸形阻断矫治（早期矫治）的无托槽隐形矫治时代。

同时，恒牙列期无托槽隐形矫治技术在青少年错殆畸形正畸综合矫治中在对牙移动控制、咬合打开、上下牙弓或颌骨关系纠正等关键问题上的临床矫治疗效及效率，也是青少年错殆畸形综合矫治临床需要了解与厘清的重要问题。目前的临床治疗结果正逐步证实：大多数的青少年错殆畸形，应用无托槽隐形矫治技术能达到临床需要的正畸治疗效果。无托槽隐形矫治技术已经成为青少年错殆畸形矫治的基本临床方法之一。随临床青少年阻断性及综合矫治的病例的积累及总结，应用无托槽隐形矫治技术矫治的青少年错殆畸形数量正在快速增长，这拓展了无托槽隐形矫治的临床适应证范畴。

一、青少年混合牙列期错殆畸形隐形矫治适应证

（一）混合牙列期间隙管理

混合牙列期由于乳恒牙替换障碍、乳牙早失、恒磨牙前移、缺隙两侧牙倾斜等，造成继承恒牙阻生，上下中线不齐、牙列散在间隙（上中切牙间隙）等错殆畸形，临床常常需要早期矫治，预防错殆畸形的发生。混合牙列期无托槽隐形矫治器早期间隙管理的适应证包括：①乳牙早失的间隙维持及间隙扩大，恢复缺牙两侧的牙的正常位置；②远中移动恒磨牙；③保留替牙间隙，利用替牙间隙排齐轻中度牙列不齐；④集中间隙，牵引或引导阻生牙萌出（图1）。

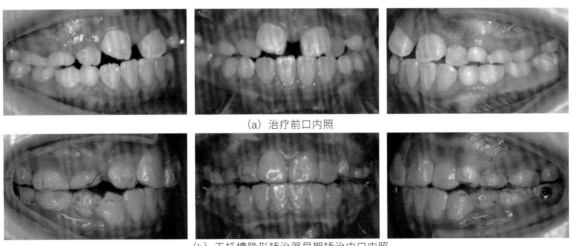

（a）治疗前口内照

（b）无托槽隐形矫治器早期矫治中口内照

图1　混合牙列期间隙管理

注：上中切牙牙轴远中倾斜，中切牙间隙，12、22舌侧错位、反殆，53早失。无托槽隐形阻断性矫治，关闭上中切牙间隙，竖直上中切牙，纠正个别前牙反殆，53间隙管理，恒牙34、44萌出引导。

（二）混合牙列期牙萌出异常的早期矫治

由于环境及遗传的病因，恒牙萌出异位、扭转，并可能造成由于咬合障碍或咬合早接触引起的咬合偏斜及咬合创伤，应早期纠正咬合干扰，阻断错殆畸形的发生发展。混合牙列期无托槽隐形矫治器矫治牙萌出异常的适应证包括：①混合牙列期扭转牙早期矫正，去除咬合干扰；

②混合牙列期恒牙异位萌出的早期矫治。

（三）混合牙列期弯根牙早期牵引

青少年弯根牙的病因多见于乳牙外伤后，牙根弯曲影响恒牙牙根长度及功能，早期矫治能减轻弯根牙牙根弯曲程度，促进牙根长度发育。混合牙列期，建议在弯曲阻生牙牙根发育初期开窗粘贴牵引钩，利用无托槽隐形矫治器固位以早期牵引阻生弯根牙萌出（图2）。

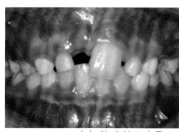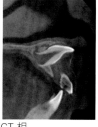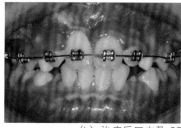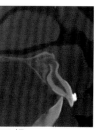

(a) 治疗前口内及 CBCT 相　　　　　　　　　(b) 治疗后口内及 CBCT 相
图 2　混合牙列期弯根牙的早期牵引

注：早期牵引阻生弯根牙，生理性轻力（<60g），阻生牙萌出排齐，牙根未见早期矫治造成的吸收及发育停止。弯根牙早期矫治有助于弯根牙长度发育，减轻弯根严重程度，有利于弯根牙功能及疗效的稳定。

（四）混合牙列期牙性局部或个别前牙反𬌗矫治

牙性局部或个别前牙反𬌗会形成下前牙咬合创伤，下前牙唇侧移动，牙槽骨吸收、牙龈退缩等症状，造成口腔软硬组织健康问题。早期矫正牙性局部或个别前牙反𬌗能去除咬合创伤，恢复口腔软硬组织健康。牙性局部或个别前牙反𬌗也可能造成下颌偏斜、下颌前伸等功能性错𬌗畸形。早期矫治能早期阻止功能性错𬌗畸形的继续发展，避免骨性下颌偏斜及骨性反𬌗继续发生。

（五）混合牙列期牙弓形态大小发育异常的早期矫治

牙弓从乳牙列期到恒牙列期，按宽度、长度及高度的顺序生长发育。牙弓大小发育不足会造成牙列拥挤、前后牙反𬌗等错𬌗畸形。上下牙弓形态不协调，左右牙弓形态不对称也会造成上下牙列咬合异常，所以应该在上下牙弓生长发育的时候进行早期矫治，尽量促进发育不足的牙弓宽度、长度及高度的生长，恢复牙弓大小及形态的正常发育。混合牙列期无托槽隐形矫治器矫治牙弓形态大小发育异常的适应证包括：①混合牙列期，矫治上下牙弓大小异常，减轻牙列拥挤程度；②扩大上颌牙弓，解除后牙反𬌗及功能性下颌后缩；③混合牙列期，协调上下牙弓形态，纠正左右牙弓不对称，去除咬合干扰及功能性下颌偏斜（图3）。

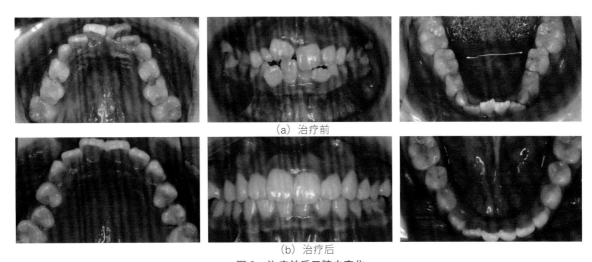

（a）治疗前

（b）治疗后

图3　治疗前后口腔内变化

注：上下牙弓宽度不足，牙列中度拥挤，早期扩弓治疗，上下牙弓宽度增加，拥挤解除。

（六）混合牙列期轻中度骨性畸形的功能矫形

青少年骨性错𬌗畸形是指上下颌骨大小及位置关系的异常，常伴有功能性因素。

骨性Ⅱ类错𬌗畸形按机制分为：①下颌后缩，下颌发育不足，颏发育不足，颏肌紧张；②上颌发育过大，下颌发育正常，突面型；③上颌发育过大，下颌发育不足，颏发育不足，突面型；④双颌前突，牙槽突前突，突面型。混合牙列期无托槽隐形矫治器可以前伸下颌，去除下颌前伸的功能障碍（协调上下牙弓形态、大小），矫治轻度或中度骨性Ⅱ类下颌后缩畸形。目前临床对轻中度骨性Ⅱ类下颌后缩的病例矫治疗效的分析基本肯定了无托槽隐形矫治器早期功能矫形前伸下颌的有效性。关于功能抑制上颌发育过大的隐形矫治，目前临床尚未有报道。

对于骨性上颌前突或双颌前突的青少年错𬌗畸形，拔牙或推磨牙向远中等掩饰性矫治一般要在恒牙列期开始。

骨性Ⅲ类错𬌗畸形按机制分为：①上颌发育不足，下颌基本正常，面中分凹；②上颌发育基本正常，下颌发育过大，凹面型，面下1/3过大；③上颌发育不足，下颌发育过大，凹面型。在混合牙列期，对于上颌发育不足的骨性Ⅲ类错𬌗畸形，利用无托槽隐形矫治器固位支抗或无托槽隐形矫治器辅助微种植钉支抗，Ⅲ类牵引上颌向前可改善轻中度上颌发育不足。另外，传统功能矫治器结合无托槽隐形矫治器的联合矫治，对上颌发育不足的骨性轻中度Ⅲ类错𬌗畸形有效果。目前临床对青少年骨性Ⅲ类错𬌗畸形应用无托槽隐形矫治器的早期功能矫治的报道还少，临床疗效尚待确定。

青少年骨性Ⅲ类错𬌗畸形的掩饰矫治一般在恒牙列期开始。

二、青少年恒牙列期错𬌗畸形隐形矫治适应证

无托槽隐形矫治技术在青少年错𬌗畸形矫治的临床应用中发展迅速，目前临床正畸医生正试图将无托槽隐形矫治的理论与方法应用于所有青少年错𬌗畸形的矫治中，并试图从中得到无托槽隐形矫治器的临床应用限度。从简单的错𬌗畸形矫治到复杂的错𬌗畸形矫治、从非拔牙矫治到拔牙矫治、从成年人错𬌗畸形矫治到青少年错𬌗畸形矫治、从牙性错𬌗畸形矫治到骨性错

𬌗畸形矫治，可以看到无托槽隐形矫治技术不断丰富与成熟，正逐步全面覆盖各种错𬌗畸形矫治。尽管如此，无托槽隐形矫治的临床治疗适应证还需通过临床治疗的疗效来客观判定。青少年恒牙列期错𬌗畸形隐形矫治适应证范围的最终确定，还需一个临床积累的过程。即使无托槽隐形矫治能覆盖所有的错𬌗畸形类别，但不同错𬌗畸形严重程度下的无托槽隐形矫治是否能达到临床满意的效果，还需进一步总结。

目前临床青少年错𬌗畸形隐形矫治的适应证包括：

1.牙性错𬌗畸形的隐形矫治：牙列拥挤的综合矫治（轻度、中度、重度，非拔牙及拔牙矫治）。牙萌出异常的综合矫治，包括阻生牙、扭转牙、弯根牙的矫治。

2.上下牙弓形态大小异常的综合矫治：恒牙列初期上下牙弓形态不协调，去除功能障碍，恢复前后牙正常咬合关系。恒牙列初期的扩弓矫治，包括部分骨性扩弓效应及牙性扩弓效应，创造间隙，矫正青少年牙性错𬌗畸形，掩饰青少年骨性错𬌗畸形。

3.Ⅱ类错𬌗畸形的综合矫治：利用Ⅱ类牵引咬合跳跃、推磨牙向后、拔牙掩饰治疗、上下前牙压入等方法纠正前牙深覆𬌗深覆盖。

利用微种植钉支抗内收前突上颌牙弓，纠正轻中度骨性上颌前突面型及上牙弓前突。上下牙槽骨过高，辅助微种植钉支抗打开咬合，纠正前牙深覆𬌗覆盖，改善面部生长型。

对于轻中度骨性Ⅱ类错𬌗畸形，隐形拔牙掩饰矫治可纠正前牙深覆𬌗覆盖以及突面型。

4.Ⅲ类错𬌗畸形的综合矫治：通过推下颌磨牙向远中、Ⅲ类牵引前移上牙弓、协调上下牙弓宽度不调、咬合跳跃，同时适当唇倾上前牙，直立下前牙，纠正轻中度Ⅲ类错𬌗畸形，解除前牙反覆𬌗覆盖。

（李小兵）

第六章　青少年错殆畸形隐形矫治的临床诊断与治疗计划

（按姓氏拼音排序）
房　兵　上海交通大学附属医学院第九人民医院口腔正畸科
贺　红　武汉大学口腔医院正畸一科
李小兵　四川大学华西口腔医学院儿童口腔及正畸学系

第一节　青少年牙弓形态与大小发育异常的诊断与治疗计划

　　Andrew LF.和Andrews WA.2000年提出了建立正常咬合的口颌面协调六个要素理论，包括：①理想的牙弓形态大小；②理想的颌骨前后向位置；③理想的颌骨宽度；④理想的颌骨高度；⑤理想的颏形态发育；⑥理想的上下牙咬合关系。在这六个要素中，Andrews LF.提出牙弓形态大小是否正常是其中的核心要素：异常的牙排列造成异常的牙弓形态以及异常的牙槽突形态；异常的牙弓形态大小也会造成上下牙咬合关系的异常。在患者颅面结构既有关系下，牙弓形态大小异常的错殆畸形矫治的目的就是纠正上下牙弓形态大小的异常及不协调，纠正上下牙异常咬合关系，并达到牙、颌、面的功能关系协调。

一、青少年牙弓发育异常的诊断与分类

　　青少年从乳牙建殆开始（2岁半）到18岁恒牙列发育完成，牙弓不断生长发育，逐步接纳乳恒牙替换及第二、三磨牙萌出排齐。牙弓形态大小发育异常与错殆的形成密切相关，异常上下牙弓形态大小造成青少年咬合畸形。青少年牙弓发育异常包括：①牙弓宽度发育异常，影响牙排列，形成拥挤、后牙反殆、功能性下颌偏斜及下颌后缩；②牙弓长度发育异常，可形成后牙阻生、前牙反殆，牙列拥挤；③牙弓高度发育异常，影响上下牙垂直向关系，造成前牙深覆殆或开殆以及微笑露龈；④上下牙弓形态不协调，可造成功能性Ⅱ类、Ⅲ类错殆畸形；⑤牙弓形态左右不对称，造成上下前牙中线不齐，单侧后牙反殆以及下颌偏斜畸形；⑥牙弓形态异常（图1）。

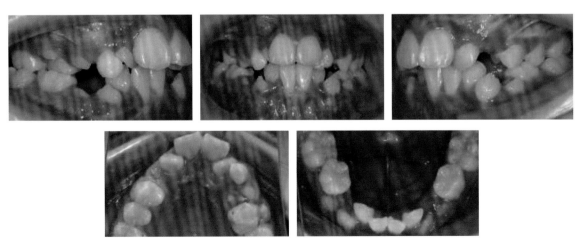

图1　严重上下牙弓形态大小异常造成错殆畸形

牙弓形态大小异常主要根据上下牙弓咬合线形态以及患者模型测量进行诊断。

（一）青少年牙弓宽度发育不足的诊断

牙弓宽度发育不足的临床表现为尖牙间、双尖牙间或磨牙间宽度不足，临床表现主要是腭盖高拱、磨牙及双尖牙直立舌倾（或后牙反𬌗），牙列拥挤，下颌后缩。可用Pont指数及Howes分析法分析牙弓宽度与切牙牙冠宽度相关性以及基骨宽度与拥挤关系。Pont指数分析牙弓宽度：（上切牙宽度×100）÷80为前牙弓宽度值，（上切牙宽度×100）÷64为后牙弓宽度值。Pont指数增加或减少表示牙弓相对狭窄或增宽。Howes分析指标是牙弓宽度与基骨宽度比值（前磨牙基骨弓宽度÷牙量），其正常值为44%。当比值小于37%，表明骨量小于牙量，临床需要减数排齐牙列。Andrews LF.用WALA嵴代表青少年下颌基骨大小，当下颌牙距离WALA嵴过大时，表明牙弓宽度不足。

（二）青少年牙弓长度发育不足的诊断

牙弓长度通过牙弓矢状向分析，模型测量从上下中切牙邻接点做牙弓左右尖牙、双尖牙及磨牙连线的垂线。牙弓长度不足的机制包括：①前牙段牙弓长度发育不足，包括前牙直立内倾、前段牙槽骨直立内倾，以及上下颌骨矢状向发育不足（图2）。②后牙段牙弓长度发育不足，临床主要由乳牙早失、磨牙前移造成，部分也由上颌结节或下颌磨牙后垫发育不足造成。

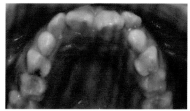 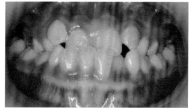 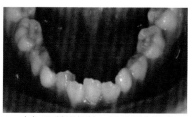

(a) 上颌前段牙槽骨直立，中切牙直立　　　(b) 前牙中度拥挤　　　(c) 下前牙拥挤，牙弓形态狭窄

图2　上牙弓前段长度发育不足

牙弓长度生长分前段（第一磨牙到切牙距离）牙弓长度生长和后段牙弓（第一磨牙远中到第三磨牙远中）长度生长。上颌结节及下颌磨牙后垫的牙弓生长和替牙间隙磨牙关系调整，提供间隙容纳上下第二、三磨牙萌出空间。青少年后段牙弓长度生长在青春发育高峰期后2~3年结束，女孩在14岁之前、男孩在16岁之前上颌结节每年每侧约有0.6mm的生长。林久祥等研究发现中国13~18岁青少年中正常𬌗女性上颌结节到第一磨牙远中增加3.29mm，男性5.25mm。由于磨牙前移造成的牙弓双尖牙段长度不足，临床治疗最好推磨牙向后，恢复长度，排齐牙列。对于由上颌结节或下颌磨牙后垫发育不足造成的磨牙阻生或异位，临床要考虑是否拔牙矫治，恢复牙量、骨量的协调。牙弓长度不足也会造成牙弓周长不足，牙列拥挤。而上颌矢状向发育不足以及上前牙（牙槽骨）直立内倾可造成前牙反𬌗及拥挤（图3）。

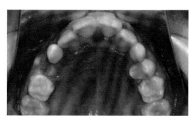 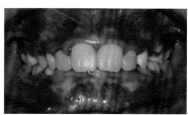 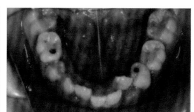

图3　青少年安氏Ⅱ类错𬌗畸形（前牙深覆𬌗，左下乳尖牙早失，磨牙前移，牙列中度拥挤）

二、青少年牙弓发育异常矫治计划

（一）牙弓宽度发育不足的扩弓矫治计划

青少年时期错殆畸形的发生与牙弓宽度发育不足有相当大的关系：牙弓宽度发育不足不仅造成牙列拥挤的安氏I类错殆畸形，同时安氏II类、III类错殆畸形也与牙弓宽度发育不足有关。所以，早期扩弓对青少年错殆畸形的预防与阻断矫治是必要的。①青少年安氏I类错殆畸形：扩弓矫治能增加牙弓周长，减轻牙列拥挤；②青少年安氏II类错殆畸形：扩弓能改善下颌骨后缩的异常；③青少年安氏III类错殆畸形：扩弓能改善上颌牙弓宽度发育不足，这有助于在改善III类错殆畸形矢状向不调的同时弥补上牙弓宽度不足的异常。

1.青少年牙弓宽度发育不足的双期矫治：早期扩弓治疗+II期隐形矫治。

对于青少年牙弓狭窄的错殆畸形，临床应用传统活动或支架式上颌扩弓矫治器，可扩大上颌牙弓，增加牙弓周长。当牙弓狭窄问题解除后，II期采用无托槽隐形矫治器，继续扩大及协调上下牙弓形态，排平排齐上下牙列，精细调整咬合。早期活动或支架式固定扩弓矫治，平均能得到4~6mm有效的牙弓骨性扩大，牙弓周长增加4mm左右。II期隐形矫治要注意纠正代偿颊倾、竖直磨牙，控制前牙倾斜度，保证矫治后上下咬合关系稳定。

2.青少年牙弓宽度发育不足的隐形双期矫治。

根据牙弓宽度发育的规律，无托槽隐形矫治技术也开始了混合牙列期牙弓狭窄的早期扩弓治疗，为II期恒牙列期隐形综合矫治创造有利的牙弓条件。这也标志着隐形矫治技术已经进入青少年错殆早期矫治领域，突破了隐形矫治技术主要针对成年患者的局限。隐形矫治技术早期扩弓，通过透明活动矫治器传递扩弓矫治力到牙弓，扩大牙弓宽度，并期能得到一定的骨性矫治疗效。为了实现临床早期扩弓效果，青少年隐形矫治在矫治器材料、矫治附件设计以及矫治方式上进行了技术的革新。目前透明牙套隐形矫治扩弓施力于乳恒牙牙冠，牙弓扩大的矫治力能否有效传递到上下牙槽骨和基骨，隐形扩弓矫治是否能得到牙弓的骨性扩大，目前还有待临床及基础的进一步研究。

3.青少年扩弓矫治的机制。

扩弓分牙性扩弓和骨性扩弓。骨性扩弓是真性的扩弓，牙性扩弓是牙齿颊倾代偿，临床存在矫治疗效不稳定的问题，临床治疗中应慎重。骨性扩弓是指腭中缝打开，上颌骨性宽度增加。由于腭中缝完全闭合在10~13岁完成（存在个体差异），故骨性扩弓应在10~13岁前完成。青少年由于腭中缝生长未闭，故较成年人更易打开腭中缝，从而易进行骨性扩弓。成年人腭中缝扩大需要外科手术的配合。骨性扩弓成功的判断依据是磨牙在牙槽骨中相对位置不变，无颊向倾斜。从磨牙在牙槽骨相对位置不变的角度看，扩弓时若竖直了牙槽骨，应也可视为骨性扩弓。

从牙弓、牙槽骨弓的生长发育的角度看，去除牙弓宽度发育不足的环境因素（呼吸道障碍、不良口呼吸习惯、吮颊等）能促进与恢复牙弓宽度的生长，所以青少年扩弓矫治还必须结合口腔功能的训练与耳鼻喉疾病的治疗。

4.青少年无托槽隐形扩弓矫治的限度。

由于临床上青少年错𬌗畸形扩弓矫治主要以上颌扩弓为主，故这里提出的扩弓矫治的限度以上颌扩弓为例。

在生长发育期，去除牙弓宽度发育不足的环境因素（呼吸道障碍、不良口呼吸习惯、吮颊等），辅以扩弓矫治，一般能得到尖牙间、双尖牙间宽度增加6mm左右。根据传统活动或支架式扩弓矫治的临床疗效总结，利用无托槽隐形矫治器扩弓时，建议设定的扩弓最大量在每侧2~4mm左右，这样能尽量避免牙代偿性的扩弓，同时隐形矫治设计时可设计适当的后牙负转矩或添加后牙舌侧附件以增加后牙支抗，对抗扩弓造成的后牙颊倾。

无托槽隐形矫治中的扩大牙弓首先是牙性扩弓，其次才可能是骨性扩弓。随着青少年年龄的增长，无托槽隐形矫治骨性扩弓更难。应用无托槽隐形矫治技术治疗青少年错𬌗畸形时，如果主要的临床疗效是牙代偿扩弓，则应注意后牙代偿的限度，理论上临床不应过度颊倾磨牙，一方面是避免矫治疗效的不稳定，另一方面也是避免过度后牙颊倾造成后牙牙槽骨骨裂、骨开窗。

（二）牙弓长度发育异常的矫治计划

1.青少年上颌前段牙弓长度发育不足时，矫治的目的是促进上颌向前发育，纠正内倾直立的前段牙槽骨，这种矫治是功能性的矫治，临床上在利用FRIII型矫治器或带上唇挡的活动矫治器的治疗中可以看到这样的矫形变化。由于无托槽隐形矫治器缺乏上唇挡结构，一般青少年隐形矫治不能达到上牙槽骨及上颌骨的矫形治疗的改变，若要达到骨性矫形的效果，需要功能矫治加无托槽隐形双期治疗。对于单纯上前牙直立内倾的牙性牙弓前段长度不足，无托槽隐形矫治器唇倾上前牙可以纠正上颌前段牙弓长度的不足。

2.对于乳牙早失、磨牙前移造成的青少年牙弓双尖牙段长度发育不足，临床矫治中应首选推磨牙向后，这有助于上下磨牙在牙槽骨中得到生理骨性支持，保持牙弓、牙列矫治后的美观及稳定。无托槽隐形矫治器有比固定多托槽矫治器更容易远中移动磨牙的优势。无论是混合牙列期还是恒牙列期，运用无托槽隐形矫治器都能取得良好的临床治疗效果。（图4）

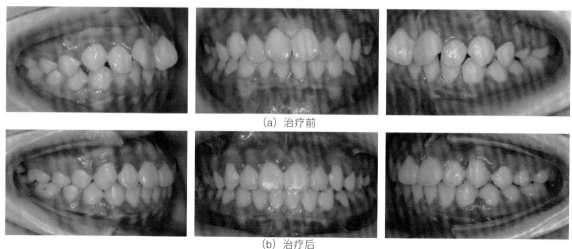

(a) 治疗前

(b) 治疗后

图4 运用无托槽隐形矫治器治疗前后口内照对比
注：恒牙列期牙列中度拥挤，中切牙扭转，无托槽隐形矫治器推磨牙向后排齐排平上下牙列。

3.上颌结节及下颌磨牙后垫发育不足，上下牙弓骨性后段发育不足的临床治疗计划。

上下牙弓骨性后段发育不足时，首先要分析牙弓后段拥挤量。上颌结节是上颌生长发育的中心之一，上颌结节每年每侧约有0.6mm的增长（女孩在14岁之前、男孩在16岁之前上颌磨牙后区有生长），同时在远中移动磨牙时，在上颌结节的远中还有局部新骨沉积。下颌磨牙后段的生长主要靠下颌骨呈"V"字形向后生长提供第二、三磨牙萌出间隙。诊断青少年牙弓骨性后段发育不足时，要测量患者牙弓后段长度，加上每年上颌结节、下颌磨牙后段生长量（12~14/16岁青少年），分析牙弓后段可利用间隙与牙弓后段必需间隙差，当拥挤度超过每侧3mm时，临床治疗需要拔除双侧双尖牙（及第三磨牙），解除牙弓后段拥挤，排平排齐牙列。（图5）

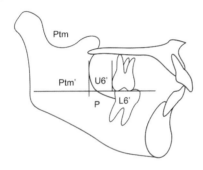 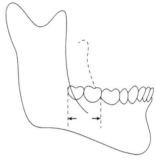

（a）上颌牙弓后段间隙测量   （b）下颌牙弓后段（平均每侧生长1.5mm，提供第二、三磨牙萌出空间）

图5　牙弓后段间隙分析

下牙弓后段可利用间隙的检测：沿着下颌𬌗平面测量下颌第一磨牙远中到下颌升支的距离。青春期下颌牙弓生长量：女孩在14岁之前、男孩在16岁之前下颌牙弓后段每年每侧增长1.5mm（成都地区青少年下颌牙弓后段间隙量在11~16岁平均每年每侧约增长1.2mm，18~20岁平均每年每侧约增长1mm）。下颌磨牙后段长度生长无男女性别差异。下牙弓后段必需间隙的检测：下颌第二、三恒磨牙近远中径，如无第三恒磨牙影响，则只计算上颌第二恒磨牙近远中径。

（李小兵）

第二节　青少年颅面形态异常的诊断与治疗计划

一、青少年颅面形态的分析与诊断

（一）青少年颅面形态的分析：青少年颅面生长发育预判及青少年咬合功能分析

1.青少年颅面生长发育贯穿青少年发育整个阶段，应从遗传、个体、环境等各方面预测个体颅面的生长可能与限度。青少年颅面生长的预判要从生长发育时期、青少年颅面生长型，以及青少年家长颅面形态等方面进行。青少年生长发育有不同的阶段，青春生长发育高峰期变化最大。女性青春生长发育高峰期在10~11岁，男性在11~12岁。女性青春生长发育期短，男性可持续到18岁。当青少年错𬌗畸形患者就诊时，应根据其生长发育的现状及潜力预判颅面形态的改变。

另外，青少年可遗传父母颅面形态，简单地说，青少年遗传父母的脸型及生长，父母脸型很可能就是青少年将来生长发育后的脸型。父母脸型是水平生长型的青少年要更注意前牙咬合的打开，父母脸型是垂直生长型的青少年要更注意后牙高度的控制。

2.青少年咬合功能分析：颅面神经肌肉、颞下颌关节及咬合关系异常引起的咬合功能异常往往能造成青少年颅面异常生长。分析咬合功能是功能矫形治疗不可或缺的一部分。由于青少年咬合功能影响颅面生长，青少年咬合功能分析在青少年错𬌗畸形矫治诊断及治疗中非常重要。

（二）青少年颅面形态的诊断

功能矫形治疗针对的是颅面结构、大小及位置关系的异常，需对上下颌骨形态位置及咬合功能进行分析诊断。上下颌骨关系在矢状向上和错𬌗的分类一样，分为Ⅰ类、Ⅱ类、Ⅲ类骨性关系。骨性Ⅰ类错𬌗畸形头影测量诊断标准为：0°≤ANB角≤5°。常见的临床表现为上下颌骨在矢状向上位置、大小关系正常协调，或双颌前突、双颌后缩。骨性Ⅱ类错𬌗畸形头影测量诊断标准为：ANB角>5°。常见的临床表现为上颌发育过度、上颌前突、下颌发育不足、下颌后缩，可能是一种或几种的组合。骨性Ⅲ类错𬌗畸形头影测量诊断标准为：ANB角<0°。常见的临床表现有上颌发育不足、上颌后缩、下颌发育过度、下颌前突，可能是一种或几种的组合。

但上下颌骨关系是三向的立体关系，单纯矢状向分析并不是完整的诊断依据。

1.上下颌骨矢状向的不调。

上下颌骨矢状向不调可以是颌骨大小的不调，也可以是颌骨间位置的不调，表现出骨性Ⅱ类或骨性Ⅲ类的面形。骨性Ⅱ类表现为凸面形，上下颌骨呈远中关系。当颌骨关系为上颌前突、下颌后缩时，代偿机制会导致上前牙内倾，下前牙唇倾，以维持面部的外形及口腔容积的正常；若超过了机体的代偿限度，则在咬合关系上亦相应地表现出深覆盖。骨性Ⅲ类表现为凹面形，上下颌骨呈近中关系，在咬合关系上亦相应地表现出反覆𬌗、反覆盖。骨性Ⅲ类关系中上前牙代偿唇倾，下前牙代偿舌倾。

2.上下颌骨垂直向的不调。

颌骨关系在垂直向的不调可通过上下牙弓的齿槽高度代偿。若出现失代偿，可能是前牙齿槽发育过度或后牙齿槽发育不足，或两者都有，临床表现为前牙深覆𬌗，面下1/3短；若是前牙齿槽发育不足或后牙齿槽发育过度，或两者皆有，则临床表现为前牙开𬌗，面下1/3过长。

3.上下颌骨横向的不调。

上下颌骨的横向不调导致了牙弓关系的横向代偿。若出现失代偿，当上牙弓大于下牙弓时，可表现为单侧或双侧后牙的深覆盖或正锁𬌗；当下牙弓大于上牙弓时，可表现为单侧或双侧后牙的反𬌗或反锁𬌗，两者均有颜面的不对称畸形。

由于颌骨的生长发育是相互关联、相互代偿的，在牙颌面畸形的诊断和治疗中，对骨性畸形必须关注代偿是否存在，是否有失代偿现象，同时对于牙代偿的界限也应有清晰的认识。

二、青少年功能性错殆畸形的分析与诊断

功能性错殆畸形指的是由咬合干扰、口腔不良习惯、口唇异常姿势、颅面肌功能活动异常导致的上下牙齿及颌骨位置异常的错殆畸形。功能性错殆畸形影响患者颅面形态，有时合并骨性错殆畸形。它可发生在成年人，更多见于青少年。青少年长期的功能性错殆畸形可造成上下牙颌位置关系异常，可转变为骨性错殆畸形，所以，青少年功能性错殆畸形的阻断能预防及避免严重的骨性错殆畸形发生发展，青少年功能性错殆畸形的分析与诊断非常重要。

（一）功能性 II 类错殆畸形的分析与诊断

功能性 II 类错殆畸形是由咬合干扰、口腔不良习惯、口唇异常姿势、颅面肌功能活动异常导致的牙齿及颌骨位置异常，表现为前牙深覆殆覆盖，后牙远中，下颌后缩。鉴别功能性 II 类错殆畸形必须进行相应的功能分析，主要通过面形检查、模型分析、头影测量分析、肌电分析和下颌关节运动分析来诊断。临床功能性 II 类错殆畸形的诊断方法如下：

1.两次蜡咬合法：通过此方法可判断肌位（姿势位）和牙位是否一致，从而评价有无咬合干扰。具体为比较患者正中殆位（牙位）时及上下颌牙牙尖刚刚接触（肌位）时蜡殆记录的上下磨牙关系线。如果有殆干扰存在，两次记录线相差大于 4mm。当功能性 II 类错殆畸形的殆干扰致下颌后缩时，肌位蜡殆上下磨牙上的记录线明显在前。如两次咬合线一致，就可诊断为骨性 II 类错殆畸形，无咬合干扰。

2.分析下颌闭合道类型：骨性 II 类错殆畸形下颌闭合道是向上向前的，髁头在关节窝内仅做旋转运动而没有滑行运动。有咬合功能干扰的骨性 II 类错殆畸形，髁头在关节窝内既有转动又有向上向后的滑动，其下颌闭合道有明显向后的运动。

3.通过头颅侧位片判断：同时摄取肌位和牙位的头颅侧位片，描记头影测量重叠图进行分析。功能性错殆畸形患者下颌由肌位做自然闭合时，由于咬合干扰，下颌后退，通过头影测量重叠描记图可看到下颌下切牙点的变化以及软硬组织侧貌变化，由此可判断分析该错殆畸形是属于功能性还是骨性。

（二）功能性 III 类错殆畸形的分析与诊断

功能性 III 类错殆畸形是由下颌功能性前伸不良习惯、口唇异常姿势、颅面肌功能活动异常导致的牙齿及颌骨位置异常，临床表现为前牙反殆（或偏殆），磨牙近中关系，面下1/3前突面型。与功能性II类错殆畸形的诊断相似，诊断功能性 III 类错殆畸形也必须进行相应的功能分析，主要通过面部检查、模型分析、头影测量分析、肌电分析和下颌关节运动记录等进行。具体判断方法如下：

1.两次蜡咬合法：通过此方法可判断肌位和牙位是否一致，从而评价有无咬合干扰，比较患者正中殆位（牙位）时及上下颌牙牙尖刚刚接触（肌位）时蜡殆记录的上下磨牙关系线。如果有殆干扰存在，两次记录线相差大于 4mm。功能性 III 类错殆畸形因为咬合干扰，下颌功能性前伸，肌位时下磨牙上的记录线明显后退。如两次咬合线一致，就可诊断为骨性 III 类错殆畸形，

无咬合干扰。

2.分析下颌闭合道类型：骨性 III 类错殆畸形下颌闭合道是向上向前的，髁头在关节窝内仅做旋转运动而没有滑行运动。有咬合功能干扰的骨性 III 类错殆畸形，髁头在关节窝内既有转动又有向前的滑动，下颌位置明显前伸。

3.通过头颅侧位片判断：同时摄取肌位和牙位的头颅侧位片，进行重叠描记图分析。其原理是功能性错殆畸形患者下颌由肌位做自然闭合时，由于早接触点的诱导，必然导致下颌位置的前移。重叠描图中，可见下颌下切牙点的前移、软硬组织侧貌前突等异常变化，由此可判断分析有无功能障碍，并鉴别该错殆畸形属功能性还是骨性。

三、青少年颅面形态大小不调的矫形治疗计划

（一）青少年错殆畸形功能矫形治疗的时机

青少年生长发育高峰期分别是女性 10~11 岁、男性 11~12 岁。骨性 II 类错殆畸形的矫形治疗最好的时机是生长发育高峰期前，即女性 9 岁，男性 10 岁左右。

骨性 III 类错殆畸形矫形治疗开始时间在临床上存在争议：由于下颌的差异性生长（青春期发育更多）及髁突继发性生长的特点，理论上应尽早去除前牙反殆，开始功能性反殆畸形治疗，早期控制下颌的过度生长，临床倾向于更早开始功能矫形治疗（甚至乳牙列期就开始治疗）。但随着下颌骨的生长发育（特别是遗传性骨性 III 类患者），早期骨性矫形治疗后仍有约30%的反殆畸形复发率。

（二）青少年骨性 II 类、III 类错殆畸形的矫治计划

功能矫治的目的是去除功能性因素、恢复颌骨正常生长、减轻或矫正上下颌骨骨性不调，降低 II 期正畸综合矫治的难度，达到非拔牙或非手术治疗骨性错殆畸形的目的。临床治疗证实，青少年功能矫治对于轻中度的骨性错殆畸形有效。

1.青少年功能性骨性 II 类错殆畸形矫治计划。

骨性 II 类错殆畸形的分类较多，II 类功能性矫治针对功能性及骨性 II 类错殆畸形。治疗前应注意有无合并颞下颌关节内紊乱，并将其纳入治疗计划考量。

（1）功能性 II 类错殆畸形的矫治：去除功能障碍、恢复上下颌骨关系、矫治错殆畸形。治疗原则包括：

①早期去除咬合干扰及咬合障碍，恢复正常咬合功能。

②去除颅面及口腔肌肉功能异常，进行口周肌肉功能训练。

③注意上牙弓宽度不足造成的功能性下颌后缩，早期扩大宽度不足的上牙弓。

④恢复颞下颌关节位置关系。

⑤内倾性深覆殆伴下颌后缩，需要早期矫治。

（2）骨性 II 类错殆畸形的矫治：抑制上颌过度生长，改善下颌发育不足，矫治错殆畸形。治疗原则包括：

①对于下颌发育不足、位置靠后的骨性 II 类错𬌗畸形，在青春生长发育高峰前期功能前导下颌，促进髁突的生长改建。

②对于上颌发育过度的骨性 II 类错𬌗畸形，早期控制上颌发育，功能矫形治疗考虑含口外弓、上颌正畸微种植钉支抗的向后向上牵引。矫形治疗的目的是尽量减轻上颌骨的过度发育，以便在II期综合矫治时采用非拔牙，或拔牙非手术的治疗方案。

③对于水平生长型骨性 II 类错𬌗畸形，需要促进下颌顺时针旋转，打开咬合。而对于垂直生长型骨性II类错𬌗畸形，整平𬌗平面，压低前牙，引导下颌逆时针旋转。

④畸形家族（遗传）性严重骨性上颌前突，功能矫治效果不好。

2.青少年功能性骨性 III 类错𬌗畸形矫治计划。

（1）功能性 III 类错𬌗畸形的矫治：早期去除𬌗障碍，控制及去除不良下颌前伸，协调面部肌肉功能，建立前牙正常覆𬌗覆盖。

（2）骨性 III 类错𬌗畸形的矫治：

①对于上颌发育不足的骨性 III 类错𬌗畸形：刺激上颌生长，尽量减轻上颌矢状向发育的不足。治疗方法如：早期前牵上颌骨向前；利用功能矫形器促进上颌向前生长；早期骨性扩弓加前牵引，在扩大腭中缝的同时，促进上颌骨前分生长。

②对于下颌发育过度的骨性 III 类错𬌗畸形：下颌生长在临床上较难控制，水平或平均生长型可适当打开咬合，利用下颌骨的顺时针旋转，代偿骨性矢状向异常。

③家族性垂直向骨性反𬌗畸形的功能矫治疗效不好，伴面部偏斜时疗效更难以预计。这类错𬌗畸形在临床要选择正颌-正畸联合治疗方法，临床一般不做早期功能矫形治疗。

（房兵　欧阳宁鹃）

第三节　伴呼吸道不畅的青少年错𬌗畸形的诊断与治疗计划

一、伴呼吸道不畅的青少年错𬌗畸形的诊断

青少年出现上气道阻塞时，可影响正常鼻呼吸而导致张口呼吸。处于生长发育期的青少年张口呼吸会导致错𬌗畸形的发生。正畸医生作为面部生长发育的专家，在伴上气道阻塞的青少年错𬌗畸形的诊疗中发挥着重要作用。正畸医生应当把上气道阻塞的筛查纳入患者常规病史记录和临床检查中。

（一）一般检查与诊断

1.询问患者及家长相关病史，是否有睡眠打鼾、憋气、俯卧睡眠、颈部过度伸展、睡眠期间频繁发生位置变化、睡眠不宁、张口呼吸以及白天多动或嗜睡等症状。

2.是否存在唇肌松弛无力、牙弓狭窄、颌骨后缩或前突、"腺样体面容"、"地包天"及生长发育迟缓等症状。口内检查是否存在扁桃体肥大。Brodsky量表根据双侧扁桃体占据口咽气道的百分比将扁桃体肥大临床分为0到4级（图1），分级如下：（1）0级：扁桃体位于扁桃

体窝内，或曾行扁桃体切除术；（2）1级：扁桃体位于扁桃体窝外，占据＜25%的口咽横向尺寸；（3）2级：扁桃体占口咽横向尺寸的26%~50%；（4）3级：扁桃体占口咽横向尺寸的51%~75%；（5）4级：扁桃体占据＞75%的口咽横向尺寸。

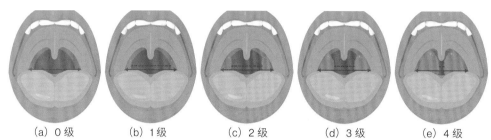

| (a) 0级 | (b) 1级 | (c) 2级 | (d) 3级 | (e) 4级 |

图1　Brodsky扁桃体肥大分级

（二）专业检查

X线头颅侧位片是口腔正畸科常规检查，通过X线头颅侧位片可判断腺样体与扁桃体阻塞率、舌体的位置与大小，以及舌骨的位置等。腺样体阻塞后鼻孔的比例可通过耳鼻喉科纤维鼻咽镜检查。应用锥体束CT可以进行三维气道重建，并进行上气道横截面积和体积的测量，进一步明确阻塞位点。上气道阻塞可导致通气不足、低氧血症及睡眠呼吸障碍，而青少年睡眠呼吸障碍可通过睡眠监测进行确诊。

二、伴呼吸道不畅的青少年错𬌗畸形矫治原则及方案设计

青少年错𬌗畸形伴上气道阻塞的矫治需要从多学科角度考虑，根据患者实际情况制订个性化序列矫治方案。

首先应去除上气道阻塞病因，重建鼻呼吸习惯及面部肌肉平衡，阻止错𬌗畸形向更严重的方向发展。青少年上气道阻塞最常见的病因为腺样体和（或）扁桃体肥大，对于腺样体和（或）扁桃体肥大且无手术禁忌证的患者，腺样体和（或）扁桃体切除是首选治疗方法。对于鼻甲肥大、鼻炎等造成的鼻腔阻塞，应积极治疗，解除鼻腔阻塞。

去除病因后，口呼吸习惯可能持续存在，因此需要进行口呼吸习惯的纠正。口呼吸习惯的纠正包括：①唇肌功能训练；②舌肌功能训练；③口腔前庭盾；④胶布封唇法等。上前牙过度前突等错𬌗畸形的存在可导致患者闭口困难，此时可通过必要的正畸治疗解决。

对于存在上牙弓狭窄的患者，进行必要的扩弓治疗，在纠正宽度不调的同时也可以达到改善鼻通气及睡眠呼吸障碍的目的。对于存在下颌后缩的患者，下颌前导治疗，不仅可以改善患者下颌后缩面型，减小日后正畸综合治疗的难度，还可以打开舌咽气道，有利于口呼吸及睡眠呼吸障碍的纠正。对于上颌发育不足的患者，上颌前牵治疗也有利于腭咽气道的打开。正畸治疗介入的时机越及时，正畸治疗手段越简单，治疗效果越好。在正畸治疗过程中，肌功能训练应贯穿始终。

总之，上气道阻塞伴错𬌗畸形的诊疗需要跨学科合作，正畸医生常常作为首诊医生，应提高对青少年上气道阻塞的认识，做到早期预防、诊断和治疗。

（贺红）

第七章　青少年错殆畸形隐形矫治方案设计及基本技术

（按姓氏拼音排序）

段沛沛	四川大学华西口腔医学院儿童口腔及正畸学系	**谢贤聚**	首都医科大学附属北京口腔医院正畸科
金作林	空军医科大学口腔医学院正畸科	**熊国平**	暨南大学第二临床医学院口腔医学中心正畸科
李小兵	四川大学华西口腔医学院儿童口腔及正畸学系	**赵　玮**	中山大学光华口腔医学院附属口腔医院儿童口腔科
李　宇	四川大学华西口腔医院正畸科	**赵志河**	四川大学华西口腔医学院
卢海平	浙江中医药大学口腔医学院	**Wendy Lo**	爱齐科技公司
谢　晖	爱齐科技公司		

第一节　青少年错殆畸形隐形矫治方案设计与矫治终末目标关系

无托槽隐形矫治技术有别于传统的固定多托槽综合矫治之处在于其美观、舒适、卫生，越来越深受正畸患者的青睐。无托槽隐形矫治过程中极为关键的一步便是对计算机模拟的终末目标位置进行审阅与修改，可以说，终末目标相当于一个患者的正畸目标，是整个矫治的灵魂。

然而，由于目前的透明牙套仅针对牙冠数据进行采集和模拟，医生在审阅和修改计算机模拟方案时极易忽略牙根、软组织、肌肉等因素，忽略了整个正畸计划的完整性。同时，透明牙套属于极为个性化的矫治器，与传统的已经预存数据的直丝弓矫治器不同，其终末目标位置的牙齿三维数据并无一定的标准。这无疑对隐形矫治的新学习者造成了一定的困扰。怎样的终末目标位置才是准确的目标位置？什么方式的牙移动路径才符合生理性的移动步骤？除了计算机模拟给出的牙齿牙列，审阅方案时还应该考虑哪些因素？

一、美国正畸协会（ABO）正畸治疗结果的咬合评价系统

早在20世纪初，口腔正畸学的开创者Edward H. Angle医生通过对理想头颅牙齿咬合的研究，认为上颌第一磨牙的位置稳定不变，强调咬合的完整性，但忽视了面部软组织美观的重要性。20世纪30年代，Charles H. Tweed医生采用拔牙矫治后，患者获得了更好的面型和稳定的效果，矫治牙齿同时开始注重鼻唇颏三者密不可分的位置关系。1994年，美国正畸协会（ABO）开始着力于探索基于石膏模型与X线曲面断层片的精确客观评价正畸治疗结果的方法，其主要通过八个部分进行最终结果的审阅：①牙齿排齐；②后牙边缘嵴高度；③后牙颊舌向倾斜度；④咬合接触；⑤咬合关系；⑥覆盖；⑦邻接关系；⑧牙根近远中倾斜度。根据ABO的审阅内容，我们在审阅隐形矫治终末状态时有了一定的参照。

二、全口义齿排列标准为正畸咬合终末状态提供参考

义齿的排列标准与隐形矫治终末状态中终末位置牙齿排列有着异曲同工之处，正畸医生制订治疗终末目标时，全口义齿排列能否为隐形矫治甚至正畸过程中最后的精细调整提供一定的帮助？全口义齿排牙时需要满足以下几个要求：①咬合平面应该平分颌间距离；②人工牙应尽可能地排在中性区；③必须按照解剖标志排牙；④前牙应尽量避免深覆殆；⑤Spee曲线与Wilson曲线必须符合生理性咬合运动。这些内容无疑在提醒我们在隐形矫治中，应注意牙齿转

矩、颌骨解剖结构对牙齿的限制，以及前牙的覆𬌗覆盖、生理性咬合的最终确定等。

三、面部软组织形态与正畸终末目标的关系

现代口腔正畸学泰斗William R.Proffit教授提出了"正畸应以面部软组织为导向"的矫治理念，同时强调应该重视面部软组织形态的改善，以面部软组织形态作为诊断分析及制订矫治计划的优先考虑要素，从而同时达到牙颌面的结构稳定和形态美观。

四、理想𬌗六要素与正畸治疗终末目标

（一）Lawrence F. Andrews教授提出的"口颌面协调六要素"理论

Lawrence F. Andrews教授于2000年提出"口颌面协调六要素"：理想𬌗的六要素包括理想的牙弓形态、理想的颌骨前后向位置关系、理想的颌骨水平向位置关系、理想的颌骨垂直向位置关系、理想的颏部突度、理想的咬合关系。其中，要素一和要素六是对牙齿、牙列、牙弓进行治疗的最终理想目标的阐述，对审阅隐形矫治的终末目标位置有着很好的参考意义。

（二）目标前界线(the Goal Anterior Limit Line, GALL)与正畸终末目标

Andrews认为上中切牙的位置与唇部形态美观关系密切，同时以相对稳定的额部建立参考平面—目标前界线。GALL不仅将牙齿颌骨硬组织与面部软组织客观定量地联系在一起，而且使得正畸医生能清楚知晓当面部形态达到美观时，牙齿、牙列以及颌骨应该处于的位置和形态，在诊断分析时有了更明确的矫治目标。

（三）理想𬌗六要素理论中牙及牙列的位置

Andrews强调，每个牙冠都应该相互靠拢且没有扭转；牙根应位于基底骨中央；Spee曲线深度应在0~2.5mm；上下颌牙弓形态匹配；每个牙弓中的牙齿位置允许牙齿咬合面与对颌牙有最大接触，允许颌骨功能性运动时正确的交互作用，而且通过牙齿将咀嚼力分散到健康而强壮的支持组织上；下颌骨应位于关节窝的正中关系位，享有生理性的合理运动。

六要素理论详细地阐述了理想的正畸目标，在牙齿牙列方面主要强调了三点：①牙齿转矩；②覆𬌗覆盖；③生理性咬合。牙根位于基底骨中央，即强调前牙转矩和后牙转矩的正常；前牙、后牙覆𬌗覆盖的正常且匹配可以说明Spee曲线正常；生理性咬合，既强调了牙齿在静态牙尖交错时必须具备良好的尖窝接触，咬合稳定，又要求下颌在前伸和侧方运动时无干扰，平衡尖与功能尖斜面、高度均符合生理性咬合的特点。其中，Spee曲线、Wilson曲线，以及牙尖斜度尤其是功能尖斜度被认为是保持生理性咬合必须考虑的三大要素。

ABO标准中的第1、4、6、7点都在六要素理论中直接被提及，而第3点后牙颊舌向倾斜度再一次佐证了六要素理论中对牙齿转矩的要求。ABO标准中关于后牙边缘嵴高度有着严格的评分系统，最优结果要求后牙边缘嵴高度应该一致。我们认为，边缘嵴高度保持一致也是对后牙覆𬌗正常、Spee曲线平滑的另一种解释。

六要素理论、ABO评分方法、全口义齿排列等为隐形矫治终末目标位置的审阅提供了具有指导意义的参考。然而，必须牢记的是，这仅仅是正畸治疗中的一部分，甚至是一小部分。作为一名合格的正畸医生，不应该忽略对咬合、颌骨、面部软组织、牙周组织、关节等的关注，在审阅终末目标位置时一定要将这些因素考虑进来，而不仅仅拘泥于计算机模拟的牙齿排列情况。

（金作林　秦文）

第二节　青少年无托槽隐形矫治技术治疗目标位的确定

无托槽隐形矫治技术利用数字化技术的优势，通过大数据运算模拟牙齿的移动目标及移动路径，并使用弹性材料（隐形透明牙套）实现牙齿的移动。隐形牙套也是诸多正畸矫治器的一种，运用隐形牙套并不能脱离人体生理结构和功能的范畴以及正畸治疗的基本逻辑。而且，由于生物力学和材料性能的限制，隐形牙套并不能完全实现计算机所设定的目标。因此，无托槽隐形矫治技术的应用，会对临床医生提出更高的要求。

首先，无托槽隐形矫治技术对病例的诊断，治疗方案、牙齿移动目标位的确定提出了更高的要求。治疗目标的确定是所有正畸治疗开始的前提。无托槽隐形矫治技术与固定多托槽矫治技术的治疗目标都要建立在口颌系统生理结构和功能的基础之上，要考虑牙齿、肌肉、骨骼、关节、牙周和气道等口颌系统整体的美观、健康和功能。由于无托槽隐形矫治根据目标位批次生产所有矫治器，若目标设计出现偏差或治疗过程中出现失控现象，"重启"需要付出较大的代价。而固定多托槽矫治技术中的每一次复诊都可以视为"微重启"，临床可及时调整。

经过近百年的积淀和发展，固定多托槽矫治技术的诊断系统相对成熟。其诊断系统基于以下几个基本概念和原则：①正畸治疗应充分认识牙列容积的概念，牙列在口腔三维空间内矢状方向、冠状方向及垂直方向的大小是有限度的。若颌面部肌肉功能正常，则牙列在三维空间内均不应扩张。②面下1/3的大小及治疗是面部协调和美观的关键。③充分理解骨骼类型：正畸诊断和治疗必须与生长发育协调。对于异常的生长型，须采取必要的措施进行调整或者补偿。因此，个性化诊断需要从面部美观、骨骼类型、牙量与骨量、矢状向关系和生长发育这五个方面来考虑。遵循这些基本的概念和原则，无托槽隐形治疗目标位的设定将会有章可循。

需要强调的是，青少年错殆畸形矫治目标位的确定需要基于以上基础，并对颅颌面及牙列的生长发育加以特别考虑。

一、正畸治疗目标位设计的三维考虑

（一）正畸治疗目标的矢状方向考虑

1.下颌中切牙的位置。

Dr. Tweed认为下颌中切牙的位置是治疗的关键，其位置与上颌中切牙共同影响面下1/3形态。Tweed三角是诊断设计中简捷而实用的重要工具（图1）。

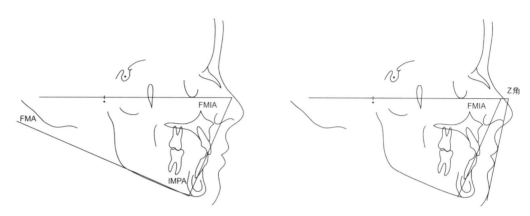

图1　Tweed 三角

其中，FMA是眶耳平面（FH）与下颌平面（MP）构成的前下角，是下颌骨水平和垂直位置的表达。FMIA是下中切牙长轴与眶耳平面（FH）构成的后下角，代表硬组织面型，受下切牙唇倾度的影响，与获得平衡稳定的面下1/3显著相关。FMIA作为确定下切牙位置的重要指标，增大1°需要0.8mm的间隙。Tweed认为FMA在22°~28°之间，FMIA应为68°。若FMA≥30°，FMIA应为65°；如果FMA≤22°，下切牙则尽量维持现有位置不唇倾。若下切牙舌倾（例如内倾型深覆𬌗患者）且唇侧牙周组织安全，则可以适度唇向直立。IMPA是下中切牙长轴与下颌平面（MP）构成的后上角，代表下切牙唇倾度。

下切牙的移动模式通常为"以根尖为中心的控制性倾斜移动"。无托槽隐形矫治技术中可以添加适当转矩以控制根尖位置，必要时还可以根据患者具体情况设计一定程度的过矫治。

2.上颌中切牙的位置。

上颌中切牙直接影响唇部突度，可以先确定上颌中切牙的目标位，再根据正常覆𬌗覆盖确定下颌中切牙目标位。确定上颌中切牙目标位时可以参考Andrews提出的自然头位时过额前点的真性垂线，即Gall线（图2）。Andrews认为，理想状态下上颌中切牙临床冠中心点在Gall线上，同时其牙根位于牙槽骨的中央位置。也有学者观察到理想状态下Gall线同时通过前鼻嵴点（ANS），可以用前鼻嵴点的真性垂线作为确定上颌中切牙目标位的参考。

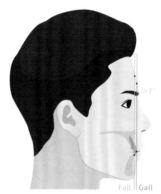

图2　Gall 线：自然头位时过额前点的真性垂线

无托槽隐形矫治技术内收上前牙，需要考虑在目标位的基础上增加一定程度的过矫治转矩（如前牙增加正转矩10°~15°），严重病例则需用其他方式来加强转矩控制。

（二）正畸治疗目标的垂直方向考虑——上下颌中切牙位置

在放松状态下，若上唇长度正常，上颌切牙切缘位于上唇的下缘2~4mm处（图3），下颌切牙与下唇上缘齐平，此时覆𬌗正常为3~4mm（图4）。无托槽隐形矫治技术可以据此确定前牙区垂直向的目标位。但是，下颌切牙的压低难度较大，应该设计适当的过矫治。

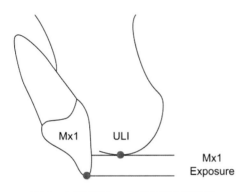

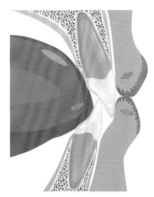

图3　上颌切牙与上唇的正常位置关系　　　图4　下颌切牙与下唇的正常位置关系

（三）正畸治疗目标的冠状方向考虑

对牙列冠状方向的控制影响其垂直方向和矢状方向的表达，直接影响颅面𬌗美观、功能和健康。其主要内容包括上下颌骨宽度匹配、后牙颊舌向倾斜度（转矩）的控制以及牙弓中线与面部软组织中线的匹配。

1.后牙宽度。

Andrews认为，WALA嵴可以作为确定牙齿与基骨关系的参照（图5）。WALA嵴位于下颌膜龈联合的交界处，与第一磨牙的阻抗中心基本位于同一水平面。从咬合面观察，牙齿临床冠中心点距离WALA嵴的距离，自第一磨牙从后向前从2.2mm逐渐减小至切牙处的0.1mm。

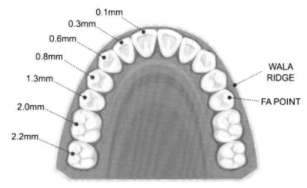

图5　WALA嵴与下牙列牙冠距离关系

2.牙弓中线。

牙弓的中线通常与面部中线一致。面部中线一般为过软组织鼻根点与上唇中点形成的一条假想线。若无颌骨的偏斜，上牙弓的中线只要与面部中线一致即可；而如果有颌骨的偏斜，则上牙弓中线至少要与面中线平行。上牙弓中线的确定还要参考唇峰、人中、鼻小柱等重要解剖标志。

二、青少年错殆畸形无托槽隐形矫治目标位的设计

青少年患者正畸治疗中还要考虑颅面部骨骼生长发育和咬合生长发育这两个重要变量。

（一）青少年错殆畸形矫治目标位切牙的考虑

由于骨性错殆畸形患者颅面生长发育（尤其是下颌骨）难以预测，对于青少年错殆畸形患者，确定切牙目标位除了考虑上述因素，还要同时考虑其牙齿目标位与颅面生长发育的协调。对于青少年Ⅱ类错殆畸形患者，下切牙理想的目标位应该尽可能直立于牙槽骨中央，使下颌唇、齿、颏的关系协调。在治疗过程中避免前牙区的早接触，避免影响下颌的生长发育。（图6）但是由于下颌生长发育难以预测，医生在矫治过程中需要密切监控、及时预判，并适时调整支抗。无托槽隐形矫治技术也是如此，必要时还需要在矫治过程中根据颌间关系重新设定下切牙的目标位。而对于青少年Ⅲ类错殆畸形患者，其下颌生长发育的可变性更大，下切牙目标位的设计既要考虑代偿机制，又不能过度代偿，为以后可能需要的正颌手术留有余地。

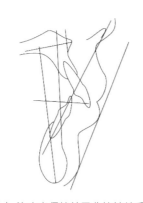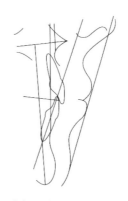

（a）治疗中保持前牙非接触关系　　　　　（b）治疗即将完成时
（不影响下颌骨的生长）　　　　　　　（达成前牙正常覆殆覆盖）

图6　青少年Ⅱ类错殆畸形患者矫治目标位的确定

（二）青少年错殆畸形矫治目标位冠状方向匹配的重要性

对于青少年错颌畸形患者，确定目标位牙弓冠状方向也非常重要。牙弓及基骨宽度不但与垂直方向和矢状方向生长发育的表达有关，也与鼻腔容积有关。冠状方向的诊断要考虑基骨宽度、牙弓宽度和牙齿倾斜度、横殆曲线。

1.基骨宽度。

正畸临床常用宾夕法尼亚大学CBCT横向分析法分析基骨宽度。其上颌骨的宽度为双侧Mx点连线，下颌骨的宽度为双侧Md点连线。Mx点、Md点分别为上下WALA嵴与第一恒磨牙根分叉连线的交点(图7)。正常情况下，Md-Md+5=Mx-Mx，即上颌骨比下颌骨宽5mm。

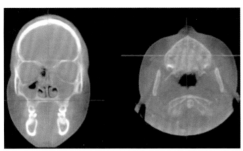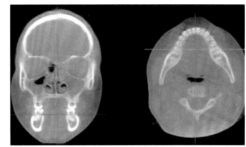

图7　宾夕法尼亚大学基骨宽度CBCT横向分析法

2.牙弓宽度和牙齿倾斜度。

第一恒磨牙和尖牙，尤其是第一恒磨牙是确定牙弓宽度的关键，其理想位置是牙根直立于基骨中心（图8）。结合CBCT（图9）和WALA嵴分析，可以帮助判断当前牙根的位置和倾斜度，进而设定其移动模式。在牙根位置正常的情况下，第一磨牙处的上下磨牙的覆盖应为每侧2.5mm，即上牙弓宽度比下牙弓宽度大5mm，这与上下颌基骨宽度差异相匹配。矢状方向和垂直方向异常的青少年II类错𬌗畸形患者，通常伴有上牙弓的狭窄而需要扩弓。使用无托槽隐形矫治技术扩弓时，需要增加适当的牙根颊向转矩以维持其根尖位置。

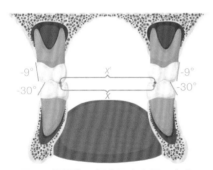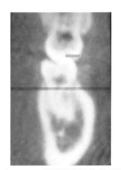

图8　根据第一恒磨牙确定牙弓宽度　　　图9　结合CBCT判断牙根的位置和倾斜度

3.横𬌗曲线（Wilson曲线）。

横𬌗曲线主要取决于后牙段颊舌向的倾斜度——转矩（图10）。正常的横𬌗曲线由后向前逐渐平坦，而且同名牙处上下曲线的曲度应该一致。这样的匹配才能确保咬合稳定和正常行使功能（图11）。骨性畸形也会导致横𬌗曲线异常。临床上II类错𬌗畸形患者往往会有更深的横𬌗曲线，而III类错𬌗畸形患者曲线较平坦。

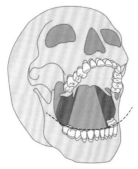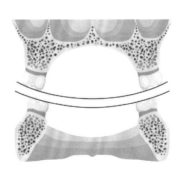

图10　横𬌗曲线　　　　　　　　　　图11　同名牙处上下曲线的曲度

对于青少年II类错𬌗畸形，应对前牙区进行覆𬌗覆盖的控制，适度整平后牙横𬌗曲线，消除后牙𬌗干扰，为下颌的生长创造有利的环境。使用无托槽隐形矫治技术，若牙弓宽度正常，可以在上颌后牙增加0.5~1mm的根颊侧移动以整平横𬌗曲线，在下颌后牙增加适度的根舌向转矩以整平横𬌗曲线，为下颌的生长提供引导。

三、替牙期无托槽隐形矫治目标位确定时间隙管理的考虑

对于替牙期的患者，主要目标为解除影响牙齿、牙周组织健康和𬌗、颌正常功能及其生长发育的"急"症，同时做好间隙管理。在获取间隙时，不仅要对替牙完成之后牙量、骨量不调的程度做出预测，同时要充分考虑牙列在三维空间内的容积限制，对肌肉功能正常的个体不应随意扩张牙弓。

（卢海平　俞沣洋）

第三节　青少年错𬌗畸形隐形矫治数字化方案审核

隐形矫治数字化方案设计及审核是无托槽隐形矫治临床特有步骤。错𬌗畸形矫治中，正畸医生根据正畸学理论与技术，在自身临床治疗经验基础上进行数字化方案的设计与审核，往往体现了错𬌗畸形矫治医生自身的矫治理念。本章节将阐述规范化进行隐形矫治数字化方案设计与审核的思路与方法，提供两个规范化审核参考模式，有助于准确地完成无托槽隐形矫治数字化方案设计与审核，使无托槽隐形矫治的临床应用更有逻辑、更完整、更有效率，提高临床隐形矫治的水平。

一、隐形矫治数字化方案设计的IMSAS规范化流程

（一）IMSAS规范化流程介绍

隐形矫治数字化方案设计实际上就是利用数字化牙模完成模拟矫治，其结果直接决定椅旁真实治疗的效果。初学者往往对于方案设计、动画修改缺乏清晰思路，不知从何入手，导致设计结果不佳或者事倍功半。数字化模拟矫治的"IMSAS"攻略，是临床一套行之有效的数字化方案设计与审核方法，包括：

"I"：Incisor（切牙）；

"M"：Molar（磨牙）；

"S"：Set-up（排牙）；

"A"：Attachment（附件）；

"S"：Staging[牙移动分步（移动步骤）]。

也就是说，数字化模拟矫治方案设计与审核需从这5个方面依次考虑，逐步完成（图1）。

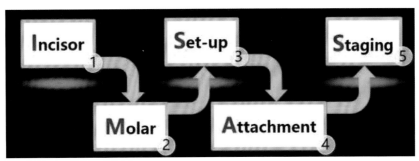

图1 IMSAS方法流程图

1. "I"：切牙（Incisor）定位。

切牙的位置直接决定治疗的美观效果，因此是首要的考虑因素。切牙的唇向位置，决定了嘴唇的突度及面下1/3的侧貌形态；切牙的垂直向高度决定了笑容时"笑弧"美观度及龈牙美学。经典的Tweed分析法以下切牙定位为中心，根据FMIA决定下切牙需直立的角度。而当代，更多学者提倡应以上切牙定位为中心设定矫治目标，下切牙则参照上切牙设定位置。上切牙的矢状向定位多根据软硬组织的解剖标志点定位，Andrews"六要素"中的Gall线便是一种定位标准。上切牙的高度应从下颌肌位、自主最大笑容（autonomous maximal smile, AMS）时牙冠暴露量、牙龈暴露量和"笑弧"等方面综合考虑。

2. "M"：磨牙（Molar）定位。

磨牙的主要功能是研磨食物，因此尖窝相对的磨牙关系非常重要。不管是中性关系、完全远中关系，还是完全近中关系，都是可以接受的磨牙关系。而牙尖相对的磨牙关系，如轻远中关系，则不利于咬合功能与稳定，应尽量避免。此外，切牙决定了牙弓的前界，磨牙决定了牙弓的后界，当切牙位置确定后，便只能通过磨牙位置的调整来解决牙弓内的拥挤或间隙问题。磨牙的矢状向定位应根据牙弓的拥挤量，决定究竟采取磨牙远移或是拔牙后磨牙近移，以解除拥挤。数字化排牙为医生提供了极大的便利，不需要通过繁琐的计算，可以由数字化排牙模拟不同的磨牙定位方案进行比较，以选择更高效、更容易实现的方案。

3. "S"：排牙（Set-up）。

只有当切牙与磨牙的定位确定后，才能着手进行排牙。排牙需要医生对正常牙弓的排列、咬合关系有深刻的理解和认识。IMSAS攻略提出"六面排牙法"，要求从正面（1）、左/右侧面（2）、上/下殆面（2）及舌面（1）共6个方向逐一完成排牙。①正面观，要求前牙倾斜度正常，高度正常。②侧面观，要求后牙邻接关系良好、尖窝交错。③殆面观，要求没有扭转，咬合线平整。④舌面观，要求咬合接触紧密。需要时刻注意，数字化排牙的目标位并不是最终的牙齿位置，而是最终的牙套形态。因此，目标位并非一定等于真实的最终位，而是代表给牙齿加力的方向。某些牙移动类型，"实现度"很高，最终位与目标位几乎完全一致；而另一些牙移动类型，"实现度"则较低，需要在排牙时考虑一定程度的过矫治设计。

4. "A"：附件（Attachment）设计。

附件粘贴在牙面上，是无托槽隐形矫治透明牙套用于增强固位并产生矫治力的部分，尤其是对于有一定难度的牙移动，需要利用附件增强控制、产生力矩，辅助实现生物力学效应。设计附件需要在力学"控制"（Control）与操作的"难易度"（Ease）之间获得最佳平衡。附件越多、越大，对矫治力的控制一定会更强，但同时也会影响无托槽隐形矫治器操作的难度，包括医生操作难度与患者取戴难度。如果附件设计太多，患者取戴附件困难，某牙经常发生附件脱落，则脱落处矫治器与该牙之间存在空泡，控制力反而减弱。总之好钢用在刀刃上，附件也应放在那些较难移动的牙上。

5."S"：牙移动分步（移动步骤）（Staging）设计。

移动步骤是指无托槽隐形矫治中各个牙移动的先后顺序和速率。牙移动分步设计灵活多变，涉及生物学、力学等多方面考虑，在IMSAS设计要点部分将着重介绍。在整个模拟矫治设计过程中，牙移动分步设计是最后的关键环节，需要反复推敲打磨，才能得到好的矫治效果。

（二）IMSAS规范化流程的移动分步设计要点

IMSAS规范化流程的移动分步设计包含一系列原则：

1.移动分步设计应遵循"交互支抗"原则，指的是同时移动的牙应互为支抗，可设计同时移动。比如，磨牙远移和前牙唇倾的牙移动方向相反，可以成为一对交互支抗，因此可以设计为同时进行；而磨牙远移和前牙内收的牙移动方向相同，并非交互支抗，则不能设计为同时进行，除非使用额外的支抗（如种植体或颌间牵引）。理想的交互支抗，除了由两组反向移动的牙组成，这两组牙的"支抗能力"（以有效牙周膜面积为代表）也应大致相当。符合理想交互支抗的移动步骤，可以预期较高的实现度（实际牙移动与设计牙移动的符合程度）。譬如，错𬌗畸形拔除第一双尖牙的病例，设计5的近中移动与3的远中移动同时进行，便是符合理想交互支抗的移动步骤，其实现度较高；若设计5的近中移动与1、2、3的远中移动同时进行，由于5的牙周膜面积远小于1、2、3的牙周膜面积总和，其结果便是5的支抗不足，导致前牙内收不足，而5受力过大，发生近中倾斜。

2.移动分步设计应兼顾实现度和效率原则。从实现度的角度考虑，每一步移动的牙总数越少，单颗牙的移动量越小，实现度越高。然而，减少每一步移动的牙总数和移动量势必增加疗程，降低矫治效率。因此，移动分步需要在实现度和效率之间寻求平衡。一方面，在保证较高实现度的前提下，尽量提高效率。比如，对于推磨牙向后等实现度高的牙移动方式，可采用系统允许的最大牙移动速率；而对于磨牙近移等实现度较低的牙移动方式，则应适当减少每一步移动的牙总数，采用"逐个移动"或"分批移动"的移动分步设计。另一方面，在不延长总疗程的前提下，应尽量放慢牙移动速率，以获得更高的实现度。比如，如果上颌牙移动总步数为60步，而下颌牙移动总步数为30步，显然下颌过早结束也不能缩短疗程。这时可在设计数字化方案时特别要求减慢下颌牙移动速率，使之基本与上颌牙移动同步结束，从而获得下颌牙更高的实现度。

3.移动分步设计时需注意压缩"水分"原则。所谓"水分"，就是一些不必要的往返移动。虽然某些情况下一定的往返移动是必要的，但过多的往返移动不仅对牙周健康不利，还会降低实现度和效率。当然，甄别哪些往返移动是不必要的，则需要借助于正畸医师敏锐的目光和丰富的临床经验。

4.移动分步设计还应遵循"前牙优先"原则。如前所述，前牙美观是患者比较关注的，应尽可能早期排齐患者前牙，部分满足其主诉。即便在某些情况下，如因拥挤等问题，无法早期排齐前牙，也应尽量做局部牙移动，让患者看到自己前牙的改变，相信矫治器的效力，从而更好地配合治疗。

5.对于青少年而言，有一种特殊的移动分步方式经常被用到，那就是所谓的"咬合跳跃（bite jump，BJ）。咬合跳跃，是指单个牙列作为整体的一次性移位。在仍有生长发育潜力的青少年Ⅱ类错拾畸形矫治中，有时可以不通过常规的牙齿移动分步设计，而通过咬合跳跃（常常代表医生预期的患者下颌生长量）一步改变矢状向关系。当然，必须明确咬合跳跃只是预期或希望的结果，通过动画呈现出来，实际结果可能与之相符，也可能不符。

总之，一个数字化矫治方案是否优秀，检验标准是最终的"实现度"，亦称为"准确度"，即实际牙移动与设计牙移动的符合程度。当然，影响实现度的因素是多方面的，包括数字化矫治方案设计、椅旁操作、临床监控等，但方案设计无疑是前提与基础，也是技术含量最高的环节，需要通过不断的思考与实践才能逐渐提高水平。

（李宇）

二、以目标为导向的隐形矫治方案提交及审核流程："AIMS TO BECOME"

无托槽隐形技术的矫治方案是一种个性化矫治方案，严密有序的方案提交及审核流程有利于简化前期方案设计，提高医生与技术人员的交流效率，同时有利于医生全面考虑患者具体情况，提升最终方案的精准化水平。"AIMS TO BECOME"流程是一种以目标为导向的数字化3D方案流程，包括"AIMS TO"方案提交流程和"BECOME"方案审核流程。其中，"AIMS TO"方案提交流程包括排齐牙列（Aligning the dentition）、前牙位置（Incisor's position）、磨牙位置（Molar's position）、牙移动步骤（Staging）、转矩（Torques）、其他（Others）六个方面，"BECOME"指的是检查初始咬合状况（Beginning）、查看牙齿的终末位（Ending）、审阅意见（Comments）、治疗概况及其他（Overview and Others）、三维动画及分步（Movement and Staging）、牙齿移动量表（Excel）六个审核步骤。

（一）无托槽隐形矫治方案提交流程："AIMS TO"

1.排齐牙列（"A"，aligning the dentition）：与固定多托槽矫治技术相似，无托槽隐形矫治器矫治牙列拥挤的原则亦是增加骨量或减少牙量，使牙量和骨量基本协调，主要需要考虑是否扩大牙弓、是否拔牙及是否推磨牙向远中移动三个方面，而尽量不使用邻面去釉的方法（特别是在拔牙病例中要避免使用邻面去釉）。

2.前牙位置（"I"，incisor's position）：前牙关系主要从左右向、垂直向和前后向三方面考虑。其中，左右向主要针对患者上下颌牙列中线位置，通过以上颌或者下颌中线位置为标准，移动下颌或上颌中线，或者同时移动上下颌中线，以协调中线关系。垂直向则主要关注患者前牙覆𬌗关系，如在深覆𬌗病例中，压入上下颌前牙，使覆𬌗达到正常范围。前后向则主要指前牙内收情况以及其最终覆盖关系。

3.磨牙位置（"M"，molar's position）：相似的，磨牙位置也主要通过左右向、垂直向和前后向三方面确定。左右向是否通过扩弓等方式改变磨牙宽度，或者维持磨牙宽度不变；垂直向是否压低磨牙，是否整平牙齿边缘嵴；前后向维持磨牙关系，或者通过颌内、颌间牵引等方式使磨牙达到中性关系。

4.牙移动步骤（"S"，staging）：在设计牙移动过程时，主要考虑患者牙齿移动的先后顺序、牙移动模式和移动速率，如是否需要通过控制上下前牙移动过程中的覆𬌗覆盖关系以避免𬌗干扰。采用常规模式移动牙齿，抑或是采用"M"模式或"Frog"模式，保护后牙支抗。

5.转矩（"T"，torques）：无托槽隐形矫治器要留意转矩控制以更好地实现牙套的表达，特别是在拔牙病例中，表现为前牙伸长以及覆𬌗加深。因此应特别注意对患者转矩的控制，以避免出现骨开窗、骨开裂等并发症。医生可根据患者头影测量数据，结合过矫治所需转矩度数，设定患者上下前牙转矩需要改变的程度。另外，亦可通过增加附件、植入种植钉等方式实现转矩的控制。

6.其他（"O"，others）：还有一些其他因素也会影响方案的设计和矫治的效果、效率，因此在方案提交过程中也应该有所考虑。例如，微种植钉的数量及位置，是否采用颌内或者颌间牵引等方式，也应在提交方案时提及。

（二）无托槽隐形矫治方案审核流程："BECOME"

1.检查初始咬合状况（"B"，beginning）：首先，根据初诊口内照片检查模拟的初始咬合位置是否正确，包括磨牙尖牙关系、中线位置、覆𬌗覆盖关系等，确保初始咬合状况准确反映患者口内真实情况。

2.查看牙齿的终末位（"E"，ending）：查看矫治方案的终末结果，主要按照四个顺序，以免重复或者遗漏：先下后上、先单后双、先外后内、先牙后附。先下后上指分离上下牙弓，分别检查下颌、上颌牙弓的水平向是否排齐、垂直向是否存在台阶、倾斜度和转矩是否正确。先单后双指在分别检查下颌、上颌牙弓后，再将上、下颌咬合在一起进行检查。先外后内指的是先从外侧检查上下颌前后牙矢状向、垂直向及水平向的咬合关系，再从内侧进行检查。先牙后附则指在检查完牙齿状态及移动过程后，显示附件形态，对附件的种类及位置进行修改。

3.审阅意见（"C"，comments）：查看历史意见有利于医生回顾前期治疗意见，同时了解技术人员所做的实际的修改，对比前后方案的变化细节。

4.治疗概况及其他（"O"，overview and others）：治疗概览展示了此方案中矫治器的总步数及类型分布，多存在一副矫治器模板及主动、被动矫治器。另外，还需要检查一些其他的重要内容，例如是否需要种植支抗、是否需要颌内或颌间牵引、是否设置IPR，以及是否存在前牙控根附件（如隐适美无托槽隐形矫治技术的Power Ridge），或者是否需要长拉钩牵引

（Power Arm），等等。

5.三维动画及分步（"M"，movement and staging）：通过反复查看三维移动过程，并对比矫治前后的位置关系，评估矫治步骤的长度是否合适、后牙支抗是否得到有效控制、牙齿移动过程中是否存在殆干扰、是否存在往复移动、牙齿移动过程中的覆殆覆盖关系是否合适等，并进行相应修改。

6.牙齿移动量表（"E"，excel）：最后，通过仔细查看牙齿移动量表，全面审核牙齿移动过程及最终位置变化，根据牙齿位置变化修正治疗细节。由于多数患者的前牙牙槽骨质情况较差，应特别注意前牙的移动模式和转矩变化，避免过度的倾斜移动或者牙根负转矩变化，以避免出现骨开窗、骨开裂等情况。并根据牙齿初始角度以及过矫治设计，检查前牙转矩控制是否满足预先设计要求。同时，通过数值变化查看牙齿伸长压低情况、近远中移动情况、扭转变化情况以及是否存在往复移动情况，并根据具体情况修改。

总之，隐形矫治的设计是一个复杂的过程，需要根据患者的具体情况，考虑多方面指标，最终获得个性化治疗方案。"AIMS TO BECOME"数字化方案提交和审核流程具有流程化、具体化、全面化、精确化的优点，有利于医生综合考虑患者的治疗细节，并且帮助医生与技术人员的交流，以获得满意的治疗方案和矫治效果。

（赵志河）

三、隐适美无托槽隐形矫治技术数字化方案审阅五步法

隐适美无托槽隐形矫治技术数字化方案审阅五步法（图2）如下：

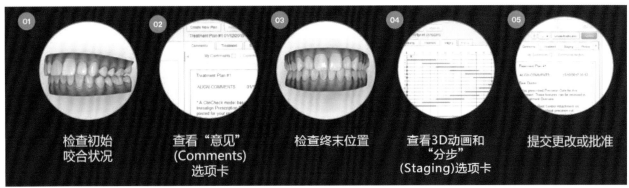

图 2　ClinCheck 审阅的五步法

（一）第一步：检查初始咬合状况

检查初始咬合状况与口内情况是否相符。初始位置相当于反映和模拟口内的咬合关系及牙齿情况。后续的方案设计都是基于初始咬合状况进行终末位的设计。因此初始的模型咬合准确性至关重要。初始位置的检查主要通过拍摄的口内照片和ClinCheck动画进行对比，从矢状向、垂直向和水平向进行比较，需留意拍照角度对矢状向磨牙关系准确性判断的影响。

（二）第二步：查看"意见"（Comments）选项卡

意见栏会看到技师(CAD Designer)的留言。意见栏是医生和技师沟通的重要平台，矫治医生需要养成阅读意见选项卡的习惯，千万不要因为有时篇幅很长就忽略不看。在阅读时，可重点看以下几点：

(1)模型质量：是否需要重新取模或部分切割。毕竟准确的模型是成功的基石。

(2)补充信息：需要医生提供更多的信息，以实现特定治疗目标。

(3)移动预测：根据 ClinCheck 治疗计划对牙齿具体移动进行预测的信息。

(4)特定信息：技师在终末位置上添加的过矫治设计后的留言（如：第一前磨牙拔除强支抗G6病例的"拔牙加强套装"）。

(5)其他信息。

（三）第三步：检查终末位置

检查终末位置与患者主诉、处方表、特殊说明及临床治疗目标是否相符，终末位的咬合关系、三维牙位置、中线、片切结果等。

终末位置是临床治疗目标的呈现，也反映了医生的临床诊疗思路和方案设计及对生物力学的思考。必须指出的是，ClinCheck 动画的终末位置并非是矫治后口内的牙齿位置。我们可以视其为正畸加力过程中生物力学的动画呈现。在设定终末位置时，根据口内支抗的需求，矫治方案中可能会在理想终末位置的基础之上再适当添加一些过矫治设计以达到预期的临床疗效。加了过矫治的 ClinCheck 动画可能呈现为我们俗称的"Ugly ClinCheck"咬合表现：包括前牙开𬌗、前牙唇倾度增加、前磨牙区出现红色重咬、后牙往远中倾倒、邻接关系不佳、有台阶等。矫治医生或可理解为类似固定矫治中的弯制弓丝的过矫治，只是现在变成在 ClinCheck 动画中"弯制"了无托槽隐形矫治器。

举例来说，对于一些前牙较为直立或舌倾的 G6 强支抗前磨牙拔除病例，由于我们需要防止前牙内收过程中的转矩丢失和磨牙的近中倾倒等过山车效应，在理想终末位置上再加入前牙9°根舌向转矩，后牙4°远中备抗和前牙压低0.5mm等过矫治设计，以获得更好的临床疗效。加入过矫治的终末位置，将不再是我们传统理解的口内牙齿最后排列的情况。因此，我们需要理解这种情况下 ClinCheck 的"所见非所得"，反而正是我们需要的效果。但也并非每个病例都要在 ClinCheck 终末位置上"弯制"无托槽隐形矫治器，需医生结合临床的具体情况综合判断和设计。

（四）第四步：查看3D动画和"分步"(Staging)选项卡

ClinCheck 动画：从不同视角进行查看，并评估理想的移动方式、生物力学的设计（支抗设计，是否要使用支抗辅助装置等），以及患者的个体情况（面貌、生长期、牙周健康等）。

Staging 选项卡：分步移动模式的类型（如同步移动，V-Pattern，A-Pattern等），不同移动模式的牙移动顺序，实现移动的支抗需求，以及进行片切的时机和附件的放置及去除。

需要特别指出的是，ClinCheck中分步（Staging）与SmartStage不是同一概念。前者是矫治设计的牙移动步骤，后者是为实现终末位置的移动方式及相对应的生物力学措施（以"力学驱动"进行设计）。

（五）第五步：提交更改或批准

方案提交更改：审阅方案并提交修改意见。在应用ClinCheck方案设计时使用"3D control"，医生可对终末位置进行调整。在修改方案时，医生可选择保留优化附件或对其进行移除，或改为传统附件，也可对传统附件的位置和大小进行调整。需特别指出的是，优化附件属于SmartForce家族，其配套有SmartStage牙套形变、生物力学设计及预支抗。如果移除优化附件改为传统附件，则附件主要变成固位作用，其生物力学的加力方式也相应改变。比如Invisalign First独有的优化扩弓附件，在扩弓过程中结合SmartStage的生物力学设计和SmartTrack的优异包裹和持续轻柔施力性能，使得扩弓过程中能防止磨牙腭尖下垂。如果医生在First上移除优化扩弓附件而更改为传统附件，需要留意磨牙的情况。

医生审核方案后，进行方案批准，提交后台，开始生产矫治器。

（谢晖　Wendy Lo）

第四节　青少年错殆畸形数字化方案中附件的设计与选择原则

一、无托槽隐形矫治器附件功能与特性

（一）隐形矫治器附件

附件（attachment）是无托槽隐形矫治技术在牙齿上粘接的、具有增强固位和辅助移动功能的构件。在数字化方案设计中，附件是添加于相应牙齿上的额外几何结构，在计算机的牙齿影像上表现为一个突出于牙面的部件。它是无托槽隐形矫治器的矫治力加载面，通过附件模板和矫治器附件形态的差异，实现预加力。

（二）无托槽隐形矫治器附件的种类

1.固位型附件：此类附件的功能主要是辅助无托槽隐形矫治器透明牙套固位。如患者存在如临床冠短、倒凹不足、牙齿间大小差异明显等一些固位力不强的情况，可以设计这类附件，使无托槽隐形矫治器借此获得充分就位并发挥矫治作用。固位型附件形状有椭圆形、矩形、楔形。对于牙冠偏短双尖牙，无法设置优化后牙伸长附件，可设置偏龈方、水平向放置的矩形附件。这类附件以固位为主，但也能引导或帮助相应牙齿按数字化方案设计的路程重新定位，使牙齿更顺利地移动到矫治设计的目标位。如牙根的竖直，当未使用控根无托槽隐形矫治技术附件时，则可以选择使用垂直向放置1mm厚、3mm长的矩形附件。

2.优化附件：这类附件的作用是引导或帮助相应牙齿按数字化方案设计的路程重新定位，

使牙齿更顺利地移动到矫治设计的目标位。隐适美无托槽隐形矫治器中的优化附件均为此类附件。如隐适美无托槽隐形矫治器的伸长优化附件、纠正牙扭转的优化附件、G4尖牙双尖牙优化控根附件、G5下颌双尖牙深覆𬌗优化附件、G6双尖牙及磨牙上的优化支抗附件、G6尖牙上的优化内收附件等。

（三）无托槽隐形矫治器特性（以隐适美无托槽隐形矫治器为例）

1.压力嵴（Power Ridge）：增强无托槽隐形矫治器对前牙的舌侧转矩控制，从G3开始设计应用，位于切牙唇侧龈方、舌侧近切端。

2.颊侧压力点：设计上下颌双尖牙控根移动时，如其牙冠无足够面积安放两个无托槽隐形矫治器附件或预测附件将导致咬合干扰，改为用一个附件，附加一个颊侧压力点的设计。

3.上下前牙舌侧压力区：从G5专门设计的无托槽隐形矫治器新特性，有助于产生一通过牙齿阻抗中心的压入力，以更好地压低前牙。

4.精密咬合平面（Bite Ramp）：为了打开后牙咬合，提高深覆𬌗治疗的效率，隐适美无托槽隐形矫治器G5增加了前牙精密小平导设计。

5.精密翼托：设置在上下磨牙或双尖牙区颊侧的翼状突起，用于处于生长发育期青少年患者导下颌向前的无托槽隐形矫治器。

二、隐形矫治技术中方案审核时附件数量和部位的考虑因素

（一）附件设置数量

1.对于牙周病致牙龈退缩、倒凹大、临床冠长的患者，如果附件设计过多，将增加摘戴难度。

2.对于临床冠过短的患者，要适当增加附件来增强固位。

（二）附件设置牙位

1.伸长移动的牙齿应设置附件。

2.压低移动的牙齿的邻牙应设置附件。

3.控根移动较大的牙齿应设置附件。

4.对于尖牙，一般在近牙尖放置3~4mm的垂直矩形附件。

5.对于磨牙，一般在近咬合面（离咬合面至少1mm）放置3~4mm的水平矩形附件，如同时需设置开窗，一般附件在近中，开窗在远中。

6.舌侧错位或舌倾严重的牙，一般在其舌面设置水平椭圆形附件。

三、青少年各类错𬌗畸形矫治的附件设计参考

（一）推磨牙向后病例的附件设计

1.无托槽隐形矫治技术结合支抗钉，全牙弓整体后移的附件设计，双尖牙、磨牙上设计垂直

矩形附件与成对无托槽隐形矫治技术附件，均可达到良好的控根效果。

2.附件既有加强固位的功能，更是实现设定正畸牙移动方式的重要保证，因此当磨牙远移量≥3mm时，建议磨牙上均设计附件。

（二）深覆殆病例的附件设计（以隐适美无托槽隐形矫治器为例）

1.无托槽隐形矫治拔牙病例强支抗设计（如隐适美无托槽隐形矫治技术G6），用于拔除第一双尖牙的病例，除了获得最大支抗的良好效果，对上前牙的转矩控制、后牙的牙轴控制效果也值得肯定。但对于伴有前牙深覆殆的拔牙病例，为获得满意的前牙深覆殆纠正效果，可考虑在下后牙设计传统水平或垂直矩形附件。

2.矫治前牙深覆殆病例时，如能合理选择矫治器特性设计，如前牙舌侧精密平面，可以更有效地纠正深覆殆。

3.安氏II类2分类（内倾性深覆殆）的病例，在切牙区设计压力嵴，使前牙达到正常唇倾度后，前牙压低更有效。

（三）拔牙病例（以隐适美无托槽隐形矫治器为例）

1.对满足强支抗设计条件的拔牙病例，无托槽隐形矫治的支抗控制（如隐适美无托槽隐形矫治技术G6）效果值得肯定，包括支抗控制、前牙转矩和后牙牙轴。严重拥挤的患者，通过支抗控制，也能在较短时间内完成牙冠的排齐。但牙根平行的完成，微调阶段用传统矩形附件效果更好。

2.对于不能满足强支抗设计条件的拔牙病例，长拉钩（Power Arm）的设计，可以获得正畸牙整体移动的效果，即使磨牙的前移量达3mm及以上也可实现前后牙的整体移动。

3.低角深覆殆拔牙病例，下后牙选择水平矩形附件，可以更有效压低下前牙，避免前牙覆殆的进一步加深。

（四）导下颌向前病例（以隐适美无托槽隐形矫治器MA为例）

1.患者佩戴无托槽隐形矫治器活动牙套时，应确认下颌处于前导位置，必要时可在夜间戴用上3下3的颌间牵引，以确保在患者睡觉时，下颌在牙套的帮助下，也处于前伸位。

2.复诊检查无托槽隐形矫治器活动牙套导下颌向前的精密翼托有无变形弯曲，确保下颌每一分步设计的前导量的实现。

3.检查每一分步时，检查尖牙磨牙关系与动画模拟位置是否相符。

4.监控覆盖的变化是否与数字化方案设计相符。

5.监控前牙覆殆的变化，确定下颌Spee曲线被整平，前牙覆殆减小。若Spee曲线未被整平，下颌前导时容易造成前牙早接触，后牙开殆。

（熊国平）

四、无托槽隐形矫治器各类附件选择及使用

（一）无托槽隐形矫治器各类附件选择的适应证

正畸治疗中，牙移动通常分为倾斜移动、整体移动、控根移动、垂直移动和旋转移动。无托槽隐形矫治器附件的选择，主要是为了更好地实现上述运动。这里从临床牙移动的三维角度出发，简析常见牙齿运动中附件的选择（以隐适美无托槽隐形矫治器为例）。

1.垂直向移动：包括伸长移动及压低移动。

（1）伸长移动：可选用优化伸长附件、水平矩形附件或斜面向殆方的水平楔形附件，以提供伸长力并克服伸长过程中牙套的脱位力。

（2）压低移动：一般被压低牙的邻牙需要较好固位，利用相邻牙支抗完成压低。压低牙自身可不放置附件。在深覆殆前牙压低中，若切牙有足够的覆盖，可设计上颌的Bite Ramp辅助下前牙压低。另外，隐适美无托槽隐形矫治技术G5深覆殆解决方案的附件，或者前牙区自动生成的压力区，都可以有效压低牙齿。

2.近远中向移动：分为前牙的近远中向移动和后牙的近远中向移动。

（1）前牙的近远中向移动：常见于前牙存在间隙或者选择拔除下切牙的错殆畸形矫治病例。在关闭前牙散在间隙时，放置优化控根附件较不放置能更好地控制前牙的轴倾角，从而实现牙齿的整体移动。在拔除下切牙的错殆畸形矫治方案中，一般缺隙两侧的切牙处会放置垂直矩形附件。

（2）后牙的近远中向移动：常见于推磨牙向远中或者关闭拔牙间隙的矫治阶段。推磨牙向远中时，可根据情况选择优化控根附件、水平或者垂直矩形附件。在关闭拔牙间隙中，可根据牙移动的支抗要求选择G6/G6e第一前磨牙拔除解决方案的全部无托槽隐形矫治技术附件，或者根据医生个人经验选择，添加颊侧矩形附件或者颊舌侧矩形附件，或者长拉钩等，以实现后牙的整体移动。

3.颊舌向移动：分为前牙的唇舌向移动及后牙的颊舌向移动。

（1）前牙的唇舌向移动：常见于唇倾排齐牙齿或者内收前牙。牙齿的唇倾排齐可不放附件，或者根据情况放置椭圆形固位附件。而牙齿的舌向移动，尤其是控根舌向移动，需要控制前牙不要过度舌倾，常常需要配合切牙唇侧或者唇舌侧的Power Ridge。

（2）后牙的颊舌向移动：多见于个别牙的颊舌向移位改正或者扩大、缩小牙弓。在后牙的颊向移动中，常常在颊侧放置水平矩形附件或者楔形附件，以利于控根整体移动。如果牙冠舌侧有足够的位置，且牙齿为以牙冠移动为主的颊向移动，也可在舌侧放置固位附件。在隐形扩弓矫治（如隐适美无托槽隐形矫治器First）中，系统设有优化扩弓支持附件，控制后牙在扩弓时保持整体的颊向移动。

牙齿的舌向运动的附件设计则与颊向移动相反。

4.个别牙的扭转：扭转牙的矫正在正畸治疗中也十分常见。研究表明，切牙因其解剖形态特点，牙冠较宽，应用无托槽隐形矫治器改正扭转时多不需要过多附件。但后牙扭转的改正却较

困难：当尖牙扭转高于15°时，无托槽隐形矫治中扭转矫治的表达有效率较低。优化旋转附件、垂直矩形附件、垂直楔形附件及水平矩形附件均可用于扭转的改正。优化多平面控制附件也可在牙齿伴有多种移动中提供改正扭转所需的固位。由于隐形矫治器在扭转纠正中效率较低，临床常常合并牵引钩加橡皮圈弹性牵引辅助隐形矫治器矫治扭转牙（图1）。

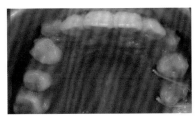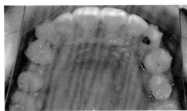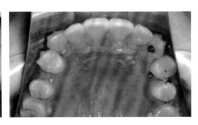

图1　牙萌出后扭转（约180°）

注：23、24、25、26牙粘牵引钩，无托槽隐形矫治器结合橡皮圈弹性牵引改正扭转。

以上是牙齿需单一移动时附件选择的参考建议。而实际上，牙齿的移动往往是多方向的，比如扭转伸长的牙齿需要实现压低及旋转移动，附件的选择可遵从"由易到难、先主后次"的原则进行设计，先设计压低移动，之后再改正扭转。这能防止矫治开始初期发生脱套而影响其他邻近牙齿的移动。另外，多平面无托槽隐形矫治技术附件配合合理的分步移动设计，也可实现牙齿复合性多维方向的移动。

需要强调的一点是，不同于成年人隐形矫治患者，青少年患者可能存在牙冠萌出高度不足的问题，在附件的选择中，应根据患者的具体特点，进行个性化的选择和使用，并在治疗中严密监控，以最大限度地实现牙齿的目标移动。

（二）下前牙重度拥挤的无托槽隐形矫治中附件使用时机

1.正确选择隐形矫治器的附件是保证错𬌗畸形隐形矫治疗效的基础，同时附件使用的时机对能否实现目标移动也有重要影响。大部分附件在治疗开始时可以放置，但是个别情况下：如严重拥挤的下前牙，放置附件可推迟至稍排齐后再进行。因为：①拥挤的牙齿较排列整齐的牙齿能获得更多的牙套包裹；②附件模板有时很难在狭小的间隙中形成良好的附件形态。推迟其附件的粘接：①可能避免牙套取戴困难造成的透明牙套断裂；②也可避免因为附件形态不准确而导致牙套与牙齿不能紧密贴合，导致其他牙移动不能正常实现（图2）。

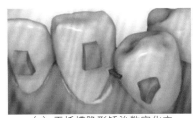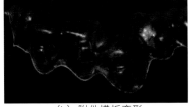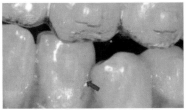

（a）无托槽隐形矫治数字化方　　　　（b）附件模板变形　　　　（c）附件远中龈缘异常突起
案中的附件设计

图2　下前牙重度拥挤时过早设计附件造成附件粘接后形态异常

2.在使用Bite Ramp辅助牙齿压低中，应注意上切牙的转矩是否正常。较直立的上切牙（舌倾）在放置Bite Ramp后，可能导致上前牙更舌倾。另外，前牙覆盖大于3mm的患者在使用Bite

Ramp时，因患者可能随时将下切牙咬在Bite Ramp的舌侧，反而可能影响下切牙的唇倾及压低。因此，在使用Bite Ramp的过程中，应考虑以上因素，先纠正前牙直立（舌倾）、减轻前牙深覆盖，再设计使用Bite Ramp。（图3）

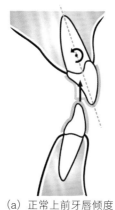 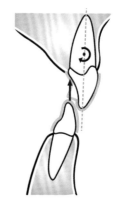

（a）正常上前牙唇倾度　　　　　　（a）上切牙直立（舌倾）[Bite Ramp 使上颌
（上颌前牙受力唇倾）　　　　　　前牙舌侧旋转，加重前牙直立（舌倾）]

图 3　不同前牙倾斜度设计中应用 Bite Ramp 时上前牙受力分析

（三）无托槽隐形矫治器附件数量选择

1.无托槽隐形矫治器附件数量选择原则是在提供足够的支抗控制情况下，临床选择最少数量的附件，减轻临床治疗负担。附件数量的多少，应根据牙移动所需支抗来判断。例如：后牙移动需要的支抗强于前牙移动、多个牙移动需要的支抗强于单个牙移动、压入移动需要的支抗强于伸长移动、牙冠舌侧移动的支抗强于唇向移动。这需要临床医生根据正畸生物力学知识加以判断，以保证最好的牙移动和最少的牙移动附件。目前无托槽隐形矫治临床认为，隐形矫治扭转牙时基本上都需要附加牵引钩弹性牵引。

2.过多的附件可增强无托槽隐形矫治器的固位及支抗，不过也可能导致患者摘戴困难及牙套变形。特别是对于牙周情况不佳的患者，过多的附件可能加剧患者的牙周损伤。另外，当个别附件不贴合时，不仅不能提供所需的牙移动支抗，反而可能形成新的矫治器压力点，导致牙齿更偏离目标位。因此，在可以完成所需要的牙移动固位及支抗的条件下，应尽量减少附件的数量。

（段沛沛　李小兵）

第五节　青少年错𬌗畸形数字化方案设计要点

一、青少年错𬌗畸形隐形矫治设计方案中的咬合接触：轻/重咬合设计

在无托槽隐形矫治的方案设计中，不仅可以直观显示牙齿的排列，还可以显示牙齿的咬合接触。目前无托槽隐形矫治技术的数字化方案设计能够模拟牙尖交错位时的静态咬合，以实现更精准的正畸治疗目标。青少年患者的牙冠一般磨耗较成年人少，在设计方案时，更有条件达到理想的咬合。因此医生在方案设计中，应尽量达到理想的咬合接触（图1）。理想的咬合接触

点应分布均匀，数量和位置基本对称，这样在咬合的过程中口颌系统能更好地平衡咬合负荷。

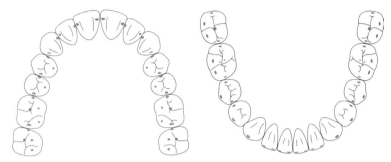

图1 理想的上下颌咬合接触点

关于咬合的轻重设计，主要涉及牙齿移动的垂直向控制，因此此处主要结合前牙深覆𬌗、正常覆𬌗、开𬌗讨论隐形矫治数字化方案中的轻重咬合设计。

（一）前牙深覆𬌗矫治中轻重咬合设计

深覆𬌗常常伴有下颌较深的Spee曲线，可伴或不伴上颌前牙过深的微笑线。在方案设计中，前牙区一般根据患者的微笑线设计上颌切牙的垂直向位置：下颌的切牙与上颌切牙无咬合接触，甚至有时可设计前牙有1mm甚至更大距离的开𬌗，以充分压低前牙，整平𬌗曲线；双尖牙区设计为对称的重咬合接触；而后牙区尤其是第二磨牙为对称的轻咬合接触，甚至开𬌗。以上设计生产的透明牙套如同固定多托槽矫治技术临床矫治中使用摇椅弓，可以较好地整平下颌曲线。

（二）前牙正常覆𬌗矫治中轻重咬合设计

前牙正常覆𬌗的方案设计中，可以按照理想咬合的咬合接触进行设计，结合患者的自身情况，如肌力较强的低角患者，可设计后牙的重咬合接触，前牙的轻咬合接触；或者后牙正常接触，前牙无咬合接触，以实现前牙较后牙更多的压低量，防止肌力较强时后牙有压低而可能产生前牙𬌗干扰。具体操作中，可首先设计为双侧均匀正常的咬合接触，然后双侧后牙设计同样的伸长量。这种操作可以最大程度防止双侧后牙都显示为重咬合，而实际上双侧咬合程度存在较大差异，从而达到双侧后牙尽量均匀地咬合接触。

（三）开𬌗中轻重咬合设计

开𬌗患者中，首先按照临床诊断确定后牙的压低量和前牙的伸长量。在咬合接触上，前牙区可以设计为正常覆𬌗情况下前牙重的咬合接触，后牙轻的咬合接触；也可以根据前后牙需要的压低或伸长量，过矫治为前牙有均匀正常接触的覆𬌗，同时后牙区设计为开𬌗。

不管如何设计，临床医生应认识到：数字化方案设计的仅仅是模拟透明牙套的加力过程，在不同个体具体矫治过程中，矫治器透明牙套加力以及个体的反应不尽一致。另外，目前多数隐形矫治数字化方案设计还不能模拟动态的咬合。因此，临床医生复诊中应询问患者的感受，做好临床检查及监控，对于出现的个别牙咬合创伤采取预防及阻断措施，确保矫治的顺利进行。

二、青少年错殆畸形矫治的牙弓形态大小设计

（一）正常的牙弓形态

国内外学者对牙弓形态进行了大量研究。正畸医生较为熟知的弓形有：①可以依据前牙宽度个性化绘制的方丝弓基础弓形Bonwill-Hawley弓形；②抛物线形状的Catenary curve弓形；③以第二磨牙颊侧为牙弓最宽处的三角椭圆Brader 弓形；④前牙区较宽以实现前牙区功能咬合的直丝弓理想Roth Tru-Arch弓形等。Andrews提出根据个性化牙弓判断的WALA嵴概念，殆面观下颌牙弓中心轴线与WALA嵴有近似特定距离。虽然很多学者提出了不同的牙弓形态，但普遍认为：牙弓因人而异，不能无限地扩大，改变尖牙间宽度将影响正畸治疗后的稳定性。

（二）牙弓形态大小的设计

1.关于牙弓形态的设计，鉴于研究表明卵圆形的弓形在固定多托槽矫治中和患者的契合度最高，治疗后复发最少，隐形矫治牙弓形态设计时更多地将弓形设计为卵圆形。Graber、Felton、Ahmed等也提出，牙弓形态与面部形态相协调，窄长的脸型牙弓呈尖圆形的居多，宽脸型的牙弓呈方圆形的居多。因此在牙弓形态的设计中，还应该根据患者的脸型进行个性化的调整。

2.关于牙弓大小的设计，需要考虑的因素包括青少年的颌骨条件、生长阶段和牙周情况特征。

扩大牙弓：常用于牙弓狭窄或存在轻度拥挤的患者。与成年患者相比，青少年患者在牙移动中牙槽骨有较快的改建。根据患者生长的时期和特点，设计中可进行与生长相协调的牙弓扩大，以更好地适应颌骨生长改建的特征。在下颌扩弓设计时，应考虑青少年下前牙的牙周组织情况：①薄龈型患者，如果方案设计中明显扩大尖牙间的宽度，或者扩弓速度快，很容易导致尖牙区的骨开裂，进而导致牙周附着丧失。②即使是厚龈型患者，考虑到正畸治疗后的稳定性，适当扩大下前牙弓，并参考CBCT影像资料，使扩弓后下前牙根部位于基骨中央，牙冠倾斜度适当以达到良好稳定的咬合关系。

青少年错殆畸形矫治中，缩小牙弓的情况常见拔牙矫治、锁殆矫治、反殆矫治，或者关闭散在间隙的患者。当需要缩小部分或全部的牙弓时，应考虑到舌侧（腭侧）骨板的限制，控制牙弓舌侧或腭侧的减小量，并通过牙齿的转矩，代偿颌骨的不协调，否则过度缩小牙弓可能出现舌侧的骨开裂。在拔牙的患者中，有些患者可观察到明显的拔牙缺隙处牙槽骨吸收，而尖牙又位于牙弓的转折处，牙周组织张力较大，最易发生附着丧失，所以拔牙病例的方案设计中可适当减少尖牙间宽度，防止尖牙处的牙周附着丧失。

总之，隐形无托槽矫治方案设计软件已经为医生提供了很好的牙弓个性化设计平台，医生在设计时应结合个体的颌骨条件、生长阶段、牙周状况、脸型特点等，进行合理的牙弓形态大小的设计，以达到最稳定的治疗效果。

（段沛沛）

第六节　青少年错殆畸形隐形矫治邻面片磨技术（IPR）

一、邻面去釉的历史

邻面去釉最早于1944年被Dr. Ballard医生用于解决牙齿大小不对称的问题。Dr. Bolton认为这是一种用来纠正上下颌牙量不调的最好方法。有关邻面去釉最重要的理论支持是1945年Dr. Begg提出的磨耗殆理论，他在有关石器时代人类牙列研究的论文中阐明，牙齿的自然生理磨耗非常明显。他认为，牙齿的自然生理磨耗有助于防止第三磨牙的阻生和拥挤。1965年，Dr. Hudson首次介绍了如何进行邻面去釉，第一次提出精确的牙釉质厚度和安全去釉量，邻面去釉不是简单的磨除釉质，而是需要跟其他创伤性操作一样认真仔细。Dr. Sheridan医生1985年首次提出"涡轮机去釉法"。此外，Dr. Zachrisson医生第一次强调邻面去釉可以避免出现不美观的邻间隙（所谓"黑三角"），丰富了邻面去釉的适应证。目前，邻面去釉已经成为口腔正畸领域常用的技术手段之一，更是无托槽隐形矫治临床操作的基本功之一。

二、邻面去釉的适应证与禁忌证

邻面去釉作为一种有创治疗，临床使用应该有着严格的限制。

（一）邻面去釉的适应证

1.解除无法用其他方法解除的轻度及中度拥挤，拔牙矫治病例应谨慎应用邻面去釉技术。

2.邻面去釉应避免或减少牙龈三角间隙。

3. Bolton比例不调者可以用邻面去釉。

4.牙齿外形不佳者可用邻面去釉改善牙外形。

5.在充分衡量风险及回报的情况下用于咬合关系的调整（如修复体，死髓牙，设计邻面去釉来缩短疗程）

（二）邻面去釉的禁忌证

1.牙髓冷热刺激过敏者避免使用邻面去釉，因为邻面去釉可能会加重牙髓过敏症状，严重者造成牙髓炎。

2.矩形牙冠（而不是三角形）不适合邻面去釉。

3.易感龋患者，邻面去釉增加了龋坏发病风险。

三、邻面去釉的设计

对于确定使用邻面去釉的病例，需要考虑以下几种情况再进行设计。

（一）邻面去釉的时机

1.无托槽隐形矫治前：在制取硅橡胶模型或者扫描前就进行邻面去釉。

无托槽隐形矫治前邻面去釉的优点是可以取得更精确的数字化模型方案，减小误差。因为隐形矫治数字化方案设计在模拟邻面去釉时无法与临床操作完全一致，临床操作必然存在误差。

其缺点是需要非常丰富的临床经验，在不参考无托槽隐形矫治数字化方案设计排牙的情况下明确知道去釉位置及去釉量，这对于一些复杂病例是不可想象的。此外，需要使用保持器来保持邻面去釉后的间隙，确保牙齿在戴用矫治器前不会发生移动。

2.牙齿发生移动前或移动过程中。

这种去釉时机选择的优点是为牙齿移动预先创造好间隙，方便牙齿的移动，有利于矫治方案的充分表达，也不会刺激牙周组织。某些情况下，错位的牙齿会暴露邻接面，使操作变得简单。

其缺点是需要比较丰富的临床经验，此时在参考无托槽隐形矫治数字化方案设计的情况下就可以判断牙齿排齐后的邻接面，进行准确操作，并能大致判断去釉量。某些情况下，错位的牙齿会使得邻面去釉无法进行。

3.牙齿排齐后。

其优点是能精确判断邻面去釉的位置和去釉量，可以利用测量尺等工具辅助判断，对临床经验依赖性少。

其缺点是对于轻度以上拥挤，牙周支持组织往往不支持充分排齐，强行排齐会带来牙龈退缩或者移动无法实现的问题，最终导致治疗失败。

四、邻面去釉的量与限度

鉴于邻面去釉是一种有创治疗，去釉量的设计原则是越小越好，Fillion医生曾对于不同牙位安全去釉量给出推荐数值，见表1。

表1 不同牙位安全去釉量

前牙区邻面去釉可磨除牙釉质的安全量（mm）		
	中切牙	侧切牙	尖牙
上颌	近中 0.3，远中 0.3	近中 0.3，远中 0.3	近中 0.3，远中 0.6
下颌	近中 0.2，远中 0.2	近中 0.2，远中 0.2	近中 0.2，远中 0.3
后牙区邻面去釉可磨除牙釉质的安全量（mm）		
	第一前磨牙	第二前磨牙	第一磨牙
上颌	近中 0.6，远中 0.6	近中 0.6，远中 0.6	近中 0.6，远中 0.6
下颌	近中 0.6，远中 0.6	近中 0.6，远中 0.6	近中 0.6，远中 0.6

需要指出的是，上述数据是基于每个牙面的去釉量，相邻牙间隙的去釉量理论上为两个牙面的数据相加。目前，无托槽隐形矫治数字化方案中邻面去釉的最大设计量是0.5mm，在很多牙位远低于上述标准，这无疑是考虑到最大安全需要，笔者认为是非常合理且必要的。

五、邻面去釉的牙位选择

1.邻面去釉部位应尽量与需要间隙部位接近，这样牙齿移动距离较小，拥挤的解除会更快。

2.前牙区邻面去釉可以有效防止牙龈三角间隙。

3.后牙区邻面去釉量较大，可以取得更多的间隙。

4.一般情况下邻面龋发病率，上颌高于下颌，后牙高于前牙。下前牙区几乎很少出现邻面龋坏。

5.需要对牙齿大小、形态、Bolton比例及牙弓对称性进行全面考虑。

六、邻面去釉前的准备

在有些严重拥挤的情况下，由于相关牙齿邻面相互重叠，实施良好的邻面去釉通常很困难，尤以前牙区明显，此时要么在不拥挤的后牙区实施邻面去釉，要么像Tuverson早在1980年提出的那样先实施分牙，然后再行邻面去釉。

分牙后邻面去釉方法：分牙可以当即在诊所进行，也可以让患者回家自行实施。对于严重拥挤的患者，分牙过程可能会重复几次。分牙应从容易实施的牙位（如拥挤较轻）开始。牙齿间这种"分家"使得在其邻面实施IPR更加容易。

在邻面去釉过程中不必制作压膜保持器，通过邻面去釉获得足够的间隙后再戴压膜保持器保持间隙。

在少数病例中，后牙也需要分牙，用常规的O形分牙圈或金属分压簧即可。

对于严重倾斜的牙齿，邻面去釉会比较困难。建议对有关牙齿进行检查分析，并在牙齿上标出准备去釉的区域，使邻面去釉更精确。

七、邻面去釉的临床操作

（一）知情同意

邻面去釉是不可逆的有创治疗，在设计时和操作前，都要充分取得患者的理解，必要时签署知情同意书。

（二）IPR工具

推荐用于邻面去釉的器材有很多，单面或双面的砂条，包括不同材料的手用砂条、机用砂条、金刚砂盘或摆式片段沙盘、碳化钻针、金刚砂钻针。以上列出的一些器材或直接用手操作，或装在有手柄的夹具上以提高操作效率，有些是装在反角手机上使用。

下面是根据研究和经验推荐的一些工具。

后牙区的邻面去釉（当去釉量大于0.5mm时）：用改良的高速涡轮配合碳化钨钢钻针最为合适。

前牙区的邻面去釉（当去釉量小于0.3mm时）：用很薄的（0.1mm厚）、有一定弹性的网孔状金刚砂盘、摆式片段砂条都可有效地进行前牙区的邻面去釉。

（三）邻面去釉流程

1.分牙：对于复杂牙位，特别是后牙区，分牙是非常必要的。

2.砂条增隙：没有进行分牙的情况下，一般需要使用片切砂条通过去釉来分开邻接最紧密的区域。

3.高速车针邻面去釉：将碳化钨钢钻针呈水平方向置于两邻牙邻接点下方，以高速（大于100 000rpm）向𬌗方轻柔提拉，不要中断，以保证切割面连续。此操作分别从颊、舌两侧分两次进行。

4.邻面去釉后抛光：邻面去釉后的牙面容易沉积牙菌斑，增加了患龋齿的风险。因此特别强调，去釉后的釉质表面不能比自然的、未经处理的釉质面粗糙，甚至应该更光滑些。邻面去釉后必须经过牙面抛光。

5.氟化处理：推荐用片切后氟膏+复诊时氟化泡沫进行保护性处理，避免医源性邻面龋。

（四）邻面去釉临床治疗重点

1.保持牙齿正常的解剖形态、正常的外展隙、边缘嵴结构与自然的轴角非常重要，良好的邻面去釉后的牙齿应该无肉眼可观察到的去釉痕迹。

2.对于去釉较多的位置，保留一定的余量，使用少量多次的方式进行，这样可以防止矫治结束后遗留间隙和磨除过多釉质。每次临床复诊时，医生要用牙线检查移动牙的邻接关系，如果邻接紧密，需要实施微量邻面去釉。

始终需要强调的是，邻面去釉是一种有创治疗，它存在一些难以克服的缺点，包括：氟化程度最高的牙釉质层被切磨；牙龈的轻度损伤难以避免。有时要打消一些患者对邻面去釉的顾虑也要费一番功夫。邻面去釉只是重现了现代人类缺乏的自然磨耗的生理过程。

（谢贤聚）

第七节　青少年错𬌗畸形隐形矫治过程中的龋病预防

无论是固定多托槽矫治器还是无托槽隐形矫治器，都不利于口腔的清洁卫生，容易出现菌斑、软垢的滞留，增加了罹患釉质脱矿、龋齿、牙周疾病的风险。固定多托槽矫治器的粘接形成了不利于清洁的牙面外形；无托槽隐形矫治器虽然可自行摘戴，但要求每天佩戴时间不少于20~22小时，矫治器对牙齿的包裹仍在一定程度上影响了牙面自洁。有研究显示，隐形矫治患者治疗后1、3个月的菌斑内变异链球菌、牙龈卟啉单胞菌构成比均低于固定多托槽矫治组，变异链球菌构成比随时间延长而升高，提示隐形矫治患者仍有患龋风险。因此，隐形矫治期间的龋病预防应引起口腔医生的足够重视，通过综合预防手段达到防龋的目的。

隐形矫治过程中龋病预防的措施：

①定期复诊检查：建议龋齿防控复诊周期为3个月，以便医生及时追踪治疗进度，评估患者口腔卫生维护情况和患龋风险，发现牙面白斑、脱矿等早期病变并及时开展干预治疗。

②氟化物的应用：含氟牙膏作为一种普及的家庭及个人口腔卫生保健物品，具有良好的防龋效果，能够抑制脱矿，在佩戴矫治器期间可合理选用；对于存在患龋风险的患者，建议每三个月给予一次涂氟治疗，必要时可同时选用其他氟化物，如含氟漱口水、含氟粘接剂等。

③隐形矫治前进行窝沟封闭：牙面深窝沟是食物残渣和菌斑的聚集地，是龋病的好发部位。为了减少矫治期间窝沟龋的发生，建议在佩戴矫治器之前封闭所有具有深窝沟的牙齿，包括前磨牙、磨牙及前牙，并定期复查，从而预防窝沟龋的发生。

④维护口腔卫生：佩戴矫治器期间，坚持正确刷牙和使用牙线，有效控制菌斑、预防龋病。通过口腔卫生宣教让患者明白掌握正确的操作方法具有重要意义。刷牙次数、正确刷牙技巧的掌握、特殊牙刷头的应用（如电动牙刷、牙间隙刷、水牙线作为口腔清洁的补充手段）等，亦能减少牙菌斑形成，提高清洁效率。

⑤保持隐形矫治器清洁：矫治器戴用前后都应清洁，可使用软毛刷配合清洁剂轻轻刷洗，减少菌斑的聚集，从而减少患龋风险。亦有医生建议使用超声震荡器协助清洁透明矫治器。

⑥改善饮食习惯：佩戴矫治器期间，建议减少高糖、高粘性食物的摄入总量和频率，同时不建议进食含色素较多的食物。饭后半小时内及时、有效地清洁牙齿尤为重要。

⑦医生严格遵守临床操作规范：口腔医生在临床操作中要严格遵守相关规范，防止医源性龋病的产生。粘接附件时，严格控制酸蚀面积，避免唇侧釉质表面过度酸蚀，以防止医源性白斑病变；清除多余的粘接剂。

（赵玮）

青少年错𬌗畸形隐形矫治
基础篇 I

青少年错𬌗畸形隐形矫治
诊断与技术篇 II

青少年错𬌗畸形隐形矫治
临床治疗篇 III

附录 I
青少年错𬌗畸形隐形矫治
病例展示

附录 II
隐适美无托槽隐形矫治器矫治
系统介绍

第八章 青少年早期错殆畸形的隐形矫治

（按姓氏拼音排序）

胡江天　昆明医科大学附属口腔医院 / 云南省口腔医院口腔正畸科　　　　**彭怡然**　四川大学华西口腔医学院儿童口腔及正畸学系
李小兵　四川大学华西口腔医学院儿童口腔及正畸学系　　　　　　　　　**谭家莉**　中山大学光华口腔医学院附属口腔医院正畸科
罗秋美　台湾"国防"医学大学　　　　　　　　　　　　　　　　　　　**赵志河**　四川大学华西口腔医学院
潘晓岗　上海交通大学医学院附属第九人民医院口腔正畸科　　　　　　　**周　力**　四川大学华西口腔医学院儿童口腔及正畸学系

第一节　青少年错殆畸形隐形矫治的总体目标与错殆畸形早期矫治

Andrews 1972年提出了正常殆的六个标准：良好的上下咬合接触关系、牙冠近远中倾斜度、唇舌向倾斜、殆曲线，以及无扭转与间隙。经过对面部美观及口颌系统健康的研究，1990—2011年Andrews归纳提出正畸基本原理的"理想殆六要素"，认为不仅应着眼于牙齿的正常排列及关系，还应顾及牙弓、颌骨、颜面的协调。

同时，Andrews认为正畸的目标应是通过使用侧面软组织外部标志点进行诊断，获得有利于保持口颌系统长期健康和稳定的最佳美学治疗效果。口腔颌面软组织功能空间也影响颌面殆形态及咬合功能位置。

近年来随着正畸学理念的不断更新发展，正畸医生不仅更加关注牙、殆、颌骨的协调发展，同时认为正常殆的概念也包括功能运动时的状态，包括咬合动态、口腔功能与颞下颌关节的正常状态。

青少年隐形矫治的最终目标不能脱离现代正畸学正常殆的概念与矫治目标。同时，由于青少年处于生长发育期，这一阶段咬合关系处于乳恒牙列替换及建殆的动态改变时期，青少年颅颌面骨也处于快速生长改建的时期，在制订矫治目标时，应充分考虑青少年患者的生长发育特点，维护和创造口颌系统的正常发育及正常功能环境，这有利于正常殆及正常咬合功能的建立。随着口腔正畸学及青少年咬合发育管理理念的发展，青少年错殆畸形矫治更强调错殆畸形的预防、引导和阻断的早期矫治观念。青少年早期矫治包括：①预防并及时阻断任何妨碍牙、殆、颌正常生长发育的干扰因素（环境因素），包括乳恒牙龋病的预防和治疗、口腔不良习惯的阻断、口颌面肌肉功能平衡训练及气道阻塞的早期管理。②口腔功能发育观察及早期训练。③密切观察乳恒牙替换，进行青少年间隙管理，引导青少年从替牙列期正常替换至恒牙列，阻断、纠正乳恒牙替换异常。④早期矫治牙形态异常、牙萌出异常及牙数目异常，促进牙正常发育及建殆。⑤管理上下牙弓形态大小发育、引导牙弓协调发育。⑥及时改善不良颌骨生长关系，引导上下颌骨的协调发育，从而促进牙、殆、颌关系的正常建立等。青少年错殆畸形早期矫治为青少年颅面殆形态功能的协调发展提供了良好的基础，有助于降低青少年错殆畸形严重程度，降低青少年错殆畸形的复杂程度，有助于青少年错殆畸形矫治效率的提高，体现了现代正畸治疗的系统性特点。

总之，青少年错殆畸形矫治就是要顺应颅面殆生长发育规律，建立良好的口腔功能、良好的口腔肌肉功能，协调颅面殆生长，在患者颅面软硬组织结构范围内，达到上下牙列的整齐美观及功能稳定。青少年错𬌗畸形矫治：①既是早期的有效管理设计，又是错𬌗畸形的整体治疗；②矫治目标既是良好的静态咬合接触，更是口腔功能良好时的动态关系；③既是颅面𬌗硬组织形态、结构、功能异常的矫治，也是颅面部软组织形态、结构、功能异常的矫治；④既是颅面𬌗三维方向异常关系的矫治，更是结合了青少年生长发育变化的四维综合矫治。充分理解青少年颅面𬌗生长、结构及功能才能达到青少年错𬌗畸形形态、结构与功能完美结合的正畸目标。

（彭怡然　李小兵）

第二节　基于牙弓形态发育异常的青少年隐形矫治

从混合牙列到恒牙列，青少年牙弓从乳牙列发育成恒牙列，上下牙弓长度、宽度、高度的生长提供了足够的可利用间隙容纳恒牙列，并形成前后牙的正常咬合关系。当牙弓宽度、长度、高度或牙弓形态发育不足和异常时，出现牙列排不齐、前后牙深覆𬌗深覆盖、前后牙反𬌗、开𬌗、锁𬌗、上下中线不齐等错𬌗畸形。临床上，异常的牙排列造成异常的牙弓形态以及异常的牙槽突形态；同样，异常的牙弓形态大小也会造成上下牙咬合关系的异常。

青少年牙弓发育的临床特点包括：①牙弓发育有特定的时间顺序：牙弓宽度约12岁发育完成；牙弓前段长度发育在青春高峰期后（14~15岁）完成，牙弓后段长度发育在青春期后（18岁）完成；牙弓高度发育到成人期后（18岁）。②牙弓形态大小体现个体颅面形态特征，与个体遗传发育有关，但更受功能环境影响。③理想的咬合必须具有形态大小与颅面协调良好的牙弓，良好的牙弓形成良好的咬合，异常的牙弓造成异常的咬合。在患者颅面结构既有关系下，基于牙弓形态大小发育异常的错𬌗畸形矫治的目的就是早期纠正上下牙弓形态大小发育异常，协调上下牙弓形态大小，达到牙、颌、面的功能关系协调，纠正青少年错𬌗畸形。

从错𬌗畸形发生的机制上说，错𬌗畸形的矫治必须包括上下颌骨结构关系的矫治、上下牙弓形态结构关系的矫治、上下牙咬合关系的矫治。牙弓形态大小关系异常与错𬌗畸形的形成密切相关：①牙弓宽度发育异常，影响牙排列，形成拥挤、后牙反𬌗，下颌功能性偏斜；②牙弓长度发育异常，可形成后牙阻生、前牙反𬌗，牙列拥挤；③牙弓高度发育异常影响上下牙垂直向关系，造成深覆𬌗或开𬌗；④上下牙弓形态不协调，可造成功能性错𬌗。据研究，成都地区儿童牙弓发育异常的错𬌗畸形发病率为56.8%，𬌗发育异常是儿童错𬌗畸形发生发展的重要因素之一。因此，从错𬌗的上下牙弓形态大小异常机制上看，矫治青少年牙弓形态大小发育异常，可以降低错𬌗畸形发生率，减轻错𬌗畸形严重程度，提高青少年错𬌗畸形矫治效能。基于牙弓形态大小发育的错𬌗畸形预防阻断治疗是错𬌗畸形矫治中重要组成部分。

一、牙弓宽度发育不足的青少年扩弓加隐形双期矫治

青少年时期错𬌗畸形的发生与牙弓宽度发育不足有相当大的关系：青少年上颌牙弓发育不良、上颌骨狭窄常常造成上颌后牙反𬌗（并且通常不会自行修正），也可能造成下颌功能性偏

斜。早期治疗上颌牙弓发育不良可以预防与减少下颌骨功能发育异常及颅面不对称的发生，最常使用的方式就是上颌扩弓。

青少年牙弓发育期的扩弓矫治能增加牙弓周长，减轻牙列拥挤，改善后牙区的错𬌗。上颌扩弓可以运用在改善笑容、降低青少年错𬌗畸形矫治的拔牙比例、降低青少年错𬌗畸形矫治的难度等方面，其在临床上已经成为错𬌗畸形早期阻断矫治的基本方法，临床治疗疗效肯定。

（一）青少年牙弓宽度发育不足时扩弓加隐形矫治的临床适应证

①青少年牙弓宽度发育不足，牙列轻中度拥挤；②青少年牙弓形态左右不对称；③青少年上下牙弓大小不协调，上颌牙弓狭窄，下颌功能性后缩。

（二）青少年牙弓宽度发育不足的双期矫治

根据扩弓方法不同，临床分：①活动或支架式扩弓加无托槽隐形综合矫治双期治疗；②无托槽隐形扩弓（例如隐适美无托槽隐形矫治器 First扩弓）加无托槽隐形综合矫治双期治疗。

青少年牙弓宽度发育不足的双期矫治，即早期活动或支架式扩弓治疗加二期隐形矫治。

1.一期青少年牙弓宽度不足的扩弓矫治

对于牙弓狭窄、牙列轻中度拥挤的青少年病例，临床在7~10岁或7~13岁期间，应用传统活动或支架式上颌扩弓矫治器，早期扩大上颌牙弓，增加牙弓周长。当牙弓狭窄问题解除后，二期采用青少年无托槽隐形矫治器，排平排齐上下牙列，协调后牙关系。早期扩弓能利用活动或支架式矫治器得到尽量多的骨性扩弓，平均能得到4~6mm有效的牙弓骨性扩大，牙弓周长增加4mm左右。

青少年早期扩弓：①在7~10岁时多用活动慢速扩弓，扩弓8~10个月，保持到乳恒牙替换完成，进入二期无托槽隐形综合矫治阶段；②在10岁后，采用支架式固定快速扩弓，扩弓2~3周，保持8~10个月后，待恒牙列期进入二期无托槽隐形综合矫治阶段。

活动或支架式扩弓矫治加无托槽隐形综合矫治双期治疗的目的是利用青少年生长潜力，改善促进青少年错𬌗畸形的上下牙弓宽度发育不足，创造上下牙弓宽度生长的良好功能环境，恢复良好的上下牙弓形态及关系，从而减轻错𬌗畸形的严重程度与复杂程度，为二期无托槽隐形矫治创造更好的条件。其临床疗效的客观评价包括：①扩弓双期矫治可降低拥挤拔牙边缘病例的拔牙比例（但不绝对避免二期拔牙选择）；②早期协调上下牙弓形态，促进恢复牙弓形态不调造成的功能性颌骨关系异常。

2.二期隐形综合矫治：①可继续适度扩大牙弓；②协调上下牙弓，纠正上下牙关系异常；③排平排齐上下牙列，调整前后牙关系。特别强调，扩弓双期治疗可减少拥挤拔牙矫治比例，临床利用颌骨宽度的生长改建，超出青少年生长范围的扩弓是非生理性的，一期扩弓矫治要避免过度的牙代偿，必要时选择拔牙矫治排齐排平牙列，保持矫治的稳定性。二期无托槽隐形矫治时要注意竖直磨牙，控制前牙倾斜度，去除上颌扩弓造成的前牙代偿，保证上下咬合关系稳定。（图1）

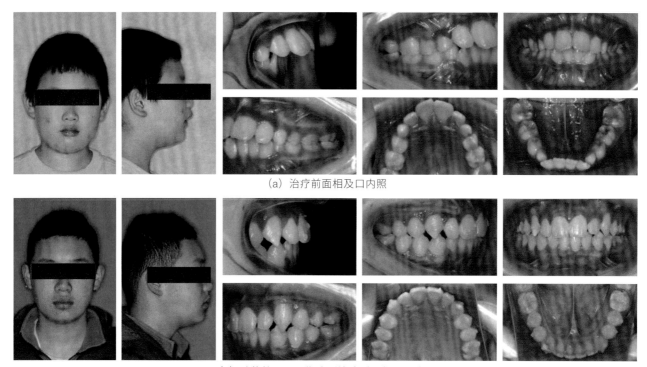

（a）治疗前面相及口内照

（b）功能扩弓＋一期隐形治疗后面相及口内照

图1　双期矫治前后面相及口内照

注：患者男性，9岁，混合牙列期，上前牙唇倾，下前牙直立，前牙Ⅲ度深覆𬌗深覆盖，凸面型，上唇突，下颌后缩，上下牙弓狭窄。早期功能活动慢速扩弓矫治和二期隐形矫正，排齐排平牙列，内收前倾上前牙，引导下颌前伸，纠正前牙深覆𬌗深覆盖，改善Ⅱ类前突面型。

从理论上讲，早期扩弓加二期无托槽隐形综合矫治的双期治疗相较于利用无托槽隐形矫治技术扩弓加无托槽隐形综合矫治（例如隐适美无托槽隐形矫治器First隐形扩弓矫治）可以获得更多扩弓骨量，更能有保证地得到最大量的骨性扩弓。临床中应根据所需的扩弓骨量选择合适的方案。

（李小兵）

二、基于青少年牙弓宽度发育不足的隐形扩弓矫治（以隐适美无托槽隐形矫治器First为例）

根据牙弓宽度发育的规律，隐形矫治技术也开始了混合牙列期牙弓狭窄的早期扩弓治疗，为二期恒牙列期隐形综合矫治创造有利条件。这也标志着隐形矫治技术已经进入儿童错𬌗早期矫治领域，突破了隐形矫治技术主要针对成年患者的局限。隐形矫治技术早期扩弓，通过透明活动矫治器传递扩弓矫治力到牙弓，扩大牙弓宽度，并期望得到一定的骨性矫治疗效。为实现临床早期扩弓效果，青少年隐形矫治在矫治器材料、矫治附件设计以及矫治方式上进行了技术革新。（图2）

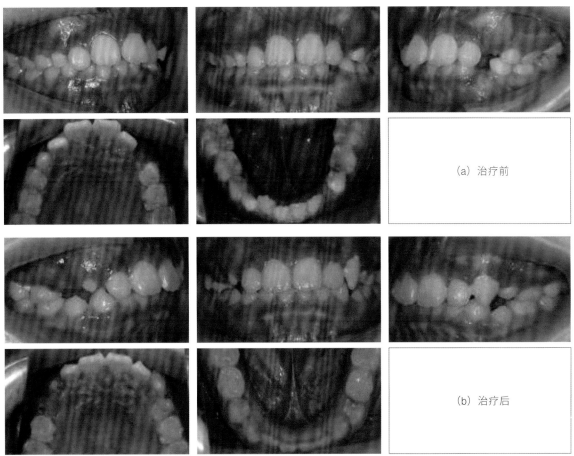

图2　隐形扩弓矫治（以隐适美无托槽隐形矫治器 First 为例）前后面相及口内照

注：混合牙列期 11 岁男性患儿，前牙深覆殆覆盖，牙弓狭窄，隐形矫治（Invisaglign First）扩弓 11 个月后，上下牙弓形态协调，覆殆覆盖减轻，牙列排齐。

（一）无托槽隐形矫治技术（隐适美无托槽隐形矫治器First）的目标设定

早期隐形扩弓的矫治时间不能太长，通常应在18个月内完成，关键是把握矫治时机，针对性解决替牙期患儿最为常见的矫治问题，例如：牙列拥挤、前牙不齐、功能性咬合干扰、骨性牙弓狭窄、功能性下颌后缩等。早期扩弓还要注意口腔不良习惯的纠正，去除牙弓宽度发育不足的环境因素（呼吸道障碍，口呼吸、吮颊、吮指、吐舌等不良习惯），促进与恢复牙弓宽度的生长，达到牙弓宽度骨性扩大的效果。

（二）无托槽隐形矫治技术（隐适美无托槽隐形矫治器First）矫治系统应用及技术特点

1.时机：第一恒磨牙萌出（建议至少为 4mm 的临床冠高度），同时切牙萌出 2/3。每象限内至少有 2 颗未松动乳牙（C、D 或 E）。

2.可预测扩弓:根据支抗的要求可以通过数字化分步（SmartStage）技术，选择获得不同扩弓模式（系统默认，可在处方表直接申请）。

3.可选择扩弓方式：分步扩弓模式（先颊向移动第一恒磨牙，再颊向移动前磨牙和乳尖牙的治疗步骤模式）或同步扩弓模式（第一恒磨牙、乳磨牙及乳尖牙同时向颊向移动的治疗步骤模式）。

4.隐形扩弓特有附件：隐形扩弓矫治为适应早期矫治的咬合情况，特别设计附件以帮助扩弓时牙的整体移动及乳牙良好的固位，提高医生设计扩弓量的实现率。

（1）优化扩弓支持附件（SmartForce 附件）：可基于颊侧牙齿表面进行位置调整和尺寸调节，由软件在尖牙、乳磨牙、前磨牙及第一恒磨牙上自动放置。

（2）临床冠短支持附件（Smart Retention 附件）：系统软件自动放置新的优化固位附件，并基于颊侧牙面调整附件位置和大小，从而可以放置最大尺寸的附件，方便粘结，提升固位力。

5.恒牙萌出诱导功能：无托槽隐形扩弓矫治系统（隐适美无托槽隐形矫治器First）可以借助经过改进和扩展的萌出补偿（Eruption compensation，EC）功能，为处于混合牙列期的患者提供恒牙萌出空间，引导继承恒牙自然正常萌出。

（1）EC功能适用于上颌切牙、尖牙、前磨牙及下颌切牙。

（2）使用数字化规则来设置咬合平面的垂直位置。

（3）萌出补偿的牙冠尺寸基于牙弓内相对恒牙大小或从资料库中选定。

（三）无托槽隐形扩弓矫治技术（隐适美无托槽隐形矫治器First）的临床适应证

无托槽隐形扩弓矫治技术的临床适应证范围较为广泛，包括：

1.上下牙列拥挤2~6mm。

2.早期矫治上下牙弓宽度异常：

（1）后牙局部反𬌗、锁𬌗；

（2）后牙个别牙反𬌗、锁𬌗；

（3）上下牙弓狭窄（轻中度骨性牙弓狭窄以及牙性牙弓狭窄）；

（4）牙弓发育不协调引起的下颌功能性偏𬌗。

（四）隐适美无托槽隐形矫治器First 的优势

1.牙、牙弓、颌骨三维空间同步协调改建，提升治疗效率，实现阻断性矫治的目标。

（1）通过扩弓（及推磨牙向远中），利用生长引导重塑牙弓宽度、长度，实现萌出补偿，减少继承恒牙异位萌出和阻生，降低二期矫治难度，简化疗程。

（2）前牙列早期整平排齐，去除咬合干扰，有利于上下颌骨位置调整。

（3）上下牙列牙弓早期协调，有利于上下颌骨的协调，促进上下颌骨正常发育，有利于矫治结果的稳定。

2.对于混合牙列矫治更有针对性进行设计。

（1）可预测扩弓，并根据支抗需求选择同步或分步默认模式。

（2）特殊扩弓附件，更好实现牙齿颊向整体移动。

（3）优化固位附件，解决乳牙牙冠短小无倒凹的固位弱点。

（4）恒牙萌出诱导，更有利于继承恒牙的萌出。

（五）隐形扩弓准确矫治技术的临床要点

1.早期隐形矫治乳恒牙替换的特殊考虑：设计方案时，对于即将替换的乳牙设计不移动或设计IPR为邻牙创造移动间隙。

2.单纯使用隐形牙套扩大牙弓时，容易发生脱套。增加舌侧附件或使用橡皮筋可增加透明牙套固位，同时控制磨牙在扩弓时颊倾。（图3）

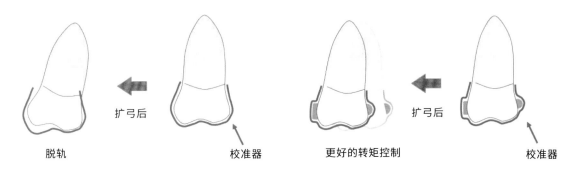

图3 增加颊舌侧附件较佳的牙根牙冠力矩控制和较佳的扩张效果

3.上颌扩弓时由于无托槽隐形矫治器透明牙套的材质，牵张上颌骨骨缝，扩弓后会有部分复发，因此在数字化方案设计时，要将复发的量估计进去，加入过矫治的考量。（图4）

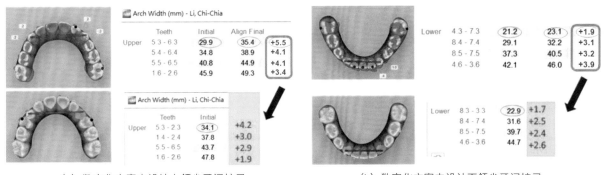

（a）数字化方案中设计上颌尖牙间扩弓 5.5mm（实际扩大4.2mm）　　（b）数字化方案中设计下颌尖牙间扩弓 1.9mm（实际扩大1.7mm）

图4 数字化方案中设计的扩弓量与实际情况对比（以隐适美隐形矫治器为例）

4.治疗前的牙弓形态可以用来帮助评估未来需要扩张的量。例如对于后牙舌侧倾斜的牙弓（牙性牙弓狭窄），可以设计更大的上颌扩弓。

（六）无托槽隐形扩弓早期矫治的思考

1.对于应用无托槽隐形矫治器进行早期扩弓，其对上颌骨扩弓的骨效应及远期稳定性有待进一步研究。

2.早期扩弓对乳牙牙根的影响以及对继承恒牙胚的影响在临床上无明确的结论。

3.恒牙萌出诱导空泡减弱透明牙套强度，可导致透明牙套折断。

4.早期隐形矫治中，由于乳恒牙不断替换，影响隐形矫治疗效，需优化设计与确定生产周期。

5.早期隐形扩弓并不能完全避免二期拔牙的可能性，早期矫治的目的是更好地协调上下牙弓、上下颌骨的生长发育，简化二期治疗，并得到更稳定的矫治效果。

（胡江天　李小兵　罗秋美）

（七）无托槽隐形扩弓矫治（如隐适美无托槽隐形矫治器First）的临床限度及临床表达

目前透明牙套隐形矫治扩弓施力于乳恒牙牙冠上，牙弓扩大的矫治力能否有效传递到上下牙槽骨和基骨，隐形扩弓矫治是否能得到牙弓的骨性扩大，还有待临床及基础的进一步研究。

1.无托槽隐形矫治器扩弓的临床限度。

Vlaskalic和 Boyd指出无托槽隐形矫治技术可以改善上颌牙弓形态，并扩大上颌骨宽度2~4mm。Ali 等也指出，无托槽隐形透明牙套可以用在上颌扩弓并且减少IPR的使用，上颌扩弓每象限不要超过2~3mm以减少牙龈退缩与矫治复发。Malik等认为，无托槽隐形透明牙套可以利用上颌扩弓的方式解决1~5mm的拥挤及前突。

2.无托槽隐形矫治器扩弓的临床表达。

Jean-Philippe研究发现，在成年患者中，上颌磨牙区准确度为72.8%，下颌磨牙区准确度为87.7%（41位女性、23位男性，年龄范围为18~61岁，平均31.2岁，最大扩张量为4.11mm）。

目前，早期无托槽隐形扩弓矫治（如隐适美无托槽隐形矫治器 First）病例疗效证明可以扩大牙弓，轻中度牙列拥挤排齐牙列后，后牙排列正常，咬合稳定。初步的无托槽隐形扩弓疗效分析初步证实牙及牙槽骨均有扩大，但临床远期稳定性以及骨性扩弓的限度还有待进一步总结研究。要应用无托槽隐形扩弓早期矫治青少年牙弓宽度发育不足，临床需要分析其是否能达到足够的骨性扩弓效果、其扩弓骨性与牙性的比率、其最佳的扩弓时机、其控制磨牙代偿的效率、其临床最佳的适应证、其临床扩弓的矫治时间、矫治器扩弓的表达率、其是否可以取代活动或支架式扩弓矫治技术等临床问题。只有很好地总结分析并回答了这些问题，无托槽隐形扩弓矫治才能得到更有效的推广与应用。（表1）

表1　活动或支架式扩弓矫治与无托槽隐形扩弓（如隐适美无托槽隐形矫治器 First）矫治疗效对比

	活动 / 支架式扩弓	First
牙弓扩大	√	√
牙槽骨扩大	√	？
磨牙定位	X	√
磨牙颊倾	±	？
牙弓形态	？	同步协调
同步推磨牙向后	±	√
磨牙改扭转	X	√
拔牙矫治	？	？

（李小兵　罗秋美）

三、牙弓长度发育与隐形推磨牙向后的拥挤非拔牙矫治

（一）青少年推磨牙向后的生理基础

①推磨牙向后，利用牙弓后段间隙排齐前段牙列，解除拥挤；②推近中移动磨牙向后，排齐排平前段牙列，解除拥挤。利用牙弓后段间隙的推磨牙向后矫治方法的选择，需要青少年上颌结节及下颌牙弓后段的生长以及在远中移动磨牙时引导牙槽骨的生长改建，为磨牙远中移动提供支持所需的骨支持。下颌推磨牙向后因缺乏类似上颌结节的生长中心，较难实现。若存在下颌第三磨牙阻挡，下颌第一磨牙几乎不可能远中移动，临床需要及时拔除。从乳牙列到恒牙列，牙弓长度生长的规律是前段变短，后段增长。

（二）青少年牙弓长度发育不足推磨牙向后的适应证

①乳牙早失，磨牙前移，牙列轻中度拥挤，平均生长型错殆矫形；②青少年牙弓长度发育尚未完成，前牙弓轻中度拥挤，平均生长型错殆畸形。

（三）青少年牙弓长度发育不足推磨牙向后的临床设计要点

①加强透明牙套固位，增加牙冠上的固位附件设计；②整体远中移动磨牙，必要时增加支抗牙竖直磨牙支抗，通过磨牙与支抗牙差异性支抗设计推磨牙向后；③分步移动后牙，支持磨牙移动保护前牙支抗；④利用正畸微种植钉辅助支抗，分步（或整体）移动磨牙；⑤利用颌间牵引，分步（或整体）移动磨牙。无托槽隐形矫治器利用透明牙套包裹牙冠、设计分步牙移动的矫治过程、配合颌间牵引及正畸微种植体加强支抗，能有效地保障完成磨牙远移的临床治疗，临床治疗舒适度高，在拥挤拔牙边缘病例的治疗计划选择中为正畸临床提供了非拔牙矫治的高效矫治途径，已经成为青少年隐形矫治的一个优势特点（图5）。

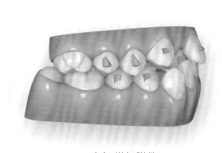 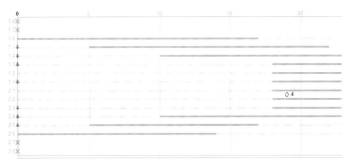

（a）增加附件　　　　　　　　　　　（b）分步支抗移动上颌磨牙向远中

图 5　增加支抗固位

注：青少年牙列中度拥挤，无托槽隐形矫治器推磨牙向后，中切牙和尖牙伸长附件、侧切牙矩形附件、双尖牙优化旋转附件增加支抗固位，分步支抗移动上颌磨牙向远中（以隐适美无托槽隐形矫治技术为例）。

（四）青少年远中移动磨牙的疗效

青少年无托槽隐形推磨牙向后在临床上能有效地展开间隙，排齐排平上下牙列。但关于推磨牙向后的效果、推磨牙向后对磨牙后段第二、三磨牙萌出的影响还需待临床进行全面的分析研究。

　　无托槽隐形推磨牙远中移动中最好的磨牙移动应该是整体移动，并且不能升高后牙，避免下颌后下旋转。临床病例选择应该慎重保守一些：①选择平均生长型、轻中度拥挤、乳牙早失造成的磨牙前移等难度低的青少年错𬌗畸形能很好地保护支抗，得到良好的治疗效果；②若利用颌间牵引支抗远中移动磨牙，远中移动的量应控制在每侧3mm以下；③临床建议远中移动磨牙前，先拔除第三磨牙，尽早去除第三磨牙阻力。目前的临床治疗表明，难度较低的青少年无托槽隐形推磨牙向后的临床治疗效果很好，是平均生长型拥挤边缘病例非拔牙矫治的良好治疗手段，体现了青少年无托槽隐形矫治技术的优势。（图6）

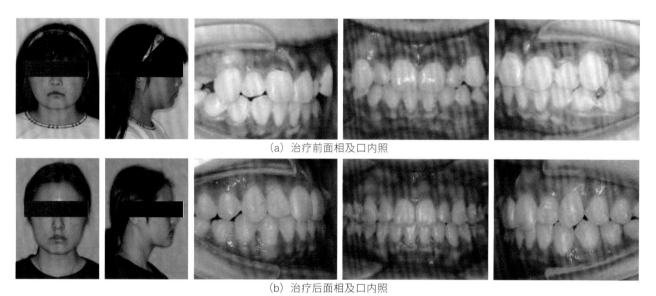

(a) 治疗前面相及口内照

(b) 治疗后面相及口内照

图6　远中移动磨牙治疗前后面相及口内照

注：患者女性，11岁，混合牙列晚期，乳第二磨牙未换，牙列中度拥挤，平均生长型，早期无托槽隐形矫治，保持替牙间隙，推上磨牙向后，排平排齐上下牙列，维持面部形态。

（五）青少年无托槽隐形推磨牙向后与第二磨牙萌出

　　青少年由于有上颌结节及下颌牙弓后段的生长，可以预判磨牙后段间隙变化，预期第二磨牙正常萌出。需要注意的是，由于青少年个体生长的特殊性，不排除个体上颌结节及下颌牙弓后段骨性生长不足，牙弓后段拥挤的情况，应密切观察，及时修改治疗方案，避免由于推磨牙向后造成的第二磨牙阻生。推上下磨牙向远中造成上下颌第二磨牙阻生与第二磨牙牙轴倾斜度、牙弓后段拥挤度（后段牙弓长度）、第二磨牙萌出高度、远中移动第一磨牙方式、远中移动第一磨牙时机、患者年龄、性别以及疗程等因素相关。当第二磨牙近中倾斜、牙弓后段间隙不足时，推第一磨牙向远中将增加第二磨牙阻生的可能性。

　　尽管远中移动第一磨牙增加了第二磨牙阻生的可能性，但适当的病例选择、恰当的磨牙远中移动的量、合适的治疗时机选择，有助于远中移动磨牙并且不造成第二磨牙的阻生，远中移动磨牙，利用牙弓后段间隙解除牙弓前段轻中度拥挤，是临床可行的方案选择。进一步的研究需要明确这类矫治的临床限度以及确切的临床适应证。

（李小兵）

四、利用替牙间隙的青少年轻中度拥挤的早期非拔牙隐形矫治

青少年前段牙弓生长提供恒牙萌出间隙，后段牙弓乳恒牙替换提供磨牙关系调整的替牙间隙。乳恒牙替换时替牙间隙：上颌每侧0.9mm，下颌每侧1.7~2.0mm。传统青少年早期错𬌗畸形矫治中利用替牙间隙纠正轻中度拥挤的策略就是在混合牙列晚期、第二乳磨牙替换前，用活动或固定多托槽矫治器控制上下第一磨牙近中移动，用乳恒牙替换间隙减轻前牙拥挤，排平排齐牙列，避免拔牙矫治。利用替牙间隙纠正青少年轻中度错𬌗畸形的方法，可控制磨牙前移、远中移动尖牙或双尖牙，临床最大可解除4~5mm前牙拥挤，维持前牙唇倾度。

（一）利用替牙间隙早期非拔牙隐形矫治轻中度牙列拥挤的适应证

①混合牙列晚期第二乳磨牙未换、平均生长型的青少年轻中度牙列拥挤；②前牙唇倾度正常或直立；③可合并小范围的磨牙远中移动。

（二）利用替牙间隙早期非拔牙隐形矫治轻中度牙列拥挤的方法

在混合牙列晚期开始治疗，所以是双期无托槽隐形矫治。在无托槽隐形矫治方案设计时采用分步片磨的方法，片磨第二乳磨牙（上颌每侧最大0.9mm，下颌每侧最大1.5mm），利用替牙间隙，纠正轻中度前牙拥挤。临床设计应避免或尽量减少恒牙片磨。通过利用替牙间隙，不仅可以减少恒牙片磨的量，同时也减少了扩弓代偿，矫治可获得生理更稳定的效果。（图7）

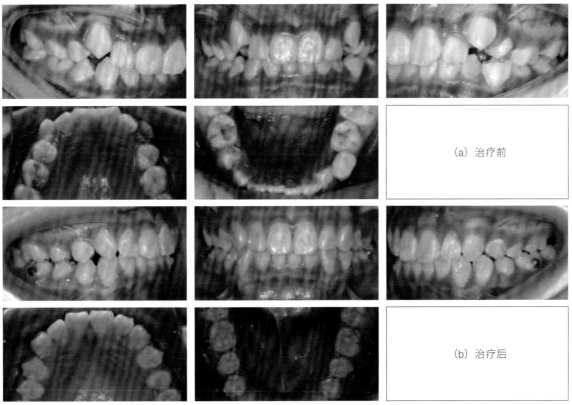

图7　利用替牙间隙早期非拔牙隐形矫治轻中度牙列拥挤前后口内照

注：患者女性，11岁，前牙中度拥挤，混合牙列晚期：55、65、74、75、85未换，早期隐形矫治，控制替牙间隙、排齐上下牙列，避免拔牙、IPR、过大的扩弓代偿治疗。

（三）利用替牙间隙早期矫治青少年轻中度牙列拥挤与第二磨牙萌出

在无托槽隐形矫治器在利用替牙间隙排齐轻中度牙列拥挤的病例中，未发现其造成第二磨牙阻生。在混合牙列晚期利用舌弓控制下颌牙弓长度、利用替牙间隙解除拥挤、竖直下颌磨牙的前瞻性研究发现，维持及轻度增加下颌牙弓长度并未造成下颌第二磨牙阻生。

（李小兵）

第三节　混合牙列期的错𬌗畸形的早期隐形矫治

生长发育过程中遗传因素和环境因素会影响青少年全身和牙、𬌗、面的正常生长发育，可能形成牙𬌗面错𬌗畸形。畸形一旦发生，随着患者年龄增加，症状加重，严重影响口腔功能、颜面美观和心理健康。因此在儿童生长发育的早期，要对可能发生和已经发生的错𬌗畸形进行及时和正确的处理与矫治，防止畸形发生，阻断已发生的畸形进一步发展，引导牙、𬌗、面朝正常方向生长。早期矫治一直是口腔正畸临床中一项重要的正畸内容，并随着社会进步，越来越受到家长关注。

传统早期矫治选用的矫治器都尽量简单，多选用活动矫治器、功能性矫治器和局部固定多托槽矫治器。随着数字化正畸技术的发展，无托槽隐形矫治技术以其美观舒适的特点，逐步得到广泛应用。隐形矫治器最早始于成年人的正畸治疗，后来逐渐受到青少年的青睐，因矫治过程中更容易进行牙面清洁，不妨碍进食，可减少复诊次数，克服了很多固定多托槽矫治器的缺点，能否用隐形矫治器早期矫治替牙期的错𬌗畸形也成了医生们关注的热点。近几年随着材料技术和软件设计不断发展，隐形矫治器应用范围越来越广泛，也开始应用于替牙期错𬌗畸形患者。

一、混合牙列期错𬌗畸形早期矫治的适应证

（一）牙列拥挤

混合牙列期，牙弓和颌骨处于快速生长期，可能存在暂时性拥挤，应进行观察，有些在替牙过程会自行调整。如为永久性畸形，应根据拥挤程度来治疗。混合牙列期多数拥挤患者都伴有牙弓狭窄，所以应用无托槽隐形矫治器治疗时首选扩弓来解除拥挤；若有乳磨牙早失造成第一恒磨牙前移则可设计远移磨牙恢复牙弓长度；还可利用替牙间隙片切乳磨牙邻面得到间隙以解除拥挤。

（二）前牙反𬌗

无托槽隐形矫治器目前对于前牙牙性和功能性反𬌗有一定治疗作用，而对于较严重的骨性反𬌗需先用传统矫治器做矫形治疗或功能矫形治疗解决骨性问题，二期再用无托槽隐形矫治器排齐牙齿。

替牙期前牙反殆的早期矫治目的应是去除不良习惯，消除殆干扰，让下颌后移至正常位置，以免畸形严重发展。用无托槽隐形矫治器时根据上下前牙具体情况设计唇向移动舌向错位的上前牙或舌向移动唇向错位的下前牙。若伴有拥挤，可同时设计扩弓治疗；还可设计颌间弹性III类牵引；对于反殆较深的患者还可设计后牙殆垫或下颌前牙舌侧加入精密平面（如Bite Ramp），让前牙脱离锁结，纠正反殆。

（三）前牙深覆殆

混合牙列期深覆殆的早期矫治需要针对深覆殆形成的机制进行，矫治原则为抑制前牙过度生长或促进后牙及牙槽生长。

1.内倾性深覆殆。

隐形矫治器矫治首先直立上前牙，改善前牙转矩，去除前牙殆干扰，牙弓狭窄的可适当扩弓，使下颌能够不受阻碍地自由生长，并引导前伸，然后才压低上前牙。同样内倾的下切牙也是先唇倾直立再压低。根据需要可使用II类弹性牵引和上前牙区舌侧加精密平面（如Bite Ramp）。

2.前突性深覆殆。

与内倾性深覆殆矫治不同的是上前牙需内收，同时还要压低，前牙内收时钟摆效应使切缘伸长，因而压低量应更多。另一不同点是若超殆大于3mm，不适宜加上前牙舌侧咬合精密平面（如Bite Ramp），避免加深前牙深覆盖。

（四）前牙开殆

混合牙列期开殆可能合并口腔不良习惯。开殆的矫治首先是去除病因，破除口腔不良习惯如伸舌、张口呼吸、吐舌吞咽等，然后根据开殆形成的机制进行治疗。隐形矫治器在压低后牙上较传统矫治器有优势，数字化方案设计中通过后牙压低（以矫治器牙套的厚度加上咬合的作用，一般的后牙压低能很好实现）能有效纠正平均生长型开殆。对于混合牙列期开殆的矫治，必要时也可设计前牙伸长（前牙上放伸长附件）。

（五）上下牙弓宽度不调（后牙反殆、锁殆）

上下牙弓宽度不调临床表现为上下牙弓横向关系异常，可分为后牙反殆、后牙锁殆，可表现为单侧后牙反殆（锁殆）或双侧后牙反殆（锁殆）。

用无托槽隐形矫治器根据上下后牙具体情况设计颊向移动腭向错位的上磨牙或舌向移动颊向错位的下磨牙来矫治后牙反殆。反殆深的错殆畸形可在健侧后牙放殆垫让反殆牙脱离锁结；双侧后牙反殆的可设计扩大上弓纠正双侧后牙反殆，必要时可加上下后牙交互牵引。偏高角的患者还需控制后牙槽的高度，需设计磨牙的压低，而低角的患者随着反殆解除，磨牙伸长，可改善面型。

后牙锁殆的矫治设计：腭向移动颊向错位的上磨牙或颊向移动舌向错位的下磨牙以矫治后

牙锁𬌗。其他同后牙反𬌗的矫治。

（六）混合牙列期牙列间隙管理

混合牙列期可能因乳牙龋坏、外伤，造成乳牙过早缺失，引起牙替换异常、第一恒磨牙前移、牙弓长度缩短，最终导致牙列拥挤。常规方法是用间隙维持器维持间隙，若间隙丧失还需用较复杂矫治器恢复间隙。而无托槽隐形矫治器在混合牙列期间隙管理上有其优势，它可竖直或远移磨牙，将近中倾斜或近中移动的磨牙矫治到正确的位置，恢复因乳牙早失而丢失的恒牙萌出间隙，必要时也可设计扩弓。（图1）

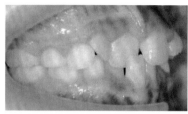 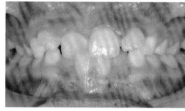 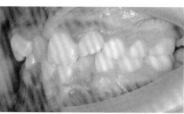

（a）混合牙列早期（上下牙列中度拥挤，个别牙反𬌗，咬合创伤）

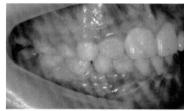 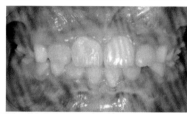 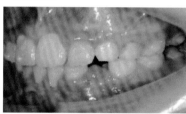

（b）早期隐形矫治（排齐上下牙列，纠正个别牙反𬌗，去除咬合创伤）

图 1　混合牙列期的错𬌗畸形的早期隐形矫治

二、无托槽隐形早期矫治的优点、难点及要点

（一）无托槽隐形早期矫治优点

早期矫治中青少年组织反应快，细胞代谢活跃，牙周组织及颌骨可塑性大，对矫治力反应好，适应性强，且矫治方法简单，矫治时间短。青少年错𬌗畸形最好应早期发现，早期治疗，适时的干预可能获得事半功倍的效果，可避免畸形的严重化和复杂化。早期矫治可及时消除畸形，防止畸形给青少年造成心理和生理上的伤害。

（二）无托槽隐形早期矫治难点及要点

1.掌握好矫治适应证。混合牙列期会出现一些生理性的暂时性错𬌗，这些错𬌗可能随着生长发育，牙的替换而逐渐自行调整，可观察暂不治疗。例如暂时性上中切牙间隙、暂时性上侧切牙远中倾斜、暂时性前牙深覆𬌗、暂时性切牙轻度拥挤、暂时性第一磨牙远中关系。

2.早期矫治时，患者的畸形特征往往未完全表现出来，容易造成误诊或矫治不彻底。

3.早期矫治涉及的颅面𬌗生长发育方面的知识较多，要求医生对这些知识有较全面的掌握和灵活应用，否则容易造成医源性损害。

4.早期矫治患者年龄小，依从性差，需要家长密切配合。

5.不能用于较严重的骨性畸形（需做矫形治疗），如家族性严重骨性Ⅲ类垂直生长型前牙反殆畸形。

6.矫治应采用柔和的轻力，每周更换一副矫治器，让矫治力更轻柔持续。

7.矫治器固位设计，针对该阶段患者牙冠高度不足，倒凹不足，需设计较强的固位附件。

8.乳恒牙交替期，如何解决牙齿替换期间的萌出问题？利用替牙间隙进行牙弓长度的管理，可设计萌出补偿或空泡，不妨碍乳恒牙的替换。治疗中可能需多次取模或口内扫描，进行重新设计，故早期隐形矫治的临床治疗阶段较多。

（周力）

第四节　青少年功能性、骨性错殆畸形的隐形功能矫治

一、青少年功能性、骨性Ⅱ类错殆畸形下颌前导功能矫治的要点

针对生长发育期轻中度功能性、骨性Ⅱ类下颌后缩的青少年错殆畸形患者，隐形功能矫治以前导下颌、纠正Ⅱ类关系为主，同时继续排齐整平牙列，协调上下牙弓关系。当下颌前导到目标位置并保持稳定后，则重新分析设计，开始标准的无托槽隐形综合治疗。在轻中度功能性、骨性Ⅱ类下颌后缩的青少年错殆畸形的治疗过程中，医生应注意遵循一定的治疗原则，以利于获得更好的治疗效果（以隐适美无托槽隐形矫治技术MA为例）。

（一）功能性、骨性Ⅱ类错殆畸形下颌前导的矫治时机：青少年患者下颌骨处于生长发育高峰期

首先，导下颌向前的功能性、骨性Ⅱ类错殆畸形的适应证的准确选择是治疗成功的前提条件，下颌处于生长发育高峰期的青少年患者治疗效果最佳。为了判断青春期下颌骨生长发育的高峰期，Baccetti等于2002年提出仅通过观察患者头影测量片第2~4颈椎骨成熟情况（Cervical Vertebral Maturation Stage，CVMS）来判断生长发育情况的方法。他将下颌骨发育分为CVMS Ⅰ期至CVMS Ⅴ期五个生长发育阶段（图1）。该方法具有简便、可重复等优点，在临床中得到了广泛运用，但其有效性和可靠性仍然存在争议。目前认为，下颌骨生长发育高峰期位于CVMS Ⅱ期和CVMS Ⅲ期之间，是隐形矫治下颌前导的关键时期。

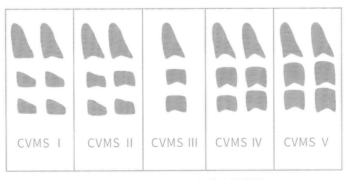

CVMS Ⅰ　　CVMS Ⅱ　　CVMS Ⅲ　　CVMS Ⅳ　　CVMS Ⅴ

图1　Baccetti 关于下颌发育的分期

（二）功能性、骨性Ⅱ类错𬌗畸形下颌前导的适应证：正常或低角病例效果较好

患者的面部生长型会影响隐形矫治的矫治效率和效果。功能性、骨性Ⅱ类错𬌗畸形的正常或低角患者，往往下颌前导的效果较好。由于下颌前导后，下颌位置前移，后牙牙齿咬合接触位置变化，使得下颌存在一定程度的顺时针旋转。因此，对于下颌平面角较大的功能性、骨性Ⅱ类错𬌗畸形患者，即高角患者，下颌前导的功能矫治容易增加下颌顺时针的旋转，加剧高角趋势，增加治疗的难度。对于偏高角的患者，应同时压低磨牙，以利于下颌的前上旋转。

（三）青少年功能性、骨性Ⅱ类下颌后缩错𬌗畸形牙弓宽度功能障碍问题

轻中度功能性、骨性Ⅱ类下颌后缩的患者，由于长时间处于上下颌不协调的位置，往往存在着上颌骨及牙弓缩窄的情况，不利于下颌前导以及后期建立正确的咬合关系。因此，在进行下颌前导之前，需要对上颌横向宽度问题进行仔细的评估。若患者上颌需要扩弓，则应在下颌前导至前牙切对切之前进行，以利于去除下颌前导时的𬌗干扰，建立长期稳定的咬合关系。在下颌前导的Pre-MA预备阶段，应通过无托槽隐形矫治器扩大上颌，协调上下颌弓形。扩弓时可在上颌后牙颊侧和腭侧粘接短矩形附件，以利于牙齿颊向的整体移动。若上颌牙弓存在严重的狭窄，难以通过无托槽隐形矫治器纠正，则需先使用传统活动或支架式扩弓器或微种植钉辅助支抗扩弓矫治器，在前期扩大上颌至理想位置后再进行无托槽隐形矫治器前导下颌的功能矫治。

（四）青少年功能性、骨性Ⅱ类错𬌗畸形下颌前导时下前牙唇倾问题

在下颌前导过程中，由于下前牙受到矫治器持续向前的作用力，易出现下前牙过度唇倾的问题。下前牙过度唇倾，不仅不利于建立正确的咬合关系，咬合过程中长时间的不正确受力易造成牙齿的损伤，而且过度唇倾的牙齿易造成牙槽骨的吸收和牙龈的萎缩，出现骨开窗、骨开裂等问题。为此，可在Pre-MA阶段，采取一定的措施改善或者预防下前牙唇倾的问题。例如，当IMPA过大（下前牙唇倾）时，在恢复下前牙正常转矩的基础上设计一定量的冠舌向转矩的过矫治，可保证下前牙在前导过程中的直立。或者在下前牙唇侧放置膜片材料形成突起，加强阻挡前牙唇倾，并同时激活训练口周肌群。

（五）青少年功能性、骨性Ⅱ类下颌后缩错𬌗畸形的前牙深覆𬌗问题

轻中度功能性、骨性Ⅱ类下颌后缩的患者，往往合并有Spee曲线过大、前牙覆𬌗过深的问题，常常干扰下颌前导过程，并导致前牙早接触、后牙开𬌗，不利于建立正常的咬合关系。临床中，可通过添加隐形矫治器附件，在下颌前导过程中帮助下颌尖牙和前磨牙向前、向上萌出，有助于同时解决较深的Spee曲线和磨牙Ⅱ类关系。但是，在升高尖牙、前磨牙时，隐形矫治器有发生脱套的风险，因此，设计有足够固位力的附件显得尤为重要，并且在治疗过程中要注意检查，保证矫治器与牙齿充分贴合。另外，若尖牙、前磨牙向前移动量过大，可能会导致前牙过度唇倾。因此在设计时应结合具体情况做出适当调整。

（六）青少年功能性、骨性 II 类错𬌗畸形下颌前导的过矫治设计

由于材料等限制，隐形矫治器的矫治效能无法达到百分之百，往往不能达到预先设计的位置。另外，下颌骨长距离的向前移动，改变了口周软硬组织的生长状态，打破了口颌系统的动力平衡，往往使得矫治结束后存在一定的复发风险。因此，轻中度功能性、骨性 II 类错𬌗畸形患者下颌前导的方案中往往需要过矫治设计，以保证最终疗效。对于严重骨性 II 类下颌后缩的患者，在终末位设计中亟需在切对切的咬合记录基础上增加2mm左右的下颌前导距离，以获得矫治结果的长期稳定性。

（七）青少年功能性、骨性 II 类错𬌗畸形下颌的分步前导设计

下颌前导过程中，口周肌肉被动牵张，髁突相对关节窝的位置亦被动前移，其程度随前伸距离增大而增大。因此，每次前导的距离尤为重要，过大的前导距离不利于组织的适应性改建，可能对口颌系统的软硬组织造成不可逆的损伤，同时也会增加患者的疼痛不适等感觉。如果患者前牙覆盖大于8mm，或者软组织颏前点与真性水平面过软组织鼻底点的垂线距离大于8mm，则建议采用分次前导的方式将下颌骨移至理想位置，即每8周前导下颌2mm，以减轻颞下颌关节张力，预防髁突的吸收，并且使患者有一个更加舒适的体验。

（八）青少年功能性、骨性 II 类错𬌗畸形下颌前导的同时要纠正舌习惯

舌不仅与咀嚼、吞咽、呼吸、语言等口腔功能密切相关，同时也是牙弓内侧对抗外侧口周唇颊肌肌力，维持牙弓内外侧动力平衡的重要功能器官。舌的大小、形态、位置和功能运动异常是造成牙颌面畸形的重要因素。伸舌习惯是临床中最为常见的舌功能习惯异常，常导致开𬌗、双颌前突等问题。对于有伸舌习惯的功能性、骨性 II 类错𬌗畸形患者，可在透明矫治器或者压膜式保持器上设计"舌刺"，以纠正舌习惯，确保治疗后牙弓形态维持稳定。

（九）青少年功能性、骨性 II 类错𬌗畸形下颌前导的保持

功能性、骨性 II 类错𬌗畸形下颌前导功能矫治通过前伸下颌位置，改变口颌系统肌群的功能状态，刺激牙周组织、颌骨和颞下颌关节的生长改建。当隐形功能矫治结束后，患者口颌系统神经、肌肉还未达到新的动力平衡，牙周组织、骨缝、颞下颌关节的改建还未完成，咬合平衡还未建立，口腔不良习惯也尚未解除，存在复发的风险，因此必须进行必要的保持。可在下颌前导至安氏I类关系或轻度的过矫治后，根据患者具体情况，选用相应保持方式，维持至少6个月。另外，在整个治疗全部完成后，患者仍需要在夜间佩戴至少2年保持器，以维持疗效的稳定性。

（赵志河）

二、青少年骨性 II 类错𬌗畸形下颌前导的矫治

骨性 II 类错𬌗畸形的矫治需依据患者的年龄采用不同的方法。对于乳牙期患者，绝大多数

需要观察，过早矫治可能随着生长出现复发风险。替牙期是骨性Ⅱ类错𬌗畸形功能矫治的最佳时期。对于严重的骨性Ⅱ类错𬌗畸形患者，待生长发育结束后，进行正畸综合掩饰治疗或成年后行正畸-正颌联合治疗。这里主要针对青少年骨性Ⅱ类错𬌗畸形的功能治疗进行阐述。青少年患者处于生长发育的高峰期，颌骨仍存在部分生长潜力，因此把握合适的时机是治疗青少年骨性Ⅱ类错𬌗畸形的关键。

针对骨性Ⅱ类错𬌗畸形行早期功能矫治的支持者认为，功能矫形的意义在于：①在骨性Ⅱ类错𬌗畸形发生之前尽早消除错𬌗畸形病因，促使口颌系统正常生长发育，减少骨性Ⅱ类错𬌗畸形的发生；②对于正在发生的错𬌗畸形进行早期矫治，阻断畸形发展，引导牙颌面正常生长，从而通过干预减少后期正畸治疗的难度和复杂性。还有研究认为，骨性Ⅱ类错𬌗畸形功能矫治能带来更有利的咬合关系和颌骨矫形作用，并对青少年患者心理健康有益处。可能需要在替牙列期（第一阶段）进行初始干预，然后在恒牙列期（第二阶段）进行第二个疗程的治疗。

双期治疗的支持者认为早期干预有显著的益处，包括：

①促进颌骨骨面型的正常发展及颅面骨的正常生长。

②缩短二期正畸综合治疗的周期。

③使得二期的正畸综合治疗简化、快捷。

④减少二期正畸综合治疗可能需要拔除的恒牙数目。

⑤大大降低外伤性牙齿损伤的概率。

（一）青少年骨性Ⅱ类错𬌗畸形诊断与鉴别

骨性Ⅱ类关系是指上下颌骨矢状向不调，包括牙、牙弓、颌骨及颜面的前后关系不调。临床上表现为下颌骨相对上颌骨处于后缩位置，面部侧貌面中分突出，面下1/3后退。目前在骨性Ⅱ类错𬌗畸形患者的骨性机制方面主要有两种观点：①上颌与颅底紧密相连，其发育受颅底的影响相对稳定，故骨性Ⅱ类错𬌗畸形多由下颌后缩引起；②骨性Ⅱ类关系是由上下颌骨以多种组合方式共同参与形成，可表现为下颌后缩而上颌正常、下颌正常而上颌前突，或二者皆有。下颌后缩的骨性Ⅱ类错𬌗畸形若诊断不清，常与上颌前突骨性Ⅱ类错𬌗畸形相混淆，临床治疗需特别注意。

下颌位置后缩应与下颌发育不足相区别：下颌位置后缩是由颞下颌关节、上下咬合障碍、口周肌肉功能、面部生长型造成的下颌相对上颌位置后退，下颌骨大小未见不足。下颌发育不足则是骨性的发育异常，可以因为先天性缺少牙、下牙弓前段缩短、先天或遗传性下颌骨体、下颌升支、下颌髁突发育不足、下颌颏部发育不足等，表现为下颌骨的大小异常。下颌后缩的骨性Ⅱ类错合畸形若诊断不清，常与上颌前突骨性Ⅱ类错合畸形相混淆，临床治疗需特别注意。

（二）青少年骨性Ⅱ类下颌发育不足错𬌗畸形患者的临床特征

1.骨性Ⅱ类下颌发育不足错𬌗畸形的临床机制：①功能性下颌后缩，由功能性因素，如上切牙内倾、上牙弓狭窄、口周异常肌功能牵拉、吮下唇等不良习惯所致的下颌位置后移；②骨性下颌发育不足，由下颌骨体、升支过短、发育不足造成。

2.骨性Ⅱ类下颌后缩的临床表现：上颌位置基本正常，前牙深覆𬌗深覆盖，上前牙位置基本正常，磨牙为远中关系，面部下1/3高度不足，颏发育不足或位置后缩等。

3.功能矫治前导下颌的时机：青春快速生长前期或青春快速成长期，9~11岁。为了刺激下颌的生长，纠正下颌后缩，骨性Ⅱ类错𬌗畸形应早期矫治。骨性Ⅱ类下颌不足错𬌗畸形患者的下颌长度增长较慢，与骨性Ⅰ类关系相比缺乏正常的差异性生长，必须矫形改变下颌后缩。骨性Ⅱ类功能矫治利用上下颌骨差异性生长，矫正口腔不良习惯，去除咬合干扰，前伸下颌，刺激髁突及颞下颌关节增生改建，并且改变附着在颌骨上肌肉的紧张度，能达到矫治骨性Ⅱ类错𬌗畸形的目的，是临床有效的矫治方案。

4.骨性下颌后缩的诊断：主要通过面型分析、X线头影测量分析检查上下颌骨关系。功能检查比较正中合位与姿势位的面型差异，检查有无咬合功能障碍引起的下颌位置后缩。

5.骨性Ⅱ类下颌发育不足错𬌗畸形的临床表现：

①前牙深覆𬌗深覆盖，上颌位置正常，下颌颏部后缩。

②X线头影测量分析显示SNB角和面角小于正常范围；ANB角大于正常范围，SNA角正常。

③上下牙弓形态和大小不协调，咬合障碍，上下紧咬牙时，下颌后退。

④突面型，颏唇沟深。

（三）青少年骨性Ⅱ类下颌发育不足错𬌗畸形临床治疗思路

骨性Ⅱ类下颌后缩的矫治策略：对于上颌突度正常、下颌后缩，应抓住生长发育时机，及时治疗，使用功能矫治器导下颌向前，刺激下颌向前生长是其治疗成功的关键。而对于生长发育期已结束的患者，多用牙齿代偿的方式来掩饰下颌后缩的骨性不调，无法代偿的骨性Ⅱ类下颌发育不足错𬌗畸形，要正畸-正颌联合治疗。

骨性下颌后缩、轻中度下颌发育不足的Ⅱ类错𬌗畸形的矫治疗效较骨性上颌前突的Ⅱ类错𬌗畸形更好。临床利用下颌差异性生长、髁突继发生长等特点，可选择非拔牙矫治的方法治疗轻中度骨性Ⅱ类错𬌗畸形的前突面型。功能矫治导下颌向前及Ⅱ类弹性牵引，在轻中度骨性Ⅱ类下颌发育不足的错𬌗畸形治疗中能有效地改善面部稍突的问题，不用采用拔牙的方法即能得到满意的矫治疗效。

（四）青少年骨性Ⅱ类下颌发育不足错𬌗畸形隐形前导下颌的适应证和临床治疗要点

1.骨性Ⅱ类下颌发育不足错𬌗畸形隐形前导下颌适应证。

骨性、功能性下颌位置后缩、轻中度下颌发育不足的骨性Ⅱ类错𬌗畸形为适应证。此类骨性Ⅱ类错𬌗畸形的特点是前伸下颌到正常覆𬌗覆盖，能改善患者前突面型。隐形功能前导下颌矫治前应做头影测量分析，特别注意颞下颌功能检查及颞下颌关节X片形态检查。

2.隐形功能矫治前伸下颌的目的：①调整下颌后缩位到正常位置；②刺激下颌（特别是髁状突）生长，弥补轻中度下颌发育不足；③排齐排圆卵圆牙弓，去除由于上下牙弓形态不调造成的功能性下颌后缩，恢复正常下颌差异性生长；④前导下颌，纠正面部神经肌肉功能不调。

3.隐形功能前伸下颌矫治的临床要点（以隐适美隐形矫治器MA为例）。

（1）治疗时机：混合牙列晚期（恒牙列初期前1年），或恒牙列初期、第二磨牙萌出前。

（2）轻中度功能性、骨性Ⅱ类错𬌗畸形，下颌后缩、前牙深覆𬌗深覆盖。

（3）功能前伸下颌，同时排齐排平牙列。

（4）分步或一步前导：分步咬合压力小，隐形矫治中的透明矫治器不易脱出（覆𬌗大于5mm，加Ⅱ类牵引）。

（5）前导下颌的量为每8副2mm，26副基本纠正前牙深覆盖。

（6）透明矫治器更换：每7天1副。

（7）在治疗过程中注意监控颊侧翼的形态，避免因患者不良的佩戴习惯及咀嚼方式等引起的侧翼变形导致下颌前导疗效的降低。

（8）隐形导下颌前的分期：下颌前导前期、下颌前导期、过渡保持期、精细调整期。

（9）下颌功能前导时，颊侧翼处附件暂停，IPR暂停。

（10）导下颌向前时，数字化方案设计中前牙可设计为轻度开𬌗。

4.隐形功能前伸下颌矫治的临床疗效。

（1）下颌前导后，隐形矫治器对面部牙垂直向控制良好，未见明显下颌旋转。但临床高角病例慎用。

（2）隐形矫治功能前导下颌能减小ANB角，达到下颌前伸、面型改善的效果。

（3）一期导下颌向前后，深覆𬌗深覆盖可基本纠正，二期隐形综合矫治多不用Ⅱ类弹性牵引就可保持下颌前导的疗效。

（4）隐形导下颌向前的功能矫治疗程：11~12个月。

（潘晓岗　谭家莉）

第九章　青少年牙列拥挤的隐形矫治

（按姓氏拼音排序）

金　钫	空军医科大学口腔医学院正畸科	宋　扬	赛德阳光口腔医疗集团
李小兵	四川大学华西口腔医学院儿童口腔及正畸学系	吴拓江	昆明蓝橙口腔医院
麦理想	中山大学光华口腔医学院附属口腔医院正畸科	赵　玮	中山大学光华口腔医学院附属口腔医院儿童口腔科
舒　广	北京大学口腔医院第二门诊部正畸科	郑之峻	贵阳市口腔医院正畸科

第一节　青少年牙列拥挤的概述

一、牙列拥挤的概念

　　牙列拥挤（Dental Crowding）是青少年错殆畸形中最常见的一种类型，是指牙齿在牙弓（或颌弓）上位置或间隙不足，不能排列成一规则平滑、对称协调的弧形，而彼此重叠错位的现象。牙列拥挤的临床机制是牙量、骨量不调，牙量大于能容纳上下牙列的牙槽骨骨量。临床上牙列拥挤约占所有错殆畸形的60%~70%。牙列拥挤牙量、骨量不调可以是：①牙体过大；②牙数过多（多生牙）；③颌骨及牙槽骨发育不足；④替牙障碍，乳牙早失和后牙前移，牙弓长度变短。

　　前牙拥挤比后牙拥挤更常见。牙列拥挤可单独存在，也可伴随其他错殆畸形，前者被称为单纯拥挤，后者被称为复杂拥挤。单纯拥挤是指由于牙体过大、替牙障碍、乳牙早失、后牙前移等引起的牙量大于骨量所致的拥挤，一般无颌面结构异常，面型基本正常，一般不伴有颌骨和牙弓间关系不调，也少有口颌系统功能异常，称为牙性畸形。复杂拥挤指牙列拥挤合并牙弓、颌骨的发育不平衡，唇、舌功能异常或咬合功能失调，并影响到患者的容貌。（图1）

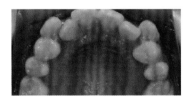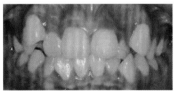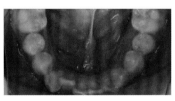

图 1　牙列拥挤举例
注：牙列重度拥挤，牙列不齐，上颌尖牙高位颊侧萌出，侧切牙舌侧错位。

二、牙列拥挤的病因及形成机制

　　牙列拥挤的形成机制是牙量、骨量不调，即牙量（牙齿近远中宽度总和）相对大，而骨量（牙槽弓总长度）相对小。牙列拥挤的病因包括遗传及环境两方面。牙列拥挤的遗传病因调控是多基因相互影响的复杂的调控系统，与人种及个体颅面先天发育有关。牙列拥挤的环境病因包括口腔功能发育因素、口腔肌肉功能因素、口腔咬合发育因素及全身健康因素等多方面。而先天性大牙、多生牙造成的牙量过大的情况较少。

　　牙槽骨骨量减少造成牙列拥挤，在临床上多表现为牙槽骨弓、牙弓宽度、长度的不足，牙弓狭窄及牙弓发育不良。青少年牙列拥挤的矫治，可以考虑先恢复牙弓、牙槽骨弓正常宽度或长度，提供牙列排齐间隙，减少中重度牙列拥挤的拔牙矫治比例。口腔上呼吸道不畅与牙弓、牙槽骨弓发育不足关系密切，常造成牙弓大小形态发育不足，从而造成牙列骨量不调、牙列拥挤。当今正畸研究的热点之一就是口腔呼吸道狭窄与青少年错𬌗畸形发生发展的相关性。关于口呼吸造成的牙弓狭窄的研究现已明确证明了呼吸道阻塞与青少年错𬌗畸形发生发展的相关性。进一步的流行病学研究将揭示呼吸道不畅是否是牙列拥挤的病因。另外，口腔卫生健康维护不良，乳牙龋坏、早失引起的乳恒牙替换异常，常常造成继承恒牙萌出异常、牙弓间隙不足及牙列拥挤。此外，口腔咀嚼功能退化造成的上下颌骨、牙槽骨发育不足也是临床医生常常考虑的青少年牙列拥挤发生的病因。

（麦理想　李小兵　郑之峻）

三、牙列拥挤的诊断

（一）模型分析

第一磨牙前所有恒牙近远中径（牙量）的和大于第一磨牙前牙槽骨弓长度，即牙量大于骨量。临床表现为牙齿排列不齐、牙扭转、错位、部分重叠或完全重叠。

（二）拥挤程度分级

轻度牙列拥挤（Ⅰ度）：牙弓拥挤（牙量大于骨量）在2~4mm之间；
中度牙列拥挤（Ⅱ度）：牙弓拥挤（牙量大于骨量）在5~8mm之间；
重度牙列拥挤（Ⅲ度）：牙弓拥挤（牙量大于骨量）超过8mm。

四、青少年牙列拥挤的临床诊断及矫治计划

（一）青少年牙列拥挤的临床诊断

1.面型：牙性单纯拥挤的患者面型所受影响不大，面部凸度及高度基本正常。复杂拥挤的患者由于伴有颌骨、牙弓间关系不调，面型发生改变。拥挤伴前牙前突的患者可出现上唇外形不规则、唇部外突、口唇闭合困难、开唇露齿、颏肌紧张等异常表现，影响面部美观。上下颌均发育不足者常表现为上下颌牙列重度拥挤。上颌发育不足者除上颌牙列重度拥挤外，还表现为面中分变平。

2.咬合检查：牙齿宽度正常或过大，牙齿排列呈各种方向错位，牙弓弧形不规则，左右可能不对称。双侧拥挤不对称时，中线常偏拥挤严重侧。个别前牙拥挤可能表现为单个或多个前牙反𬌗、对刃𬌗、开𬌗、深覆盖、深覆𬌗。上下牙列拥挤度相差不大时，磨牙一般为中性𬌗，否则表现为轻近中或轻远中𬌗，以及Ⅱ类或Ⅲ类关系的亚类。后牙拥挤错位可能出现单个或多个后牙反𬌗、对刃𬌗、锁𬌗或无𬌗接触等。

3.牙列拥挤对口腔健康的影响：由于牙齿拥挤错位不易清洁，软垢沉积，龋病及牙龈牙周炎的风险增加，常见拥挤牙邻面龋坏、局部牙龈红肿、出血、牙结石等。严重错位的牙齿有时会刺激唇、颊、舌黏膜引起不适甚至溃疡。

（二）青少年牙列拥挤的矫治原则及方法

1.单纯牙列拥挤的矫治原则。

（1）增加牙槽骨骨量：扩展牙弓的长度和宽度。

（2）减少牙量：牙齿减径或减数。

2.牙列拥挤的矫治方法。

（1）牙弓长宽的扩展。

青少年牙弓发育潜力使早期扩弓治疗后可能增加牙弓宽度，从而增加牙槽骨骨量，减轻拥挤严重程度。利用青少年牙弓后段生长，推磨牙向后可以增加牙弓长度，减轻拥挤严重程度。另外，唇倾前牙也能增加牙弓前段长度，减轻拥挤度。

（2）牙齿大小减径：邻面去釉。

（3）牙齿减数：拔牙矫治。

3.牙列拥挤拔牙矫治的原则。

拔牙矫治是通过减少牙数达到牙量与骨量相协调的目的，其生理学基础包括人类进化过程中咀嚼器官的不平衡退化理论及Begg生理性磨耗理论。然而拔牙影响邻近牙周组织，且牙齿重新排列可能会破坏原有的牙齿邻接关系和原本稳定的咬合关系，引起食物嵌塞、颌位改变等。对于拔牙矫治需采取慎重态度，综合考虑多方面因素并尊重患者及家长意见。

（1）牙列拥挤拔牙矫治适应证：适用于重度牙列拥挤及侧貌较突的病例。拥挤临界病例（6mm左右）尽量不拔牙，而采用牙弓扩展或邻面去釉的方法。如不能确定是否需拔牙，可非拔牙保守治疗3~6个月后，取模照片重新评估。

牙列拥挤慎重拔牙矫治的情况：患者自我感觉侧貌不突者；直面型、牙列轻度拥挤者。

（2）设计拔牙方案时应首先分析下牙弓，设定下切牙的目标位置后，综合考虑以下因素确定拔牙方案：

①下牙列拥挤度：拥挤度越大，越倾向于选择拔牙。轻度拥挤者一般采取不拔牙矫治，重度拥挤者一般采取拔牙矫治，中度拥挤者依据患者主诉、软组织形态等因素评估。

②下切牙唇倾度：以下切牙直立于基骨中作为目标位置，切牙切缘每向舌侧移动1mm，需要2mm的牙弓间隙。下切牙越唇倾，拔牙的可能性越大，但低角型患者可以适当放宽不拔牙标准。

③Spee曲线曲度：整平陡峭的Spee曲线需要牙弓间隙。每整平1mm的Spee曲线，需要1mm的间隙。

④上下颌骨矢状向位置：当上下颌骨矢状向关系不协调时，可通过拔牙提供的间隙调整上下牙弓位置，代偿上下颌骨矢状向不调。

确定下切牙的目标位置后，再确定上切牙的目标位置，同时参考上牙列拥挤度、上切牙唇倾度决定是否拔牙。

（麦理想）

第二节 青少年牙列拥挤隐形拔牙矫治的适应证、基本原则、难度判断、目标及实施路径

一、青少年牙列拥挤隐形拔牙矫治的适应证

青少年牙列拥挤拔牙矫治的适应证有其一般原则。由于青少年具备较大的生长潜力，因此，功能训练、矫形治疗、牙槽塑形、咬合诱导等治疗手段应首先考虑。在能满足健康、功能、美观协调的治疗目标的情况下，应尽可能避免拔牙矫治，尤其应该避免进行拔牙掩饰性治疗。

正畸拔牙矫治的理论认为拔牙矫治的必要性包括：

1.牙量和基骨的大小很大程度上取决于遗传因素，牙弓形态和大小还受基骨大小和口腔肌肉功能制约，因而扩大牙弓将受到限制，如果颌骨不足以容纳全部牙齿而造成显著拥挤，则拔牙是必要的。

2.青少年牙列后部骨量生长具有不确定性，同时磨牙具有近中倾斜移位的趋势，推磨牙向后的矫治设计在青少年中存在一定的局限性和风险。

3. IPR用于青少年临床治疗存在一定的风险和顾忌，IPR会增加正畸矫治后继发性龋坏的风险。

临床拔牙矫治的选择，取决于患者及家长对治疗标准的要求，以及医生的设计理念和临床偏好。

4.青少年隐形拔牙矫治的适应证：

（1）中重度牙列拥挤；

（2）中重度牙性前突；

（3）中重度牙弓狭窄，扩弓无法提供足够牙排列间隙；

（4）双颌前突；

（5）突面型，要求改变面型患者；

（6）轻中度Ⅲ类错𬌗畸形伴中重度牙列拥挤；

（7）先天缺牙，上下牙列牙量不调；

（8）牙萌出异常：异位萌出牙、阻生牙、错位牙。

二、青少年牙列拥挤隐形拔牙矫治的基本原则

青少年牙列拥挤隐形拔牙矫治的基本原则包括：

1.尽量少拔牙，尽量拔除不宜保留的牙。

2.拔牙后不至于对功能产生不利的影响。

3.拔牙后能增进美观或不妨碍美观。

4.能缩短疗程或简化矫治程序。

三、青少年牙列拥挤隐形拔牙矫治的难度判断

1.青少年牙列拥挤隐形拔牙矫治的难点主要体现在：

（1）无托槽隐形矫治技术在青少年中磨牙控根相对成年人容易，但避免磨牙过量近中移动的强支抗控制较难。

（2）青少年牙齿垂直向控制相对成年人容易，而如何适应骨生长和建殆相对不容易把握。

（3）青少年错殆畸形患者配合度欠佳所致的牙齿移动失控。

2.青少年患者由于牙齿移动所需最适矫治力值较低，牙齿移动较成年人更容易实现，下述相对简单的拔牙矫治在青少年中更容易成功。

（1）青少年严重拥挤的拔牙病例。严重拥挤病例排齐阶段更多依靠交互支抗作用，前牙转矩控制及后牙控根移动的量小，临床容易实现矫治目标。

（2）青少年前牙唇倾明显的拔牙病例。其前牙内收时允许牙冠倾斜移动，倾斜移动对支抗要求低，因而临床容易实现。

（3）浅覆殆或开殆的拔牙病例。其内收前牙时允许一定的伸长，对垂直向支抗要求低，因而临床容易实现。

四、青少年牙列拥挤隐形拔牙矫治的目标

1.满足患者的面部及牙列美观要求；

2.达到牙齿良好的邻间和殆间关系以利于口腔功能和疗效的稳定；

3.尽可能在生理性代偿范围内满足软硬组织平衡的要求以利于口腔健康、功能和疗效稳定。

五、青少年牙列拥挤隐形拔牙矫治的实施路径

选择青少年牙列拥挤隐形拔牙矫治的实施路径时要考虑以下因素：

1.医生应该根据个体的错殆畸形类型、机制、生理特点，充分利用数字化技术结合临床诊断分析确立治疗目标，并在设计软件上确定前牙和磨牙矫治后三维目标位置和实施路径，确定是否拔牙矫治。

2.结合有生理意义的牙齿移动量、个体生理特点和临床辅助措施设计必要的过矫治或咬合跳跃。

3.根据个体的错殆畸形类型、形成机制、生理特点和临床辅助措施设计有利于支抗控制和力矩平衡的牙齿移动步骤。

4.根据个体的生理特点和临床辅助措施以及移动步骤设计有利于支抗控制和力矩平衡的附件系统。

5.医生应了解患者生理性差异以及配合程度的不同对矫治方案可行性的影响，临床过程中有目的地监控并及时实施预设的临床措施，对于意外的脱轨和脱位能进行有效的监控和及时处理。

6.根据矫治器性能和错殆畸形程度做好疗程设计和管理。

（舒广）

第三节　青少年牙性牙列拥挤的临床隐形拔牙矫治

一、青少年牙列拥挤隐形矫治中选择临床拔牙治疗的考虑

青少年有生长发育潜力，如果存在下颌后缩，可考虑先用导下颌向前或II类弹性牵引促进下颌生长发育。待下颌前移后，再评估拔牙与否。

青少年错𬌗畸形中存在咬合跳跃的可能，对于反𬌗、偏𬌗、下颌后缩的病例，如果存在横向或垂直向的干扰，则先扩宽牙弓，纠正锁𬌗、反𬌗，打开咬𬌗，让下颌处于相对正常的位置，再评估是否拔牙。

二、青少年牙列拥挤隐形拔牙矫治的附件设计特点

对于上颌拔除前磨牙的病例，如果符合磨牙最大支抗要求，则选用隐形矫正最大支抗系统（如，隐适美隐形矫治G6系统），临床应用最大支抗系统附件（如，隐适美隐形矫治G6附件）。如果不符合磨牙最大支抗要求，可应用垂直矩形附件。

对于下颌拔除前磨牙的病例，可在第一磨牙处设计垂直矩形附件；下颌第一磨牙亦可采用水平矩形附件防止磨牙前移时近中倾斜。下尖牙可采用优化控根附件。

三、青少年牙列拥挤隐形拔牙矫治数字化方案设计特点

（一）青少年牙列拥挤隐形拔牙矫治数字化方案设计的后牙支抗控制

首先在诊断设计时确定病例是需要后牙强支抗还是中度支抗。在后牙支抗控制上，上颌第一磨牙为重要支抗牙，我们主要介绍针对上颌第一磨牙不同支抗设计时的移动要点。

当需要后牙强支抗设计时：①上颌第一磨牙在横向上牙根向颊侧移动1mm，则加3°~5°负转矩；②若需压低上颌第一磨牙在2mm内，则加0°~5°冠向远中根向近中的轴倾度；③若需上颌第一磨牙冠近中颊向扭转以增加支抗，则矢状向上磨牙位置维持不动。

当需要后牙中度支抗设计时：①上颌第一磨牙在横向上牙根向舌侧移动1mm，加适当正转矩；②若需伸长上颌第一磨牙在1mm内，则加0°~5°冠向远中根向近中的轴倾度；③若需上颌第一磨牙冠近中颊向扭转的抗旋转设计，矢状向上磨牙位置维持不动或近中移动。

此外，青少年隐形拔牙矫治增加后牙支抗的辅助方法有：

1.为避免后牙支抗丢失，可分步移动前牙，增强后牙支抗。

2.选用隐形矫治最大支抗系统（如，隐适美隐形矫治G6系统），特殊设计加强支抗的无托槽隐形矫治技术附件，可增强后牙支抗。对于上颌单侧或双侧第一前磨牙拔除，需获得强支抗（不超过2mm的后牙牙冠近中移动）的病例，可采用隐适美隐形矫治G6系统特殊设计加强支抗的无托槽隐形矫治技术附件。

3.必要时使用正畸微种植钉支抗。

（二）青少年牙列拥挤隐形拔牙矫治数字化方案设计的前牙转矩控制

在青少年拔牙隐形矫治数字化方案设计考虑前牙支抗时应根据矫治前前牙唇倾度及预期前牙内收距离，在数字化方案中预加转矩，增加支抗。对于青少年隐形拔牙矫治的病例，前牙一般预加10°~15°的冠唇向正转矩，防止内收过程中前牙覆殆加深、前牙舌倾或牙根颊倾导致的牙根碰触唇侧牙槽骨骨皮质，避免造成牙根吸收及骨开窗、骨开裂等临床并发症。

（三）青少年牙列拥挤隐形拔牙矫治数字化方案设计的垂直向控制

青少年错殆畸形拔牙病例在关闭间隙时，上下前牙因为钟摆效应，容易舌倾导致前牙覆殆加深。在数字化方案设计时，注意上颌保留补偿曲线，下颌过矫治形成反Spee曲线。前牙覆殆设计为对刃殆或开殆2~3mm（具体根据患者的初始覆殆状态、垂直骨面型、年龄等决定）。

下颌Spee曲线整平设计中注意以下几点：

1.增强前磨牙和磨牙卡抱的设计：前磨牙和磨牙设计水平矩形附件或优化伸长附件利于隐形矫治器透明牙套卡抱，但拔牙病例关闭间隙垂直矩形附件利于牙齿近远中移动，临床根据问题主次选择附件。

2.控制下尖牙轴倾度的设计：下尖牙实现近中倾斜才能有效整平Spee曲线。下尖牙牙轴远中倾斜时牙根会阻碍下切牙的压低，在隐形矫治数字化方案设计时，下尖牙近中倾斜的矫治中要设计过矫治，一般比正常轴倾度加5°近中倾斜，设计长矩形附件或使用优化控根附件。

3.控制下前牙转矩的设计：下前牙的压低必须在骨松质中进行，如果前牙舌倾，平整下牙弓压低下前牙会触及下颌舌侧牙槽骨骨皮质导致下前牙无法压低。青少年隐形拔牙矫治在设计压低下前牙时，首先注意其转矩情况。在远中移动下前牙时，一般加正转矩（若应用隐适美无托槽隐形矫治器，如需要则激活Power Ridge），压低和内收同时进行。

（四）青少年牙列拥挤隐形拔牙矫治数字化方案设计与临床治疗中的磨牙控制

青少年拔牙隐形矫治，需要近中移动磨牙关闭间隙。在控制磨牙轴倾度时，需预防或纠正磨牙的近中倾斜，避免医源性后牙开殆。

预防或纠正磨牙近中倾斜的方法：

1.在数字化方案设计时，在磨牙牙冠上添加水平长矩形附件，控制磨牙长轴；

2.采取分步法前移后牙，利用交互支抗增加磨牙控制；

3.关闭间隙时，配合使用II类颌间弹性牵引，增加前牙支抗控制磨牙牙轴；

4.使用长牵引钩高位牵引关闭拔牙间隙，矫治力通过阻力中心，整体移动后牙；

5.对于严重近中倾斜磨牙，必要时使用片段弓，阶段性局部固定多托槽矫治竖直磨牙后，再应用无托槽隐形矫治器纠正错殆畸形。

（五）隐适美无托槽隐形矫治器后牙增强支抗G6系统特征

1.尖牙上设计优化内收附件；

2.数字化方案设计时，设计磨牙预支抗以最大支抗实现内收前牙；

3.数字化方案分步设计时，默认尖牙远中移动1/3后再开始同时内收前牙。

4.在第二前磨牙、第一和（或）第二磨牙上使用优化支抗附件，并设计支抗预备可获得后牙强支抗。在短于正常的临床冠上，附件形状和位置与正常大小牙冠的形状和位置不同。

5.上切牙通过压力嵴设置前牙正转矩过矫治来控制前牙唇颊向倾斜，在临床设计中可根据具体情况进一步加大前牙正转矩。

6.隐适美无托槽隐形矫治器G6系统用于下颌拔牙矫治时，因为下颌存在Spee曲线，常会出现间隙关闭过程中的"过山车"效应。因此，下颌使用隐适美无托槽隐形矫治器G6系统时，建议先整平Spee曲线，再关闭间隙。

四、青少年牙列拥挤隐形拔牙矫治程序

第一阶段（Stage 1）：排平排齐上下牙列，协调上下牙弓宽度。矫正磨牙反𬌗或锁𬌗。打开前牙咬合，维持磨牙中性关系并达到后牙咬合稳定，前牙浅覆𬌗状态。确保下前牙位置正常，建立尖牙、磨牙过矫治关系。

第二阶段（Stage 2）：关闭剩余间隙，调整上下中线不齐。

第三阶段（Stage 3）：预判目标位置及过矫治位置，建立良好的尖窝咬合关系。

无托槽隐形矫治技术用于拔牙病例有一定难度，需要临床医生具有丰富的临床经验，对全局有很好的掌控能力，在设计数字化方案时能预测牙齿移动过程中可能出现的问题并采取预防措施，在复诊监控时能及时发现问题并采取补救措施。

（麦理想）

五、青少年牙列拥挤隐形拔牙矫治过山车效应的预防要点

对于青少年牙列拥挤在拔除前磨牙的矫治中，往往会在关闭拔牙间隙的过程中出现前牙舌倾、覆𬌗加深、后牙近中倾斜、前磨牙段开𬌗的现象，称为过山车效应。在无托槽隐形矫治中，可以通过目标位设计、附件选择、合理的分步设计以及有效的临床复诊监控，避免这一现象的发生。

（一）数字化方案设计中的目标位确定

在数字化方案设计中，对于上下牙弓目标位，下牙弓纵𬌗曲线设计应呈现出"反Spee曲线"的形状，同时应加深上牙弓纵𬌗曲线，以抵抗关闭间隙过程中前后牙段向拔牙间隙倾斜出现过山车效应。数字化方案目标位设计时预防过山车效应的方法：

1.设计前牙压低的过矫治，以防止关闭间隙过程中的覆𬌗加深。

2.设计前牙牙根舌向正转矩的过矫治，前牙终末位状态不能内倾或直立，避免前牙内收过程中出现转矩丧失而过度舌倾。

3.设计位于拔牙间隙近中牙齿牙根远中向轴倾度的过矫治。

4.设计位于拔牙间隙远中牙齿牙冠远中向轴倾度的过矫治，一方面可以增强后牙支抗，另一方面有利于后牙近移的过程中实现整体移动。

（二）数字化设计中的附件选择

1.位于拔牙间隙两侧的牙齿（以拔除第一前磨牙为例，拔牙间隙两侧为尖牙及第二前磨牙），在内收过程中最易直接发生向拔牙间隙的倾斜，进而使其他牙位发生一系列连锁反应，加重过山车效应。因此，应放置具有较好控根能力的垂直矩形附件或成对控根附件。

2.前牙可通过添加压力嵴加强对前牙转矩的控制。对前牙转矩的有效控制，可以有效地避免前牙内收时出现不必要的覆殆加深及前牙内倾。

3.磨牙上添加矩形附件：建议在强支抗磨牙近移量小的情况下，在磨牙添加矩形附件，能够一定程度上防止磨牙的近中倾斜，起到加强支抗的作用；在中度支抗或弱支抗磨牙近移量较大的情况下，在磨牙添加单个垂直矩形附件或双矩形附件，以保证实现磨牙的控根移动。

4.以隐适美无托槽隐形矫治器为例，在设计最大支抗的拔牙病例中，可选用G6系统特殊加强支抗的无托槽隐形矫治技术附件。但因优化附件与传统附件相比其固位作用较弱，对于牙冠短小、形态不佳的牙齿，如果想增加固位作用以增强控制力，在选择G6系统进行拔牙矫治时，应谨慎选择适应证。

5.以隐适美无托槽隐形矫治器为例，可配合使用长拉钩牵引关闭间隙，实现拔牙间隙两侧牙齿的整体移动。

（三）数字化设计中的步骤设计

1.对于强支抗病例，可先将后牙后倾备抗，再开始内收前牙。

2.设计前牙内收及后牙近移同时进行时应谨慎。矫治器前后向同时缩短，戴入牙弓后易产生向拔牙间隙"弯折"的形变，容易导致过山车效应。

3.对于拥挤的拔牙病例，应先利用拔牙间隙进行牙弓的排齐，再关闭间隙，节省支抗的使用。同时，拥挤牙列排齐后，矫治器对牙齿的包裹力增强，能够加强对关闭间隙过程中牙齿整体移动的控制。

4.对于矫治前已经存在Spee曲线过深或前牙内倾的病例，应先进行Spee曲线的整平以及前牙转矩的调整，避免关闭间隙过程中Spee曲线进一步加深及转矩丧失。

（四）青少年隐形拔牙矫治中为避免过山车效应的复诊监控

1.拔牙病例中，通过附件对牙齿整体移动进行控制从而达到预防过山车效应的作用至关重要。因此，应教会患者识别及检查附件是否在位及完整。一旦发生附件脱落及磨损的现象，应停止更换矫治器并及时进行重新粘接。

2.强调咬胶的使用方式：在拔牙间隙的前后两侧均应加强咬胶使用，附件及牙齿与矫治器良好的贴合度，是保证矫治器施加力量的关键。而在拔牙间隙处，应交代患者注意避开拔牙间隙使用咬胶，避免咬胶咬合于拔牙间隙处时使矫治器产生弯折。

3.复诊时应及时发现已经开始有不良移动的牙齿，尽快采取辅助措施纠正或重启，避免过山车效应进一步加重。

（金钫）

六、青少年牙列拥挤隐形拔牙矫治的正畸微种植钉辅助支抗的应用要点

在青少年拔牙隐形矫治中，有时仅依靠矫治器透明牙套的力量往往很难实现对于牙齿及牙列三维方向移动的精准控制。因此，医生可以根据不同拔牙病例的牙齿移动难度及支抗需求，适当地使用正畸微种植钉作为辅助支抗装置。这里将分别从矢状向、垂直向及横向这三维方向控制方面阐述正畸微种植钉辅助支抗在拔牙病例中的应用要点。

（一）矢状向

在拔牙中，首先要考虑的就是矢状向上拔牙间隙的分配问题，即支抗需求。

1.正畸治疗中强支抗设计：可使用正畸微种植钉植入后牙段（如颧牙槽嵴、下颌升支外斜线、磨牙根方），与后牙上粘接的牵引扣直接连接加强后牙支抗。也可以将正畸微种植钉直接与透明牙套尖牙近中设计的牵引钩（精密切割）或与尖牙上粘接的牵引扣（或长牵引钩）进行弹性牵引，利用微种植钉支抗直接辅助内收前牙，节省后牙支抗。同时，正畸微种植钉与矫治器牵引钩的弹性牵引，能够使矫治器前牙的龈方游离端更紧密地贴合于前牙颈部，从而更好地实现前牙转矩的控制。

2.正畸治疗中中度支抗设计：一般不考虑使用种植钉辅助支抗。

3.正畸治疗中弱支抗设计：可将种植钉植入牙弓中段（如磨牙近中、拔牙间隙区），在近中移动量较大的磨牙上设计长牵引钩，将正畸微种植钉直接与长牵引钩弹性牵引，辅助后牙整体近移。

（二）垂直向

在拔牙病例中，可以配合正畸微种植钉实现对前牙段、后牙段以及全牙列的垂直向控制。

1.前牙段垂直向控制：在拔牙关闭间隙的过程中，通过正畸微种植钉辅助支抗对前牙段施加压低力以进行垂直向控制，防止前牙内收过程中出现的覆𬌗加深，可有效避免过山车效应。尤其是对于本身已存在露龈笑、深覆𬌗的病例，更应积极考虑正畸微种植钉辅助支抗的使用。正畸微种植钉辅助压低前牙时，可于颧牙槽嵴区、前磨牙区、拔牙间隙区植入高位正畸微种植钉，与矫治器尖牙近中设计的牵引钩（精密切割）进行弹性牵引，可对前牙段整体施加垂直向的压低分力。此外，也可于前牙区唇腭侧同时植入种植钉，将橡皮圈绕过牙套，对前牙段施加整体压低力。

2.后牙段垂直向控制：对于高角伴下颌后缩的病例，往往要对后牙段进行垂直向控制，以期通过后牙段压低，使下颌发生逆旋，改善面型。此时，可在后牙段颊腭侧植入高位正畸微种植

钉，通过绕过矫治器的弹性牵引实现对后牙段的整体压低。

3.全牙列垂直向控制：全牙列垂直向控制的实现，可以在正畸微种植钉对前牙段或后牙段的垂直向控制的基础上，通过牙套的压低力量，实现对牙列中其余部位的垂直向控制。对于前后牙段压低量较大的病例，可以考虑前后牙段同时植入种植钉，进行垂直向控制。

（三）横向

在拔牙病例中，对横向控制一般不需要额外辅助支抗的控制，仅在数字化方案设计中注意按照原有正常的牙弓形态进行间隙关闭即可。然而，某些拔牙病例中，可能也伴有横向不调的问题，在下述情况下，可应用正畸微种植钉支抗作为辅助施力装置。

1.后牙段锁殆：对于后牙段锁殆，可将正畸微种植钉植入锁殆区的颊侧或舌侧，牵引于牙齿上的牵引扣进行弹性牵引，可在解除锁殆过程中同时施加压低力，避免磨牙直立伸长后产生不利影响。

2.单侧扩弓或缩弓：对于牙弓不对称，需要进行单侧扩弓或缩弓的病例，无托槽隐形矫治器后牙段宽度的变化，不能对每侧牙弓的扩弓量进行精准的差别控制，此时需要应用种植钉对非异常侧牙弓进行控制，使无托槽隐形矫治器的透明牙套的扩弓或缩弓力量完全发挥于需要调整的一侧。

总的来说，青少年拥挤拔牙病例中正畸微种植钉支抗的辅助应用，从作用目的上可分为：①保护支抗；②辅助实现仅靠无托槽隐形矫治器难以实现的牙齿移动。从使用方法上可分为：①作用于牙套上的正畸微种植钉辅助支抗：可直接对全牙列的移动方式产生影响，例如在拔牙病例中保护前牙或后牙的正畸微种植钉支抗、对前牙段或后牙段整体进行垂直向控制的正畸微种植钉支抗。②直接作用于牙齿上的正畸微种植钉辅助支抗：实现对个别牙齿移动的直接控制，例如辅助尖牙远移或磨牙近移的整体移动正畸微种植钉支抗。

值得注意的是，正畸微种植钉在应用于隐形矫治的过程中，是脱离于牙套预设轨道针对牙齿移动设计的额外附加力量，正畸微种植钉所实现的施加于牙列或牙齿的力量在虚拟牙齿移动的软件设计中是无法体现的。因此，在隐形矫治使用正畸微种植钉作为辅助施力装置时，应注意思考和观察种植钉的使用产生的附加影响。尤其是当种植钉直接作用于单个牙齿时，更应注意加力的时机和大小，并进行密切的复诊观察或随访，避免由于辅助力量的施加导致牙齿的脱轨（脱套）。

总之，正畸微种植钉在隐形矫治拔牙病例中的应用是较为灵活的，植入部位和使用方法完全可以根据矫治目标及其作用机制进行个性化的设计。

（金钫）

第四节 青少年牙列拥挤的非拔牙隐形矫治

一、青少年牙列拥挤的非拔牙矫治的原理

错𬌗畸形是否选择拔牙矫治一直是正畸界争论较多的话题，对于严重拥挤或者面型凸度较大的患者，采用拔牙矫治已经成为共识。而对于轻中度的牙列拥挤（6mm左右的拥挤）或轻中度的凸面型病例的矫治，临床则需要根据面型情况以及医生或患者、患者家长对面型凸度的接受程度选择是否拔牙矫治。

（一）青少年错𬌗畸形非拔牙矫治的临床考虑

拔牙矫治可获得相对较好的远期稳定的咬合关系，避免过度扩弓带来咬合复发及牙槽骨开窗、开裂等负面影响。但是，非拔牙矫治可以更大程度保障牙列完整性、维持患者面部凸度、保持牙弓形态与口裂大小的协调、减少患者和家属对于拔牙的恐惧心理。随着临床对错𬌗畸形治疗系列化开展以及扩弓方法的升级，牙弓形态大小异常的临床治疗中可得到更多的骨性改变，非拔牙矫治在近年来也更多地被临床医生采纳。在选好适应证的前提下，非拔牙矫治的确可以更好地维护患者矫治后颅面𬌗的健康和美观。

（二）青少年错𬌗畸形非拔牙矫治的生理条件

青少年患者普遍具有颌骨生长的潜力，牙弓中具有可预判的空间：①由于上颌牙槽骨"V"形向后生长，后牙段宽度和长度都不断增加；而下颌升支前缘发生持续吸收，上颌结节持续生长，第一磨牙利用替牙间隙前移，使青少年在18岁之前，第一磨牙远中每年约产生2mm的牙弓长度。②青少年患者没有完全钙化闭合的腭中缝，也为骨性牙弓横向扩展提供了更多可能，在矫形力横向扩展的刺激下，上颌牙弓甚至可以获得成年患者必须通过矢状向骨劈开后才能获得的稳定的骨性扩大效果。③尽管尖牙间宽度在尖牙完全萌出后就保持恒定，但是对于明显狭窄的前牙段，扩大尖牙间牙弓宽度仍然是矫治的目标之一。因此，青少年在选择非拔牙矫治时，有着更多潜力，更有可能通过非拔牙手段解决牙列拥挤。

（三）青少年无托槽隐形矫治技术中非拔牙矫治的特点

牙列拥挤本质上就是牙量和骨量之间存在的不调，非拔牙解决牙列拥挤主要通过表1中的方式。由于传统固定多托槽矫治器和无托槽隐形矫治器在材质、矫治原理、支抗来源等方面的不同，通过各种非拔牙途径获得间隙、处理间隙的方法也有差别。（表1）

表1　传统固定多托槽矫治器与无托槽隐形矫治器得到间隙难易程度的比较

获得间隙的方法	传统多托槽矫治器	无托槽隐形矫治器
邻面去釉（减径）	容易	容易且控制精准
唇倾（矢状扩弓）	容易	容易
推磨牙向后（矢状扩弓）	困难	容易
前牙段扩弓（横向扩弓）	容易	容易
后牙段扩弓（横向扩弓）	容易	较难

1.邻面去釉是最容易产生间隙的方式，通过减少牙量来解除拥挤。但是对于邻面去釉后获得的间隙，传统固定多托槽综合矫治中，由于弓丝和托槽间的余隙，牙齿发生倾斜移动，邻面去釉获得的空间很快就会被消耗。此外，由于很多固定托槽矫治器采用对前牙有更多的转矩控制，而对前磨牙使用较少转矩控制的托槽设计，磨牙使用"旷量"更大的颊面管，就使得在前牙区通过邻面去釉获得的空间很容易被后牙的向前移动占据。无托槽隐形矫治器由于良好的包裹性，对于邻面去釉获得间隙有更好的控制，能更为精准地"收集"这些微小空间，也能更好地利用空间。在这种情况下，无托槽隐形矫治器可以看作微小间隙的"收集器"。在支抗设计合理的情况下，这些微小间隙，可以有序地被逐一移动而消失。并且在移动的时候，由于间隙的存在，矫治器包裹性更好，被移动牙齿能实现更接近整体移动的效果。

2.牙弓矢状向的扩展可以分为向前的扩展（前牙唇向移动）和向后的扩展（磨牙远中移动）。应用这两种牙弓扩展时，需要注意临床适应证，并综合考虑患者面型、错殆畸形类型、牙-牙槽关系及牙周状况。向前的扩展对于固定多托槽矫治器和无托槽隐形矫治器都是较为容易的。这个和前牙的自然支抗弱（骨质较为疏松）、支持组织（牙周膜面积）较后牙小有关。特别是对于内倾的前牙，向前扩展恢复正常前牙倾斜度是矫治目标之一，这类患者就更有可能通过非拔牙手段进行矫治。

由于无托槽隐形矫治器对于前牙的包裹良好，余隙比托槽-弓丝之间的余隙要小很多，前牙唇倾时，有较好的整体移动趋势，其临床效果较固定多托槽矫治器好。需要特别注意的一点是设计前牙唇倾的矫治方案时，要注意牙槽骨是否能提供足够的骨性支持，避免矫治中及矫治后出现前牙槽骨骨开窗、骨开裂的并发症，这是任何矫治器都需要重视的。超过限度的唇倾引起牙根移到牙槽骨之外的非生理性移动是临床禁止的，正畸医生必须注意。

3.磨牙远中移动作为无托槽隐形矫治器实现度很高的牙移动方式，具有固定多托槽矫治器难以比拟的优势。无托槽隐形矫治器仅仅通过透明牙套弹性材料的变形，无需繁杂的支抗单元，就可以获得确切的效果。从很大程度上讲，正是由于无托槽隐形矫治器在磨牙远移上的独特优势，使得采用无托槽隐形矫治器治疗的患者拔牙比例明显下降。

4.无托槽隐形矫治器扩大尖牙间宽度与固定多托槽矫治器托槽-弓丝间加力传导的方式不

同：①在前牙段加力时，其加力方式是通过透明牙套的变形，将扩大的力量加载在前牙舌侧，以舌侧为作用面来实现牙弓扩大。并且，由于前牙处于透明牙套拱形结构的顶端部分，随着扩弓设计的实施，越来越多的材料将"堆积"在拱形尖端的内侧部分，而这一部分的空间狭小，"堆积"起来的材料可以释放相对较大的力量，获得良好的前牙区扩大效果。②与之相反，后牙段扩弓加力时，由于后牙位于透明牙套拱形结构的远端，即便有再多的材料"堆积"在内侧，也很难将力量传递到"U"形的末端，也就是后牙的舌腭侧。这就导致整体后牙弓扩大的设计在无托槽隐形矫治器上表达十分有限。而固定多托槽矫治器在后牙横向扩展上有明显的优势，它可以用扩弓附件（如hyrax扩弓矫治器），或者骑丝弓扩弓辅弓扩弓，轻松获得后牙弓宽度增加的效果。

（吴拓江）

二、青少年牙列拥挤磨牙远中移动的非拔牙隐形矫治

磨牙远中移动是牙列拥挤除拔牙、邻面片磨外获得间隙、解除拥挤的有效方法。其主要应用范围是面型基本正常的轻中度牙列拥挤，纠正尖对尖磨牙关系以及伴随的前牙深覆盖或反𬌗畸形。除了少数明显由于磨牙前移导致的拥挤外，对于严重的牙列拥挤以及重度凸面型或凹面型不建议单独使用。

磨牙远中移动也是无托槽隐形矫治器相比传统固定多托槽矫治器来说很有优势的移动方式之一。如果方案设计得当，许多固定多托槽矫治技术中需要减数拔牙的病例有可能通过磨牙远中移动技术获得良好的矫治效果。

（吴拓江　宋扬）

（一）青少年牙列拥挤磨牙远中移动的非拔牙矫治的适应证

1.错𬌗畸形患者面部生长型为均角或低角生长型。

磨牙远中移动有牙冠升高的趋势，虽然在无托槽隐形矫治器治疗中，磨牙可以获得很好的垂直向控制，甚至在高角患者中也能收到很好效果。但是磨牙远中移动是生长型为均角或者低角的患者更为合理和妥当的选择。此外，这类患者常伴有深覆𬌗，磨牙远中移动过程中的反作用力是使前牙唇倾，前牙唇倾同时能获得相对压低、打开咬合的效果。

2.待移动的第二磨牙近中倾斜或直立、临床牙冠高度足够，易于牙套包裹。

无托槽隐形矫治器对于牙齿的控制力大小取决于透明牙套包裹性是否良好。在推磨牙远移时，虽然随着磨牙远中移动，牙套的包裹性会逐渐加强，但是对磨牙近远中倾斜度的控制仍然有限。对于已经发生远中倾斜的磨牙，矫治器并不能很好地进行近远中倾斜度的控制，因此，近中倾斜或者直立的末端磨牙对于矫治是有利的。

3.远中移动矫治病例的切牙舌倾或直立，可为伴随拥挤者提供更好支抗。

与磨牙近中倾斜类似，舌倾或直立的切牙可以提供更好的支抗，同时，即便丢失部分转矩控制，磨牙远移的反作用力也不会造成切牙过度唇倾。无托槽隐形矫治器的支抗单元以邻近单

位为主，如果牙列前段、中段存在拥挤，形成类似于没有"共同就位道"的结构，比起整齐的牙列而言，矫治器更不容易脱位，可以提供更好的自然支抗。

4.上下磨牙为尖对尖的远中关系，纠正磨牙关系的磨牙远移量小于每侧4mm。

磨牙远移虽然是无托槽隐形矫治器很有优势的移动方式，但是这种方式能实现的移动距离依然是有限的。牙齿移动的限度并不会因为矫治器的变化而改变。传统矫治器磨牙远中移动量的临床研究，可以为无托槽隐形矫治器远移磨牙设计提供有价值的参考。在系统性回顾中发现，使用传统支抗远移上颌磨牙，平均能达到每侧4.25mm远移和8.31°的远中倾斜。而使用种植支抗则可以获得每侧5.35mm远移和8.44°的远中倾斜，二者并没有统计学上的差异。而要达到这样的移动效果，传统支抗耗时8.23个月，种植支抗耗时7.95个月，二者有统计学差异。另一研究对于使用磨牙远移纠正II类错殆进行了回顾，上颌磨牙的远移量从每侧1.8mm到每侧6.4mm，远中倾斜从1.65°到11.3°。从临床实现度和移动限度看，上颌小于每侧4mm的移动是可以较为容易达到的，超过这个数值，必须使用种植支抗来辅助实现。上颌磨牙每侧4mm的远移，也足以纠正尖对尖的磨牙关系。而下颌由于骨质更为致密，且磨牙远移还受到升支前缘、颊侧外斜线和舌侧皮质骨板的约束，移动难度更大，通过种植支抗，可以达到每侧4.5mm的远移。尽管如此，通常下颌的磨牙远移设计不宜超过2mm。值得注意的是，远移的量具有个体差异，不能一概而论，临床上需要参考牙-牙槽骨的空间关系来进行个性化设计，设计时同样需要设计过矫治，还需要考虑支抗方式。

（吴拓江）

（二）影响磨牙远中移动的主要因素

①磨牙远中移动的生理空间；②上颌窦底的位置；③第三磨牙的毗邻关系；④磨牙的倾斜度；⑤临床冠的长度；⑥磨牙远中移动的矫治力；⑦患者配合度。

1.磨牙远中移动的生理空间。与所有的牙移动一样，磨牙远中移动需要有远中移动的空间，也就是牙齿移动方向上有足够的物理空间。在整个移动过程中，空间因素都是需要考虑的，如果空间不足，形成挤压和阻碍，磨牙远中移动是无法实现的。对于这个空间除了考虑直观的磨牙远中与上颌结节远端距离及下颌升支前缘距离，更要注意牙槽骨宽度是否能支持远中移动(需要借助 CBCT 进行观察)。磨牙远中移动的障碍，最为常见的是第三磨牙的阻碍，如果第三磨牙向近中萌出，牙冠已经与第二磨牙牙根紧密接触。在这种情况下，如果没有去除阻力，得到的结果将是磨牙段拥挤加剧，造成第二磨牙牙根受压吸收，牙根形态完整性受损，磨牙远中移动无法实现，临床上出现磨牙关系没有变化，而前牙出现脱套或者唇倾。

青少年磨牙后区有生长潜力，其具体的生长量与个体及矫治开始时间相关。青少年患者推磨牙向远中时，需要考虑其生长潜力，磨牙后区的生长有利于磨牙远中移动的稳定。

（吴拓江　宋扬）

2.过低的上颌窦底可能会影响磨牙或前磨牙的远中移动，判断上颌前磨牙、磨牙牙根与上颌窦关系，需要配合CBCT辅助诊断。如果X线检查发现上述牙根顶住上颌窦骨壁，有可能造成牙齿远中移动困难，甚至导致矫治失败。

3.一般来说，第三磨牙的存在可能会妨碍磨牙远中移动，如果条件允许，一般建议先拔除第三磨牙，再开始磨牙远中移动的矫治。如果第三磨牙尤其是上颌磨牙位置较高，紧邻上颌窦，拔除可能带来较大的创伤，也可以先不予拔除并在矫治过程中随时观察。

4.一般来说，直立或近中倾斜的磨牙对磨牙远中移动较有利。如果矫正前已经发生牙冠远中倾斜，提示后牙区可能空间不足，此时应慎重选择磨牙远中移动方案。

5.短小的临床冠不利于磨牙远中移动，建议配合传统附件增强固位。

（宋扬）

6.磨牙远中移动的矫治力。磨牙远中移动时要有大小适宜的力量持续移动磨牙。无托槽隐形矫治器是通过逐渐增加相邻牙之间伸入外展隙的材料长度来实现磨牙推动的。在这个过程中，随着推动的持续进行，远中移动磨牙近中邻面的暴露会越来越多，矫治器与牙齿作用面接触的面积也逐渐增加，对牙齿的包裹性也会越来越好。这就是磨牙远中移动在无托槽隐形矫治器上容易实现的原因。而且，随着包裹性的提高，矫治器的控制能力增强，更容易实现整体移动。

7.临床上，患者配合度也是能否实现磨牙远中移动的重要因素。除了保证常规戴用时间和咬胶使用外，需要告知患者，磨牙远中移动中会出现后牙区阶段性的食物嵌塞，口腔卫生的清洁难度也会有所增加。对于使用颌间牵引和种植钉直接支抗的患者，还需要反复强调牵引橡皮筋持续使用的重要性。临床可以通过观察前牙是否贴合良好来判断患者配合度。因为推磨牙向远中的过程中，矫治器的长度是增加的，如果没有良好实现磨牙远中移动，增长的矫治器会体现出前牙无法良好就位和贴合，前牙会出现唇向移位。另外，有的医生设计方案时，会强调在前牙区没有间隙时不做前牙的移动以避免前牙往返移动，保护前牙支抗。这样的设计在逻辑上没有问题，也能达到很好的临床实现度，但是需要事先告知患者，达成认识上的统一，以免出现疗程过半而前牙整齐度没有改善让患者不满的情形。

（吴拓江）

（三）磨牙远中移动的支抗设计

1.磨牙远中移动的支抗分类。磨牙远中移动的支抗设计分为颌内支抗、颌间支抗和正畸微种植钉支抗。

①颌内支抗主要应用于磨牙远中移动量少，允许少量前牙唇倾以及前牙区牙周状况良好，无牙龈退缩的病例。一般来说，明显的前牙舌倾有利于磨牙远中移动过程中的支抗控制，这类病例可根据矫治进程灵活选用支抗方式。

②颌间支抗主要应用于单颌磨牙远中移动，磨牙移动量适中且支抗牙牙周状况良好，患者可以配合使用颌间牵引的病例。颌间支抗可能会增加患者的垂直高度，虽然相比传统固定多托槽矫治，在垂直向控制方面隐形矫治更加有利，但临床上对高下颌平面角的患者依然要慎用。不仅如此，对下颌关节病患者也要考虑长期颌间牵引可能对关节病发展带来的不利影响。

③正畸微种植钉支抗可应用于双颌同时远中移动磨牙以及单颌磨牙移动距离较大的病例，

对前牙牙周情况较差、高下颌平面角、磨牙远中移动同时需压低的患者尤为适合。青少年正畸微种植钉支抗的应用并非禁忌。临床观察到青少年微种植钉支抗脱落率相比成年患者似乎稍高。

（宋扬）

2.磨牙远中移动的颌间支抗应用。

由于磨牙远中移动对前牙支抗要求较高，唇倾前牙影响患者面型，在戴用第一副矫治器时，就应该开始颌间牵引，增加支抗。而固定多托槽矫治器需要在排平整齐后才能开始颌间牵引，这也是无托槽隐形矫治器优于大多数传统固定多托槽矫治器的地方。为了减少牵引对下前牙的唇倾的影响，下前牙可以设计负转矩以加强支抗。

在推上颌磨牙向远中时，II类牵引可增加上前牙支抗。牵引通常设计：①II类牵引直接牵引在矫治器上的精密切割上。这样做的好处是通过整个矫治器稳定整个上牙弓，将除磨牙外的牙作为对抗磨牙远中移动的支抗，更好实现磨牙远中移动。在这种设计中，为了减少牵引造成的矫治器脱位，应该在尖牙上设计固位能力较强的附件（如垂直长矩形附件）。②II类牵引在尖牙的牵引钩上。这种情况可减少牵引造成的透明牙套的脱套，但对尖牙的支抗要求就增加了。尖牙作为牵引力的支抗单位，也提供磨牙远中移动的力量。这种牵引使尖牙受到相对集中的力量，透明牙套在尖牙区包裹是否理想决定了尖牙支抗作用的好坏，一旦出现包裹较差的问题，磨牙远中移动的支抗将不再可靠。

由于磨牙远中移动设计通常伴随有几乎整个牙列的远移，所以，牵引的配合要求通常是较高的，一般会要求只要佩戴无托槽隐形矫治器就配合牵引。而且在移动前牙时，矫治器长度减小，如果没有牵引的持续配合，已经远中移动的磨牙又将被"拉"向近中。

尽管推磨牙远中移动可以获得类似口外弓（J钩）绝对支抗的效果，但由于材料性能、患者配合等情况的限制，实际执行准确率为87%。换言之，磨牙远中移动需要在设计的时候留有余量，少许"过矫治"能得到更好的临床治疗效果。

（吴拓江）

（四）青少年隐形矫治磨牙远中移动模式设计

1.青少年隐形矫治磨牙远中移动模式。

青少年隐形矫治磨牙远中移动模式可分为三类：①第一磨牙与第二磨牙同时移动，磨牙移动到位后同时移动第一和第二前磨牙，最终同时移动6颗前牙。②首先移动第二磨牙，第二磨牙移动一半距离后开始移动第一磨牙，第二磨牙远中移动完成后开始移动第二前磨牙，以此类推，每次远中移动不超过2颗后牙，最终6颗前牙同时移动。③首先移动第二磨牙，待第二磨牙远中移动结束后开始移动第一磨牙，第一磨牙远中移动完成后同时移动第一和第二前磨牙，最终同时移动尖牙和切牙。

如果设计得当，以上3种主要移动模式都可以取得良好的矫治效果，只是治疗时间与支抗设计略有不同。其中第一种模式有利于安排种植钉支抗的植入时间，第二种模式是目前隐适美无托槽隐形矫治技师采用的默认模式，第三种模式可能更加节省前牙支抗，但往往导致矫治时间过长。

（宋扬）

2.选择磨牙远中移动方案②的临床治疗。

这样的设计兼顾了支抗控制需要和避免疗程过长。这种移动模式在牙齿移动概况表里，可以看到是开口向右的"V"形图形。（图1）

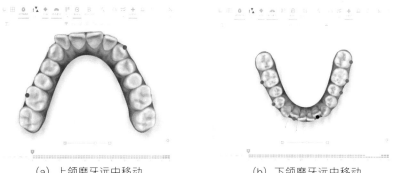

(a) 上颌磨牙远中移动　　　　　　(b) 下颌磨牙远中移动

图1　无托槽隐形矫治推磨牙向远中移动的数字化方案设计 [可见分步移动形成开口向右"V"形图形（以隐适美无托槽隐形矫治技术为例）]

众所周知，远中移动牙齿的非常有效的方式是逐一移动，即在某一时间段，一个象限只有1颗牙齿在移动，以其他牙作为支抗单位，类似于Tweed矫治技术里的"10 to 7" "10 to 6"和"10 to 5"。但是这样的移动耗时较长。而最快的远中移动方式是所有牙齿同时向远中移动，这样的方式最为节约时间，但是对支抗的要求是非常高的，正畸微种植绝对支抗几乎是唯一的支抗选择。

有的医生设计的移动模式是每个象限"逐二"进行远中移动，也就是同一时间点，每侧同时有2颗后牙向远中移动，待它们移动到位后，启动它们近中2颗牙齿的移动，从而避免后牙长时间嵌塞食物。这种移动模式较为少用，因为除对支抗要求较高之外（特别是第二磨牙和第一磨牙同时移动的时候），也有对包裹性的考虑。用前述的"V"形模式移动的过程中，后牙经历了"接触—孤立—接触"的状况，在"孤立"的时候，整个牙齿的近远中邻面都会被矫治器良好包裹，移动的实现度也更好。而同时移动2颗后牙，包裹性下降，对后牙移动时的轴向控制也会下降。（图2）

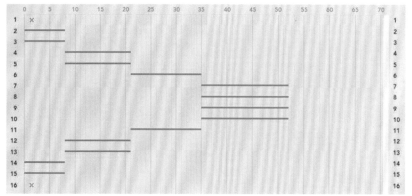

图2　无托槽隐形矫治推磨牙向远中移动的"逐二"模式（以隐适美无托槽隐形矫治技术为例）

（吴拓江）

三、青少年牙列拥挤磨牙远中移动的第三磨牙拔除考虑

在无托槽隐形矫治非拔牙设计中，推磨牙向远中移动提供牙列间隙解除拥挤是隐形矫治常用方法。拔除第三磨牙后推磨牙向远中移动的矫治设计，可以解除远中移动磨牙的阻力，并提供后牙段的间隙。

研究显示，女性13岁、男性14岁左右，第三磨牙牙胚发生率趋于稳定。正畸医生可根据矫治设计的要求，合理选择拔牙的时机，而第三磨牙是否有条件成功拔除常需要口腔外科医生的综合判断。第三磨牙拔除的临床判断需结合曲面断层片和CBCT来评估第三磨牙拔除的相关手术风险，并采取合理的预防措施。

（一）下颌第三磨牙拔除的并发症及拔除的时机

下颌阻生第三磨牙是与下颌管距离最近的牙齿，下颌管里有下牙槽神经和下牙槽动脉、静脉，在拔除第三磨牙过程中可能损伤下牙槽神经，受损发生率为0.4%~22%。有研究建议，下颌第三磨牙拔除最佳时机为14~20岁。当患者在20岁内，因牙根尚未形成，根较短小，拔除时牙根的阻力较小，且根尖孔软，不会损伤神经，可避免出现下唇麻木的并发症。而20岁以后牙根已逐渐形成，会压迫下牙槽神经，拔除后则易造成神经的损伤。

下颌第三磨牙拔除时，当埋伏较深时，CBCT影像结合三维重建有助于更精确地评估下颌阻生齿的牙根数量、位置及其与下颌管的相关关系，从而减少拔除后可能造成的下牙槽神经损伤等并发症。此外，下颌第二恒磨牙的发育程度及相邻位置，也需要密切关注，以减少拔牙过程中邻牙损伤的可能。

因此，在青少年隐形矫治推磨牙向后的治疗策略中，建议早期拔除尚未发育完成的下颌第三磨牙，以避免对下牙槽神经管的破坏，减少拔牙后并发症的发生。

（二）上颌第三磨牙拔除的诊断与预后判断

上颌第三磨牙位于上颌牙列最后端，牙胚发育以及牙的萌出时间最晚，其周边局部空间常不足，易发生错位萌出、阻生或龋坏。由于以上原因及正畸的需要，上颌第三磨牙建议尽早预防性拔除。因上颌第三磨牙远中骨质薄弱，其比下颌第三磨牙较易拔除。

上颌结节骨折为较为常见的拔牙并发症，文献报道发生率为0.08%~1.9%。上颌结节结构薄弱，是上颌结节骨折的主要原因。严重的上颌结节骨折可能引起剧烈的疼痛、牙齿移位、大量失血等并发症。临床可见部分患者的上颌第三磨牙远中或高位阻生，牙根方向指向上颌窦远中底部。较罕见的病例为上颌窦位置较低，窦底与上颌磨牙根尖之间隔以较薄的骨板或无骨质而仅覆以黏膜，发生拔牙后上颌窦穿孔及牙齿进入上颌窦。因此，临床上在拔除上颌第三磨牙时，应术前拍摄X光片，明确上颌第三磨牙与上颌窦的关系。

此外有医生担心拔除上颌第三磨牙后上颌结节会发生吸收而消失。已有研究明确了上颌第三磨牙拔除后，上颌结节不会发生明显吸收，在制订矫治计划时，可不必担心设计拔除上颌第三磨牙后上颌结节的骨量不足而影响牙弓使之无法后移至设计后界的问题。

（赵玮）

四、青少年牙列拥挤牙弓狭窄的扩弓非拔牙隐形矫治

牙弓狭窄是牙列拥挤的机制之一，牙弓狭窄造成牙弓周长变短，骨量小于牙量，牙排列拥挤不齐。扩大牙弓的目的是增加牙弓周长，提供拥挤排齐的间隙。在恒牙列期，牙弓宽度发育结束。对于牙弓宽度发育不足的青少年错殆畸形，矫治时机应该提前。研究表明，尖牙间宽度每扩大1mm，牙弓周长增加0.7mm，尖牙间宽度增加对牙弓周长增加的作用最有效。扩弓在临床上分骨性扩弓和牙性扩弓，牙性扩弓又有竖直内倾后牙的扩弓和唇或颊倾后牙的代偿性扩弓。临床稳定的扩弓是骨性扩弓，以及竖直内倾后牙的牙性扩弓。而代偿性扩弓临床限度大，过度扩弓影响矫治疗效的稳定，临床一般不提倡。

（一）青少年牙弓狭窄扩弓非拔牙隐形矫治的适应证

①牙性牙弓狭窄；②牙列轻中度拥挤；③前牙唇倾度正常。由于无托槽隐形矫治器矫治加力是通过包裹恒牙牙冠的矫治器膜片达成，其扩弓效果最直接的是牙性扩弓，骨性的改变是间接的。

对于青少年（10岁后）骨性宽度不足，要得到骨性的扩弓，更好的方法是在无托槽隐形矫治前辅以支架式固定快速扩弓（甚至正畸微种植钉支抗固定快速扩弓），再进行无托槽隐形矫治。

（二）青少年牙性牙弓狭窄的临床表现

①牙列轻中度拥挤，牙弓宽度不足、形态不协调；②上下后牙内倾直立、上下牙弓后段牙槽嵴内倾；③牙弓小于WALA弓，牙冠最凸点距WALA嵴大于正常值。（图3）

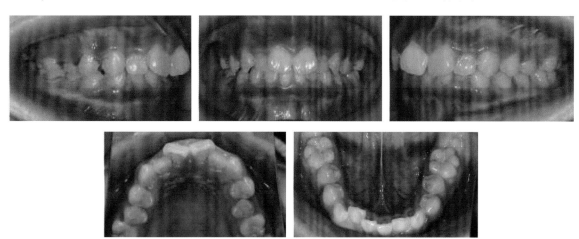

图3　青少年恒牙列期上下牙弓狭窄的临床表现

（三）青少年恒牙列牙性牙弓狭窄的临床设计与治疗

1.扩大后牙段，设计控制后牙轴倾度的附件，避免后牙颊倾。必要时在需扩弓的后牙舌侧设计增加固位附件。

2.牙性扩大牙弓的量在第一磨牙间每侧不超过3mm。牙弓扩大后，要保持后牙在牙槽骨中

直立不颊倾。

3.扩弓可选择分步扩弓：①先扩弓磨牙，再扩双尖牙及尖牙；②也可选择磨牙、双尖牙及尖牙同步扩弓。

4.扩弓可同时设计少量的磨牙后移（每侧小于2~3mm）。

5.扩弓同时纠正上颌第一磨牙近中旋转，进一步增加磨牙间宽度。

6.扩弓治疗同时需要调整上下牙弓形态，协调上下牙弓，稳定咬合关系。

7.牙列中度拥挤，除竖直内倾后牙扩弓外，适当的牙代偿扩弓解除拥挤也可行，但需要保持上下牙轴倾度在正常值范围。

由于无托槽隐形矫治器牙套设计弓形的外形对抗了扩弓时牙冠颊侧移动或牙根舌侧移动的趋势，在矫治器模板强度条件下，对扩弓形成的正转矩效应有较好的对抗性，再加上无托槽隐形矫治支抗附件，一般能达到良好的扩弓效果，后牙整体颊侧移动，避免了过度的代偿性扩弓。对于牙弓狭窄、轻中度牙列拥挤，临床可以选择扩弓非拔牙矫治，减少临床治疗拔牙比例。（图4）

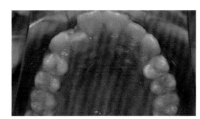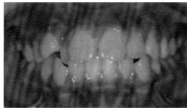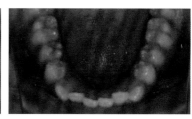

（a）治疗前（上下牙列轻度拥挤）

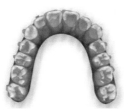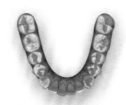

（b）矫治设计扩弓上下牙弓（调整牙弓形态）

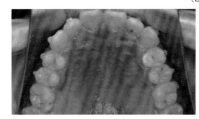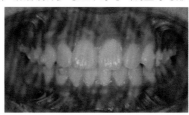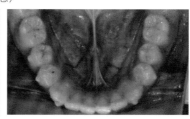

（c）治疗后排齐上下牙列

图4　无托槽隐形扩弓矫治设计（以隐适美无托槽隐形矫治器为例）

（李小兵）

第十章　青少年 II 类错𬌗畸形的隐形矫治

（按姓氏拼音排序）

李小兵　四川大学华西口腔医学院儿童口腔及正畸学系　　　**苏晓霞**　四川大学华西口腔医学院儿童口腔及正畸学系
罗秋美　台湾"国防"医学大学　　　　　　　　　　　　　**周陈晨**　四川大学华西口腔医学院儿童口腔及正畸学系
骆　英　杭州众意口腔门诊部　　　　　　　　　　　　　**邹淑娟**　四川大学华西口腔医学院儿童口腔及正畸学系
潘晓岗　上海交通大学医学院附属第九人民医院口腔正畸科

第一节　青少年前牙深覆𬌗深覆盖的临床诊断及矫治设计

一、青少年前牙深覆𬌗深覆盖的病因机制、临床诊断与表现

（一）青少年前牙深覆𬌗深覆盖的机制

青少年前牙深覆𬌗深覆盖是指上下前牙关系的异常，包括垂直向和矢状向的关系异常。青少年前牙深覆𬌗是垂直向的关系异常，表现为上前牙覆盖下前牙过深，超过下前牙切1/3；或者表现为下前牙咬合超过上前牙舌侧1/3。青少年前牙深覆盖表现为上切牙切端至下前牙唇面大于3mm。

造成青少年前牙深覆𬌗深覆盖的病理机制可能是单纯骨性的、功能性的，也可能是单纯牙性的，更多的是混合性前牙深覆𬌗深覆盖。

①骨性前牙深覆𬌗深覆盖：上颌骨顺时针旋转（或上下颌骨聚合型生长）、上下前牙槽骨过高、磨牙后段牙槽骨过低、上颌牙弓过大或位置靠前、下颌牙弓过小或位置靠后；也可能是上下颌骨关系异常，如上颌骨发育过度或位置靠前、下颌骨发育不足或位置靠后。

②功能性前牙深覆𬌗深覆盖与上下牙弓形态不协调（上牙弓狭窄）、上前牙内倾或扭转及咬合干扰、口周肌功能异常有关。

③牙性前牙深覆𬌗深覆盖：常常是由前牙萌出过度，和（或）后牙萌出不足所致，常合并口腔不良习惯，上下颌骨生长及相互关系基本正常。

④混合型前牙深覆𬌗深覆盖表现为上下颌骨关系及上下前牙关系的异常。

青少年前牙深覆𬌗深覆盖的面部生长型可以是平均生长型、水平生长型或垂直生长型。面部生长型多为遗传控制，但环境因素也能造成面部生长型的改变。青少年期正畸治疗要特别注意，避免治疗延迟以至于环境因素导致严重不良生长型。

青少年前牙深覆𬌗深覆盖的发生发展受遗传与环境两方面因素的影响。由于前牙深覆𬌗深覆盖常常合并出现在骨性 II 类错𬌗畸形中，临床通常把前牙深覆𬌗深覆盖的治疗合并阐述。

（二）青少年前牙深覆𬌗深覆盖的病因

1.青少年前牙深覆𬌗深覆盖的遗传因素，有研究发现严重的骨性 II 类错𬌗畸形中上下颌骨关系异常常受遗传因素的影响，前牙深覆𬌗深覆盖，并有家族性面型前突表现。遗传性前牙深覆𬌗深覆盖骨性表现为上颌发育过大、下颌发育不足的突面型，合并高角的前突面型是严重的骨性 II 类错𬌗畸形。此外先天性牙齿大小比例不协调、上前牙多生牙、下切牙先天缺失等也会导

致前牙深覆𬌗深覆盖。

2.青少年前牙深覆𬌗深覆盖的环境因素，包括局部环境因素和全身环境因素。

（1）局部环境因素：包括青少年期的口腔不良习惯和替牙障碍。口腔的不良习惯，如咬下唇、长期吮指可造成上前牙唇倾，下前牙舌倾、拥挤，形成前牙深覆𬌗深覆盖。口腔不良习惯造成的前牙深覆盖可导致继发的下唇习惯，加重前牙深覆𬌗深覆盖的发展。此外上乳磨牙尤其是第二乳磨牙的邻面大面积的龋坏或者早失、未及时的治疗或者进行间隙维持者，会出现上第一恒磨牙的前移，导致磨牙远中关系。牙齿萌出顺序异常，也可能导致磨牙呈远中关系。这类Ⅱ类咬合关系常常是假性的Ⅱ类咬合关系，前牙可表现为深覆𬌗深覆盖，也可以为正常的覆𬌗覆盖。

（2）全身环境因素：因慢性鼻炎、扁桃体或腺样体肥大等鼻咽部疾病造成上气道狭窄，患者常常以口呼吸代替鼻呼吸，逐渐形成了口呼吸的习惯。口呼吸时，头部前伸，下颌骨连同舌下垂、后退，导致下颌后缩，并且由于上前牙唇倾和上后牙腭侧失去正常压力，而两侧颊侧肌肉被拉长压迫上牙弓，导致上颌牙弓狭窄、前突、腭盖高拱，最后形成磨牙远中关系，前牙深覆𬌗深覆盖。这类青少年前牙深覆𬌗深覆盖的口周肌肉（前伸或后退肌群，下颌提升肌群）常出现功能异常，进一步加重Ⅱ类错𬌗畸形的发展。其他全身疾病如钙磷代谢障碍、佝偻病等导致肌肉张力减弱，可引发上颌牙弓狭窄、磨牙远中关系、上前牙前突、前牙深覆𬌗深覆盖。

（三）青少年前牙深覆𬌗深覆盖的诊断及临床表现

1.临床上将前牙深覆盖分为三度：

Ⅰ度前牙深覆盖：上前牙切缘至下前牙唇面的水平距离在3~5mm；

Ⅱ度前牙深覆盖：上前牙切缘至下前牙唇面的水平距离在5~8mm；

Ⅲ度前牙深覆盖：上前牙切缘至下前牙唇面的水平距离在8mm以上。

2.临床上将前牙深覆𬌗分为三度：

Ⅰ度前牙深覆𬌗：上前牙牙冠覆盖下前牙牙冠唇面1/3~1/2，或下前牙咬合在上前牙舌面切端1/3至1/2之间；

Ⅱ度前牙深覆𬌗：上前牙牙冠覆盖下前牙牙冠唇面1/2~2/3，或下前牙咬合在上前牙舌面切端1/2至2/3之间或舌隆突处；

Ⅲ度前牙深覆𬌗：上前牙牙冠覆盖下前牙牙冠唇面2/3以上，甚至咬在下前牙唇侧龈组织处，或下前牙咬合在上前牙舌侧龈组织或硬腭黏膜上。

3.前牙深覆𬌗深覆盖的临床表现。

（1）牙性前牙深覆𬌗深覆盖的临床表现。

单纯的牙性前牙深覆盖在临床上表现为上前牙唇倾、上前牙间存在散在间隙、下前牙舌倾、下牙列拥挤、磨牙远中关系或者中性关系。

牙性深覆𬌗的临床表现常常是后牙萌出高度不足，前牙萌出过度。根据前牙的倾斜度分为前突性深覆𬌗和内倾性深覆𬌗。前突性深覆𬌗上颌切牙唇向倾斜、上颌牙弓和牙齿前突、上颌牙弓狭窄，前牙覆盖常常在5mm以上。前牙排列整齐或有间隙，下颌切牙多数排列正常或内倾。下颌切牙过度萌出，Spee曲线过陡，前牙覆𬌗深，严重时下颌切牙与上腭黏膜接触，形成创伤性溃疡。磨牙可能为中性或远中关系。内倾性深覆𬌗上颌前牙轴直立内倾、前牙覆盖减小、上下颌牙弓长度减少、下颌牙列拥挤或者舌向内倾。

牙性前牙深覆𬌗深覆盖的上下颌骨的形态、大小基本正常。X线头影测量也显示上下颌骨的形态、大小及在矢状方向的相互关系基本正常，如SNA角、SNB角、ANB角基本正常，仅表现在前牙牙轴倾斜度以及前后牙牙槽骨高度的异常。

（2）骨性前牙深覆𬌗深覆盖的临床表现。

骨性前牙深覆𬌗深覆盖的临床表现为上下颌骨在三维方向特别是矢状向上的大小、形态或者位置关系的异常，可表现为上颌发育过度或位置靠前所致的上颌前突，下颌基本正常；也可能表现为上颌骨正常，下颌骨的形态大小不足或位置后缩（如下颌升支、下颌体短小的下颌发育不足，或者下颌位置后缩顺时针旋转）；或者表现为上颌骨发育过大、下颌发育不足的上下颌骨同时发育异常。骨性前牙深覆𬌗深覆盖一般上下切牙倾斜度可有不同程度的代偿，上切牙直立或者舌侧倾斜，下切牙唇向倾斜，磨牙关系多呈明显的远中关系，尖牙也为远中关系。（图1）

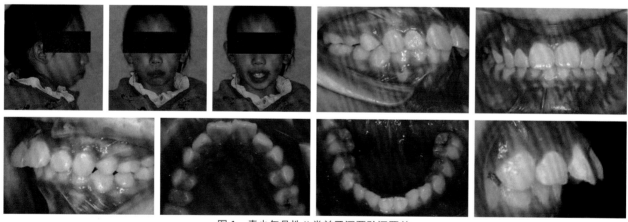

图1 青少年骨性Ⅱ类前牙深覆𬌗深覆盖
注：凸面型，上颌发育过度，下颌后缩，颏发育不足，上牙弓狭窄，上前牙唇倾，上下牙列轻度拥挤。

（3）功能性前牙深覆𬌗深覆盖的临床表现。

功能性前牙深覆𬌗深覆盖的上下颌骨大小、形态基本正常，其病理机制常常是咬合干扰引起下颌后缩。临床表现为凸面型，在开闭口运动中由于肌肉功能异常或𬌗干扰导致下颌骨发生功能性的后缩，从而形成磨牙远中关系，前牙深覆𬌗深覆盖。

（邹淑娟　周陈晨）

二、青少年前牙深覆𬌗深覆盖隐形矫治的适应证

1.青少年轻中度骨性Ⅱ类上颌前突错𬌗畸形，上前牙直立或前突，凸面型，上唇突，开唇露齿，唇闭合不全，下颌位置正常，下前牙直立或唇倾。面下1/3基本正常。

2.青少年轻中度骨性Ⅱ类错𬌗畸形下颌后缩或发育不足，凸面型，上颌发育基本正常，上前牙倾斜度基本正常，下颌后缩，下前牙唇倾或正常，颏发育不足，颏唇沟深。面下1/3短。

3.青少年骨性Ⅱ类错𬌗畸形，轻中度上颌发育过大伴下颌发育不足，凸面型，上唇突，上前牙直立或前倾，鼻唇角小，下颌发育不足，下前牙唇倾，颏唇沟深。面下1/3短。

4.青少年前牙内倾性深覆𬌗，直面型，上下前牙直立内倾，下颌角大，咬肌发达，水平生长型。面下1/3短。

5.青少年牙性前牙深覆𬌗深覆盖，上下颌骨关系基本正常，上前牙唇倾，唇闭合不全，下前牙直立或唇倾。

（李小兵）

三、青少年前牙深覆𬌗深覆盖的临床治疗设计

（一）青少年前牙深覆𬌗临床治疗设计

1.青少年牙性前牙深覆𬌗的治疗原则。

青少年牙性前牙深覆𬌗的治疗原则取决于错𬌗畸形的机制，治疗的目的是伸长双尖牙和磨牙、压低上下前牙。如果存在前侧或侧方伸舌不良习惯，在混合牙列期或者恒牙列早期要尽早纠正这种不良习惯，整平下颌Spee曲线。

2.青少年骨性前牙深覆𬌗的治疗原则。

在治疗青少年骨性前牙深覆𬌗的时候，在矫治垂直向关系不调的同时还需要考虑上下颌骨的矢状向关系，因为大多数骨性深覆𬌗伴有Ⅱ类矢状向关系的不调。因此在制订矫治计划时必须将骨性前牙深覆𬌗与Ⅱ类矢状向关系不调都考虑进去，抑制上颌骨生长、促进下颌骨生长，以及纠正青少年牙槽骨垂直向生长，以矫正前牙深覆𬌗。青少年骨性前牙深覆𬌗的矫治原则包括：

①尽可能消除阻碍下颌骨向前发育的因素，协调上下颌骨的矢状向的不调，对上颌前牙区垂直向生长进行控制，抑制前牙及前牙牙槽高度的生长，刺激后牙及后牙牙槽高度的生长。

②当患者生长高峰期已过，重点矫治牙及牙槽骨的异常，以代偿骨性畸形，如压低上下前牙，整平Spee曲线，必要时待成年后配合外科手术矫治骨性畸形。

（二）青少年前牙深覆盖临床治疗设计

治疗青少年前牙深覆盖时，在青春生长发育早期可以用矫形力，利用生长潜力矫治上下颌骨矢状向的不调：如矫形力抑制上颌的生长、促进下颌的生长；高位牵引控制上下颌骨垂直向的生长，避免下颌向后下方顺时针旋转。在矫形控制上下颌骨生长后，再纠正前牙深覆盖。骨性Ⅱ类错𬌗畸形患者通过早期使用矫形力可以变成颌骨骨性Ⅱ类不调，后期仅仅通过拔牙掩饰矫治，就可以使牙颌面基本协调美观而避免正畸-正颌手术治疗。必须指出的是，骨性Ⅱ类前牙深覆盖的早期矫治，其改变颌骨的生长及方向的作用还是有限度的。青少年颅面生长发生的颌骨生长很难预测，因此矢状向和垂直向中重度不调的患者需要在成年后的恒牙期进行正畸-正颌手术治疗才能达到骨性不调的矫正效果。

（邹淑娟　周陈晨）

四、青少年前牙深覆𬌗深覆盖隐形矫治的临床基本步骤

青少年前牙深覆𬌗深覆盖的纠正，一类是导下颌向前。上颌正常下颌后缩，下颌平面角表现均角或者低角，下切牙直立者，可以考虑选择用无托槽隐形矫治导下颌向前（如隐适美无托槽隐形矫治技术MA），激发下颌生长潜力，纠正下颌后缩，解决前牙深覆盖。另一类是牙列间隙开拓后内收上前牙：①上颌轻度前突者，下颌正常、下颌平面角均角或者低角者，可以考虑推磨牙往远中而获得间隙，内收上前牙，解决深覆盖；②上颌前突伴有或者不伴有下颌后缩者，可以通过减数上4下4或者上4下5，上下颌差异性的牙齿移动，解决前牙深覆𬌗深覆盖以及后牙远中关系；③单纯性上颌前突或上牙弓前突，单颌拔除上第一或者第二前磨牙后内收上前牙，矫正深覆盖；④轻度前牙深覆𬌗深覆盖、Ⅱ类咬合关系、上颌第一磨牙近中腭向扭转，纠正上颌第一磨牙近中扭转，随着扭转的矫治，颊尖远中移动获得间隙，建立Ⅰ类磨牙关系，纠正深覆盖；⑤轻中度Ⅱ类错𬌗畸形，通过扩大牙弓获得间隙，内收前牙，纠正前牙前倾及后牙Ⅱ类关系。

对于青少年矢状向关系异常的深覆𬌗深覆盖的纠正，必须检查上下牙弓横向及垂直向关系是否正常，临床常借助于横向上下牙弓形态的匹配和垂直向咬合的打开，尤其是下颌Spee曲线的整平来综合治疗前牙深覆𬌗深覆盖。

（骆英）

五、青少年前牙深覆𬌗深覆盖隐形矫治的要点

（一）青少年前牙深覆𬌗深覆盖隐形矫治方案选择及设计要点

1.上颌单颌拔牙矫治：对于上颌前突面型、上颌结节不够丰满、上颌后段骨量不足、下颌基本正常的患者，建议采用此类拔牙矫治。一般选择拔除上颌第一前磨牙，减小前牙覆盖，磨牙建立完全远中关系。下颌通过扩弓，唇倾下前牙或邻面减径排齐下牙弓，整平Spee曲线。拔牙设计中由于牙移动量相对较大，目标位需要设计较多的转矩补偿，防止内收前牙使覆𬌗加深。数字化方案设计分步牙移动方案采用先尖牙后切牙分段移动的方式内收上前牙，后牙先不设计近中移动。前牙移动到位后再前移后牙，关闭拔牙间隙。

2.上下牙列拔除四颗第一双尖牙：这是青少年前牙深覆𬌗深覆盖常规拔牙的模式。其主要临床表现为上颌前突，凸面型，下牙列拥挤，Spee曲线深。临床有时选择拔上颌双侧第一双尖牙、下颌双侧第二双尖牙，这样更方便远中磨牙关系的纠正。

3.上下牙列不对称拔牙：当上下颌Bolton比存在严重不调，前牙深覆𬌗深覆盖伴下前牙拥挤，可以考虑拔除两颗上颌第一前磨牙和一颗下颌切牙。拔除下切牙简化了下颌牙弓的矫治程序，可以避免下颌后牙的近中倾斜及下前牙舌倾，减少下颌弓形效应。

4.推上颌磨牙向远中移动、前牙深覆𬌗深覆盖非拔牙矫治：对于轻度的前牙深覆𬌗深覆盖、面型基本正常（或轻度凸面型）、轻度上唇突（或开唇露齿）的青少年患者，可以采用推上颌磨牙向远中移动获得间隙，纠正磨牙Ⅱ类关系，内收前牙减小覆盖，矫治轻度凸面型。推磨牙远

中移动设计注意选择上颌结节丰满、下前牙骨质较厚的患者。目标位是上下磨牙获得中性关系的位置。数字化方案分步设计一般采用"V"形分步，单个上颌牙顺序推磨牙远中移动。采用 II 类牵引避免上前牙唇倾。治疗过程中应注意观察患者下前牙唇倾侧有无根面明显倾向，若下前牙骨质薄，不宜采用II类牵引，可以采用上颌后牙区正畸微种植钉支抗。

（潘晓岗）

（二）青少年前牙深覆殆深覆盖隐形矫治的分步牙移动设计要点

青少年前牙深覆殆深覆盖隐形矫治中为打开咬合，整平上下牙列，一般会设计压低前牙。据休息位时上切牙切缘在上唇下缘2mm、微笑位时上切牙暴露的理想范围是3/4牙冠至龈上2mm，确定上切牙目标位。考虑到无托槽隐形矫治器透明牙套包裹后牙殆面，在咬合力作用下后牙的压低效应造成前牙覆殆加深2mm左右，因此下切牙压低的目标位会设计成前牙过矫治至开殆1~2mm。

前牙压低的分步设计是同步压低还是分步压低，一般要依据前牙压低的量来做决定。如果上下前牙压低总量超过4mm，临床建议数字化方案设计牙移动分步为咬合分步压低，反之可设计同步压低，节约时间。数字化前牙分步压低打开咬合的方式常规有以下三种：①先压低切牙，再压低尖牙；②先压低尖牙，再压低切牙；③将分步进一步细分，先完成压低切牙或尖牙量的1/3，再压低尖牙或切牙量的1/3，重复三遍完成设计的压低量。为节约矫治步骤，一般内收切牙与压低尖牙同步进行。

（三）青少年前牙深覆殆深覆盖隐形矫治的后牙支抗设计

在青少年前牙深覆殆深覆盖整平牙列、前牙压低过程中，反作用力必然会伸长后牙，或者说后牙伸长更利于牙列整平。平整牙弓磨牙伸长的矫治力的方向就是使牙套脱位的力量方向，因此建议牙列末端的后牙设计固位及支抗附件，增加透明牙套在磨牙上的固位力：①双尖牙区设计优化的伸长附件；②磨牙区设计矩形附件，考虑到生物力学和咬合干扰，优选水平矩形附件；③同时为避免矫治后常见的后牙颊尖开殆，一般会在上后牙区增加负转矩直至后牙颊尖出现重的咬合接触。对于青少年前牙深覆殆深覆盖拔牙病例，会考虑少量的备抗，预先在第二双尖牙，第一、二磨牙上增加3°~5°的冠远中向轴倾，抵抗后牙的近中倾斜。当然，如果需要强支抗，可以考虑正畸微种植钉支抗，或者辅以颌间牵引以增加支抗，对抗磨牙前移时的近中倾斜。

（四）青少年前牙深覆殆深覆盖隐形矫治的前牙转矩设计

前牙深覆殆深覆盖要实现前牙的绝对压低是很难的，而前牙相对压低，唇倾切牙能更有效地打开咬合，同时唇倾前牙后前牙牙根由皮质骨纳入松质骨，根尖避开牙槽骨皮质骨，实现前牙在松质骨内的牙齿移动。因此舌倾或者直立的切牙要实现深覆殆深覆盖压低，需遵从先唇倾再压低的原则。选择拔牙内收纠正前牙深覆殆深覆盖的患者，前牙内收移动量更大，要考虑内收过程中的钟摆效应造成的切缘伸长量，数字化方案设计时给予压低过矫治量。同时由于无托槽隐形矫治器在前牙转矩表达的欠缺，即使有前牙正转矩设计（如隐适美无托槽隐形矫治技术的Power Ridge），隐形矫治前牙转矩表达能力提高50%，一般还建议给予上切牙10°~15°正转矩过矫治，下切牙6°~8°正转矩过矫治。

青少年前牙深覆𬌗深覆盖治疗前，如果前牙直立或舌倾，应该先设计完成前牙转矩的过矫治，再将其舌向平移，并将转矩的剩余量平均分步走完。若青少年前牙深覆𬌗深覆盖治疗前，前牙唇倾，可以同时进行舌向平移和转矩纠正，平均分步完成即可。

（骆英）

（五）青少年上前牙唇倾深覆𬌗的矫治要点

如果上前牙唇倾形成深覆𬌗，上颌尖牙也同时伴有近中倾斜，下颌切牙位于上颌切牙牙根中1/3，简单的腭向倾斜移动就可以减小覆𬌗。上前牙内收过程中可能造成覆𬌗加深，需要压入上颌前牙，并注意加入适当的上前牙正转矩代偿。下前牙压入整平Spee曲线，为上前牙内收创造颌间空间。

（六）青少年前牙深覆𬌗深覆盖隐形矫治的咬合跳跃（Bite Jump）的使用

青少年Ⅱ类深覆𬌗深覆盖治疗过程中往往会使用Ⅱ类牵引，Ⅱ类牵引可以使下颌位置靠后的患者下颌牙弓前移。在青少年前牙深覆𬌗深覆盖数字化方案设计下颌目标位时采用矢状向向前咬合跳跃（Bite Jump）方法模拟Ⅱ类牵引使下牙弓前移。咬合跳跃一般不超过2mm。当下颌Spee曲线整平后，如果不设计后牙伸长，会出现上下牙列后牙局部开𬌗，此时数字化方案设计也会采用垂直咬合跳跃的方法恢复后牙咬合。

（七）青少年前牙深覆𬌗深覆盖隐形矫治打开咬合后牙伸长的方法

青少年前牙深覆𬌗深覆盖矫治中打开咬合是治疗的关键。隐形矫治器对下前牙的压入是比较有效的，在设计中需注意下前牙的压入方式。对于比较深的Spee曲线，下前牙严重伸长的情况下应采用分步压入的方法，先压入尖牙再压入切牙，同时注意压入的方向是顺着牙槽突方向，通过增加下前牙舌侧的压力区、下前牙正转矩和唇侧压力嵴控制下前牙压入方向。可以设计前磨牙的少量伸长，在需要伸长的前磨牙设计水平矩形附件，增加前磨牙的固位力。可以在上颌前牙腭侧设计平导，在覆盖较大的情况下可以在上颌尖牙腭侧设计平导。通过这些组合可有效地打开咬合（例如隐适美无托槽隐形矫治技术G5系统）。

（八）青少年前牙深覆𬌗深覆盖隐形矫治交互牵引前牙压低的设计

用隐形矫治器矫治深覆𬌗深覆盖主要压低下前牙，以前磨牙为支抗。因此，在前磨牙上设计固位力较强的水平矩形附件，可以设计前磨牙的少量伸长，矫治器方案中在前磨牙区保留重咬合。下颌前磨牙的伸长量较大时可以在矫治器颊侧开窗并在牙齿上粘接舌钮，上颌做短Ⅱ类牵引辅助前磨牙伸长。

（潘晓岗）

（九）青少年前牙深覆殆深覆盖隐形矫治的前牙舌侧精密平面的应用要点

无托槽隐形矫治器在前牙咬合打开时参考了固定多托槽矫治器中平导压低下切牙、伸长后牙打开咬合的机制，在透明牙套上设计了上前牙舌侧精密平面（如隐适美无托槽隐形矫治器Bite Ramp），以辅助打开前牙咬合。无托槽隐形矫治器上前牙舌侧精密平面在使用过程中与固定多托槽矫治器有所区别。因为透明牙套材料及设计，上前牙舌侧精密平面（如隐适美无托槽隐形矫治器Bite Ramp）宽度的最大尺寸是3mm，这就是说当青少年前牙覆盖大于3mm时，下切牙是无法咬在上颌舌侧的精密平面上。因此青少年大于前牙3mm的深覆盖无法应用上前牙舌侧精密平面设计辅助打开前牙咬合。无托槽隐形矫治器前牙舌侧精密平面的临床适应证最好是前牙内倾性深覆殆。由于无托槽隐形矫治器后牙殆垫有压低磨牙、增加前牙深覆殆深覆盖的效应，建议应用上前牙舌侧精密平面时辅助应用II类颌间弹性牵引，确保下前牙始终咬合于前牙导板上。

青少年无托槽隐形矫治技术在前牙深覆殆深覆盖的矫治应用中通过精准合理的数字化矫治设计能够实现咬合打开、牙列整平，纠正青少年前牙深覆殆深覆盖的目的。

（骆英）

第二节　青少年前牙深覆殆深覆盖的非拔牙隐形矫治

一、青少年前牙深覆殆深覆盖非拔牙隐形矫治的适应证

青少年前牙深覆殆深覆盖从病理机制上可以基本分为：上颌骨前突性前牙深覆殆深覆盖、上前牙槽前突性前牙深覆殆深覆盖、上前牙前倾的牙性前牙深覆殆深覆盖、下颌位置后缩或发育不足性前牙深覆殆深覆盖、内倾性前牙深覆殆深覆盖，以及上颌前突（上前牙槽突）合并下颌位置后缩或发育不足性前牙深覆殆深覆盖。从前牙深覆盖分度上，超过8mm的前牙深覆盖为重度，面型为严重的凸面型；小于8mm的前牙深覆盖为轻中度，面型为凸面型、轻度凸面型或基本正常。

青少年前牙深覆殆深覆盖的临床治疗目的是纠正前牙深覆殆深覆盖、改善前突面型、获得良好的软组织侧貌及牙颌面软硬组织结构及关系。因此，青少年前牙深覆殆深覆盖非拔牙矫治的临床判断应该以矫治能否纠正前牙深覆殆深覆盖、改善面型为前提。只有能够通过非拔牙矫治获得良好面型的青少年前牙深覆殆深覆盖才能选择非拔牙矫治。

青少年前牙深覆殆深覆盖非拔牙矫治的临床目的为内收上前牙，采取推磨牙向后、扩弓、整体内收上牙列、上牙列IPR等方法创造的间隙有限，所以其临床适应证应为面型基本正常（或轻度前突）的轻中度的前牙深覆殆深覆盖、牙性前牙深覆殆深覆盖，且牙列拥挤度不大。如果是下颌位置后缩或发育不足的前牙深覆殆深覆盖，非拔牙矫治的疗效更佳（图1）。对于前牙内倾性深覆殆，可以解除前牙内倾后，再做临床模型及颅面分析，前期治疗中一般不拔牙。部分前牙内倾性深覆殆可以选择不拔牙矫治，但对于上颌骨或上前牙槽骨前突明显的前牙内倾性深覆殆，临床还是应该选择拔牙矫治。

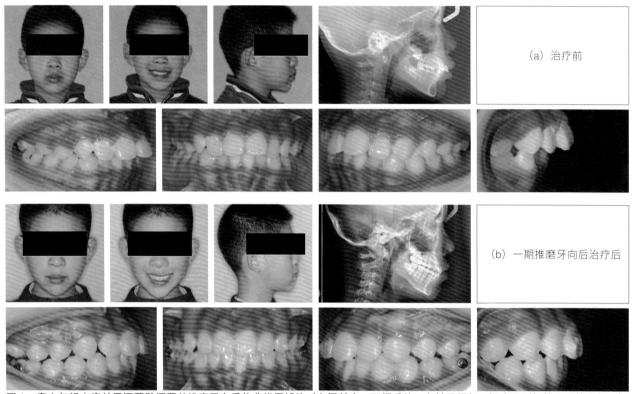

(a) 治疗前

(b) 一期推磨牙向后治疗后

图1　青少年轻中度前牙深覆𬌗深覆盖推磨牙向后的非拔牙矫治（上唇前突，下颌后缩，上前牙唇倾，轻度牙列拥挤，平均生长型）

（李小兵）

二、利用推磨牙向远中的青少年前牙深覆𬌗深覆盖非拔牙隐形矫治

对于青少年前牙深覆𬌗深覆盖的矫治，临床需要创造间隙，以内收前突前牙，排齐牙列，掩饰矫治骨性Ⅱ类不调，恢复良好面型。选择青少年非拔牙矫治前牙深覆𬌗深覆盖的方案时，拔牙与非拔牙考虑的因素包括：牙列拥挤度、上前牙的唇倾度、上下牙弓形态大小、上下前牙或全牙Bolton比、磨牙关系、侧貌凸度等。拔牙的目的是创造间隙，内收前牙、解除拥挤、矫正突度。青少年前牙深覆𬌗深覆盖非拔牙矫治创造间隙的方法主要是上下牙列扩弓、推磨牙向后、邻面去釉。由于无托槽隐形矫治技术在推磨牙向后治疗中的优势，临床可以应用推磨牙向后内收上前牙，纠正轻中度的青少年前牙深覆𬌗深覆盖错𬌗畸形。

（一）青少年前牙深覆𬌗深覆盖推磨牙向后与面部生长型

青少年前牙深覆𬌗深覆盖的面部生长型包括平均生长型、垂直生长型及水平生长型。一般情况下应选择平均生长型及水平生长型进行推磨牙向后。平均生长型及水平生长型采用推磨牙向后，不太容易造成磨牙远中移动、下颌顺时针旋转引起的面型恶化。

对于垂直生长型高角病例，特别是下颌发育不足、前下面高过长的前突型前牙深覆𬌗深覆盖，临床应慎用推磨牙向后的非拔牙矫治方法。正畸理论认为，垂直生长型的高角病例是不适合推上颌磨牙向后的。因为推上颌磨牙向后升高后段咬合产生下颌的后下旋转，前牙可能会出现浅覆𬌗，甚至开𬌗。对于侧貌后缩，颏部发育不良的Ⅱ类高角患者，推磨牙向后会恶化下颌后缩、前下面高变长的面部侧貌。

对于无托槽隐形矫治技术来说，由于矫治器是包裹在牙冠上的，患者佩戴时咀嚼作用，其对牙列垂直向的控制会好过传统固定多托槽矫治器。研究表明，无托槽隐形矫治器配合使用Ⅱ类牵引可以使上颌磨牙整体远中移动，不会造成磨牙明显倾斜和伸长，加上青少年面部垂直向生长潜力，推磨牙向后不会导致明显的面高变化。

（二）青少年前牙深覆殆深覆盖推磨牙向后非拔牙矫治的要点

青少年前牙深覆殆深覆盖推磨牙向后非拔牙矫治方案设计中基本上可以考虑分步推上磨牙向后及整体推上牙弓向后两种。

1.分步推上磨牙向后。

（1）治疗时机是恒牙列期，第二恒磨牙萌出后。治疗前需拔除第三磨牙。

（2）分步推上磨牙向后设计，按照第二磨牙、第一磨牙、第二双尖牙，以及第一双尖牙及前牙顺序远中移动上牙列（图2）。

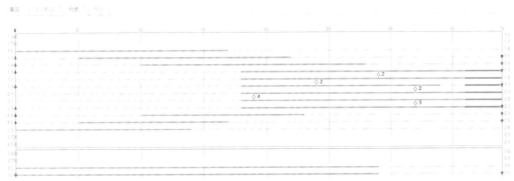

图2 青少年前牙深覆殆深覆盖的分步推上磨牙向后的数字化设计方案

（3）上前牙矫治目标：①对于上前牙唇倾度正常的患者，整体内收上前牙，内收时增加前牙正转矩控制，避免内收时前牙内倾直立；②对于上前牙唇倾的患者，内收上前牙所需支抗较整体内收小，矫治前牙唇倾到正常角度，控制前牙转矩。

（4）下前牙矫治目标：整平Spee曲线，下前牙正转矩控制下前牙唇倾角度，有利于下前牙压低。

（5）磨牙矫治目标：整体移动上颌磨牙及双尖牙，适当压低上颌磨牙，形成有利于Ⅱ类错殆畸形矫正的逆时针旋转。必须注意的是，磨牙压低与推磨牙向后是相悖的，青少年前牙深覆殆深覆盖推磨牙向后，应尽量保证远中移动的磨牙不能明显伸长。

（6）可适当扩大上下牙弓，协调上下牙弓形态。上颌适当扩弓可提供前牙内收间隙，并有利于下颌前导。下颌视牙列拥挤程度可适当扩弓。

（7）根据上下牙列Bolton比，可适当邻面去釉以调整上下牙大小的不调，并有利于上下中线的调整。

（8）Ⅱ类颌间弹性牵引：推上磨牙向后，常规应用Ⅱ类颌间牵引增加上前牙支抗，保证上磨牙远中移动，并导下颌前移。

（9）上颌正畸微种植钉加强支抗：磨牙间、第一磨牙及第二双尖牙间应用微种植钉加强支抗，能获得更多的磨牙远中移动及前牙内收。中度前牙深覆𬌗深覆盖应选择正畸微种植钉加强支抗。对于前牙深覆𬌗深覆盖严重的患者，上颌前牙段种植钉支抗能更有效地打开前牙咬合。

（10）附件设计要点：后牙段增加固位附件，前牙段增加正转矩附件是必需的。

2.整体推上牙弓向后。

采取整体推上牙弓向后纠正前牙深覆𬌗深覆盖的优点是缩短疗程，但缺点是整体远中移动所需支抗更大，临床控制更困难。除与分步移动的基本要点一致外，整体推上牙弓向后必须增加正畸微种植钉辅助支抗。

（三）青少年前牙深覆𬌗深覆盖推磨牙向后的临床限度

目前，青少年无托槽隐形矫治技术在临床治疗应用中还存在很多的疑点，需要正畸临床医生不断总结与探索。推磨牙向后的临床治疗的限度还没有公论。一般来说，保守的治疗是磨牙远中移动每侧不超过3mm。也就是说，在牙列排齐的前提下，远中移动磨牙可减少3mm的前牙覆盖。但应用正畸微种植钉辅助支抗是否能增加磨牙远中移动的量？虽然有临床利用正畸微种植钉辅助支抗，远中移动磨牙每侧6mm的病例，但这还不能作为普适性的原则。磨牙远中移动所受的牙颌面的限制较多，比如面部生长型、上颌结节体积、青少年磨牙后段生长潜力等。虽然无托槽隐形矫治技术推磨牙向后为正畸临床治疗提供了一个新的思路与方法，但推磨牙向后的临床应用还需更多的临床积累。

以目前的临床经验来说，单侧推磨牙向后3mm，结合扩弓、IPR等间隙获取方法，并前导下颌，可矫治轻中度凸面型、前牙覆盖小于8mm的青少年前牙深覆𬌗深覆盖。

三、利用扩弓非拔牙隐形矫治青少年前牙深覆𬌗深覆盖

（一）利用扩弓非拔牙隐形矫治青少年前牙深覆𬌗深覆盖的临床适应证

利用扩弓加前导下颌，纠正青少年前牙深覆𬌗深覆盖的临床治疗范围有限。扩弓在正畸临床治疗中是慎选的方法，主要是因为：①扩弓对磨牙控制不易。失去支抗的扩弓会造成上颌磨牙颊倾、上磨牙舌侧尖伸长，横𬌗曲线加深，前牙覆盖变浅（甚至开𬌗）。扩弓造成的上颌磨牙颊倾咬合不稳定，矫治容易复发。②上颌扩弓增加牙弓周长有限。尖牙间扩弓1mm，可增加0.7mm的牙弓周长；而磨牙间扩弓5mm，只增加1.5mm的牙弓周长。

所以，利用扩弓非拔牙纠正青少年前牙深覆𬌗深覆盖的临床适应证应该是：牙列基本无拥挤、上牙弓狭窄、下颌后缩的轻中度前牙深覆𬌗深覆盖。

（二）利用扩弓非拔牙隐形矫治青少年前牙深覆𬌗深覆盖的要点

1.矫治时机可提前到混合牙列晚期或恒牙列初期。早期扩弓矫治的目的是利用青少年腭中缝未闭，更多地骨性扩宽上颌牙弓，更多地得到上颌骨的骨性扩大，减少代偿性上颌磨牙颊倾（图3）。

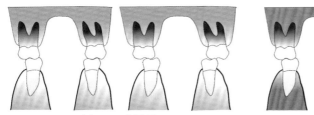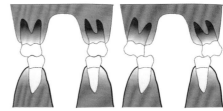

（a）6~10岁扩弓　　　　　　　　（b）12岁以后扩弓

图3　混合牙列晚期或恒牙列初期扩弓

2.建议分步扩弓，先扩弓磨牙后段，再扩弓双尖牙及尖牙段牙弓。

3.上前牙矫治目标：内收上前牙，注意上前牙适当增加正转矩，避免前牙内倾直立。

4.下前牙矫治目标：整平Spee曲线，下前牙正转矩控制下前牙唇倾度，有利于下前牙压低。平整的下牙列有利于下颌前导。

5.磨牙矫治目标：保证磨牙整体移动，磨牙增加支抗附件及磨牙舌侧增加固位附件是必要的。

6.根据上下牙列Bolton比，可适当邻面去釉以调整上下牙大小的不调，并有利于上下中线的调整。

7.Ⅱ类颌间弹性牵引：上颌扩弓解除下颌前导的限制，Ⅱ类颌间牵引能改善下颌位置后缩，减轻前牙深覆𬌗深覆盖。

8.上颌正畸微种植钉加强支抗：上颌正畸微种植钉辅助支抗有助于磨牙轴倾度控制及腭中缝打开。

9.附件设计要点：磨牙颊舌侧增加固位附件是必要的。

（三）利用扩弓非拔牙隐形矫治青少年前牙深覆𬌗深覆盖的限度

单纯利用无托槽隐形矫治技术扩大上颌牙弓，谨慎的治疗的扩弓不超过每侧3mm，牙弓周长增加2~4mm。对于正畸微种植钉辅助支抗扩弓，临床治疗效果应该更好，但目前尚未有更多的临床总结资料。

必须提出的是，利用无托槽隐形矫治器能否得到上颌骨性扩大的疗效？上颌扩弓后磨牙与牙槽骨基骨关系是否正常？其扩弓限度与牙槽骨基骨宽度的相关性如何等许多问题，都是隐形扩弓矫治尚未回答的问题，这也是限制隐形扩弓矫治临床应用的关键问题。相信通过临床不断的积累与探索，无托槽隐形扩弓矫治的相关问题将会逐步解决。

（李小兵　罗秋美）

第三节　青少年前牙深覆𬌗深覆盖的隐形拔牙矫治

一、青少年前牙深覆𬌗深覆盖隐形拔牙矫治的适应证

青少年前牙深覆盖错𬌗畸形通常包含颌骨矢状向不调、上下𬌗牙量不调、上下𬌗长度不调、上下𬌗牙弓宽度和高度不调，可表现为磨牙和尖牙的远中关系或磨牙中性关系、尖牙远中

关系，常伴有牙列拥挤和前牙深覆𬌗。

前牙深覆盖的青少年下颌骨可能存在三种状态：上颌骨发育过大、下颌骨大小基本正常，下颌后退以及下颌发育不足。其牙齿和牙槽骨也可能表现出三种状态：上牙槽骨突度及牙齿倾斜度正常、牙槽骨局部突出且前牙唇倾，以及上前牙牙齿较直立但牙槽骨饱满突出。这六种状态交错组合，临床上表现为牙源性突面畸形（牙槽骨局部突出、上前牙唇倾）、骨源性突面畸形（上牙槽骨饱满、下颌后缩）、颌位性突面畸形（上颌正常或前牙唇倾、下颌后缩）和混合I型（上牙槽骨前突、下颌后缩）四种分类。这些分类均可能伴有牙弓狭窄、上牙槽骨垂直向发育过度等横向和垂直向问题。针对不同的突面机制，临床应采取不同的矫治方法。

二、青少年前牙深覆𬌗深覆盖隐形拔牙矫治的临床诊断

青少年前牙深覆盖常伴前牙深覆𬌗，临床一般检查是否存在II类颌骨畸形和后牙𬌗关系，可通过生长发育期的颌骨生长改良、青春晚期的牙列矢状向差异性牙移动来建立正常覆𬌗覆盖及磨牙咬合关系。现有的研究认为青少年II类错𬌗畸形的治疗时机为CVMS II期至III期。可能造成前牙外伤、下颌发育限制以及心理影响的患儿，则在CVMS I期即开始治疗。青少年前牙深覆𬌗深覆盖在经过早期矫治控制和改善矢状向及垂直向骨性关系不调后，通常需进一步正畸治疗解决牙性代偿问题。

对于CVMS IV期以后青少年前牙深覆𬌗深覆盖的矫治，慎重思考是否选择拔牙，是否拔牙取决于能否解除拥挤与改善面型。也有一部分患者及家长可能拒绝或排斥拔牙。结合社会心理学角度考量，得益于隐形矫治技术推磨牙远中移动及扩弓方面的优势和颜面部审美标准的变化，边缘病例进行不拔牙矫治倾向增加。但青少年前牙深覆𬌗深覆盖的不拔牙掩饰治疗需要注意牙槽骨和软组织的代偿极限，上前牙过度内收或舌倾以及下前牙过度唇倾或上下颌扩弓，会增加牙槽骨皮质支抗，移动困难以及牙根骨开窗、骨开裂的风险。而过多的牙列远中移动也可能造成第二恒磨牙阻生。这些不仅无法解决面部美观问题，也影响矫治后牙列的稳定性和牙周健康。

对于青少年前牙深覆𬌗深覆盖患者，主要从美观性和稳定性出发，参考以下因素判断是否选择拔牙矫治。

（一）以真垂线（TVL）或鼻唇角为参考的软组织侧貌分析

过锐的鼻唇角和前突上颌通常提示需拔牙治疗。青少年前牙深覆𬌗深覆盖拔牙矫治后面部软组织改善量与前牙内收、齿槽骨突度改善存在一定比例关系，前牙深覆盖每内收1mm需要2mm的牙列间隙。当需要内收前牙纠正过大前牙深覆𬌗时，若内收的量过大，则考虑拔牙获得内收的间隙。

（二）青少年前牙深覆𬌗深覆盖合并牙量、骨量不调

若前牙深覆𬌗深覆盖合并牙列中重度拥挤，则拔牙的倾向性较大。解除1mm拥挤需要1mm牙列间隙。

（三）需要恢复上下切牙的正常倾斜度

前牙的唇倾度以及矢状向和垂直向位置对于咬合美观和后期生理性稳定十分重要。前牙深覆殆深覆盖中调整切牙转矩亦需要间隙。对于前牙唇倾的青少年前牙深覆殆深覆盖，需要内收及直立唇倾代偿的上下切牙，改善颏唇沟形态。前牙每内收2.5°需2mm牙列间隙。若内收量大（超过10°），则需拔牙矫治。

（四）青少年前牙深覆殆深覆盖矫治需要整平Spee曲线

平坦或1~2mm的Spee曲线深度是可接受的。过大的Spee曲线将产生殆干扰，影响深覆殆深覆盖的矫治。每整平1mm深Spee曲线，需要1mm的牙列间隙。临床间隙分析中应把Spee曲线平整所需的间隙量计算进去。当牙列排齐排平，前牙内收后，所需的总和超过6~8mm时，临床常选择拔牙矫治。

（五）青少年前牙深覆殆深覆盖的磨牙关系调整

对于不能通过下颌前导或远中移动上牙弓纠正II类磨牙关系的前牙深覆殆深覆盖，通常采用减数方式来调整前牙覆盖与远中磨牙关系。青少年前牙深覆殆深覆盖的减数治疗可选择拔除上颌第一前磨牙和下颌第二前磨牙，或拔除上下双侧第一双尖牙。

（六）青少年前牙深覆殆深覆盖矫治中扩大牙弓宽度对拔牙的影响

以WALA嵴为基骨宽度的参考，可以估算可以扩弓实现的生理状态稳定的下颌牙弓宽度，加2~4mm可获得上颌牙弓的扩弓限量。如果上下牙弓扩弓后，仍不能解除前牙前突及拥挤，则选择拔牙治疗。

（七）青少年前牙深覆殆深覆盖拔牙矫治时下颌及颏部的生长余量考虑

对于生长潜力不足的轻中度骨性Ⅱ类，面部垂直比例基本正常的青少年患者，可通过拔牙有效改善面型和咬合关系。下颌骨尚有生长潜力的患者随着年龄的增长下颌骨也将进一步向前生长，从而改善稍凸面型，使青少年的颅面美观协调。因此青少年隐形矫治结束时略突的面型是可接受的。

三、青少年前牙深覆殆深覆盖的拔牙模式

青少年前牙深覆殆深覆盖的拔牙模式可分为单颌拔牙模式和双颌拔牙模式。

（一）青少年前牙深覆殆深覆盖的单颌拔牙模式

常规的单颌拔牙模式是拔除上颌第一或第二前磨牙。对于上颌发育过度，下颌形态与位置基本正常，颏部发育良好，颏唇沟基本正常，下唇凸度较小，下前牙少量唇倾，下颌轻度或无拥挤的患者，根据磨牙关系和不同的支抗需求可选择拔除上颌第一或第二前磨牙，最终达双侧

磨牙完全远中关系和正常前牙覆𬌗覆盖。对于仍有生长潜力的患者进行单颌拔牙需慎重，以免内收上前牙和唇倾下前牙过程中深覆𬌗深覆盖得到改善，但下颌骨的进一步生长可能受到妨碍或造成下颌骨的顺时针旋转，进而使面型更为糟糕。

（二）青少年前牙深覆𬌗深覆盖的双颌拔牙模式

一般选择对称拔除四颗第一前磨牙或四颗第二前磨牙，这有别于成年人常采取的拔除双侧上颌第一前磨牙和下颌第二前磨牙的模式。青少年深覆𬌗深覆盖矫治中考虑到上下颌骨的差异性生长，对称拔牙有助于颌骨通过差异性生长调整磨牙关系以及前牙覆𬌗覆盖的纠正。上下颌双侧对称拔牙的模式适用于伴中重度牙列拥挤的轻中度骨性Ⅱ类错𬌗畸形，以及牙性前牙深覆𬌗深覆盖错𬌗畸形的矫治。

四、青少年前牙深覆𬌗深覆盖隐形拔牙矫治的临床设计

（一）正畸综合矫治技术中拔牙矫治的基本原则

对于青少年前牙深覆𬌗覆盖的拔牙矫治，正畸综合矫治需要先排齐整平牙列，完成咬合打开后再进行前牙内收。通常在排齐整平牙列、关闭间隙和精细调整的各个阶段都需要不断调整前牙、后牙咬合关系。例如排齐整平阶段需早期尖牙后结扎或结合轻力短Ⅱ类颌间弹性牵引，远中移动尖牙迅速松解前牙区，使上下颌整平效率更高，同时避免前牙唇倾加重覆盖及造成前牙往复运动。前牙深覆𬌗深覆盖拔牙矫治通常对于下颌磨牙支抗的要求较低，尖牙后结扎结合轻力短Ⅱ类颌间弹性牵引可加速下磨牙的移动，引导磨牙及切牙向Ⅰ类关系调整。这些在青少年患者中运用通常效果良好。关闭拔牙间隙和精细调整阶段一般应用滑动法进行，上下牙齿需通过不锈钢方丝与托槽槽沟充分接触达到有效控根的目的。

（二）无托槽隐形矫治技术中前牙深覆𬌗深覆盖拔牙矫治的临床治疗原则

青少年前牙深覆𬌗深覆盖的隐形拔牙矫治，同样对前牙的转矩控制和咬合打开有较高要求。数字化方案设计时要考虑切牙与颌骨（或基骨）、切牙与唇，以及上下切牙关系的纠正。对于无托槽隐形矫治器在前牙深覆𬌗深覆盖拔牙矫治中的支抗控制，必要时要应用正畸微种植钉支抗辅助前牙内收和控根，纠正前牙深覆𬌗，防止𬌗平面顺时针旋转。隐形矫治辅助正畸微种植钉可有效压低上前牙，引导下颌骨的逆时针旋转，这对骨性Ⅱ类错𬌗畸形的矫治很有帮助。

青少年前牙深覆𬌗深覆盖的隐形拔牙矫治临床治疗要点：切牙、尖牙控制，有𬌗平面旋转的控制及后牙支抗的控制。具有良好的牙位及支抗控制才能得到良好的唇齿关系和侧貌改善。

1.切牙控制主要是转矩及垂直向控制。前牙深覆𬌗深覆盖拔牙内收上前牙时需要合适的根腭向转矩，以获得更好的齿槽骨改建和稳定性。若控根不足，上中切牙过于直立，可导致前牙早接触、后牙轻度开𬌗，或虽前牙覆𬌗覆盖正常但拔牙间隙难以关闭。而若上牙槽突点没有跟随根向腭侧移动，则上牙槽的骨改建不完全，这也会进一步影响上唇突度的改善。对于前牙深覆𬌗深覆盖中上前牙伸长、唇倾患者，前牙前突常伴有明显唇闭合不全，拔牙内收，同时需同步

适度压低上切牙，纠正开唇露齿为基本正常。因此前牙深覆殆深覆盖隐形拔牙矫治中设计前牙内收时需要诊断切牙牙长轴与NA、NB和AP平面夹角，以及IMPA角等，得出临床需纠正前牙倾斜、前突的量，再结合目标牙位设计相应的前牙内收、压低的过矫治。数字化方案设计时应根据临床过矫治适当增加固位加力附件、应用激活前牙正转矩（如隐适美隐形矫治技术的Power Ridge）、调整矫治器更换周期等方式来达到安全有效的切牙控制。对于切牙重度深覆殆、前牙内倾直立、水平生长型，或微笑露龈的青少年前牙深覆殆深覆盖患者，必要时应用正畸微种植钉辅助根腭向移动和前牙压低。

2.对于合并牙弓宽度问题的青少年前牙深覆殆深覆盖，矫治初期即开始扩弓，尽快去除尖牙段干扰限制，释放下颌前移。而早期矢状向远中移动尖牙利于牙齿的快速排齐，尽早将上下尖牙从Ⅱ类关系调整到Ⅰ类可简化后期的治疗。隐形矫治在支抗充分的情况下可同时实现横向扩弓及矢状向尖牙的远中移动，实现高效的排齐。

3.青少年前牙深覆殆深覆盖中有下颌后下旋转倾向、殆平面陡峭的患者，在切牙整平压低的基础上需早期控制后牙垂直高度。尽管应用Ⅱ类颌间牵引时隐形矫治器的全牙列包裹和类殆垫效应会相比于传统固定多托槽矫治引起较少的磨牙伸长和更好的下颌前导，但仍建议尽量不用短的Ⅱ类弹性牵引，以及过长时间使用的Ⅱ类颌间牵引，以免上前牙及下磨牙伸长。

4.前后牙支抗的三维向控制对任何拔牙矫治都非常重要。支抗控制应从矢状向、垂直向和横向进行考虑。青少年前牙深覆殆深覆盖纠正过程中可通过正畸微种植钉、不同隐形矫治附件组合、牙齿移动分步设计、冠远中倾斜备抗等方式来获得强或中度支抗控制。对于存在上牙槽发育过度特别是开唇露齿的青少年前牙深覆殆深覆盖患者，前牙区正畸微种植钉可辅助压低前牙，前牙压低可引导殆平面的逆时针旋转。前牙深覆殆深覆盖拔牙矫治中，磨牙近移亦有利于下颌骨的逆时针旋转。这些垂直向的支抗控制引导的咬合平面逆时针旋转有益于Ⅱ类前突侧貌改善。隐形矫治对于横向支抗的控制较佳，精确的牙齿移动设计可以引导上前牙切缘微笑弧、双侧颊间隙、后牙倾斜度、咬合接触点以及殆平面的倾斜等的调整，实现更进一步的动态美观和咬合稳定控制。

五、青少年前牙深覆殆深覆盖隐形拔牙矫治的临床要点

（一）数字化方案设计前后牙目标位设计要点

以下颌前牙目标位定上颌前牙目标位，依次从切牙、尖牙、磨牙进行确认。切牙内收量可以FMA、IMPA正常值为参考，调整下切牙直立，在整平Spee曲线和解除拥挤基础上，再以软组织TVL线和颏点位置关系进一步确定下切牙内收量；以上切牙轴倾度、覆殆覆盖、TVL线和（或）鼻唇角达正常确定上切牙内收量。以上颌尖牙位置确定下颌尖牙矢状向位置，达尖牙中性关系；以下颌磨牙前移关闭下颌拔牙间隙后定上颌磨牙移动量。有时存在双颌拔牙也无法提供足够间隙达到牙量、骨量协调或侧貌改善的情况，则可能需要结合一定量的双颌磨牙远中移动。

（二）青少年前牙深覆𬌗深覆盖拔牙矫治的支抗设计要点

拔牙矫治病例根据磨牙前移量确定磨牙支抗大小。无托槽隐形矫治技术中在磨牙有不超过2mm的近中移动时应设计强支抗系统（如隐适美无托槽隐形矫治技术的G6系统）。而磨牙前移超过拔牙间隙1/3时，启动中度支抗磨牙系统（如隐适美无托槽隐形矫治技术的G6e系统）。当需要使下磨牙近中移动而上颌保持不动的强支抗时，可以设计II类颌间牵引保护上颌支抗并利用关节的盘突窝间隙和髁突生长潜力进一步改善侧貌，但同时也要增加下前牙的根唇向负转矩对抗II类牵引可能造成的下前牙唇倾。

不需垂直向控制青少年前牙深覆𬌗深覆盖，可以在II类颌间弹性牵引时同时竖直下颌磨牙、内收上前牙，临床II类弹性牵引改良为从下磨牙舌侧牵引到上尖牙唇侧，将磨牙开窗设计到舌侧。若尖牙需设计附件进行控根移动或纠正扭转，在尽量不影响矫治器刚性或造成脱位情况下亦可将尖牙的开窗或切割去除，而在下第二磨牙或上第二前磨牙设计开窗或切割。对于部分唇侧低位尖牙，早期无法纳入矫治器时，亦可在尖牙上粘接牵引扣进行II类颌间牵引，促其向远中𬌗方移动，尽快进入透明牙套内。青少年患者第二磨牙未萌出，后牙区支抗不足，需要远中移动上磨牙或上前牙内收压低时，应配合正畸微种植钉以增加支抗。

（三）青少年前牙深覆𬌗深覆盖拔牙矫治分步设计的要点

一般来讲，青少年前牙深覆𬌗深覆盖拔牙病例的牙移动分步设计为：有强支抗要求时，先进行后牙备抗、上颌扩弓，再进行尖牙远中移动，松解前牙区拥挤并排齐牙列，最后压低和内收前牙，关闭拔牙间隙。青少年前牙深覆𬌗深覆盖间隙关闭可根据支抗情况采用尖牙移动一半再移动切牙、尖牙完全移动到位后再移动切牙，或前牙区整体同步压低和内收。采用中度支抗设计时，关闭拔牙间隙可采取同步后牙近中移动和前牙内收模式：①其中尖牙远中移动与第一磨牙近中移动同步进行；②切牙与第二磨牙同步移动。支抗足够的情况下先设计前牙压低整平，再进行前牙整体控根内收。需要注意在前牙内收并压低时，应首先确保前牙压低前已控根位于牙槽骨中心。

（四）前牙深覆𬌗深覆盖拔牙矫治的附件设计要点

青少年错𬌗畸形患者因临床牙冠高度相对较短，拔牙后牙区需设计足够的垂直或水平矩形附件增加固位。

需要大量内收前牙改善深覆𬌗深覆盖时，前牙存在转矩失控风险，因此需多设计8°~15°的根腭向正转矩并尽早激活前牙转矩控制（如隐适美无托槽隐形矫治技术Power Ridge）。中度支抗的前牙深覆𬌗深覆盖拔牙矫治中若尖牙需控根远中移动，尖牙用长拉钩（Power Arm）尽量靠近阻抗中心，以方便尖牙整体的移动。

对伴有牙弓狭窄、𬌗干扰的深覆盖，需尽早进行上颌横向扩弓以创造间隙并释放下颌前移。上颌扩弓同时需要后牙转矩移动或压低，可在上颌后牙增加负转矩，并放置水平或垂直矩形附件加强固位。

（五）青少年前牙深覆殆深覆盖垂直向控制的要点

对于高角前牙深覆殆深覆盖及开唇露齿拔牙矫治病例，需进行后牙及上前牙垂直向压低、Spee曲线整平，以及下颌磨牙近中移动设计，以利于下颌骨逆时针旋转。必要时增加前后牙的正畸微种植钉辅助前牙咬合打开以及殆平面旋转。青少年前牙深覆殆深覆盖低角患者拔牙需谨慎，结合II类牵引升高后牙或压低前牙有利于打开咬合和改善下面高。

（六）青少年前牙深覆殆深覆盖拔牙矫治的其他考量

1.畸形中央尖：青少年继承第一或第二恒前磨牙对称出现畸形中央尖时，如果出现牙髓症状、根尖呈喇叭口状，则优先考虑拔除该牙。

2.外伤及龋坏的前后牙：对于存在外伤史的前牙（临床保留价值不大）、严重龋坏前磨牙、磨牙等牙体结构破坏严重的前后牙，在纠正前牙深覆殆深覆盖时，可以考虑拔除患牙。

（苏晓霞）

第四节　青少年双颌前突的隐形矫治

一、青少年双颌前突的隐形矫治概述

青少年双颌前突是正畸临床常见的错殆畸形之一，其上下颌骨大小、位置基本正常，患者主要表现为双牙弓前突，上下前牙唇倾，前牙覆殆覆盖基本正常，磨牙关系常为中性关系，患者为凸面型，闭唇困难，颏肌紧张。青少年双颌前突严重影响患者面部美观度，常常是青少年正畸治疗中的主要方面。

二、青少年双颌前突临床治疗原则

青少年双颌前突矫治的主要目标是内收唇倾上下前牙，减小侧貌上下唇的突度，改善患者的侧貌和恢复唇闭合功能。对于磨牙中性的双颌前突畸形，矫治在维持磨牙中性关系的基础上使上下牙齿正常排列，建立前牙良好的咬合关系。临床上主要常常需要减数内收前牙进行治疗。减数的部位取决于牙弓的突度和拥挤的程度，一般情况下选择拔除四颗第一前磨牙，这有利于利用拔牙间隙最大量地内收前牙。

三、青少年双颌前突矫治的支抗设计要点

青少年双颌前突拔牙矫治设计中，在支抗设计方面应根据牙弓突度、唇突度的严重程度，是否合并牙列拥挤，以及是否是垂直面型来决定。

双颌前突的拔牙患者，在内收前牙过程中，牙齿易发生倾斜移动致拔牙间隙出现过山车效应。因此在固定矫治技术中，关闭间隙是在强度足够的不锈钢方丝上进行，以抵抗牙齿的倾斜移动。用无托槽隐治器矫治双颌前突畸形，由于材料的性能易产生过山车效应，即出现切牙的伸长、舌倾，尖牙的远中倾斜，后牙的近中倾斜。针对可能出现的问题，在数字化方案设计

时，需要做相应的控制，对后牙进行支抗预备，类似Tweed矫治技术中的后牙支抗预备，即早期增加后牙冠的远中倾斜度，同时增加尖牙牙冠近中倾斜度以及对切牙进行转矩和垂直向控制。分步支抗也需要考虑，利用前后牙交互支抗的差异，控制前后牙移动的比例，减少间隙关闭时的过山车效应。

对于青少年双颌前突拔除第一前磨牙内收前牙患者，牙移动前期后牙可做支抗预备，尽量不近中移动，如需移动可在前牙内收到位后进行。对于绝对后牙支抗可以配合使用种植钉支抗，控制后牙段，尽可能内收前牙来关闭拔牙间隙。此外可以通过分步牙移动设计，控制前后牙齿的移动，如减少前牙移动数量，即分步内收或蛙跳式牙齿分步移动。前牙内收过程为预防前牙早接触，先内收下牙，再内收上牙。在前牙垂直向和转矩上根据错𬌗畸形的严重程度可以设计一定的过矫治，整平牙弓，避免过山车效应。

（周陈晨　邹淑娟）

第五节　青少年前牙深覆𬌗深覆盖隐形矫治预后及保持

青少年前牙深覆𬌗深覆盖治疗的预后及稳定性与矫治方式及矫治的年龄有关。前牙深覆𬌗治疗后的复发率平均为47.27%。在各类矫治技术中，直丝弓固定多托槽矫治器的复发率为67.74%。下颌Spee曲线的整平，通过压入下前牙的方式会比较稳定。使用Ricketts生物渐进片段弓技术的复发率为30.38%。分段压入的方式可以减少复发。接近生长发育结束的深覆𬌗复发率为14.3%。而早期治疗及成年矫治的复发率分别为30%和30.8%。因此，在青少年生长发育末期，采用分段压入下前牙的方式可以减少前牙深覆𬌗的复发。对于矫治后的保持，可以通过保持器上加平导的方法防止前牙覆𬌗加深。

（周陈晨　邹淑娟）

第十一章　青少年Ⅲ类错殆畸形的隐形矫治

李小兵　　四川大学华西口腔医学院儿童口腔及正畸学系

第一节　青少年Ⅲ类错殆畸形的机制及临床表现

青少年Ⅲ类错殆畸形指的是前牙或后牙反殆畸形。它既可能是青少年上下颌骨、牙弓及咬合关系矢状向的不调（前牙反殆错殆畸形），也可能是青少年上下颌骨、牙弓及咬合关系横向的不调（后牙反殆错殆畸形）。它既可能是青少年牙性的错殆畸形，也可能是青少年骨性的错殆畸形。

青少年牙性Ⅲ类错殆畸形（前牙/后牙反殆），多由牙腭或舌侧萌出，或上前（后）牙内倾直立或（和）下前（后）牙唇颊侧倾斜造成。青少年骨性Ⅲ类错殆畸形则是由于上下颌骨大小不协调（上颌发育不足、下颌发育过大；上颌骨性宽度不足，下颌骨性宽度过大），造成上下牙列矢状向及横向的前牙或后牙反殆畸形。骨性Ⅲ类错殆畸形的面部生长型包括平均生长型、水平生长型及垂直生长型。严重的骨性Ⅲ类错殆畸形是上颌发育不足、下颌发育过度的高角型。

第二节　青少年Ⅲ类错殆畸形隐形矫治设计要点

一、青少年Ⅲ类错殆畸形的矫治原则

青少年Ⅲ类错殆畸形治疗是根据错殆畸形的机制制订相应治疗计划。牙性Ⅲ类错殆畸形以矫正错位牙，纠正内倾直立上前牙或后牙牙轴、内收唇（颊）倾下前牙或后牙，矫治前牙或后牙反殆，并排平排齐牙列为主。

对于骨性Ⅲ类错殆畸形应该在青少年生长发育早期，及时发现前牙或后牙反殆畸形，及时治疗骨性不调，降低生长发育后期牙代偿治疗的难度，尽量减少正颌手术治疗的可能性。青春期骨性Ⅲ类错殆畸形矫治要促进上颌的生长（较易），抑制下颌的过度生长（难）。对水平或平均生长型骨性Ⅲ类可适当后下旋转下颌代偿骨性Ⅲ类上下颌骨矢状向不调。高角病例应控制下颌顺时针旋转。骨性Ⅲ类矫治常需要牙代偿掩饰错殆。

骨性Ⅲ类错殆畸形早期矫治以面具式前牵引、FRⅢ型等功能矫治器、颏兜为主，先纠正上下颌骨矢状向及横向的不调，后期在青少年生长发育结束后做正畸综合矫治，代偿协调上下颌骨的不调。对于个别家族性严重骨性高角前牙反殆畸形，临床普遍的看法是不做早期矫治，而是等成年后做正颌-正畸联合治疗。

二、运用无托槽隐形矫治技术的骨性Ⅲ类错𬌗畸形矫治方案设计思路

1.无托槽隐形矫治针对轻中度的骨性Ⅲ类错𬌗畸形，生长型为平均生长型或水平生长型。对于垂直生长型的骨性Ⅲ类错𬌗畸形在下颌下后旋转后，前牙仍然表现为前牙反𬌗，则是严重的骨性Ⅲ类错𬌗畸形，建议正颌-正畸联合治疗。

2.青少年轻中度骨性Ⅲ类错𬌗畸形应该选择早期传统功能矫治加二期无托槽隐形综合代偿矫治。

3.对于混合牙列早期的轻度骨性Ⅲ类错𬌗畸形，无托槽隐形矫治利用Ⅲ类颌间牵引可纠正前后牙反𬌗。Ⅲ类颌间牵引可能有促进上颌骨向前生长的矫形作用。

4.在青少年生长发育高峰期，辅助正畸微种植钉支抗，前牵引上颌骨纠正前牙反𬌗。正畸微种植钉前牵引可能有功能矫形的作用，促进上颌向前生长。

5.在纠正轻中度骨性Ⅲ类错𬌗畸形不调的同时，应扩大上牙弓，协调上下牙弓宽度不调。

6.对于恒牙列期轻中度骨性Ⅲ类错𬌗畸形，可用牙移动的方式（远中移动下后牙、前倾上前牙、内收下前牙）代偿掩饰骨性Ⅲ类错𬌗畸形的不调。同时Ⅲ类颌间牵引远中移动下牙弓、前移上牙弓，帮助代偿矫治轻中度骨性Ⅲ类错𬌗畸形。正畸微种植钉辅助支抗，对Ⅲ类颌间牵引的矫形作用有帮助。

无托槽隐形矫治器的固位加面具式前牵引上颌骨，或者利用正畸微种植钉辅助支抗隐形前牵引发育不足的骨性Ⅲ类错𬌗畸形，在理论上可行，但临床尚无报道。而青少年生长发育高峰期的骨性Ⅲ类错𬌗畸形的无托槽隐形综合矫治是否具有前移发育不足的上颌骨、抑制下颌发育过度的下颌骨的功能矫形作用，尚需临床进一步的研究证实。

第三节　青少年骨性Ⅲ类错𬌗畸形隐形矫治

一、青少年骨性Ⅲ类错𬌗畸形隐形矫治的临床适应证

1.青少年青春生长发育高峰期前或生长发育期高峰期骨性Ⅲ类、水平或平均生长型骨性Ⅲ类，上颌发育不足，或下颌轻中度发育过度，前牙反覆盖小于2mm。

2.咬合干扰，下颌前伸的功能型前牙反𬌗，下颌后退至前牙切对切关系。口周肌肉功能紊乱，下颌前伸的前牙反𬌗畸形。

3.青春生长发育期上颌牙弓宽度发育不足的后牙反𬌗畸形：腭中缝未完全闭合，腭盖高拱，牙弓狭窄，上牙槽骨直立，上后牙基本直立，后牙反覆盖小于1mm。

二、青少年骨性Ⅲ类错𬌗畸形隐形矫治的临床要点

青少年骨性Ⅲ类错𬌗畸形提倡早期矫治，而骨性Ⅲ类错𬌗畸形的隐形矫治在临床上的疗效尚未证实，故一般选择传统功能矫治加无托槽隐形矫治的双期矫治方案。

（一）青少年骨性Ⅲ类错船畸形一期传统功能矫治要点

1.尽早去除功能障碍：矫正咬合干扰、口周肌肉功能紊乱，纠正下颌前伸不良习惯。在隐形矫治开始前用功能矫治器及颏兜矫治口周肌肉功能紊乱及下颌前伸习惯。

2.尽早采取功能矫形治疗，促进发育不足的上颌骨生长，控制下颌骨生长。隐形矫治前应用FRⅢ功能矫治器或前牵引能得到更好的骨性矫治疗效。对于前牙反覆盖超过2mm的骨性Ⅲ类错船畸形，应功能矫形减小前牙反覆盖后，再开始隐形矫治。

3.对于水平或平均生长型轻中度骨性Ⅲ类错船畸形，可适当下后旋转下颌，代偿上下颌骨矢状向的不调。垂直生长型的骨性Ⅲ类错船畸形是严重的骨性Ⅲ类错船畸形，临床功能矫形和隐形矫治应慎重。功能矫形应同时纠正骨性Ⅲ类错船畸形的横向不调，扩大上牙弓。

（二）青少年骨性Ⅲ类错船畸形隐形综合矫治要点

1.轻中度骨性Ⅲ类错船畸形的隐形矫治是代偿和掩饰治疗，包括：①上下前牙代偿，上前牙或后牙唇倾，下前牙或后牙内收。但注意过度代偿的上下牙会造成非生理性力传导，不利于咬合健康。②唇或颊倾上槽骨，增加前段牙弓长度及后段牙弓宽度，代偿矫治骨性Ⅲ类错船畸形不调（特别是于直立内倾的上前牙段牙槽骨）。唇或颊倾牙槽骨可以保持上前牙或后牙与牙槽骨相互关系不变，属于骨性的牙弓长宽度增加。③对于青少年轻中度骨性Ⅲ类错船畸形矫治，必须使用Ⅲ类弹性牵引，引导上颌及上牙弓前移。

2.继续在隐形矫治方案中设计适当的上颌扩弓及减小下颌牙弓宽度。

3.除非严重拥挤，骨性Ⅲ类错船畸形的矫治计划中应慎重选择拔除上颌牙。骨性Ⅲ类错船畸形拔除下颌牙代偿治疗时，应特别注意避免下前牙过度内倾，避免过度内收下前牙及牙槽骨骨裂。

4.对于轻中度骨性Ⅲ类错船畸形、下颌稍大病例，可考虑远中移动下颌磨牙，内收下牙弓，纠正前牙反船。

5.青少年轻中度骨性Ⅲ类错船畸形隐形矫治方案设计要点：①随下颌平面角度的增加，骨性Ⅲ类错船畸形前牙代偿量增加。②常规在平均生长型骨性Ⅲ类错船畸形矫治中，前牙代偿不超过正常值5°。下前牙内收时，应该加正转矩附件，控制下颌不要过度内倾。③磨牙远中移动的量，保守的限度是每侧3mm，可最大纠正前牙2mm的前牙反覆盖。④从治疗开始，常规应用Ⅲ类颌间牵引。⑤利用正畸微种植钉辅助支抗，前牵引上颌（上牙弓）或Ⅲ类颌间牵引，理论上能得到更好的骨性矫形治疗效果。

三、下颌推磨牙向后非拔牙隐形矫治青少年轻度骨性Ⅲ类错船畸形

青少年推下磨牙向后的生理基础是下颌磨牙后垫生长及足够容纳远中移动磨牙的下颌磨牙后垫体积。固定多托槽矫治技术推磨牙向后较难，因为下颌骨质致密，远中移动磨牙慢，并且容易引起磨牙牙冠倾斜，造成矫治后复发。另外，固定多托槽矫治技术推磨牙向后多需要辅助设计（如颈带口外弓、固定螺旋簧推磨牙矫治器等），临床舒适度差。临床经验表明，无托槽

隐形矫治技术能在一定范围内有效远中移动下颌磨牙，为下颌前牙内收提供间隙，从而能矫治轻度骨性Ⅲ类错𬌗畸形。

（一）下颌推磨牙向后非拔牙矫治青少年轻度骨性Ⅲ类错𬌗畸形适应证

下颌推磨牙向后非拔牙矫治青少年轻度骨性Ⅲ类错𬌗畸形的适应证应该是平均生长型（或轻度高角生长型）的轻度骨性Ⅲ类错𬌗畸形。临床表现为前牙切𬌗或前牙反覆盖小于1mm、ANB角为0°左右、下颌稍突面型、牙列拥挤度小、下颌Spee曲线平。

利用下颌磨牙远中移动的青少年骨性Ⅲ类错𬌗畸形非拔牙矫治，对患者面型改善小，临床矫治中主要用于对面型改善要求低的青少年轻度骨性Ⅲ类错𬌗畸形患者。

（二）下颌推磨牙向后非拔牙矫治青少年轻度骨性Ⅲ类错𬌗畸形矫治要点

1.矫治时机：恒牙列期，上下四颗第二磨牙萌出。矫治开始前，应拔除上下四颗第三磨牙。

2.分步设计：建议采取分步远中移动下颌磨牙的方法逐步远中移动下牙列。

3.支抗设计：下前牙唇倾转矩有助于增加支抗。治疗期间同时应用Ⅲ类颌间弹性牵引增加下前牙支抗。下尖牙处正畸微种植钉辅助支抗可有效控制下前牙唇倾。

4.矫治目标：若上下牙弓形态大小不协调，应适当扩大上牙弓，缩小下牙弓。内收下前牙代偿骨性Ⅲ类错𬌗畸形，但不应过度，下前牙适当唇倾转矩控制。下前牙唇倾转矩还有助于下牙列平整。为保持骨性Ⅲ类错𬌗畸形矫治疗效，上前牙可以设计轻度伸长，保证前牙有足够的覆𬌗覆盖。

5.附件设计：上前牙伸长及唇倾附件、下前牙唇倾附件、双尖牙伸长附件。远中移动磨牙增加固位附件并控制磨牙不增加磨牙高度。

6.IPR：下牙列IPR可减小下颌牙弓周长，协调上下牙弓Ⅲ类不调。另外，根据上下牙列Bolton指数，下颌适当IPR可协调上下牙大小。

（三）下颌推磨牙向后非拔牙矫治青少年轻度骨性Ⅲ类错𬌗畸形限度

一般来说应用无托槽隐形矫治技术推下磨牙向远中的骨性Ⅲ类错𬌗畸形非拔牙矫治疗效有限，根据青少年磨牙后垫生长及体积提供的远中移动生理条件以及远中移动下磨牙的支抗要求，选择单侧远中移动下磨牙小于3mm为建议的限度（图1）。

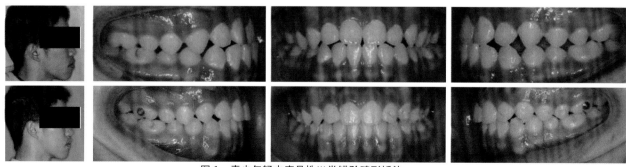

图1 青少年轻中度骨性Ⅲ类错𬌗畸形矫治

注：前牙反𬌗畸形，下颌较大，上颌发育基本正常，高角，隐形矫治远中移动磨牙（每侧小于1mm），内收下前牙，Ⅲ类颌间牵引，纠正前牙反𬌗。

（李小兵）

第十二章　青少年错殆畸形隐形矫治复诊管理

（按姓氏拼音排序）
贺　红　武汉大学口腔医院正畸一科
苏晓霞　四川大学华西口腔医学院儿童口腔及正畸学系
谭理军　四川大学华西口腔医院正畸科

第一节　青少年错殆畸形隐形矫治的常规复诊管理

无托槽隐形矫治器本质是一种活动矫治器，其矫治效果的实现与患者的配合及临床医生对治疗过程的监控密切相关，每次复诊的仔细检查和恰当处理是矫治成功的重要保证。

一、青少年错殆畸形隐形矫治的复诊检查内容

（一）问诊

1.询问患者矫治器戴用时间。若戴用时间不足，应加强依从性教育并适当延长矫治器戴用时间。

2.询问患者矫治器戴用过程中牙齿、颞下颌关节区域等有无疼痛不适。若存在疼痛不适，应查明原因，进行相应处理。

（二）口内检查

1.检查口腔卫生情况。

2.检查矫治器与牙面的贴合程度。这是反映当前实际牙齿移动情况与模拟设计的理想牙齿移动情况符合程度的重要指标之一。若检查发现矫治器与牙面完全贴合，说明当前矫治器对牙齿移动控制良好。当发现矫治器与牙面不完全贴合时，应查明原因，进行相应处理。

3.检查矫治器与附件的贴合程度。这也是反映当前实际牙齿移动情况与模拟设计的理想牙齿移动情况符合程度的重要指标之一。若矫治器与附件完全贴合，附件可充分发挥辅助牙齿移动的作用；若矫治器与附件不完全贴合，则附件可能会给牙齿施加不利方向的力，导致牙齿产生不被期望的移动。

4.检查附件的完整性。应检查附件是否已经粘接，粘接的附件是否存在脱落或磨损情况，并进行必要的处理。

5.检查是否存在咬合干扰。

6.检查牙齿松动度及牙周情况。

7.检查需要进行的临床操作是否已经完成。在设计方案时，有些病例可能需要配合邻面去釉、交互牵引、种植体支抗等辅助手段，复诊时应检查这些临床操作是否已经在模拟设计中的相应时机完成。

（三）青少年隐形矫治复诊治疗进展评估

1.应检查患者口内牙齿排列情况与模拟设计中相应步数的牙齿排列情况是否一致，如牙齿是否排齐、间隙是否产生、间隙量是否足够、咬合关系如何、覆𬌗覆盖如何等。

（贺红）

2. 触扪诊前牙是否有早接触，牙齿的松动情况以及未就位牙套的脱位情况。还需要触诊检查根型明显的部分是否有不适感，牙根是否敏感。

3.使用牙线检查牙齿之间间隙是否充足，邻面接触是否过紧。使用咬合纸检查咬合接触情况，提前发现可能的脱轨。对于推磨牙向远中的患者，发现移动量不够的时候，或者患者主诉磨牙后区域有不适症状的时候，必要时可行CBCT检查，以及时发现牙槽骨骨量不足的问题。

4.对于邻接面过紧，或者需要额外间隙进行牙移动的情况，可以通过片切松解或者重启扩大的方式提供额外间隙。

对于需要采用辅助装置预防、纠正脱轨，或者协助牙套进行牙移动的情况，及时进行牙套切割、粘接舌侧扣等增加辅助装置的操作。

对于牙周状态不佳的患者，及时进行牙周的控制。必要时可以修正龈缘部分牙套的边缘，或者调磨松动牙位的附件，减小松动牙的受力。

（谭理军）

5.青少年颞下颌处于生长发育期，而且青少年颅颌面外伤多发，青少年颞下颌关节骨关节病也并不罕见，隐形矫治时需结合临床检查和CBCT关节影像关注关节情况并在正畸过程中注意监测变化。

6.青少年隐形矫治还要密切关注第二和第三磨牙萌出情况，第二磨牙是否因为推磨牙向后阻生，以及第三磨牙对第二磨牙远中移动的影响等，必要时及时拔除第三磨牙，并重启隐形矫治。

（苏晓霞）

（四）青少年隐形矫治复诊的心理辅导

除上面讲到的专业点之外，需要重点强调的是，由于青少年患者的心理特点，在复诊过程中要注意心理疏导和干预的重要性。和青少年患者积极平等的交流，以期获得患者最大的依从性，确保隐形矫治效果。

（谭理军）

二、青少年错𬌗畸形隐形矫治复诊常见问题产生原因及处理

（一）矫治器断裂

1.矫治器断裂的原因：①摘戴方法不正确；②牙齿错位严重，矫治器摘戴困难；③戴用矫治器吃饭；④夜间磨牙或紧咬牙习惯。

2.矫治器断裂的处理：①教会患者正确地摘戴。②牙齿错位严重区域的矫治器可能发生断裂，针对此情况，可适当减小该区域矫治器的固位力，如设计矫治初期尽量少粘接该区域牙齿的附件，待牙齿错位情况缓解后再逐步增加该区域附件。必要时也可充填倒凹区。③告知患者吃饭时不要戴用矫治器，除非医生特殊要求。④若矫治器断裂，可尝试换至下一副矫治器。若下一副矫治器无法就位，应回戴断裂矫治器的上一副矫治器，并及时生产断裂矫治器对应步数的新矫治器。

（二）矫治器固位差

1.矫治器固位差的原因：①硅橡胶取模或口扫时未取得全部临床牙冠高度。②临床牙冠较短、固位力不足。对于乳牙列期的患者，其乳牙牙冠高度短且骀面缩窄易导致矫治器固位力不足。③患者处于替牙期。对于替牙列期的青少年患者，常存在部分牙位乳牙已脱落但相应恒牙尚未完全萌出的情况，导致矫治器固位不佳。

2.矫治器固位差的处理方法：①如果为硅橡胶取模或口扫问题，则应重新取模或口扫，保证取得全部临床牙冠高度。②对于临床牙冠略短、乳牙列期或替牙列期的患者，可通过增加附件增强固位力。临床牙冠过于短者不适合使用隐形矫治器。

（三）附件脱落

1.附件脱落的原因：①粘接操作不当；②患者摘戴矫治器方法不正确；③附件设计过于靠近骀方。

2.附件脱落的处理：①严格规范粘接操作。②教会患者正确摘戴矫治器。③设计方案时应检查附件放置位置是否过于靠近骀方，与对颌牙是否存在咬合干扰。若粘接时发现对颌牙可咬到附件，可适量磨除附件的部分非功能面。

（四）矫治器不贴合

1.矫治器不贴合的原因：①患者依从性差，戴用时间不够；②未粘接固位附件；③存在咬合干扰；④牙齿移动间隙不足；⑤矫治器效能不足。

2.矫治器不贴合的处理：①加强依从性教育，适当延长矫治器戴用时间，并配合使用咬胶。②对移动难度较大的牙齿，应增加固位附件，必要时可配合牵引等方式辅助牙齿移动。③分析是否存在咬合干扰及产生原因，必要时进行调骀等相应处理。④分析牙齿移动间隙不足的原因，可能是受其他牙齿移动不到位的影响或者是片切量不足、片切时机不恰当等，应根据具体情况进行相应处理。⑤当矫治器不贴合时，可通过"回戴"找到基本贴合的矫治器，并从该步矫治器开始重新按顺序佩戴后续矫治器。⑥若无法找到基本贴合的矫治器，可通过牵引等方式辅助牙齿移动到矫治器设计的位置后再继续戴用矫治器。⑦若矫治器明显不贴合，无法找到基本贴合的矫治器或难以通过牵引等方式辅助牙齿移动到矫治器设计的位置，则应重新设计方案，生产新的矫治器。⑧对于难度较大的牙齿移动方式，可先通过片段弓等辅助手段减小牙齿移动难度后再进行隐形矫治方案设计。

（贺红）

第二节　青少年错𬌗畸形隐形矫治异常情况的复诊管理

一、青少年错𬌗畸形隐形矫治复诊中前牙咬合干扰的处理

（一）前牙咬合干扰的原因

①上前牙转矩不足，存在早接触；②上前牙舌倾；③上下前牙压低不足；④上下前牙移动速度不匹配；⑤Spee曲线较深，咬合未打开。

（二）前牙咬合干扰的复诊处理

①上前牙加足转矩。②纠正上前牙舌倾，恢复上前牙正常角度。③充分压低上下前牙。④注意上下前牙移动速度的匹配。例如，在前牙内收过程中，上前牙内收速度应不大于下前牙内收速度。⑤整平Spee曲线，打开咬合。⑥当咬合干扰导致个别牙𬌗创伤时，可进行必要的调𬌗处理。

（贺红）

二、青少年错𬌗畸形隐形矫治复诊中后牙开𬌗的处理

（一）后牙开𬌗的原因

在无托槽隐形矫治中，经常会出现后牙开𬌗的情况。究其形成原因，目前普遍认为前牙早接触是其最主要的原因，也有部分是由于后牙过度压低。

1.切牙压低不够。无托槽隐形矫治的切牙压低，特别是伴随舌向移动的切牙压低，是需要合理设计和严密监控的移动类型。当前牙不能按计划足够压低的时候，就会导致前牙早接触，出现后牙开𬌗。

2.前牙Bolton指数不调。当前牙Bolton指数过大，下颌前牙宽度相对过大的时候，切牙覆盖减少，很容易出现前牙早接触。这一点往往容易被忽略，大家一定要注意。

3.后牙被压低。后牙被压低主要还是后牙脱轨，出现近中倾斜被压低所致。其次可能是由于双尖牙萌出不足，设计的移动轨迹为旋转伸长，牙套脱轨导致开𬌗。当然，也有可能是由于牙套本身的厚度导致后牙压低。这一因素曾经被认为是后牙开𬌗的最主要原因，但是随着大家对隐形矫治认识的深入，认为这种类型比例很小。

4.后牙局部早接触。由于多种原因引起的后牙局部早接触，也会导致大量后牙开𬌗。如治疗过程中第二磨牙萌出没有及时处理；扩弓设计不佳，导致上颌后牙舌尖下垂；后牙锁𬌗矫正过程中出现早接触等。

5.青少年患者治疗过程中第二磨牙萌出。若在混合牙列晚期或恒牙列初期开始青少年错𬌗畸

形早期矫治，在治疗过程中萌出的第二磨牙或第三磨牙未纳入矫治，由于第一磨牙前的矫治器牙套的殆垫作用，第二磨牙升高，可能造成后牙开殆或咬合不紧。

6. Spee曲线较深，咬合未打开。

（二）后牙开殆的复诊处理

了解了后牙开殆形成的主要原因之后，再来看临床处置。首先，我们要意识到后牙开殆对隐形矫治影响巨大，其影响不只局限于后牙的殆功能。由于后牙没有咬合接触，将直接影响开殆部位的牙套就位和固位，从而影响整个隐形牙套的力学设计和总体矫治效果。因此，多数情况下出现后牙开殆都需要及时进行处置。

1. 继续压低前牙。对于转矩失控导致的前牙舌倾伸长，需要重启后首先纠正和恢复转矩，然后再进行前牙压低。或者配合种植体支抗，一边改善转矩，一边压低。对于单纯压低不足的情况，可以重启之后增加过矫治继续压低，也可以利用种植体支抗在现有牙套上持续压低。

2. 纠正前牙Bolton指数。可以通过调磨下前牙，减小下颌前牙宽度；或者预留上颌前牙修复间隙，增大上颌前牙宽度的方法改善前牙Bolton指数，建立正常的覆殆覆盖。

3. 局部压低后牙。对于需要局部压低早接触后牙的情况，可以采用重启后压低、片段弓压低或者种植体支抗压低。

4. 升高后牙。通过升高后牙建立后牙咬合，也可以改善后牙开殆，具体方法是用片段弓伸长局部、开殆区橡皮圈垂直牵引。笔者比较常用的方法是剪掉需要伸长部位的牙套，让其自行萌出。

5. 在青少年数字化方案设计中设计后牙重咬合或咬合紧密接触。

6. 青少年错殆畸形早期矫治时可应用第一磨牙远中设计的末端萌出帽，引导控制第二磨牙萌出及伸长。不过临床治疗时，第二磨牙的萌出引导及控制萌出帽疗效并不好，临床应在第二磨牙萌出后调整矫治器，将第二磨牙纳入矫治范围。

7. 若矫治基本结束时，上下后牙轻度咬合不紧密，可去除后牙区矫治器，仅戴用前牙区矫治器维持前牙区稳定，使后牙区可以通过咬合力自然建殆。也可通过颌间牵引等方式辅助后牙建立紧密咬合关系。

8. 及时拔除第三磨牙或将其纳入矫治。

（谭理军　贺红）

三、青少年错殆畸形隐形矫治器佩戴时间

无托槽隐形矫治在很大程度上是一个间断力的矫治体系。进食、口腔清洁或者其他患者认为必要的情况下，都可将矫治器取下。无托槽隐形矫治器取下之后就无法再在牙上施加矫治力，矫治力归零。在实际矫治器佩戴过程中，大多数情况下都无法达到22个小时的佩戴时间，也就是说其矫治力归零的时间会更长。

这一点在替牙期儿童使用无托槽隐形矫治器过程中，尤为突出。部分儿童白天上学期间难

以完全坚持戴用矫治器。或者由于替牙频繁导致牙套无法很好的固位，儿童不愿意白天戴用。这类情况下，我们可以视错𬌗畸形的矫治类型适当减少戴用时间。对于矫治目的是原位排齐个别牙、维持间隙等待恒牙萌出、前导下颌向前等情况，如有必要可以一段时间内仅仅夜间戴用矫治器。但是在这里有必要强调的是，虽然医生在一定的程度上可以接受患者一段时间的矫治器戴用时间不足，但是，最好不要明确告知患者。

四、青少年错𬌗畸形隐形矫治中其他异常的复诊处理

（一）矫治器局部脱轨及牙萌出不足

由于无托槽隐形矫治器的特点，当发生局部脱轨的时候往往会伴随出现倾斜压低，其处置方法和萌出不足相似，因此把二者放在一起讨论。

1.局部脱轨的原因。局部脱轨的原因很多，比较常见的有：①牙移动间隙不足，无法实现预期移动效果（比如改正扭转、竖直牙齿）；②牙套抓力不够，难以按计划伸长、扭转或者竖直；③矢状向牙移动，特别是后牙前移出现的牙冠倾斜；④前牙内收过程中转矩失控等。

2.局部脱轨及牙萌出不足的处理原则。由于临床情况多变，很难有一个普遍适用的方法。常见的处置原则是为牙移动提供足够的间隙，错𬌗畸形在牙改扭转、压低、内收、正轴时都是需要间隙移动的。因此在纠正脱轨或者牙萌出不足的时候，首要任务就是提供足够的牙移动间隙。根据不同情况，可以采用的方法有邻面片切松解、重启扩大间隙等。有了足够的间隙之后，就可以开始纠正脱轨和萌出不足了。可以采用的方法大致有：各种形式的橡皮圈牵引、片段弓纠正或者重启后利用牙套加力纠正。

（二）扭转和垂直向改善不足

1.在间隙充足的情况下，也会观察到牙齿扭转或垂直向改善不足（包括牙齿的伸长和压低）的情况。这主要是由无托槽隐形矫治器的加力特点决定的，发展到一定程度的时候就会出现脱轨。

2.常见的处理方法：首先，我们需要在方案设计的时候，对这类移动设计充分的过矫治，以实现治疗预期。其次，对于不影响后续治疗的此类矫治不足，可以暂时不用处理，留待精细调整的时候重启改善。最后，对于需要处理，或者有意愿及时改善的情况，可以配合橡皮圈牵引、片段弓或者种植体支抗牵引辅助改善。其中，及时有效的橡皮圈牵引往往是非常高效的。

（三）矢状向关系改善不足

在青少年隐形矫治中，很多时候我们希望借助生长发育的力量，使得不太严重的矢状向关系异常𬌗得到良好的改善（这里主要是针对Ⅱ类颌骨关系下颌发育不足的情况）。但并不是所有的患者都能得到比较好的效果。对于效果不理想的情况，根据严重程度，可以加用Ⅱ类牵引，或者重启后主动引导下颌生长。

（四）拔牙病例出现前牙舌倾伸长或者后牙近中扭转倾斜

产生这类情况的原因及处置见第九、十章相关拔牙矫治章节的阐述。

（五）推磨牙向后出现前牙牙根根型明显

在推磨牙向远中的过程中，磨牙远中移动的支抗来自前牙。如果没有做特殊的支抗处理，那么前牙就会同时往唇向移动。其表现就是前牙唇倾或者前牙根型变得明显。这个时候应该及时发现，及时处置，可以通过采用颌间支抗或者种植体支抗的形式纠正这一问题。

（谭理军）

第十三章 青少年错殆畸形隐形矫治的疗效评价

(按姓氏拼音排序)

李小兵　四川大学华西口腔医学院儿童口腔及正畸学系　　吴拓江　昆明蓝橙口腔医院
舒　广　北京大学口腔医院第二门诊部正畸科　　　　　　谢贤聚　首都医科大学附属北京口腔医院正畸科
谭理军　四川大学华西口腔医院正畸科　　　　　　　　　　杨　磊　北京瑞泰口腔医院

第一节　青少年安氏II类错殆畸形隐形矫治推磨牙向远中的疗效初步评价

青少年错殆畸形隐形矫治推磨牙向远中是隐形矫治中常用的纠正错殆畸形的技术。隐形矫治推磨牙向远中的适应证包括：轻中度牙列拥挤、轻中度安氏II类错殆畸形、轻度安氏III类错殆畸形、轻度双颌前突畸形、轻度骨性II类或III类错殆畸形。隐形矫治推磨牙向远中在合适的适应证选择及临床有合理治疗计划的情况下，可以得到良好的临床治疗效果。这里就安氏II类错殆畸形的推磨牙向远中的临床疗效做初步的评价。

一、概述

安氏II类错殆畸形是青少年中一种常见的错殆畸形，其磨牙为远中关系，可单纯表现为牙源性的，亦可为骨源性的。对于轻度骨性畸形的非拔牙病例常采用推磨牙向远中的方法纠正远中错殆，纠正磨牙II类关系，改善突面型，并解除牙列拥挤。目前正畸临床上较常用的推磨牙向远中的方法主要包括头帽口外弓、摆式矫治器、正畸微种植体支抗、无托槽隐形矫治技术推磨牙向后。其中，无托槽隐形矫治器因其美观、舒适、治疗流程简单等特点受到越来越多医生和患者的青睐。相关临床实践表明，无托槽隐形矫治器在推磨牙向远中的病例中有良好的表现，作为一种覆盖式矫治器，其远中移动磨牙时是以目标牙齿牙弓中所有牙齿为支抗的，因此其远中移动磨牙的效率较高。

二、青少年安氏II类错殆畸形隐形矫治远中移动磨牙的临床疗效分析

（一）青少年无托槽隐形矫治远中移动磨牙量测量及分析

作者通过曲面断层片及头颅侧位片的测量对使用无托槽隐形矫治器远中移动磨牙的牙齿移动类型和机制进行了研究。磨牙移动量测量：利用患者治疗前后的头颅侧位片进行测量。将翼肌垂直平面（PTV）作为基准平面，分别从第一、二磨牙的牙冠中心向PTV作垂线，测量垂线的长度，再根据比例尺换算测量出实际的磨牙移动量及磨牙至PTV的距离（图1）。

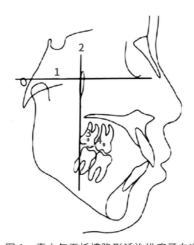

图 1　青少年无托槽隐形矫治推磨牙向远中量测量

注：线段 1 代表眶耳平面；线段 2 代表翼肌垂直平面（PTV）；线段 3 为上颌第二磨牙临床冠中心至 PTV 的距离；线段 4 为上颌第一磨牙临床冠中心至 PTV 的距离。

磨牙远中移动是正畸治疗中增加牙弓长度的方法之一。Brickman 等发现 J 钩推磨牙向远中每侧可获得 2.51mm 间隙量。在 Simon 等的研究中，使用无托槽隐形矫治器推磨牙向远中，设计远中移动量为 2.6mm，实际执行准确率为 87%，即 2.26mm。作者的青少年安氏 II 类错𬌗畸形典型病例应用无托槽隐形矫治推磨牙向远中，测量的上颌第一磨牙可向远中移动 1.5mm，上颌第二磨牙向远中移动 2.2mm。

需指出的是，青少年应用无托槽隐形矫治技术推磨牙向远中时实际磨牙远中移动量并非定值，这实际上涉及青少年颌骨条件以及临床适应证的选择。原则上，对于青少年错𬌗畸形推磨牙向远中病例，磨牙后段应有足够的空间，这种空间可来源于患者本身的骨量及生长预判，也可来源于智齿的拔除，且这种空间是三维方向的，即：磨牙后端有足够的牙槽骨长度和宽度来容纳磨牙的远中移动。这种判断往往要依赖于 CBCT。总之，有足够的空间是磨牙远中移动的首要要素，是磨牙远移量的限制条件。

（二）青少年无托槽医学矫治远中移动磨牙轴倾斜度测量

磨牙远中移动夹角测量：利用患者治疗前后的曲面断层片进行测量。将双侧眶下缘最低点连线作为测量的基准平面，分别在治疗前后的曲面断层片上做目标牙（推上颌磨牙向后的病例即为双侧上颌第一磨牙和第二磨牙，推下颌磨牙向后的病例即为双侧下颌第一磨牙和第二磨牙）的牙长轴，测量基准平面与目标牙牙长轴所形成的前下交角即为磨牙远中移动夹角（图2）。

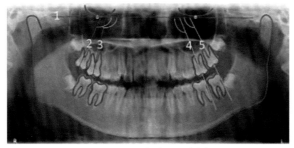

图 2　磨牙远中移动夹角测量

注：线段 1 代表双侧眶下缘平面（基准平面）；线段 2 为右侧上颌第二磨牙牙长轴；线段 3 为右侧上颌第一磨牙牙长轴；线段 4 为左侧上颌第一磨牙牙长轴；线段 5 为左侧上颌第二磨牙牙长轴。

推磨牙向远中的支抗是任何矫治器、任何正畸牙齿移动不可缺少的要素，牛顿第三定律只要存在，支抗就不可忽略。作者不认同无托槽隐形矫治器推磨牙向远中无需支抗的说法。但是，临床实践表明，无托槽隐形矫治器相对于传统推磨牙的装置，的确可节省部分支抗，这是因为无托槽隐形矫治技术可精确地分解牙齿移动步骤，使在矫治的大部分时间里，可做到多个牙为支抗推动少数牙齿移动，且由于矫治器全面包裹的特性，牙齿移动比传统的推磨牙装置有更好的控制，不易出现复发、倾斜等非常规移动。

一般来说，对于单颌2mm左右的磨牙远中移动，在有足够移动空间的前提下，通过简单的颌间牵引可提供足够的支抗，但是如果超过3mm，一般是需要配合使用种植体来增强支抗的。

三、青少年错𬌗畸形无托槽隐形矫治推磨牙向后的稳定性

正畸学界有一个观点，即磨牙远中移动是逆着牙齿的生理移动方向的，是不稳定的。作者认为，这种不稳定与很多因素相关，其中非常重要的一点是磨牙远中移动的方式是整体移动还是倾斜移动。

Caprioglio等在研究摆式矫治器推磨牙向后的长期稳定性中发现，治疗前后上颌第一磨牙的牙长轴倾斜度差异有统计学意义，治疗后明显高于治疗前，说明摆式矫治器主动治疗期间会造成磨牙的远中倾斜，这种远中倾斜会在保持期间缓慢恢复，这是磨牙远中移动稳定性差的一个重要原因。

相比而言，无托槽隐形矫治器推磨牙向后，治疗后的磨牙牙长轴倾斜度与治疗前并无明显差异，在主动治疗期间就实现了磨牙的整体移动。这可能是因为隐形矫治器是一种包围式长桥矫治器，通过矫治器的包裹可对牙齿实现三维方向的精准控制。而固定多托槽矫治器难免会由于矫治器与弓丝之间的余隙发生一定程度的倾斜移动。因此，更好的牙齿控制产生更加整体的磨牙远中移动，从而稳定性更好，这也符合我们目前观察到的临床实际情况，无托槽隐形矫治器推磨牙远中移动的治疗稳定性明显较好。

四、青少年错𬌗畸形无托槽隐形矫治推磨牙向远中的垂直向考量

一般来说，设计远中移动磨牙的大多为低角或均角偏低角的病例，此类病例往往由于覆𬌗等原因更适合进行非拔牙矫治。高角病例则更多选择拔牙方案，推磨牙向远中可能会由于楔状效应导致下颌骨顺时针旋转，垂直向失控。

相对于传统矫治器来说，无托槽隐形矫治器由于存在部分𬌗垫效应，可利用患者的咬合力少量控制后牙高度，所以，其推磨牙向远中的垂直向控制要略好于传统矫治器。除此之外，传统矫治器推磨牙向远中的倾斜移动更多，倾斜移动更容易造成近中尖下垂，带来额外的后牙升高效应，从而影响垂直向控制。

综上所述，在选择合适的适应证（足够牙齿移动空间、低角病例）的前提下，设计良好的支抗装置，无托槽隐形矫治技术可稳定地获得每侧2mm以上的磨牙远中整体移动量，是一种非常高效的矫治手段。

（谢贤聚）

第二节　青少年前牙深覆殆深覆盖 II 类弹性牵引临床效应

　　青少年前牙深覆殆深覆盖错殆畸形的矫治方法多种多样，其中 II 类颌间弹性牵引是常用方法，相关临床研究也很多，使用的力量从1oz、2oz、3.5oz到4oz。II 类颌间弹性牵引平均使用的力值是73.7g，使用最长时间是全天24小时。青少年前牙深覆殆深覆盖的研究分析从有效性上可分为有垂直向变化的分析、磨牙位置改变的分析，也有不同年龄段对 II 类颌间弹性牵引的反应的分析。

　　对于青少年前牙深覆殆深覆盖 II 类颌间弹性牵引的临床研究，比较一致的观点是 II 类颌间弹性牵引对磨牙关系的改善主要还是来自牙-牙槽骨的变化，牵引可以维持住上颌第一磨牙的矢状向位置，磨牙关系的矢状向改善平均可达到3mm。II 类颌间弹性牵引垂直向会引起下颌平面角增大，下面高增加，但下颌平面角的变化最终有复发到原来状态的趋势。对于青少年进行的 II 类颌间弹性牵引可以最大程度地避免咬合平面的倾斜，而对于生长潜力小的患者（年龄大的患者）II 类颌间弹性牵引会引起更多的咬合平面倾斜。从长期观察结果来看，持续的 II 类颌间弹性牵引可以获得类似于功能矫形治疗（与Forsus、Herbst等固定II类功能矫治器相比较）的效果。

　　II类颌间弹性牵引使用的橡皮筋是正畸固定多托槽专用产品，很多公司都有成熟的系列产品供应（如Ormco™、3M™等）（表1）。在弹性范围内，橡皮筋拉伸产生的力量与拉伸的长度有关，橡皮筋释放的最适力值为橡皮圈被拉伸至自身直径的3倍。橡皮筋根据直径的不同，有1/8英寸、3/16英寸、1/4英寸、5/16英寸、3/8英寸等。根据拉伸后产生力量的不同，分为2oz、3.5zo、4.5oz、6oz、8oz等不同力值。同样尺寸的橡皮筋有不同的力值大小，数值越大，橡皮筋越粗，拉开相同的长度产生的力量也越大。在包装袋上通常都标记有"XXXg"，这个力值就是该种皮筋拉伸至3倍直径时产生的力量（常规用克作为计量单位）。

表 1　Ormco™公司出品的弹性橡皮圈规格标识

型号/直径	口内橡皮圈					口外橡皮圈	
规格 力值	轻 2盎司/60g	中 3盎司/85g	中重 3.5盎司/100g	重 4.5盎司/130g	超重 6盎司/170g	轻 8盎司/230g	重 14盎司/400g
1/8" 3.18mm	蜂鸟 630-0010		松鼠 630-0030				
3/16" 4.76mm	鹤鹑 630-0011	水獭 630-0020	兔子 630-0031	袋鼠 630-0040	黑斑羚 630-0050	美洲狮 635-0058	
1/4" 6.35mm	猫头鹰 630-0012	海豹 630-0020	狐狸 630-0032	熊 630-0041	公羊 630-0051	美洲豹 630-0059	
5/16" 7.94mm	鹦鹉 630-0013	海豚 630-0022	企鹅 630-0033	斑马 630-0042	驼鹿 630-0052	黑豹 630-0060	海象 630-0065
3/8" 9.35mm	走鹃 630-0014	海龟 630-0023	猴子 630-0034	骆驼 630-0043	水牛 630-0053	老虎 630-0061	大象 630-0066
1/2" 12.7mm	孔雀 630-0015		驴 630-0035			狮子 630-0062	鲸鱼 630-0067
5/8" 15.9mm	老鹰 630-0016		美洲驼 630-0036				
3/4" 19.1mm	鸵鸟 630-0017		长颈鹿 630-0037				

橙色为临床中经常使用的型号。

（吴拓江）

第三节　青少年无托槽隐形拔牙矫治技术临床效果初步评价

无托槽隐形矫治技术是通过透明牙套形变的回弹力对牙齿施加压力或推力使牙齿移动，继而通过一系列个性化定制的矫治器按序佩戴使牙齿从初始位置移动到终末设计位置，完成矫治目标。拔牙矫治中，部分牙齿的冠根要从初始位置进行一段长距离移动到达矫治的终末位置，而另一部分牙齿作为支抗牙则要求相对稳定，因此，青少年拔牙矫治的支抗的设计和牙齿轴倾角度的控制至关重要。

一、无托槽隐形矫治器矫治力学特性

（一）无托槽隐形矫治器透明牙套材料特点

为了保证无托槽隐形矫治器良好就位及就位后产生适宜矫治力，无托槽隐形矫治器透明牙套的膜片材料被要求具有好的弹性（低的弹性模量）。然而不同于固定多托槽矫治器，由于材料特性，如果支抗设计不当，则导致拔牙间隙关闭过程中易出现过山车效应。

（二）无托槽隐形矫治器矫治力特点

受无托槽隐形矫治器所产生矫治力方式及牙冠高度的限制，无托槽隐形矫治器在错𬌗畸形矫治过程中通过足够的力偶使牙齿实现整体移动甚至控根移动也有一定难度。早期隐形矫治器更多地用于成年人，因为相对于青少年，成年人被认为具有更好的依从性和自律性，且不受生长发育的影响。

最早拔牙隐形矫治临床效果的评价见于2008年Baldwin等的报道，其研究分析了成年患者使用隐适美无托槽隐形矫治器关闭前磨牙拔牙间隙过程中邻牙的移动情况，通过石膏模型和曲面断层片上牙轴的测量，发现邻牙向拔牙间隙侧明显倾斜，邻牙长轴交角增大了17°以上。所有病例都未能顺利戴完第一系列矫治器，而是进行了中途重启或直接改为固定多托槽矫治器矫治。24例病例最终只有1例坚持用隐形矫治器完成了治疗，19例改为固定多托槽矫治器矫治，4例失访。总之，无托槽隐形矫治技术是否能完全适用于拔牙矫治病例一直是医生们担心的问题之一。

二、无托槽隐形矫治器透明牙套材料和矫治力学系统的改良

（一）无托槽隐形矫治器透明牙套材料改良

近年来，无托槽隐形矫治技术在材料和力学系统设计方面不断革新，越来越多的拔牙病例获得成功。在透明牙套的材料方面，隐适美无托槽隐形矫治器于2013年将传统膜片改进为SmartTrack膜片，该膜片具有更小的弹性模量、更缓慢的应力衰减、更好的回弹性能和更强的耐用性特点。改良后的透明牙套的力学性能使无托槽隐形矫治器产生更持续的轻力矫治，提高了牙齿移动的效率。

（二）无托槽隐形矫治力学系统的改良

在无托槽隐形矫治技术的力学系统设计方面，2015年隐适美无托槽隐形矫治技术推出了针对有减数第一前磨牙强支抗需求（后牙前移不超过2mm）病例的G6矫治力系统方案，通过SmartForce功能（后牙优化支抗附件、尖牙优化内收附件）和SmartStage技术（后牙后倾、尖牙前倾、切牙根舌向转矩和垂直向压入的矫治器预支抗）加强后牙的支抗控制及前牙的垂直向控制和控根平行移动。

对于前牙深覆殆病例，隐适美无托槽隐形矫治技术G5方案在前磨牙区放置的优化伸长附件和在透明牙套的上前牙区舌侧添加的精密咬合平面（Bite Ramp），可有效地辅助压低前牙和伸长后牙，从而打开咬合以利于前牙的内收和拔牙间隙的关闭。另外，添加于透明牙套上下切牙唇侧和（或）舌侧的压力峪可以加强对根舌向转矩的控制。

三、无托槽隐形矫治器拔牙病例矫治疗效的评价

作者对隐适美无托槽隐形矫治器拔牙矫治的效率进行了回顾性研究。在2014—2016年期间减数上颌第一前磨牙并采用隐适美无托槽隐形矫治器矫治的69例患者中，36例顺利戴完了第一系列所有矫治器，30例患者因牙齿的异常移动而进行了中途重启，2例失访，1例尚在治疗中。与Baldwin等的结果相比，矫治效率有了明显提高。

（一）无托槽隐形矫治重启的原因分析

其一，透明牙套材料的力学性能仍不够理想，矫治中对牙齿轴倾角度和位置不能精确控制。如临床常见上切牙内收过于直立和下切牙压低不足，导致前牙出现早接触，后牙出现开殆。

其二，患者临床配合差，如未能按要求保证透明牙套的佩戴时间、没有配合使用咬胶保证矫治器的贴合、附件脱落后未及时复诊重新粘接、没有按医嘱进行弹性橡皮圈牵引等，导致矫治过程中实际的牙齿移动未能跟上数字化方案设计的矫治计划，从而逐渐出现牙齿与矫治器的脱轨。

其三，临床正畸医生的数字化治疗方案设计不完善，没有充分考虑患者的骨面型和牙齿错殆畸形特点、矫治器的材料性能限制、附件的控制效率等因素对隐形拔牙矫治效果的影响，未能因地制宜地进行个性化方案设计，从而出现矫治设计与矫治实际情况的不符合。个性化隐形矫治方案设计包括：磨牙轴倾角度、切牙转矩控制和前牙覆殆过矫治量的设计；殆平面倾斜纠正和Spee曲线平整的设计；附件数量、形状和尺寸的选择等。

在无托槽矫治器系统、医生和患者三者关系中，矫治器是工具，医生是设计师，患者是践行者。矫治医生的治疗设计和患者的临床配合对隐形矫治的成功起到更为关键的主导作用。30例中途重启的病例在后期通过修改设计和加强临床管理，都继续使用隐形矫治器成功完成了治疗，而没有使用片段弓等辅助措施。通过合理的支抗设计和控制，隐形矫治中正畸微种植钉辅助支抗的使用频率也比较少。

（二）无托槽隐形拔牙矫治的上颌第一磨牙及中切牙矫治疗效分析

在36例顺利戴完第一系列矫治器的患者中，将具有完整的治疗前后资料的30例（青少年13例，成年人17例）纳入进一步研究。通过治疗前、实际治疗后和虚拟治疗后上颌牙颌模型的重叠及牙齿位置和角度的测量，比较了上颌第一磨牙和中切牙实际牙齿移动量与设计牙齿移动量的差异（图1）。

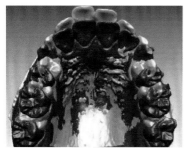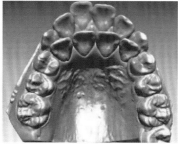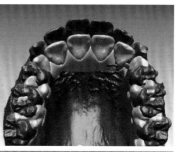

			前后向					
	16 轴倾	26 轴倾	11 torque	21 torque	16 movement	26 movement	11 movement	21 movement
T1/T2-actual	8.10	8.58	-17.80	-12.38	4.75	5.11	-5.86	-4.97
T1/T2-virtual	-2.57	-2.18	-21.96	-16.02	-0.04	-0.41	-11.78	-10.54

图 1　青少年无托槽隐形拔牙矫治前、数字化方案设计及治疗后模型重叠分析
注：蓝色为初始模型，黄色为设计的状态，红色为临床治疗后实际模型。

研究发现，这种情况在青少年拔牙矫治中更为明显，图1是一个青少年强支抗设计拔牙矫治后的模型重叠图。无托槽隐形矫治临床实际中的牙齿移动并未完全按数字化方案设计中的方式移动。由表1知，上颌第一磨牙设计平均后倾2.94°，实际前倾了2.92°；设计前移0.87mm，实际前移了3.13mm。上中切牙设计平均冠舌倾9.27°，实际舌倾了14.43°；设计内收6.60mm，实际内收了4.47mm；设计伸长1.18mm，实际伸长了1.68mm。可见，尽管在软件中进行了磨牙强支抗设计，在无额外支抗的辅助下，无托槽隐形矫治应用单纯后牙强支抗设计仅可实现中支抗控制的效果。超出预期量的磨牙前倾、切牙冠舌倾和伸长仍有一定程度发生。研究提示，在无托槽隐形矫治的方案设计中，我们仍需要根据患者的情况考虑增加种植钉等辅助支抗，并对上颌第一磨牙及中切牙的角度和垂直向位置进行一定程度的过矫治。

表 1　设计牙齿移动量与实际牙齿移动量的比较及 Pearson 相关系数 (r) (n=60)

测量项目	设计值	实际值	差值	P 值 [a]	r	P 值 [b]
U6 轴倾 (°)	-2.94±3.84	2.92±4.62	5.86±3.51	0.000	0.669	0.000
U6MC_MDT (mm)	0.87±1.40	3.13±1.35	2.26±1.58	0.000	0.345	0.007
U6DC_MDT (mm)	0.88±1.50	3.19±1.39	2.31±1.67	0.000	0.338	0.008
U6MC_OGT (mm)	-0.32±0.52	0.29±0.88	0.61±0.89	0.000	0.273	0.035
U6DC_OGT (mm)	-0.02±0.44	0.00±0.86	0.01±0.91	0.930	0.142	0.279
U1 转矩 (°)	-9.27±9.09	-14.43±7.34	-5.16±5.92	0.000	0.760	0.000
U1_LLT (mm)	-6.60±2.66	-4.47±1.81	2.12±1.51	0.000	0.839	0.000
U1_OGT (mm)	-1.18±1.60	-1.68±1.02	-0.50±1.17	0.002	0.682	0.000

注：U6MC，上颌第一磨牙近中颊尖；U6DC，上颌第一磨牙远中颊尖；MDT，近远中向位移；OGT，龈合向位移；LLT，颊舌向位移。a，配对 t 检验，P 值 ≤ 0.05 时有统计学意义；b，Pearson 相关分析，P 值 ≤ 0.05 时有统计学意义。

（三）无托槽隐形拔牙矫治的牙移动控制

青少年无托槽隐形拔牙矫治与成年人隐形拔牙矫治一样需要重点关注支抗控制、转矩控制和垂直向控制。但青少年又具有一些不同于成年人的特点：

1.青少年牙槽骨改建活跃，牙齿随矫治器加力移动速度快，因此矫治器更换频率可以加快，由常规的2周更换减少为每10天或每7天更换。

2.青少年存在磨牙生理性支抗丢失。Johnston等的研究表明，在生长发育过程中，上颌磨牙的近中移位与下颌超出上颌的近中生长量成正比，因下颌超出上颌生长引起的上颌磨牙近中位移属于生理性支抗丢失。作者研究中纳入的30例运用隐适美无托槽隐形矫治技术拔牙矫治病例中，成年人17例（23.6±4.1岁），青少年13例（13.6±1.4岁），磨牙近中位移和近中倾斜的实际值与设计值的差值，青少年组相对成年人组均更大，分别为2.79mm vs 1.84mm和6.45°vs 5.42°。两组之间的差异可能与青少年的生理性支抗丢失相关。（表2）因此，临床医生进行青少年隐形拔牙矫治时也需要有生理性支抗控制的理念。

表 2　青少年与成年人近中位移和近中倾斜的实际值与设计值的对比

测量项目	青少年 (*n*=13)			成年人 (*n*=17)			*P* 值
	设计值	实际值	差值	设计值	实际值	差值	差异
U6 轴倾(°)	-2.25±3.71	4.20±4.02	6.45±3.22	-3.47±3.91	1.95±4.09	5.42±3.71	0.263
U6MC_MDT (mm)	0.95±1.47	3.74±1.31	2.79±1.67	0.82±1.37	2.66±1.20	1.84±1.39	0.020
U6DC_MDT (mm)	0.87±1.60	3.77±1.33	2.90±1.82	0.88±1.46	2.75±1.29	1.86±1.41	0.016
U6MC_OGT (mm)	-0.29±0.44	-0.23±0.81	0.06±0.70	-0.34±0.58	0.69±0.72	1.03±0.80	0.000
U6DC_OGT (mm)	-0.06±0.39	-0.64±0.78	-0.58±0.73	0.02±0.47	0.48±0.56	0.46±0.77	0.000
U1 转矩(°)	-11.51±8.81	-12.69±7.25	-1.17±5.32	-7.56±9.05	-15.77±7.23	-8.21±4.38	0.000
U1_LLT (mm)	-6.65±3.02	-4.03±1.85	2.62±1.73	-6.56±2.39	-4.81±1.72	1.75±1.21	0.035
U1_OGT (mm)	-1.63±1.73	-1.72±1.10	-0.10±1.18	-0.84±1.43	-1.65±0.97	-0.81±1.08	0.018

注：U6MC，上颌第一磨牙近中颊尖；U6DC，上颌第一磨牙远中颊尖；MDT，近远中向位移；OGT，龈合向位移；LLT，颊舌向位移。
a，两样本 *t* 检验，*P* 值 ≤ 0.05 时有统计学意义。

3.青少年存在颌骨三维方向的生长发育。无托槽隐形矫治技术数字化方案设计软件是基于静态的初始颌位进行排牙，没有考虑上下颌骨的三维生长发育带来的横向上下牙列宽度、矢状向长度和垂直向高度关系变化的影响。①横向上，随生长发育，青少年错𬌗畸形患者上磨牙逐渐舌倾，下磨牙逐渐颊倾，上下磨牙间宽度均增加。宽度的增加可以为拔牙病例增加额外的间隙以解除拥挤和（或）内收前牙。②矢状向上，青少年下颌潜在的超出上颌的生长量有助于II类错𬌗畸形的矫治，但会增加III类错𬌗畸形矫治的难度。③垂直向上，随青少年颅面生长发育，其上下磨牙均有垂直向萌出，上磨牙的萌出量大于上切牙的萌出量，𬌗平面产生逆时针旋转。因此，青少年的垂直向控制还需考虑磨牙及切牙的差异化萌出对正畸治疗的影响。作者的研究显示，在无托槽隐形拔牙矫治中，青少年组上中切牙的伸长量与成年人组相近，而上第一磨牙的伸长量大于成年人组，成人组因局部挤压效应表现为少量压低（表2）。

无托槽隐形矫治的治疗方案的确定，首先在于确定矫治的时机和方法，其次确定是否拔牙，然后才是具体数字化方案设计。无托槽隐形矫治方案设计主要内容应包括：①目标位的精准设计；②过矫治量的设计；③附件的设计；④步骤的设计；⑤牵引以及其他辅助手段的设计。在某种程度上，矫治的时机以及是否拔牙，对矫治是否能够成功的影响是非常大的。目前，对于无托槽隐形矫治技术拔牙矫治临床效果评价的研究还非常少，对青少年群体的矫治效果评价更是不足，我们还需要更多的循证依据以指导无托槽隐形矫治技术的临床应用。相信随着大数据的积累、医生临床经验的丰富和矫治器材料性能的不断改进，无托槽隐形矫治技术将会更好地运用于青少年拔牙矫治，并发挥出独特的临床优势。

（舒广　戴帆帆）

第四节　青少年错𬌗畸形隐形矫治后牙位变化的疗效评价

牙弓形态是指牙弓曲线的三维形态特征。在治疗前后牙弓形态变化的研究中，一般是将牙弓形态作为二维曲线来进行研究，即研究牙弓形态在咬合平面上投影而形成的曲线形态，包括弓形不同部位的牙弓宽度、长度以及整个牙弓曲线及其对称性。牙弓宽度是牙弓水平横向大小的体现，牙弓长度是牙弓水平纵向大小的体现，两者都是牙弓形态的重要组成部分。在垂直向上这种特征即为上颌牙弓的补偿曲线和下颌牙弓的Spee曲线，在矫治过程中需要整平Spee曲线具有广泛的共识性。

一、青少年错𬌗隐形矫治技术中非拔牙矫正的牙弓形态评价

（一）无托槽隐形矫治技术对于前后牙的控制

使用无托槽隐形矫治器治疗青少年非拔牙的牙列拥挤等错𬌗畸形时，可以通过扩弓、邻面去釉、磨牙远中移动和唇倾前牙，成功解决牙列拥挤的问题。拥挤度小于6mm的轻中度拥挤患者，拥挤解除后上下颌切牙位置可以保持相对稳定。但对于严重拥挤患者，若选择非拔牙矫治，则上下颌前牙唇倾度（相对压低）会加大；后牙实际颊倾度均大于数字化方案的设计值，其中颊倾度差值最大的第一磨牙，为3.1°±3.9°（图1）。

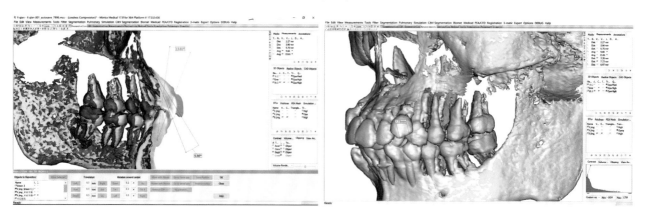

图1　无托槽隐形矫治后前牙倾度及后牙牙根移动的三维重叠分析评价

（二）青少年错𬌗畸形隐形扩弓的量及扩弓效率

对青少年轻中度拥挤患者行扩弓治疗能有效解除牙列拥挤并维持上前牙突度。临床分析发现尖牙区、第一和第二前磨牙区、第一和第二磨牙区的实际扩弓量分别为2mm、2.8~4.1mm、3.0~4.7mm、1.8~3.1mm、0.5~2mm。上述不同牙位的扩弓效率分别为68%、70%、68%、55%和29%。使用隐适美无托槽隐形矫治技术的上颌扩弓平均实现度为72.8%（其中牙尖为82.9%，颈部龈缘为62.7%），下颌扩弓的平均实现度为87.7%（其中牙尖为98.9%，颈部龈缘为76.4%）。总体下颌扩弓效率高于上颌牙弓，上颌牙弓后部扩弓时应当设计过矫治。

矫治前的牙齿颊倾度、附件设计形式和扩弓分步方式对扩弓效率并无显著影响。无托槽隐形矫治器的扩弓效率自近中到远中呈现降低趋势。进行数字化方案设计时，磨牙预设扩弓量是影响扩弓效率的因素，减小磨牙预设扩弓量能提高前磨牙区的扩弓效率。磨牙预设扩弓量小于2 mm的患者的前磨牙扩弓效率显著大于磨牙预设扩弓量不小于2 mm的患者。

（三）无托槽隐形矫治技术对于牙移动控制的临床表达精度

无托槽隐形矫治技术的临床表达准精度是指临床实现的牙移动结果与数字化方案设计移动量之间的偏差。

1.无托槽隐形矫治器可有效控制拥挤前牙的唇舌向转矩和后牙的颊舌向转矩。

2.无托槽隐形矫治器在控制牙齿伸长时实现率不一（精度为30%），对于上颌切牙的伸长，辅助使用新型的附件设计可能会更有效。尖牙和前磨牙的扭转纠正也较困难。无托槽隐形矫治技术能有效实现上颌磨牙远移，但不能有效控制后牙转矩和后牙的咬合接触。对2mm以内的上颌磨牙远移，无托槽隐形矫治技术显示出非常高的可预测性（88%）。

3.青少年错𬌗畸形的隐形矫治在前牙区临床实际治疗结果与数字化方案设计中的模拟预测数据存在差异。对于前牙深覆盖的矫治，平均差异0.4mm（SD 0.7）；对于前牙深覆𬌗的矫治，平均差异0.9mm（SD 0.9）；对于前牙中线不齐，平均偏移差异0.4mm（SD 0.5）。隐形矫治技术在垂直向上的深覆𬌗矫正更难实现，需要设计过矫治，并在治疗结束时进行精调或采取辅助颌间垂直牵引等措施改进疗效。

二、前磨牙拔除隐形矫治的牙弓形态评价

在使用隐形矫治器治疗青少年拔除前磨牙的病例中，牙弓前部仅在上颌侧切牙区、尖牙区及下颌中切牙区有少量的宽度增加。上、下颌后部第二前磨牙、第一磨牙及第二磨牙间的牙弓宽度则有不同幅度的减少。青少年前磨牙拔除后隐形矫治牙弓宽度的变化的重要机制为矢状向上牙齿位置的前后移动，造成了其在水平横向上宽度及长度的变化。

（杨磊）

第五节　青少年错殆畸形隐形功能矫治的疗效评价

一、青少年错殆畸形隐形功能矫治的目的

青少年颅面功能矫治是正畸矫治中重要组成部分，虽然仍存在争议，但临床治疗中功能矫治能改善错殆畸形的疗效。

1.功能矫治能改善颅面形态异常：功能矫形能矫正上下颌骨位置异常和异常面部口腔肌肉功能，改善颅面相对关系异常，协调面部形态。

2.功能矫治对骨性错殆畸形有一定的效果：功能矫形促进颌骨的正常生长发育，部分抑制异常颅面生长，降低骨性错殆畸形的严重程度。

3.功能矫治能矫治功能性错殆畸形：功能矫形可及早去除功能异常因素，恢复正常颅面软硬组织生长，阻断错殆畸形发展。

4.功能矫治能矫治由于颅面结构异常造成的错殆关系，减轻错殆畸形的严重程度。

5.功能矫治早期矫正错殆畸形，减轻错殆复杂程度和错殆严重程度，有利于患者由于颅面形态异常造成的心理问题的恢复。

二、青少年错殆畸形隐形功能矫治的临床疗效

生长发育高峰前期是Ⅱ类错殆畸形下颌发育不足功能矫治的最佳时机，除传统的功能矫治器之外，无托槽隐形矫治器的下颌前导装置也逐渐成为临床医生的选择之一。但是由于无托槽隐形矫治器的下颌前导装置进入临床时间较短，目前尚缺乏对其疗效的全面评价和分析。现在我们就以隐适美无托槽隐形矫治器的下颌前导装置MA为例，对其治疗效果进行初步的描述和评价。本章节所述的治疗效果完全是戴用矫治器后治疗前后的变化，缺少对照组参照，不能排除生长发育的影响，尚不能将作用完全归于隐形矫治器下颌前导装置，但能够为临床工作者提供一定的临床参考。

由于生长发育的影响，使用传统功能矫治器之后，可以在临床实践中发现颌骨的生长改建，但是尚缺乏证据证明功能矫治器能够改变颌骨的生长发育，能够比较明确的治疗效果是牙槽骨的改建、牙齿的移动以及侧貌软组织的改善。那么，MA能够取得什么样的效果呢？

（一）青少年Ⅱ类错殆畸形无托槽隐形矫治功能前导下颌的临床疗效

青少年隐形功能矫治目前主要是功能前导下颌，纠正轻中度骨性Ⅱ类错殆畸形，以及由于咬合功能障碍、口周肌肉功能异常导致的功能性Ⅱ类错殆畸形。

无托槽隐形矫治功能前导下颌，能有效纠正轻中度下颌后缩的青少年错殆畸形。前牙深覆盖纠正最大可达4~6mm。青少年隐形矫治功能前导下颌适应证选择对临床疗效的保证很重要，一般在青春发育高峰（前）期开始功能矫治。患者面部生长型为平均或水平生长型。对于高角的骨性Ⅱ类错殆畸形，无托槽隐形矫治器透明牙套有打开咬合的作用，垂直向控制应借助正畸微种植钉等辅助支抗。

青少年功能性 II 类错殆畸形上牙弓宽度不足、下颌后缩，应用无托槽隐形矫治技术同时扩弓前导下颌，能节约临床治疗时间，提高矫治效率。

（李小兵）

（二）青少年 II 类错殆畸形无托槽隐形功能前导的疗效测量分析

作者汇总了23例隐适美无托槽隐形矫治MA患者矫治前后资料，采用面部三维扫描和头影测量的方法，根据颌骨关系、殆关系以及软组织关系三个方面的变化来观察其效果。患者平均年龄为11.7岁；II 类患者分类情况为：II 类1分类患者占85.7%，II 类2分类患者占14.3%；其所处生长发育期情况为：CVMS I 期占28.6%，CVMS II 期占42.9%，CVMS III 期占28.6%；使用隐适美无托槽隐形矫治器下颌前导装置（MA）的平均治疗时间为7.5个月。

1.头影测量分析。

（1）从头影测量的数据分析MA矫治前后颌骨关系的变化。

目前尚不能认为MA能够对上颌骨的生长有抑制作用。MA对下颌起到一定生长促进作用，相关指标中，具有统计学意义的指标是SNB增大。前后面高比及与下颌平面相关的角度指标，在MA治疗前后没有出现具有统计学意义的变化。在颌间关系的改善上，MA可以有效地改善 II 类颌间关系，Wits值和ANB角都有统计学意义的改变。可见在颌骨关系上，MA主要是通过促进下颌的矢状向生长和下牙槽的近中移动来改善 II 类关系。在改善矢状向关系的同时，不会出现垂直向失控。（表1）

表1　MA 治疗前后头影测量结果比较

测量项目	治疗前	MA 治疗后	正常值	*P* 值
SNA	83.60±2.47	83.93±2.46	83	0.344
SNB	78.59±3.58	80.57±3.64	80	0.002**
ANB	4.99±1.72	3.34±1.72	3	0.001**
PP-MP	24.43±4.88	25.06±5.16	21	0.495
SN-OP	15.76±5.37	16.80±3.33	19	0.446
Pog-NB(mm)	1.20±1.49	1.33±0.62	4	0.787
Go-Co (mm)	49.87±4.78	51.71±3.48	59	0.061
S vert-Co （mm）	8.43±3.18	9.37±7.06	20	0.664
SN-MP	31.47±5.86	31.77±5.52	30	0.491
FMA (FH-MP)	22.73±4.97	22.10±4.12	26	0.513
Y-Axis (SGn-FH)	58.46±4.59	57.49±2.63	64	0.473
Wits （mm）	2.14±1.72	-1.09±1.81	0	0.003**
N-ANS (mm)	47.43±3.66	49.29±2.81	53	0.035*
ANS-Me (mm)	55.44±4.81	57.64±4.63	61	0.042*
S-Go (mm)	67.69±4.91	70.84±5.22	77	0.026*
S-Go/N-Me(P-A Face Height) (%)	65.80±2.77	66.23±2.67	64	0.456
Ans-me/Na-me(%)	53.89±2.30	53.87±1.50	55	0.977

续表

测量项目	治疗前	MA 治疗后	正常值	*P* 值
Overjet(mm)	7.27±1.80	3.77±1.12	2	0.001**
Overbite(mm)	3.21±1.10	2.39±1.37	3	0.272
U1-L1 (Interincisal Angle)	114.57±6.12	121.23±7.69	124	0.076
U1-SN	117.34±5.97	109.21±6.03	106	0.011*
U1-NA	33.77±5.86	25.29±5.34	23	0.007*
U1-NA (mm)	6.10±2.29	4.93±1.70	5	0.225
L1-NB	26.69±4.44	30.14±5.39	30	0.031*
L1-NB (mm)	5.41±2.41	5.81±2.38	7	0.459
FMIA (L1-FH)	60.64±5.67	60.07±4.97	55	0.774
U1-PP (mm)	24.84±2.35	25.30±2.38	28	0.478
U6-PP(mm)	18.1±1.50	17.97±2.83	22	0.865
L1-MP (mm)	36.94±2.97	37.42±2.99	42	0.550
L6-MP (mm)	27.61±1.88	28.54±2.65	34	0.185

（2）从头影测量的数据分析MA矫治前后𬌗关系的变化。

头影测量𬌗关系的变化重点是上下切牙的矢状向变化。57%的患者上前牙内收量超过了矫治方案预期的设计。71%的患者下前牙唇倾量超过了矫治方案预期的设计。MA在促进下颌生长的同时，对上颌牙弓施加了远中方向的力，同时对下颌牙弓施加了近中方向的力。在这里尤其要注意的是，下前牙过度唇倾可能带来牙周风险。

Pancherz分析法是经典的分析矫治骨性和牙性疗效贡献的方法。磨牙关系改变方面，骨性改变的贡献率可达59.04%，而牙性改变的贡献率为40.96%。前牙覆盖关系的改变上，骨性变化的贡献率只有33.28%，而牙性改变的贡献率是66.72%。可见MA带来的颜貌改善，除下颌的矢状向生长之外，覆𬌗覆盖的变化也起了作用。

2.面部三维扫描图像分析。

作者采集治疗前后3dMD立体摄影系统所得三维面型资料，以鼻根鼻梁部位为治疗前后的重叠位置，比较治疗前后面部软组织的变化。软组织指标中上唇突点Ls，软组织B点，软组织Me点以及鼻唇角的变化均具有统计学意义。其中Ls明显内收，B点唇向移动，Me点向前下移动，鼻唇角增大，均发生了有利于面型改善的变化。面部三维分析表明，青少年下颌后缩的下颌前导矫治产生了有利于青少年II类下颌后缩矫形改变的治疗效果（表2）（图1）。

表 2　MA 治疗前后面部软组织三维扫面变化

测量项目	平均值（mm）	标准差	P 值
Sn	0.5117	0.9237	0.233
Ls	-2.0400	1.5882	0.025*
Stms	0.3150	1.1904	0.545
Stmi	-0.9633	1.5879	0.197
Li	1.0850	2.5380	0.343
下唇下缘点	2.4067	1.8050	0.022*
Si	-0.3633	0.9203	0.378
Pog'	0.5450	1.8386	0.500
Gn'	1.9500	1.9746	0.060
Me'	4.1267	3.1276	0.023*
C	-0.4317	7.5038	0.893
颏唇沟角	+1.0783	9.1128	0.570
鼻唇角	+4.8798	3.6872	0.023*
面型角	-0.7192	2.9019	0.784

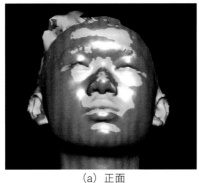 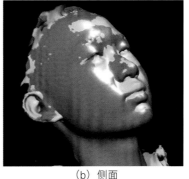

（a）正面　　　　　　　　　（b）侧面
图 1　MA 治疗前后面部三维扫面重叠图

（谭理军）

（三）青少年骨性 II 类上颌前突及骨性 III 类下颌发育过大错殆畸形的无托槽隐形矫治

对于骨性 II 类上颌前突以及骨性 III 类下颌发育过大的青少年错殆畸形，目前无托槽隐形矫治技术还未有针对性的功能矫治方案设计。临床治疗需要结合传统功能矫治技术，在控制上颌骨发育、抑制下颌骨发育的早期矫治后，在青少年颅面殆基本发育结束后，再评价上下颌骨关系的不调。在轻中度骨性异常的前提下，应用无托槽隐形矫治技术进行掩饰矫治。

轻中度骨性不调的无托槽隐形掩饰治疗在临床取得了满意的疗效。

（李小兵）

第十四章　青少年隐形矫治的技术发展方向

李小兵　四川大学华西口腔医学院儿童口腔及正畸学系

第一节　无托槽隐形矫治技术与矫治器透明牙套材料的发展

　　无托槽隐形矫治中应用高分子材料的弹性矫治错𬌗畸形，是对传统固定多托槽矫治器利用金属弓丝的变形加力的革新。无托槽隐形矫治技术的成功与发展与其高分子透明膜片矫治材料的发展密不可分。无托槽隐形矫治中矫治力表达、矫治效率实现、矫治过程中牙的三向控制等方面必须有最佳的矫治材料配合：既保证高分子膜片的弹性，又要保证高分子膜片的刚性；既保证透明膜片施力的柔和，又保证透明膜片加力的力度。完美的无托槽隐形矫治器透明膜片应该产生持续轻力，同时又能良好固位；应该包裹牙冠紧密，又能弹性回复保证矫治器取戴时不变形。隐形矫治要更广泛地应用于错𬌗畸形的矫治，依赖于矫治材料的不断发展。

第二节　无托槽隐形矫治技术与人工智能（AI）的发展

　　无托槽隐形矫治是用计算机化的分析计算，预判错𬌗畸形的矫治过程。正畸治疗理论与原则是无托槽隐形矫治必须遵守的。无托槽隐形矫治技术在临床治疗中应用能推动正畸临床医生治疗计划及矫治过程的标准化、流程化的实现，在错𬌗畸形常规诊断与治疗中代替正畸医生部分临床工作。这体现了正畸临床治疗的共性。但无托槽隐形矫治临床治疗在治疗方法选择、治疗过程控制、治疗疗效分析方面离不开正畸医生的专业知识（甚至美学观点）的应用，它体现了错𬌗畸形矫治的个性化特点。人工智能（AI）是现代科技技术发展潮流，人工智能能实现计算机化的临床治疗认知。这种认知随错𬌗畸形临床治疗病例的累积而更加深入。可以说，人工智能与正畸医生经验相结合的隐形矫治发展过程预示了当代正畸临床治疗发展的新方向。可以预见，隐形矫治与正畸医生的结合会更紧密，给正畸治疗临床带来新的变化。

第三节　青少年隐形矫治技术临床发展

一、青少年隐形功能矫治的临床发展

　　1.青少年隐形矫治功能前伸下颌，矫治下颌位置大小不足的功能和骨性 II 类错𬌗畸形矫治的疗效已在临床得到了肯定。隐形矫治同时借此进入青春生长发育期的青少年错𬌗畸形矫治领域。虽然隐形矫治的疗效评价还需进一步临床、基础及流行病学的研究支持，但初步的临床疗效评价已经证实了其在功能矫治临床应用的可靠性。

2.对于上颌发育过度的骨性Ⅱ类错𬌗畸形以及下颌发育过大、上颌发育不足的骨性Ⅲ类错𬌗畸形功能矫治，目前临床尚未见报道。相信在保证无托槽隐形矫治器固位及支抗的情况下，轻中度的骨性Ⅱ类上颌发育过大以及下颌发育过度、上颌发育不足的骨性Ⅲ类错𬌗畸形的功能矫治也能在临床上得到令人满意的效果。

二、青少年隐形矫治技术与牙弓宽度不足的矫治

牙弓发育已逐步被证实与环境因素密切相关，早期矫治牙弓宽度不足成为正畸早期矫治的常规。扩弓常常包括牙性扩弓和骨性扩弓两种。早期矫治利用牙弓发育潜力能得到更多的骨性扩弓效果。目前，无托槽隐形矫治技术开始了牙弓宽度发育不足的早期治疗，临床疗效如何，尚需进一步的研究揭示。通过隐形矫治牙套得到临床需要的骨性扩弓成为青少年隐形矫治发展的新方向。

三、青少年隐形矫治技术与儿童错𬌗畸形的早期矫治

从无托槽隐形矫治技术涉及功能矫治和牙弓扩大开始，无托槽隐形矫治技术就开始了错𬌗畸形早期矫治的探索。从儿童错𬌗畸形早期矫治的临床目的上说，早期间隙管理、磨牙远移、牙性反𬌗畸形、上下牙弓形态异常、牙萌出障碍、阻生牙早期牵引、弯根牙早期牵引等错𬌗畸形是影响儿童颅面𬌗形态结构关系正常发育的不利因素，无托槽隐形矫治器在很多方面可提供相当于传统活动或局部固定多托槽矫治器的临床治疗效果，理论上应该可以应用无托槽隐形矫治器早期矫治错𬌗畸形。但由于无托槽隐形矫治器费用高于传统活动矫治器，临床在开展无托槽隐形早期矫治时，应避免过度治疗，保证无托槽隐形早期矫治健康开展。

第四节　青少年隐形矫治计划与设计

青少年错𬌗畸形矫治要强调错𬌗畸形诊断的全面性：咬合、颅面复合体形态、颞下颌关节、牙-牙槽骨复合体、口腔功能、面部形态、面部美学等，都是错𬌗畸形矫治计划及治疗设计时需要考虑的因素，欠缺任何一部分的诊断和计划都是违反正畸矫治原则的不完整的矫治。这给青少年无托槽隐形矫治的矫治方案设计提出了更高的要求。从这个角度说，现在的隐形矫治诊断及设计系统都还有待完善。青少年错𬌗畸形矫治计划必须结合正畸医生的临床理论与技术经验，才有可能更接近完美。

（李小兵）

青少年错𬌗畸形隐形矫治
基础篇 I

青少年错𬌗畸形隐形矫治
诊断与技术篇 II

青少年错𬌗畸形隐形矫治
临床治疗篇 III

附录 I
青少年错𬌗畸形隐形矫治
病例展示

附录 II
隐适美无托槽隐形矫治器矫治
系统介绍

一、青少年错𬌗畸形的早期矫治

01.

牙弓狭窄的隐形扩弓矫治

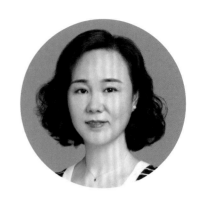

贺红　教授

武汉大学口腔医院正畸一科主任

◆ 一般情况

患者男，10岁，前来我院就诊。主诉为牙列不齐。既往史无特殊。

◆ 临床表现及诊断

- 临床表现：凸面型，下颌后缩；上下牙列拥挤；上下前牙唇倾；深覆盖Ⅲ度；上牙弓狭窄；下后牙舌倾；腺样体扁桃体肥大。

- 诊断：凸面型；骨性Ⅱ类错𬌗；深覆盖Ⅲ度；牙列拥挤；上下前牙唇倾；上牙弓狭窄；腺样体扁桃体肥大。

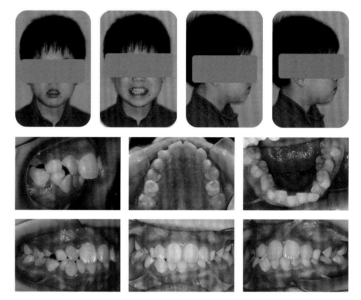

图1　治疗前面相及口内照

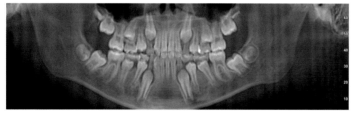

图2　治疗前曲面断层片

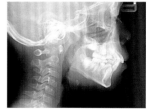

图3　治疗前头颅侧位片

◆ 治疗目标

排齐整平上下牙列；

改善上颌牙弓宽度不足；

减少上下前牙唇倾度；

减少深覆盖。

◆ 治疗过程

转耳鼻喉科会诊气道，待双尖牙萌出后使用隐形矫治器行扩弓治疗。第一次扩弓阶段，上颌主动矫治器46副，下颌主动矫治器38副。因患者配合不佳，矫治器戴至第36副时脱轨，故重启进行第二次扩弓。第二次扩弓阶段，上颌主动矫治器21副，下颌主动矫治器10副。目前该病例第二次扩弓结束，开始精细调整。

◆ 治疗细节

总治疗时间为18个月，因患者配合不佳重启一次。设计后牙区使用传统附件增强固位力。第一次扩弓阶段设计上颌左侧扩弓量为2.2mm，上颌右侧扩弓量为2.6mm；第二次扩弓阶段设计上颌左侧扩弓量为1.3mm，上颌右侧扩弓量为1.6mm。此外，在扩弓的同时增加后牙负转矩以避免产生过多的牙性扩弓。

◆ 治疗结果

为期18个月的扩弓治疗取得较好的矫治效果。患者侧貌凸度改善，上下牙列排列整齐，覆𬌗覆盖基本正常，上颌牙弓明显扩宽。

◆ 临床技巧分享

对于处在生长发育期的儿童及青少年，去除牙弓宽度发育不足的环境因素（如腺样体扁桃体肥大，口呼吸习惯等）辅以扩弓矫治，一般可获得较好的扩弓效果。对于上颌牙弓呈尖圆形的骨性Ⅱ类青少年患者，扩宽上颌牙弓可以解除狭窄的上牙弓对下颌的限制，有利于纠正颌骨矢状向不

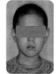
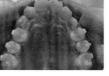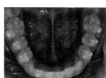
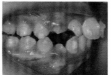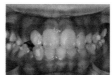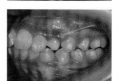

图4　治疗中面相及口内照

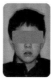
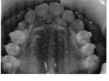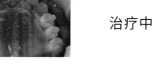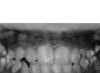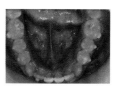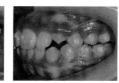

图5　第一次扩弓结束时面相及口内照

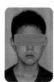
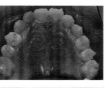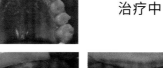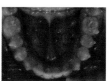
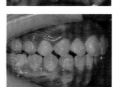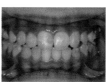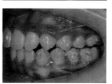

图6　第二次扩弓结束时面相及口内照

调。因隐形矫治器表达效率等问题，使用隐形矫治进行扩弓治疗时，应设计一定量的过矫治，以达到更加理想的扩弓效果。此外，还应设计适当的后牙负转矩以避免过多的牙性扩弓。

◆ 临床指导意义

对于牙弓狭窄的青少年患者，首先，应关注其牙弓狭窄的病因（如腺样体扁桃体肥大，口呼吸习惯等）。针对病因采取恰当的治疗措施，是扩弓效果得以实现的重要保证。其次，患者能够积极主动配合戴用矫治器是隐形矫治成功的前提条件。对于拟采用隐形矫治器进行正畸治疗的青少年患者，应格外关注患者的配合度，加强依从性教育。与传统扩弓装置相比，使用隐形矫治器对处于生长发育期的青少年患者进行扩弓治疗，可以在扩宽牙弓的同时排齐整平牙列，尽早改善牙列不齐问题，有利于缩短综合正畸治疗的时间。

◆ 结论

有生长发育潜力的青少年患者，使用Invisalign First扩宽上颌牙弓，可以获得较好的矫治效果。

表1 治疗前头影测量数据

Variable	Roth - Jarabak			
	Value	Clinical Norm	Difference	Deviation
Dental Analysis				
MeGoOcP	22?	14?	+8	
II	110?	135?	-25	
Max1-SN	115?	102??	+11	
Mand1-MeGo	98?	90?	+5	
1up-NPog	15mm	5?mm	+8	
1lo-NPog	9mm	-2..2mm	+7	
Ls-NsPog'	4mm	-4..1mm	+3	
Li-NsPog'	3mm	0..2mm	+1	
Skeletal Analysis				
NSar	125?	123??	0	
SarGo	148?	143??	0	
arGoMe	125?	130??	0	
Sum	398?	396??	0	
N-S	64mm	71?mm	-4	
S-ar	29mm	32?mm	0	
NGoar	49?	52..55?	-3	
NGoMe	76?	70..75?	+1	
ar-Go	42mm	44?mm	0	
S-ar:ar-Go	69%	60%..75%	0	
Go-Me	63mm	71?mm	-3	
Go-Me:N-S	98%	100%	-2	
SNA	81?	80..84?	0	
SNB	76?	78..82?	-2	
ANB	5?	0..4?	+1	
SNGoMe	38?	36?	+2	
N-Go	105mm			
S-Me	114mm			
NSG	71?			
S-Go	68mm			
N-Me	109mm			
S-Go:N-Me	62%	64??	0	
SNPog Angle	76?			
NAPog	168?	175?	-7	

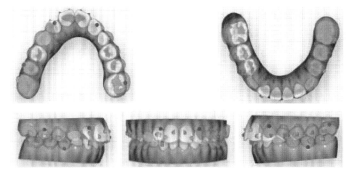

图7 ClinCheck重叠图

02.

儿童混合牙列期反殆的早期扩弓及隐形矫治

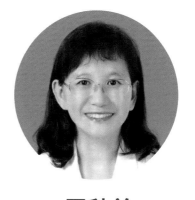

罗秋美

台湾"国防"医学大学临床矫正教授

◆ 一般情况

- 基本资料：患者男，7岁4月。
- 主诉：前牙深反覆殆覆盖，前牙不好看，寻求矫正治疗。
- 病史：无全身系统性疾病、无家族遗传病史。

◆ 临床表现及诊断

- 双侧乳磨牙与乳尖牙安氏Ⅲ类关系；
- 上颌牙弓窄小、水平宽度不足；
- 上颌牙列空间不足与牙列拥挤；
- 下颌牙弓为方形牙弓；
- 下颌前牙舌侧倾斜；
- 前牙深反覆殆6mm；
- 前牙深反覆盖，水平覆盖为-4mm；
- 上颌双侧后牙舌侧倾斜与后牙反殆；
- 下颌骨前突。

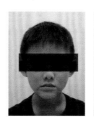
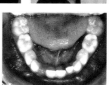

治疗前

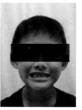
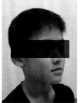
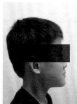

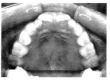
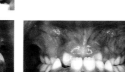
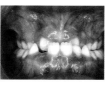
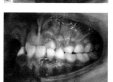

图1 治疗前面相及口内照

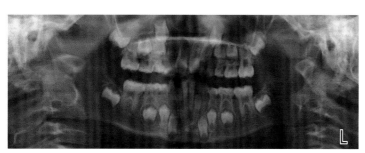

图2 治疗前曲面断层片

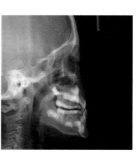

图3 治疗前头颅侧位片

◆ 治疗目标

- 纠正前牙反𬌗；
- 纠正后牙反𬌗；
- 纠正前牙深反覆𬌗至正常垂直覆盖；
- 纠正上下颌前牙拥挤与下颌前牙舌侧倾斜；
- 增加上颌磨牙间宽度以改正上颌牙弓窄小；
- 改善颜面外观。

◆ 矫治计划

总共两个阶段：

第一阶段：利用上颌扩弓矫治器纠正上颌牙弓窄小与空间不足问题，同时纠正双侧后牙反𬌗、上下颌骨Ⅲ类矢状向异常与上颌骨水平宽度不足。

第二阶段：进行无托槽隐形矫治，以纠正牙弓形态、牙齿排列、维持空间。

◆ 矫治细节

上颌扩弓矫治器每天使牙弓扩大0.5mm，21天后停止。两个月后开始取用隐形牙套，记录数据。四个月后开始Invisalign First无托槽隐形矫治，共42副牙套。设计中加入了上颌扩张以维持上颌水平宽度，中期佩戴Ⅲ类牵引协助纠正前牙反𬌗，在此阶段矫治过程中，纠正了前牙反𬌗、前牙拥挤并维持了扩弓后牙列间隙。

表1　治疗前头影测量数据

Group/Measurement	Value	Norm	Std Dev	Dev Norm
Maxilla to Cranial Base				
SNA (?	83.1	82.0	3.5	70 80 90
Mandible to Cranial Base				
SNB (?	82.1	77.7	3.2	70 80 90
SN - MP (?	31.8	32.9	5.2	15 30 45
FMA (MP-FH) (?	20.6	30.0	4.5	10 20 30 40 50
Maxillo-Mandibular				
ANB (?	0.9	4.0	1.8	0 5 10
Maxillary Dentition				
U1 - NA (mm)	-2.9	4.3	2.7	0 5 10
U1 - SN (?	92.3	103.0	5.5	90 105 120
Mandibular Dentition				
L1 - NB (mm)	2.1	4.0	1.8	0 5 10
L1 - MP (?	76.8	95.0	7.0	60 75 90 105 120
Soft Tissue				
Lower Lip to E-Plane (mm)	-0.6	2.0	2.0	-5 0 5 10
Upper Lip to E-Plane (mm)	-1.3	2.5	2.0	-5 0 5 10

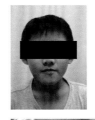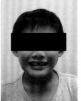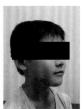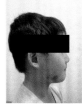

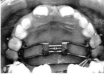 上颌扩弓第21天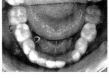

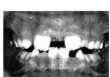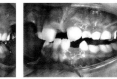

图4　上颌扩弓第21天面相及口内照

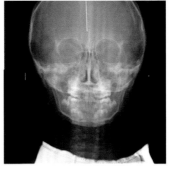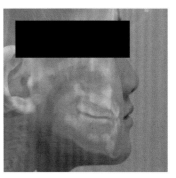

图5　上颌扩弓后头颅后前位片及侧位软硬组织重叠片

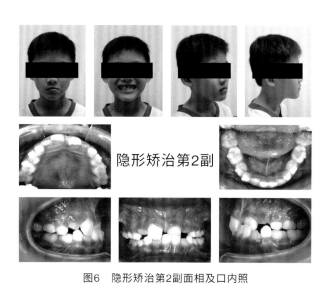

图6 隐形矫治第2副面相及口内照

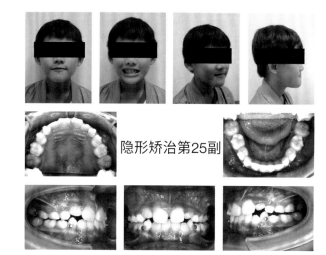

图7 隐形矫治第25副面相及口内照

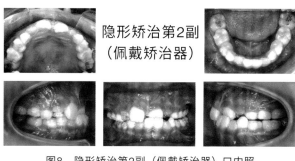

图8 隐形矫治第2副（佩戴矫治器）口内照

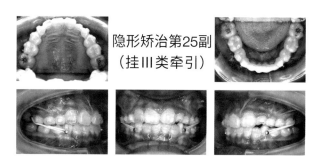

图9 隐形矫治第25副（挂Ⅲ类牵引）口内照

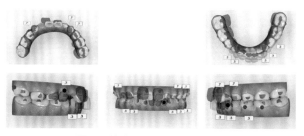

图10 治疗中ClinCheck重叠图

黑色：治疗前
绿色：上颌扩弓治疗后
红色：治疗后

图11 治疗前、扩弓后、隐形矫治后头影测量重叠图

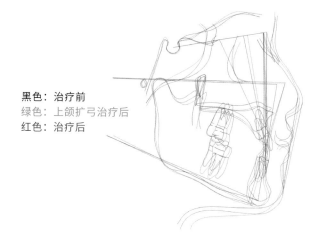

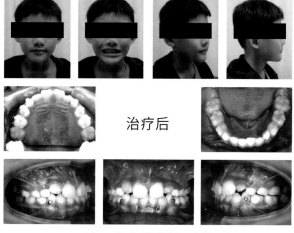

图12 治疗后面相及口内照

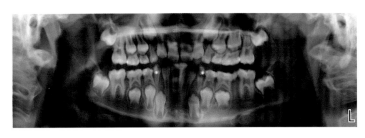
图13　治疗后曲面断层片

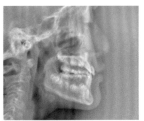
图14　治疗后头颅侧位片

表2　治疗后头影测量数据

Group/Measurement	Value	Norm	Std Dev	Dev Norm
Maxilla to Cranial Base				
SNA (?	84.0	82.0	3.5	
Mandible to Cranial Base				
SNB (?	81.0	77.7	3.2	
SN – MP (?	35.5	32.9	5.2	
FMA (MP-FH) (?	28.2	30.0	4.5	
Maxillo-Mandibular				
ANB (?	3.0	4.0	1.8	
Maxillary Dentition				
U1 – NA (mm)	-2.1	4.3	2.7	
U1 – SN (?	89.9	103.1	5.5	
Mandibular Dentition				
L1 – NB (mm)	6.8	4.0	1.8	
L1 – MP (?	85.5	95.0	7.0	
Soft Tissue				
Lower Lip to E-Plane (mm)	1.1	2.0	2.0	
Upper Lip to E-Plane (mm)	0.9	2.5	2.0	

◆ 矫治总结

第一阶段的上颌扩弓矫治了上颌骨水平与前后方向的不足，使得后续第二阶段隐形牙套矫治能顺利进行。第二阶段隐形牙套矫治维持了第一阶段效果，并进行细部调整，纠正了牙弓形态，争取更多的空间给未来萌出的恒牙。除了纠正前后牙反𬌗，同时排列好拥挤牙列，纠正异常颅面形态，改善面部美观度，增加日常生活的自信。

◆ 体会

儿童无托槽隐形矫治技术Invisalign First提供高效的早期混合牙列期复

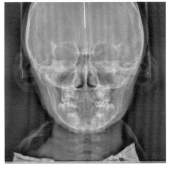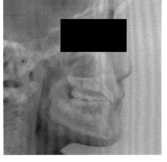
图15　治疗后头颅后前位片及侧位软硬组织重叠片

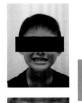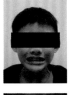
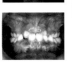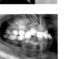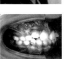
图16　治疗前后比较图

杂Ⅲ类下颌前突、前牙深反覆𬌗覆盖的矫治。通过矫治技术的改良、临床治疗医生水平的提高和经验的累积，儿童无托槽隐形矫治技术日渐扩大其运用范围。而适时运用传统儿童错𬌗畸形矫治器可以使整个治疗过程更为顺利并提供更大的可预测性，造福患者。

03.

替牙期偏𬌗伴下颌后缩
Invisalign First治疗

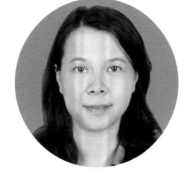

胡江天　教授

昆明医科大学附属口腔医院/云南省口腔医院
口腔正畸科主任医师

◆ 一般情况

基本资料：患者女，7岁。

主诉：嘴凸，脸歪。

病史：否认家族史，既往史无特殊。

◆ 临床表现及诊断

- 口内检查：替牙𬌗，右侧磨牙轻度
  远中关系，左侧磨牙轻度近中关
  系；前牙Ⅱ度深覆盖6mm，Ⅰ度深
  覆𬌗；上下牙列轻度拥挤，下中线
  右偏1mm，左侧后牙正锁𬌗，下牙
  弓狭窄。口外检查：面部不对称，
  𬌗点右偏，上唇前突，下颌后缩，
  偏侧咀嚼。功能检查显示下颌功能
  性偏斜。曲面断层片显示：无缺失牙及多生牙。

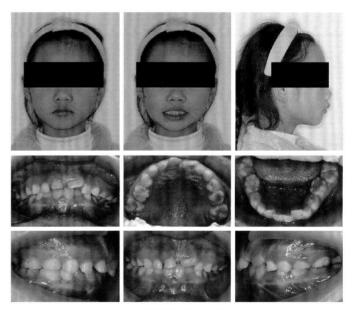

图1　矫治前面相及口内照

- 头影测量结果详见头影测量分析。

- 诊断：混合牙列安氏Ⅱ类，骨性Ⅱ类，均角，凸面型，偏𬌗，单侧后牙正锁𬌗。

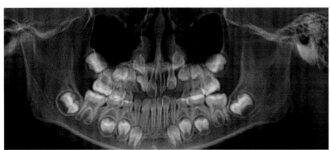

图2　矫治前曲面断层片

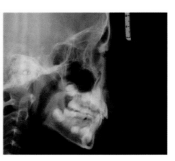

图3　矫治前头颅侧位片

◆ 治疗目标

本病例为双期矫治病例。

第一期：

- 纠正锁𬌗，改善面型，排齐前牙列；
- 扩弓获得间隙以促进恒牙正常萌出；
- 纠正偏侧咀嚼。

第二期：

- 待患者恒牙替换后，根据患者面部发育及鼻𬌗关系再行综合诊治。

◆ 治疗过程

- 戴用诊断性𬌗板1.5个月，确定正中关系位作为目标𬌗位。口扫按此𬌗位提交。
- 按目标位逐步实现牙、牙弓、颌骨三维调整。

  横向：上下颌不对称扩弓，逐渐匹配上下颌弓形；预留上下尖牙萌出间隙。

  矢状向：内收211.5mm，下前牙以31为基准排齐，建立1mm覆盖；IPR 75，85，利用Leeway及磨牙远移调整磨牙及尖牙达到Ⅰ类关系。

  垂直向：控制后牙垂直高度，双侧下颌后牙及左上后牙设计压低，下前牙设计绝对压低；设计下颌2mm垂直向Jump。

表1　治疗前后头影测量数据

测量项目	标准值	矫治前	矫治后
SNA (°)	82.3±3.5	82	82
SNB (°)	77.6±2.9	76	79
ANB (°)	4.7±1.4	6	3.5
U1-SN (°)	104.8±5.3	106	102
U1-MP (°)	94.7±5.2	92	93
Yaxis (°)	65.5±2.9	64	63
FMA (°)	28.9±5.7	24	25
ANS-Me/N-Me (%)	55.0±1.5	57	56
Wits (mm)	-1.4±2.8	3	1
N-S-Ar (°)	124.7±5.3	127.1	127.4
S-Ar-Go (°)	148.0±6.5	156.8	155.7
S-GO/N-Me (%)	127.3±45.0	114.2	115.8
Ar-Go (mm)	40.4±2.7	35.6	37.5
Go-Pog (mm)	66.5±3.3	59.7	61.8

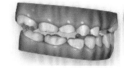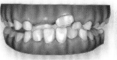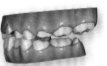

图4　口扫提交𬌗位

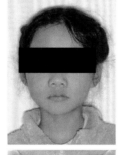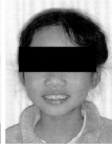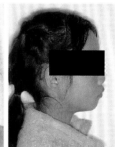
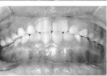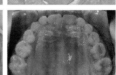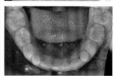
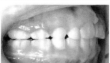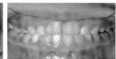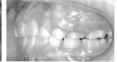

图5　治疗后面相及口内照

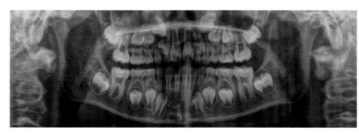

图6　矫治后面曲面断层片

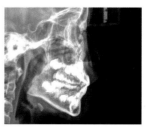

图7　矫治后头颅侧位片

◆ 治疗细节

该患者总矫治时间为7.5个月。

矫治器数量：上颌22副，下颌20副（10天/每副）。

附件设计：使用优化扩弓支持附件、优化固位附件、旋转附件、传统附件。

扩弓设计：同步扩弓模式。

获得间隙方法：扩弓+IPR+磨牙远中移动。

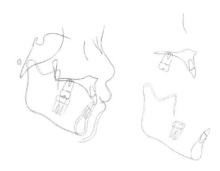

图8 治疗前后头影测量叠图

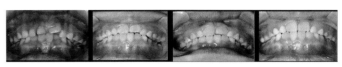

图9 矫治过程中覆𬌗覆盖改变
（左侧后牙锁𬌗逐步解除，下颌𬌗位调整，中线对齐，前牙排列整齐）

◆ 临床技巧分享

- 上下颌不对称同步扩弓设计有利于单侧后牙锁𬌗解除，恢复正常牙弓宽度对称性，维持牙弓长度；利于恒牙胚正常替换与萌出。

- 牙套𬌗垫效应打开了尖窝锁结，有利于维持诊断性𬌗板确定的𬌗位，提高扩弓实现率；𬌗垫效应抵消了磨牙远移可能的伸长，同时设计磨牙的压低，实现垂直向控制，改善面型。（鼓励患者戴牙套进食）

- 混合牙列期可以通过设计下颌D、E区邻面去釉，利用Leeway调整磨牙关系，为前牙段提供间隙以排齐牙列。

◆ 治疗结果

前牙及后牙覆𬌗覆盖正常，面部偏斜纠正；牙齿垂直向位置获得良好控制，下颌有向前生长，Ⅱ类面型改善明显；11顺利萌出到正常位置，上下牙列排齐，中线对齐；后继恒牙萌出空间增加。

◆ 临床指导意义

- 对于单侧后牙锁𬌗导致功能性下颌偏斜的混合牙列患者，在通过诊断性𬌗板确认下颌𬌗位后，可以在隐形矫治中通过不对称扩弓设计，针对性解除后牙锁𬌗，去除功能性偏斜因素，纠正面部偏斜；同时恢复下颌正常发育，促进双侧下颌体及关节的正常生长发育，使下颌后缩得以改善。

- Invisalign First特有的系统特点：可预测扩弓、优化扩弓支持附件、优化固位附件，可以很好地解决临床冠短牙套固位弱，扩弓可能引发的脱套问题，从而很好地实现预测扩弓量。

- 恒牙萌出支持：对处于混合牙列期的患者，先进算法能够精确地预留空间，使牙齿能够自然萌出到矫治器中，实现萌出补偿，减少后继恒牙异位萌出和阻生，降低二期矫治难度，简化疗程。

◆ 结论

- 替牙期偏𬌗伴下颌后缩患者采用Invisalign First在短期内可取得很好的生长改良矫治效果。

- 本病例是替牙期安氏Ⅱ类1分类下颌功能性偏斜伴下颌后缩患者，通过扩弓及垂直设计可有效矫治后牙正锁𬌗，控制面高，促进下颌骨正常发育，改善面型。

- 利用扩弓和Leeway Space排齐前牙，可以调整中线及磨牙关系。

- 患者年龄较小，家长关注度高，且矫治器舒适性高，更少限制进食，故使用Invisalign First的配合度比Invisalign Teen高。

04.

青少年骨性III类前牙开𬌗的
种植钉辅助支抗隐形矫治

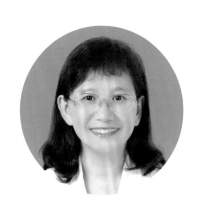

罗秋美

台湾"国防"医学大学临床矫正教授

◆ 一般情况

- 基本资料：患者女，19岁6月。
- 主诉：前牙开𬌗、上下颌前突、牙列拥挤不好看，寻求矫正治疗。
- 病史：无全身系统性疾病、无家族遗传病史。

◆ 临床表现及诊断

- 双侧磨牙及尖牙III类关系；
- 上颌牙弓狭窄；
- 上颌侧切牙舌侧错位；
- 上牙列拥挤；
- 方形下牙弓；
- 下牙列拥挤；
- 前牙开𬌗5mm；
- 前牙覆盖0.5mm；
- 下颌骨前突；
- 双颌前突面型；
- 颏肌紧张。

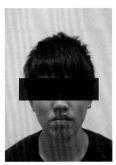 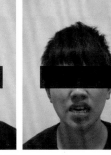 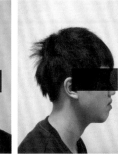

治疗前

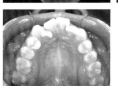 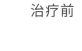 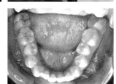

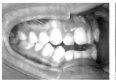 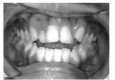 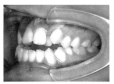

图1 治疗前面相及口内照

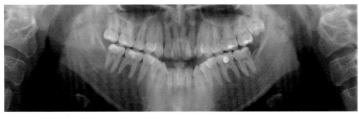

图2 治疗前曲面断层片

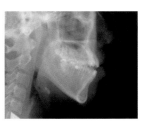

图3 治疗前头颅侧位片

◆ 治疗目标

- 矫治前牙开𬌗，恢复前牙正常覆𬌗覆盖。
- 排齐上下牙列，矫治牙列拥挤。
- 扩大上颌磨牙间宽度，纠正上牙弓狭窄。
- 改善面部美观度。

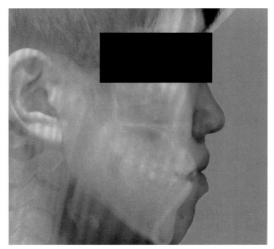

图4　治疗前头颅侧位软硬组织重叠片

◆ 治疗过程

关闭四颗双尖牙的间隙（拔除上颌第二双尖牙与下颌第一双尖牙）以改善上下颌前牙拥挤与唇部前突外观。由于骨性Ⅲ类与牙性Ⅲ类咬合，上下颌在关闭双尖牙间隙过程中容易变成前牙反𬌗，于是在后牙区装置两个TAD（temporary anchorage device）以增加下颌后牙区的支抗，用橡皮筋方式传导力量至隐形牙套，减少治疗过程中恶化外观的机会。

在隐形牙套设计阶段，上颌前牙增加优化伸长附件以协助前牙伸出移动。下颌前牙由于在治疗前已经是标准值的下限（治疗前88度），在

表1　治疗前头影测量数据

	Value	Norm	Std Dev	
Maxilla to Cranial Base				
SNA (？	86.0	82.0	3.5	
Mandible to Cranial Base				
SNB (？	83.3	77.7	3.2	
SN - MP (？	39.3	32.9	5.2	
FMA (MP-FH) (？	34.2	27.9	4.5	
Maxillo-Mandibular				
ANB (？	2.7	4.0	1.8	
Maxillary Dentition				
U1 - NA (mm)	12.0	4.3	2.7	
U1 - SN (？	111.9	103.8	5.5	
Mandibular Dentition				
L1 - NB (mm)	16.8	4.0	1.8	
L1 - MP (？	88.5	95.0	7.0	
Soft Tissue				
Lower Lip to E-Plane (mm)	8.1	2.0	2.0	
Upper Lip to E-Plane (mm)	-2.8	1.0	2.0	

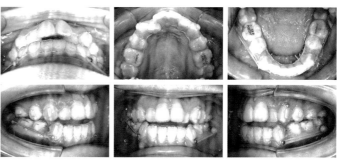

图5　隐形矫治第34副

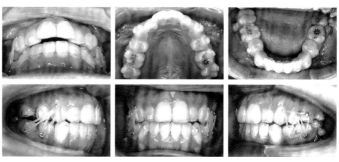

图6　隐形附加矫治第30副

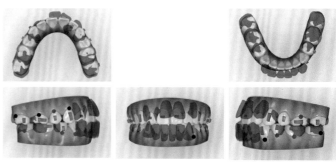

图7　治疗中ClinCheck重叠图

关闭双尖牙间隙过程中需小心出现过度舌侧倾斜，故除了在结束时增加前牙前倾角度外，还增加压力嵴（Power Ridge）以协助设计角度的表现。

第二次治疗主要是关闭残存的空间。主要的严重前牙开殆、牙列拥挤、牙弓窄小都已经在第一次隐形治疗时注意到并事前防范，再加上患者配合程度良好而已经获得改善。

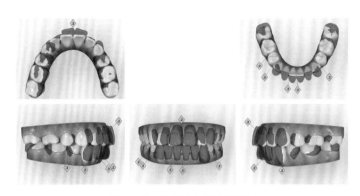

图8　第二阶段附加矫治重叠图

◆ 治疗细节

第一阶段隐形治疗，共69副牙套，两星期换1副，在用第33副牙套时开始利用下颌TAD施力于下颌尖牙，橡皮筋或NiTi螺旋拉簧做后方移动。设计中上颌前牙加入了优化伸长附件以减少前牙脱套。下颌前牙增加前倾角度以避免关闭双尖牙间隙时前牙过度舌侧倾斜，并增加压力嵴以使其表现出所需角度。第二阶段附加矫治时，设计为99副牙套，两星期更换1副，主要为继续修正角度与关闭间隙。在两个阶段皆与患者强调配合使用咬胶与适时配戴橡皮筋的重要性。

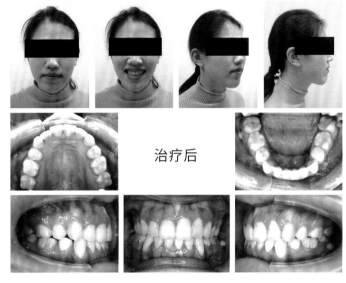

治疗后

图9　治疗后面相及口内照

黑色：治疗前
红色：治疗后

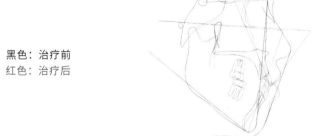

图10　治疗前后头影测量重叠图

◆ 治疗结果

严重前牙开殆与牙性Ⅲ类错殆在骨性Ⅲ类咬合的架构下获得改善，前牙反覆殆从原先的-5mm变为+2mm，前牙在关闭完双尖牙间隙后角度小于标准值，但在骨性Ⅲ类错殆下颌骨会处于较前位置与不使用正颌手术的前提下其结果是可以接受的。上颌牙弓宽度得以修正，后方牙列的咬合也由原先的舌侧倾斜修正为较佳咬合。而颜面外观改善，增加日常生活的自信可以由照片与笑容看出。

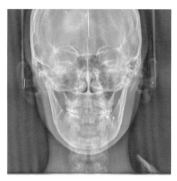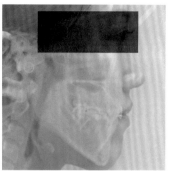

图11 治疗后头颅后前位片及侧位软硬组织重叠片

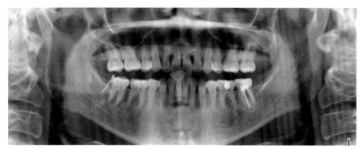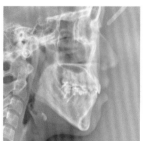

图12 治疗后曲面断层片　　　　　　　图13 治疗后头颅侧位片

表2 治疗后头影测量数据

	Value	Norm	Std Dev	
Maxilla to Cranial Base				
SNA (?	86.0	82.0	3.5	
Mandible to Cranial Base				
SNB (?	83.2	77.7	3.2	
SN - MP (?	40.2	32.9	5.2	
FMA (MP-FH) (?	34.5	27.9	4.5	
Maxillo-Mandibular				
ANB (?	2.7	4.0	1.8	
Maxillary Dentition				
U1 - NA (mm)	7.3	4.3	2.7	
U1 - SN (?	104.8	103.8	5.5	
Mandibular Dentition				
L1 - NB (mm)	8.9	4.0	1.8	
L1 - MP (?	71.1	95.0	7.0	
Soft Tissue				
Lower Lip to E-Plane (mm)	4.5	2.0	2.0	
Upper Lip to E-Plane (mm)	-3.3	1.0	2.0	

◆ 结论

　　无托槽隐形矫治技术即使在骨性Ⅲ类错𬌗、牙性Ⅲ类错𬌗、前牙严重开𬌗的青少年患者中，也能获得不错的矫治效果。在预先制订好计划、避免与减少副作用的出现、患者配合度良好的情况下，隐形牙套也可以有很好的治疗成效，再加上佩戴时的舒适、容易清洁、不影响日常作息、美观等优势，实在是现代矫正中的患者与医生的福音。

05.

替牙期骨 Ⅱ 类深覆殆
深覆盖的隐形矫治

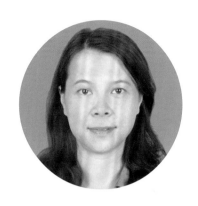

胡江天　教授

昆明医科大学附属口腔医院/云南省口腔医院
口腔正畸科主任医师

◆ 一般情况

患者女，7岁。主诉"牙齿凸"。一般情况良好，有下颌后缩遗传史，过敏性鼻炎史，口呼吸不良习惯。

◆ 临床表现及诊断

- 口内检查：混合牙列，双侧磨牙轻度远中关系，覆盖5mm，覆殆3.5mm，12、22扭转舌向错位；上牙列中度拥挤，下牙列轻度拥挤。
  口外检查：下颌后缩，闭唇时颏肌紧张，下唇外翻，静息状态开唇露齿。曲面断层片显示：无缺失牙及多生牙。头颅侧位片结果详见头影测量分析。

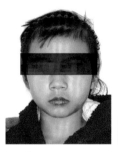 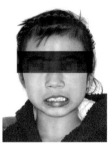 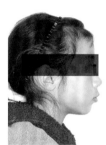

治疗前

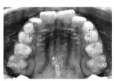 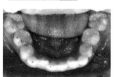

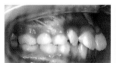 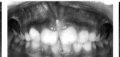 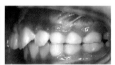

图1　矫治前面相及口内照

- 诊断：混合牙列安氏Ⅱ类，骨性Ⅱ类，低角，凸面型，下颌后缩；深覆殆，深覆盖；牙列轻度拥挤，口腔不良习惯。

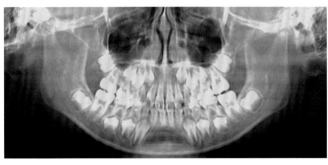

图2　矫治前曲面断层片

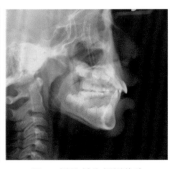

图3　矫治前头颅侧位片

◆ 治疗目标

　　本病例为双期矫治病例。

第一期：

- 前导下颌，改善面型，促进颌骨正常发育；

- 解除拥挤，为恒牙萌出创造间隙；

- 排齐前牙，调正中线；

- 破除口腔不良习惯。

第二期：

待患者恒牙替换后，根据患者面部发育及鼻颏关系再行综合诊治。

◆ 治疗过程

- Pre-MA阶段：通过扩弓初步整平排齐前牙，去除𬌗干扰。

- MA阶段：前导下颌，继续扩大上下牙弓，进一步排齐内收上前牙，三维方向协调上下牙弓。

- 保持阶段：Hawley保持器上设计平斜面导板，后牙空开利于磨牙伸长。

- 保持过渡阶段：保持 I 期扩弓效果，密切监控恒牙替换萌出。

表1　治疗前后头影测量数据

测量项目	标准值	矫治前	矫治后
SNA (°)	82.3±3.5	76.8	77
SNB (°)	77.6±2.9	71.1	73
ANB (°)	4.7±1.4	5.6	4
Wits (mm)	-1.4±2.8	3.5	0
N-S-Ar (°)	124.7±5.3	125.8	124.9
S-Ar-Go (°)	148.0±6.5	158.2	158.1
Ar-Go-Me (°)	127.3±4.5	117.7	119.5
Yaxis (°)	65.5±2.9	62.9	62.9
FMA (°)	28.9±5.7	29.4	30.3
ANS-Me/N-Me (%)	55.0±1.5	53.2	55.4
S-GO/N-Me (%)	56~62	58.6	59.1
Ar-Go (mm)	40.4±2.7	36.6	39.8
Go-Pog (mm)	66.5±3.3	54.5	58.6
U1-SN (°)	104.8±5.3	104.9	97.7
L1-MP (°)	94.7±5.2	92.5	90.2

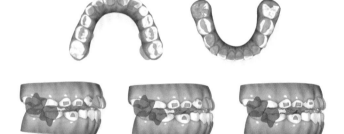

图4　ClinkCheck重叠图

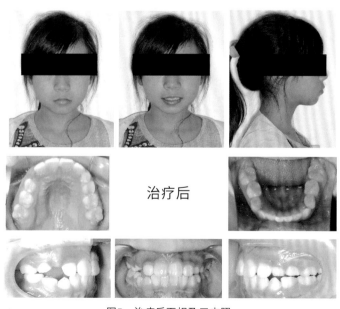

治疗后

图5　治疗后面相及口内照

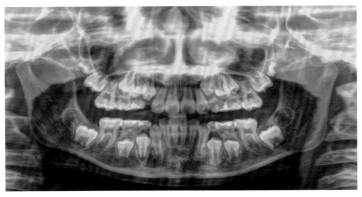

图6　治疗后曲面断层片

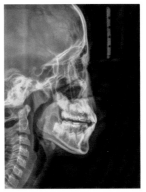

图7　治疗后头颅侧位片

◆ 治疗细节

- 矫治时间：本病例矫治时间为10.5个月。
- 矫治器：上下共40副矫治器（每副矫治器戴用1周）。
- 附件的使用：优化旋转附件（75）、优化伸长附件（12、22）、优化深覆殆附件（75、84）。
- 间隙获得：同步扩弓。

◆ 临床技巧分享

- Pre-MA阶段仅用10副牙套，采用同步扩弓提供间隙，迅速纠正22、12扭转，去除下颌前导殆干扰；初步排齐上下前牙，让患者可尽早看到矫治效果，增强信心和配合度。

矫前 ——
矫后 ——

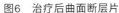

上颌平面重叠

SN平面重叠

下颌平面重叠

图8　治疗前后头影测量重叠图对比

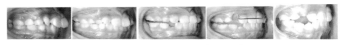

图9　治疗过程中覆盖变化比较
（患者治疗后覆盖由5mm减少到1mm，覆殆由3.5mm减少到1mm）

- 唇肌训练和改正口呼吸，在前牙排齐内收时同步进行，相辅相成，提高临床疗效。
- 对于低角患者可以在Hawley保持器上设计平斜面导板，以利于扩弓（横向）与MA前导（矢状向）的保持；后牙空开有利于后牙的伸长（垂直向），有助于下颌骨垂直向生长改良及矢状向矫治效果的稳定。
- 替牙期患者组织改建活跃，同时不断替换乳牙，矫治时间不宜太长，矫治器可每周一换。

◆ 治疗结果

治疗后下颌骨在矢状向和垂直向均有生长，下颌后缩改善明显；颏肌紧张状态缓解；面下1/3高度增加；覆殆、浅覆盖正常；双侧尖牙、磨牙Ⅰ类咬合关系；上下前牙排列整齐，中线对齐；后继恒牙萌出空间增加。

◆ 临床指导意义

- 利用CBCT测量切牙、乳磨牙区颊侧骨板的厚度，确定矫治扩弓限度，提高临床安全性。

- 通过扩弓可提供整平排齐上下前牙的间隙，同时同步法扩弓贯穿于矫治全过程，上下颌颌骨在三维空间逐渐协调匹配，有助于疗效的稳定。同期对牙、牙弓、颌骨进行三维调控，缩短疗程。

- 上前牙内收，下颌逐渐前导，有助于患者闭唇；同时气道的打开，有利于患者破除口呼吸习惯。

- 通过本病例我们可以看到影响下颌生长的殆干扰一旦去除，同时辅以MA前导，下颌在矢状向和垂直向均有明显生长，在短短10个月时间患者面型改善明显。治疗目标是通过生长改良使患者变为Ⅰ类骨型，降低骨性错殆严重程度，简化Ⅱ期矫治。

◆ 结论

利用替牙列期患者生长改建快速的优势，因势利导，去除影响颌骨正常发育的不利因素，可以取得很好的生长改良结果。个性化矫治器的全包裹性加上固位附件的设计，可增强矫治器的固位；颊侧翼板的设计，可减少青少年患者不适感，极大提升患者的配合度。MA前导下颌治疗替牙列期下颌后缩有其独特的优势。替牙列期骨性Ⅱ类深覆殆深覆盖患者采用Invisalign Teen (MA)矫治技术可以取得很好的矫治效果。

06.

替牙期早期MA病例

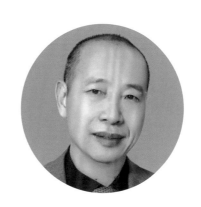

熊国平　教授

暨南大学第二临床医学院口腔医学中心正畸科主任

◆ **一般情况**

患者男，8岁，要求矫治上前牙前突，下巴后缩。述近1年乳恒牙开始替换后，即逐渐出现上述错殆畸形。有咬下唇的习惯，左侧扁桃体较大。否认全身系统性疾病，无正畸治疗史。家长述近半年身高生长约5cm。父亲下颌略显后缩。

◆ **临床表现及诊断**

临床检查：

左右面型基本对称，上颌前突，下颌后缩。颞下颌关节区检查：未发现明显弹响和压痛。口内检查：全口牙龈轻微红肿。双侧磨牙远中关系，双侧尖牙远中关系，上下牙弓尖圆形，左右基本对称。上前牙唇倾，32远舌扭转。73-74邻面继发龋。上牙列散在间隙约4.5mm，下牙列拥挤约0.5mm。左侧下颌Spee曲线深约2.0mm，右侧下颌Spee曲线深约2.5mm。上下前牙覆盖约11mm，Ⅲ度深覆殆。上下中线不一致，上中线基本居中，下中线左偏约1mm。

图1　矫治前面相及口内照

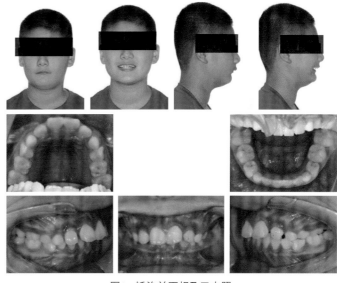

图2　矫治前口内45度咬合照

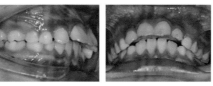

图3　矫治前下颌前伸至对刃殆时口内照

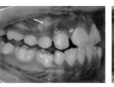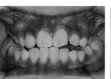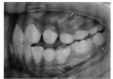

表1 矫治前头影测量项目值

标题	Mean	SD	Case
<SNA	82.3	3.5	84.7
<SNB	77.6	2.9	75.9
<ANB	4.7	1.4	8.9
A'-Ptm'			45.6
S'-Ptm'			16.1
Go-Gn to SN	35.8	3.6	30.8
Mp-FH	31.6	3.9	21.8
N-ANS			49.0
ANS-Me			60.6
Y-axis	65.5	2.9	60.7
PP to SN			5.2
PP to FH	16.4	3.3	-4.9
MP to SN	35.8	3.6	31.9
U1 to NA length	3.1	1.6	3.4
U1 to NA angle	22.4	5.2	34.5
L1 to NB length	6.0	1.5	2.6
L1 to NB angle	32.7	5.0	20.1
U1 to SN	104.8	5.3	119.3
L1 to Go-Gn			93.4
IMPA	94.7	5.2	92.4
U1 to L1	122	6.0	116.5

诊断：

- 安氏Ⅱ类错𬌗。
- 骨面型Ⅱ类，均角。
- 下颌后缩。
- 上前牙前突。
- 前牙深覆𬌗，深覆盖。
- 上牙列散在间隙，下牙列轻度拥挤。
- 上下中线不齐。

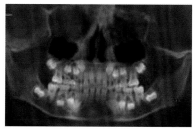 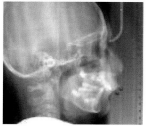

图4 矫治前曲面断层片　　　图5 矫治前头颅侧位片

 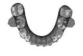

图6 第一阶段ClinCheck初始状态与终末状态重叠图

◆ 治疗目标

利用MA导下颌向前，促进下颌骨生长发育，改善侧面型；利用散在间隙，辅以乳牙IPR，充分内收上前牙，改善前牙覆𬌗、覆盖关系；下颌乳牙设计IPR，排齐下牙列；改善上下前牙中线不齐。

◆ 治疗过程

正畸前处理：患者左侧扁桃体较大，嘱先至耳鼻喉专科检查是否影响呼吸道的通畅，再决定是否进行相关治疗。患者颈椎骨龄约在CS2，患者自诉近期身高有增加，再结合其父母身高情况，判断患者有较大的生长潜力。选择隐适美无托槽隐形矫治技术，分两个阶段进行：下颌前导阶段先扩大排齐上下牙列、整平下颌Spee曲线，然后利用MA矫治器导下颌向前以促进下颌骨的生长发育；同时利用上颌散在间隙，辅以乳牙IPR，充分内收上前牙。ANB角基本正常后，采用附有斜面导板的哈利氏保持器保持，待乳恒牙替换完成后，开始标准隐适美治疗阶段，其具体方案视当时患者牙殆面畸形情况再定。

◆ 治疗细节

患者粘接附件时间为2018年9月。上下颌牙套数均为41副，其中Pre-MA期15副，下颌前导MA期26副。MA期下颌设计了一次矢状向跳跃6mm，垂直向咬合重建量为3mm。第一阶段牙套更换频率为每周一副，共复诊13次。2019年7月开始戴斜导，拟待14萌出后重新评估牙殆面生长发育情况，再确认下一阶段矫治开始时间与方案。

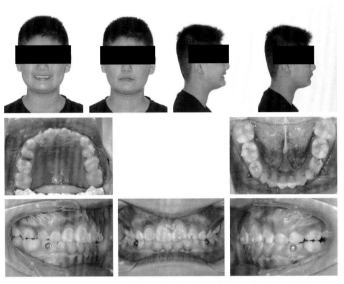

图7　第一阶段戴用第38副牙套开始保持时面相及口内照

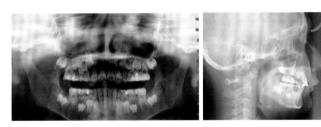

图8　第一阶段戴用第38副牙套开始保持时曲面断层片与头颅侧位片

表2　第一阶段导下颌向前后头测量项目值

标题	Mean	SD	Case
<SNA	82.3	3.5	82.3
<SNB	77.6	2.9	78.2
<ANB	4.7	1.4	4.1
A'-Ptm'			45.1
S'-Ptm'			19.4
Go-Gn to SN	35.8	3.6	29.3
Mp-FH	31.6	3.9	21.0
N-ANS			52.1
ANS-Me			59.9
Y-axis	65.5	2.9	61.2
PP to SN			9.4
PP to FH	16.4	3.3	0.8
MP to SN	35.8	3.6	29.6
U1 to NA length	3.1	1.6	2.0
U1 to NA angle	22.4	5.2	26.4
L1 to NB length	6.0	1.5	3.1
L1 to NB angle	32.7	5.0	22.0
U1 to SN	104.8	5.3	108.7
L1 to Go-Gn			94.6
IMPA	94.7	5.2	94.3
U1 to L1	122	6.0	127.4

◆ 临床技巧

该病例能够获得不错疗效，主要是因为患者本身的生物学因素，如处于高峰期前期、下颌角为偏低角、覆盖大等。当然，医生的临床设计策略正确，也是同样重要的。在牙移动方式的设计上，采用了压低与前导分步进行，压低放在Pre-MA期。MA期，在前导下颌骨的同时，设计了上、下前牙内收，临床结果显示效果明显。说明前导可以同时设计内收前牙。MA阶段，在晚上辅

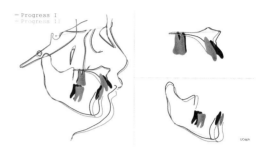

图9　矫治前与第一阶段MA导下颌向前后头颅侧位片重叠图

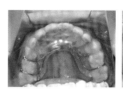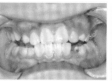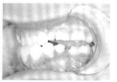

图10　MA结束后采用附有上颌斜面导板的哈利氏保持器保持

以短二类牵引，给予了下颌持续前导的力，对保证及维持MA的前导效果非常有利。9mm的咬合重建量，给予了髁突软骨增生足够的刺激强度。

◆ 治疗结果

矫治后牙列间隙关闭，下牙列拥挤解除，牙列排齐，前牙覆𬌗、覆盖改善明显，开口度及开口型正常，双侧颞下颌关节未发现弹响和压痛，下颌前导效果明显，侧貌改善明显。全景片示：牙槽骨水平正常，根尖周组织健康，牙根未见明显吸收，平行度较好。

◆ 临床指导意义

本病例的矫治效果表明，替牙期早期的下颌骨发育不足的骨性 II 类患者，采用隐适美MA矫治器，只要医生能够设计足够的咬合重建量、正确的牙移动方式分步、合适的附件与支抗，是可以获得不错的疗效的。另外，患者下颌骨生长型，也是决定MA导下颌向前、促进下颌骨发育效果好坏的重要因素。一般而言，下颌基骨短、水平生长型患者，效果好；下颌基骨长度正常，但鞍角（连接N、S、Ar点所构成的内下角）大、关节窝为后上位置的患者，则功能矫治效果不佳。下颌体发育差，磨牙区窄，颏联合窄长，下颌支窄短，喙突较髁突短，下颌角大的患者，功能矫治的效果也差。

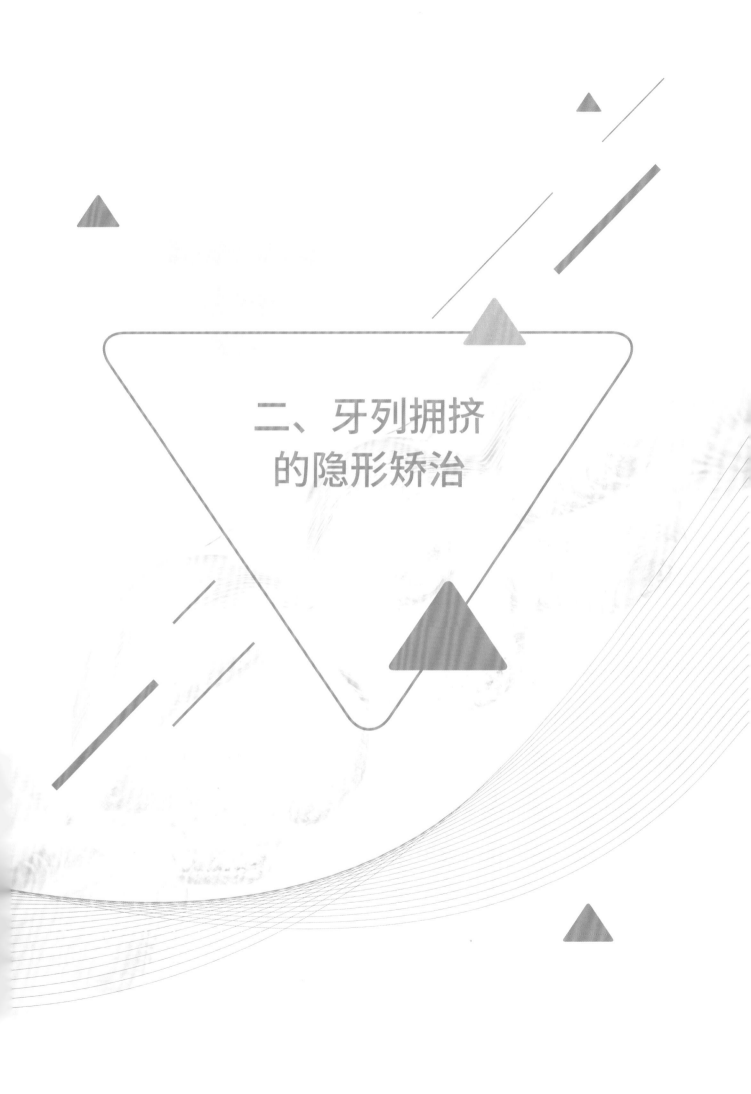

二、牙列拥挤
的隐形矫治

07.

轻度拥挤、混合牙列晚期隐形矫治

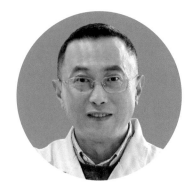

李小兵　教授

四川大学华西口腔医学院
儿童口腔及正畸学系儿童口腔科副主任

◆ 一般情况

- 患者女，11岁；
- 初诊时间：2014年5月12日；
- 主诉：牙列不齐求治；
- 疾病史：现病史、既往史、家族史无特殊。

◆ 临床表现及诊断

临床表现：

- 直面型，骨性Ⅰ类，平均生长型；
- 替牙列期，15、25、35、45牙未萌出；
- 安氏Ⅰ类；
- Spee曲线深度：2mm；
- 上下牙弓形态不协调；
- 中度牙列拥挤。

诊断：

- 安氏Ⅰ类，骨性Ⅰ类；
- 上下颌中度拥挤。

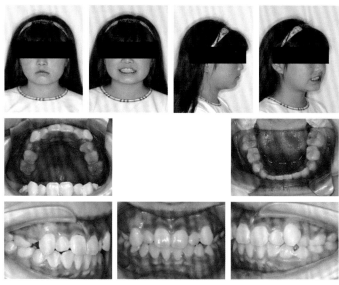

图1　治疗前面相及口内照

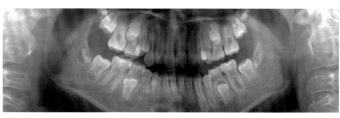

图2　治疗前曲面断层片

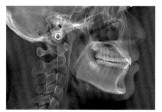

图3　治疗前头颅侧位片

◆ 治疗目标

- 排齐上下牙列；
- 协调上下颌牙弓形态；
- 调整尖牙关系，上下颌牙列紧密咬合。

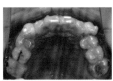
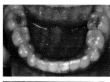
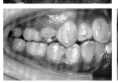
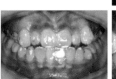
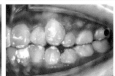

图4　第一阶段第2副

◆ 治疗过程

总共三个阶段：

- 第一阶段的治疗计划是协调上下颌牙弓，片磨牙列，维持替牙间隙，初步排牙，隐形矫治器透明牙套诱导恒双尖牙萌出；矫治器数量为56副，主动矫治器数量为53副。

  第一阶段附件的使用：优化控根附件、优化深覆𬌗伸长附件、优化旋转附件、优化多平面控制附件、Power Ridge。

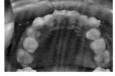
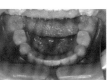
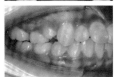
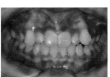
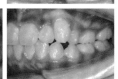

图5　第一阶段第10副

- 第二阶段的治疗计划是利用替牙间隙，远中移动13、23牙，排齐牙列，协调上下颌牙弓，内收上下前牙，调整前牙咬合关系；矫治器数量为40副，主动矫治器数量为37副。

  第二阶段附件的使用：优化控根附件、优化深覆𬌗伸长附件。

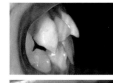
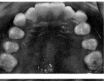

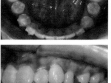
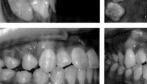
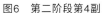

图6　第二阶段第4副

- 附加矫治阶段主要是为了纠正14牙扭转，继续精细化调整；矫治器数量为25副，主动矫治器数量为22副。

  附加矫治阶段附件的使用：优化控根附件、优化深覆𬌗附件、优化多平面控制附件、优化旋转附件。

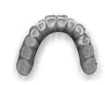
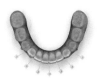

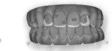
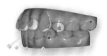
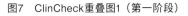

图7　ClinCheck重叠图1（第一阶段）

◆ 治疗细节

- 总共三个阶段。治疗开始时间为2014年5月26日，治疗结束时间为2019年12月6日。
- 第一阶段矫治器数量为56副，主动矫治器数量为53副。

- 第一阶段附件的使用：优化控根附件、优化深覆𬌗伸长附件、优化旋转附件、优化多平面控制附件、Power Ridge。
- 第二阶段矫治器数量为40副，主动矫治器数量为37副。
- 第二阶段附件的使用：优化控根附件、优化深覆𬌗伸长附件。
- 附加矫治阶段矫治器数量为25副，主动矫治器数量为22副。
- 附加矫治阶段附件的使用：优化控根附件、优化深覆𬌗附件、优化多平面控制附件、优化旋转附件。

◆ 临床技巧

青少年错𬌗畸形隐形矫治双期治疗可从混合牙列晚期开始，其目的是借助第二乳磨牙未替换的时机，利用替牙间隙排齐前牙段并解除拥挤。充分利用替牙间隙可以减少或避免牙列片磨。

◆ 治疗结果

- 治疗基本结束时间：2019年12月6日。
- 上下牙列排齐，磨牙尖牙基本中性关系，上下中线基本对齐。

◆ 临床指导意义

- 利用替牙间隙早期矫治牙列拥挤；
- 双期治疗：混合牙列晚期开始矫治；
- 第二乳磨牙替换，矫治器诱导恒第二双尖牙萌出；
- 轻中度牙列拥挤：6mm，早期矫治利用替牙间隙，协调牙弓，局部片磨，排齐排平；
- 拥挤中度非拔牙矫治，疗效良好；
- 35，45萌出扭转，辅助牵引钩交互牵引，纠正35，45扭转。

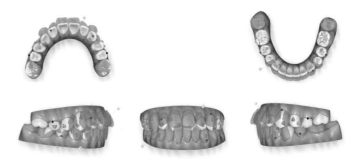

图8　ClinCheck重叠图2（第二阶段）

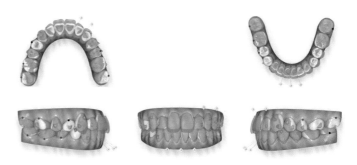

图9　ClinCheck重叠图3（附加矫治器阶段）

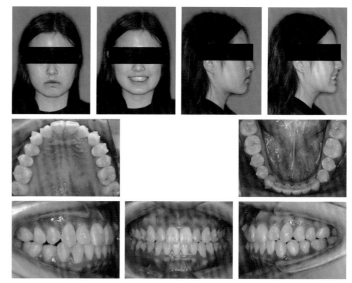

图10　治疗后面相及口内照

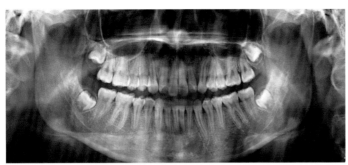
图11 治疗后曲面断层片

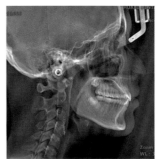
图12 治疗后头颅侧位片

◆ 结论

- 青少年错殆畸形在混合牙列晚期开始矫治，其目的是借助第二乳磨牙未替换的时机，利用替牙间隙排齐前牙段并解除拥挤。充分利用替牙间隙可以减少或避免牙列片磨。

- 利用替牙间隙、上下牙弓扩弓、协调上下牙弓形态、推磨牙向后，是拥挤非拔牙矫治获得间隙的临床方法。利用这种矫治方案，临床可以非拔牙矫治轻中度拥挤（拥挤度小于6mm）。

- 非拔牙矫治牙列拥挤，要评价牙弓后段生长，一般来说，有限的推磨牙向后，保留替牙间隙不会造成第二磨牙的阻生。第三磨牙若阻生，可以早期或治疗过程中拔除。

- 利用替牙间隙排齐牙列拥挤，面部突度不变，若患者主述要求解除凸面型，则不能选择利用替牙间隙的非拔牙拥挤解决方案。

- 利用替牙间隙解除牙列拥挤的隐形矫治需要在混合牙列晚期、恒牙列初期、恒牙列期三个阶段进行，治疗时间较一般隐形矫治长。

08.

安氏 II 类推磨牙向后的非拔牙隐形矫治

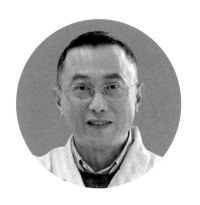

李小兵　教授

四川大学华西口腔医学院

儿童口腔及正畸学系儿童口腔科副主任

◆ 一般情况

- 患者男，12岁；
- 初诊时间：2016年4月25日；
- 主诉：前牙不齐求治；
- 疾病史：现病史、既往史、家族史无特殊。

◆ 临床表现及诊断

临床表现：

- 恒牙列初期；
- 11、21牙近中腭侧扭转；
- 41牙近中舌侧扭转；
- 磨牙关系：轻 II 类；
- II 度深覆𬌗深覆盖；
- 下中线右偏1mm；
- 上牙列拥挤5mm，下牙列拥挤3mm；
- 前牙Bolton比：下颌多于3-3 0.78mm；
- 全牙Bolton比：下颌多于6-6 0.14mm。

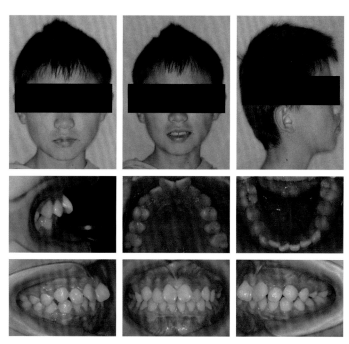

图1　治疗前面相及口内照

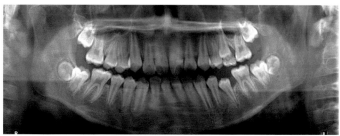

图2　治疗前曲面断层片

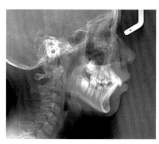

图3　治疗前头颅侧位片

诊断：

- 安氏Ⅱ类，Ⅱ度深覆殆深覆盖；
- Ⅱ类，下颌骨发育不足；
- 上下颌牙列轻中度拥挤；
- 下中线右偏。

◆ 治疗目标

利用青少年牙弓后段的生长潜力，上下颌推磨牙向远中少量获得间隙，并结合上下颌适当扩弓，下前牙少量片切获得间隙以排齐整平上下牙列，咬合跳跃，纠正深覆殆深覆盖。

- 排齐上下牙列；
- 内收前牙，解除深覆盖；
- 纠正下中线右偏；
- 调整磨牙关系至Ⅰ类，上下牙列紧密咬合。

◆ 治疗过程

- 总疗程为30个月，第一期矫治器数量为45副，主动矫治器数量为43副；由于矫治过程中上下颌第二磨牙萌出，启动附加矫治。附加矫治器数量为27U/20L，主动矫治器数量为27副。
- 第一阶段附件的使用：优化控根附件、优化深覆殆附件、优化旋转附件、矩形附件、Power Ridge。
- 附加矫治阶段附件的使用：优化控根附件、优化旋转附件、优化深覆殆伸长附件、优化支持附件、矩形附件、Power Ridge。
- 保持阶段全天戴用透明压膜保持器。

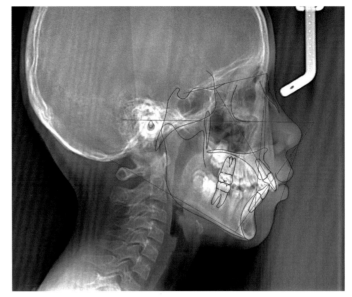

图4 治疗前头影测量分析

表1 治疗前头影测量数据

测量项目	测量值
SNA (°)	74.8
SNB (°)	71.7
ANB (°)	3.1
SN-MP (°)	38.8
S-Go/N-Me (%)	62.8
U1-SN (°)	71.7
FMA (°)	26.1
ANS-Me/Na-Me (%)	55.6
U6-PP (mm)	20.8
L6-MP (mm)	23.8
IMPA (°)	99.8
Upper Lip to E-plane (mm)	2.2
Lower Lip to E-plane (mm)	3.6

◆ 治疗细节

- 开始佩戴时间：2016年9月9日，第一套矫治器共45步。

- 重启时间：2017年9月22日，第二套矫治器共30步。

- 总疗程为30个月，第一期矫治器数量为45副，主动矫治器数量为43副；由于矫治过程中上下颌第二磨牙萌出，启动附加矫治。附加矫治器数量为27U/20L，主动矫治器数量为27副。

- 第一阶段附件的使用：优化控根附件、优化深覆𬌗附件、优化旋转附件、矩形附件、Power Ridge。

- 附加矫治阶段附件的使用：优化控根附件、优化旋转附件、优化深覆𬌗伸长附件、优化支持附件、矩形附件、Power Ridge。

- 第一阶段上颌共计片切3.3mm、下颌片切1.2mm。

- 附加矫治阶段未进行片切。

- 保持阶段全天戴用透明压膜保持器。

◆ 临床技巧分享

- 治疗开始于恒牙列初期，矫治思路为推磨牙向后解除上下牙列拥挤；

- 结合患者Bolton不调，在第一阶段启用了IPR；

- 通过推磨牙向后、IPR以及少量扩弓，成功解除拥挤。

◆ 治疗结果

- 结束时间：2019年2月15日；

- 直面型，平均生长型，未见下颌明显后下旋转；

- 上下牙列排齐，牙弓扩宽，磨牙尖牙基本中性关系，上下中线齐。

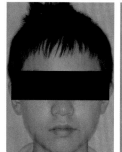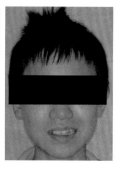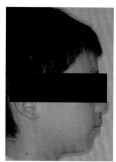

图5　治疗中面相

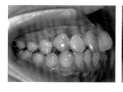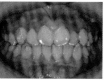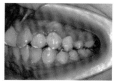

图6　2016年9月9日（试戴）

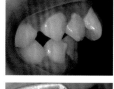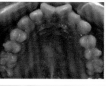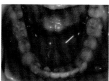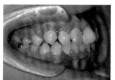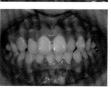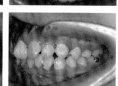

图7　2017年9月1日（第21步）

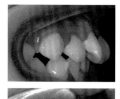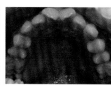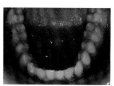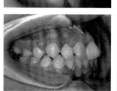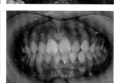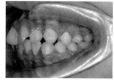

图8　2017年9月22日（重启）

◆ 临床指导意义

对于恒牙列初期患者，我们可以利用青少年生长期磨牙后段的生长潜力（磨牙后段每侧每年约增加1.5mm），推上下颌磨牙向远中。在第一阶段，数字化方案中设计上颌推磨牙向后，左侧为1.6mm、右侧为1.8mm，并结合IPR，其中上颌共计片切3.3mm、下颌共计片切1.2mm。附加矫治阶段，基本保持上颌磨牙远中移动位置，增加下颌第一磨牙远中移动1mm左右，纠正磨牙为中性关系；并适当扩弓，增加间隙；在推上颌磨牙时，使用Ⅱ类弹性牵引增加支抗；推下颌磨牙时，利用矫治器附件提供支抗。

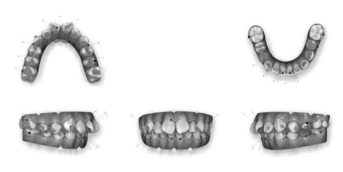

图9 ClinCheck重叠图1（初次提交方案）

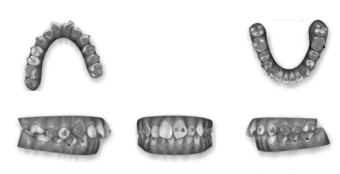

图10 ClinCheck重叠图2（重启时方案）

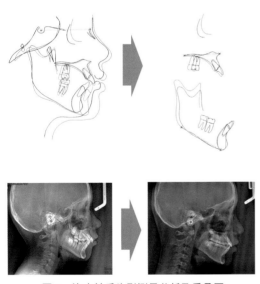

图11 治疗前后头影测量分析及重叠图

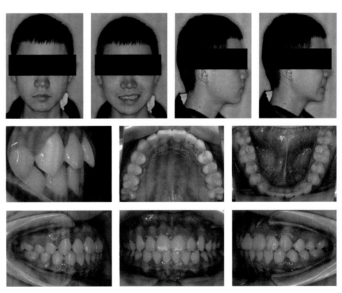

图12 治疗后面相及口内照

◆ 结论

该病例通过上下颌推磨牙向后、使用上下颌的IPR以及扩弓成功解除上下颌牙列拥挤及上前牙前突。

09.

扩大牙弓的轻中度牙列拥挤非拔牙隐形矫治

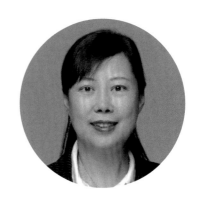

张军梅　教授

贵州医科大学附属口腔医院口腔正畸科主任医师

◆ 一般情况

基本资料：患者女，13岁。

主诉：要求矫治牙列不齐。

现病史、既往史、家族史：无特殊。

对美观要求高：该患者前来就诊时，上颌有一颗门牙过度唇倾，导致小女孩不敢自然微笑，包括说话的时候也很努力地用上唇遮挡上门牙。在与其交谈中，孩子及其父亲特别排斥"钢牙妹"的称呼，得知有一种隐性矫治的方式，强烈要求使用不带"钢钉"的方式进行矫治。

图1　矫治前面相及口内照

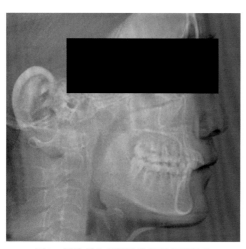

图2　矫治前头颅侧位软硬组织重叠片

表1　矫治前头影测量

Group/ Measurement	Value	Norm	Std Dev	Dev Norm
Interincisal Angle (UI - LI)(?	127.2	130.0	6.0	
IMPA (LI – MP) (?	83.1	95.0	7,0	
ANB (?	0.3	1.6	1.5	
Lower Lip to E-Plane (mm)	-2.6	-2.0	2.0	
Upper Lip to E- Plane (mm)	-2.6	-6.0	2.0	
MP - SN (?	29.0	33.0	6.0	
SNA (?	78.6	82.0	3.5	
SNB (?	78.3	80.9	3.4	
UI - SN (?	120.6	102.8	5.5	
0cc Plane to SN (?	10.1	14.4	2.5	
LI - NB (mm)	0.4	4.0	1.8	
UI - NA (mm)	8.7	4.3	2.7	
UI (labial surface) to NA(mm)	7.3	4.3	2.7	
UI - NA (?	42.0	22.8	5.7	
LI - NB (?	10.4	25.3	6.0	
Pog - NB (mm)	3.4	2.4	1.7	
Soft Tissue Convexity (?	141.8	132.4	4.0	
SN - GoGn (?	26.0	32.0	5.0	

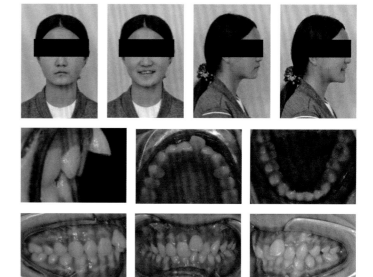

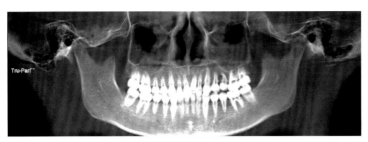

图3 治疗前曲面断层片

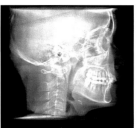

图4 治疗前头颅侧位片

◆ 问题列表

- 安氏Ⅰ类错𬌗畸形；
- 骨性Ⅰ类；
- 上下牙列轻中度拥挤；
- Ⅱ度深覆𬌗覆盖；
- 下前牙舌倾；
- 上下弓形不协调；
- 上下中线不齐，下中线左偏2mm；
- 上唇软组织欠对称。

◆ 治疗目标

- 纠正上下牙列轻中度拥挤；
- 纠正前牙深覆𬌗覆盖；
- 直立舌倾下前牙；
- 协调上下弓形；
- 对齐上下中线；
- 改善软组织形态。

◆ 治疗计划

隐适美矫治：

推上下颌磨牙远中移动和上下颌扩弓，排齐上下牙列，直立舌倾的下前牙，纠正深覆𬌗，协调上下弓形并对齐上下中线。

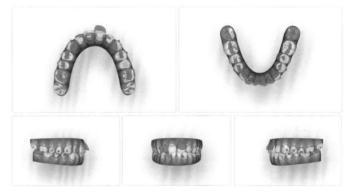

图5 ClinkCheck重叠图

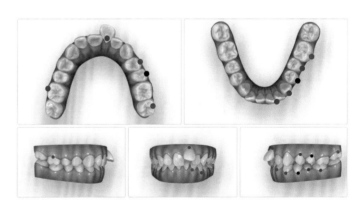

图6 治疗前口内复合视图

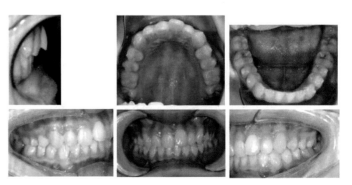

图7 第35步（2018年4月7日）

◆ 治疗过程

利用牙弓后部的生长潜力推上下颌磨牙向远中1.5mm，磨牙关系保持中性，同时上下颌扩弓获得间隙，获取间隙集中于前牙段，内收21，排齐牙列。直立磨牙、前磨牙，唇倾及压低下颌前牙纠正前牙覆𬌗覆盖。对齐上下中线。

◆ 治疗细节

- 矫治时间：2017年3月16日开始戴用，至2018年7月22日共计17个月。
- 矫治器数量：42副。
- 附件：12、13、14、23优化控根附件，24、34、44优化深覆𬌗伸长附件，15、33优化旋转附件，25、35、45 3mm矩形附件。
- 重启次数：一次矫治完成，无重启矫治。

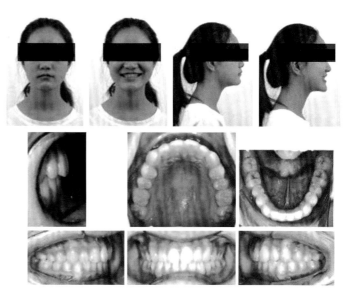

图8　治疗后面相及口内照

◆ 临床技巧分享

- 临床中有很多患者因为不良习惯（如咬手指，咬笔等）导致前牙唇腭向错位，若怀疑因此导致唇部不协调，可在内倾的牙的唇侧放置大小适中的支撑物观察确诊，这样能确定是否有把握通过矫治牙齿的方法改善唇部外观。
- 该病例属于轻度拥挤患者，存在上下弓形不调，Ⅱ度深覆𬌗覆盖，下前牙舌倾，上下中线不齐，下中线左偏2mm，上唇软组织欠对称等问题，采取隐形矫治器矫治可以从牙弓后段和横向寻找间隙。

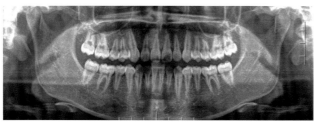

图9　矫治后曲面断层片

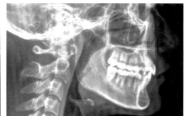

图10　矫治后头颅侧位片

表2　矫治后头影测量

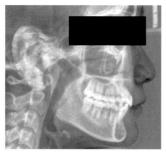

图11　矫治后头颅侧位
软硬组织重叠片

Group/ Measurement	Value	Norm	Std Dev	Dev Norm
Interincisal Angle (Ul - Ll)(?	134.9	130.0	6.0	
IMPA (Ll – MP) (?	88.1	95.0	7.0	
ANB (?	1.0	1.6	1.5	
Lower Lip to E-Plane (mm)	-2.6	-2.0	2.0	
Upper Lip to E- Plane (mm)	-2.4	-7.0	2.0	
MP - SN (?	30.1	33.0	6.0	
SNA (?	80.4	82.0	3.5	
SNB (?	79.5	80.9	3.4	
UI - SN (?	106.9	102.9	5.5	
0cc Plane to SN (?	12.5	14.4	2.5	
Ll - NB (mm)	3.0	4.0	1.8	
UI - NA (mm)	5.8	4.3	2.7	
UI (labial surface) to NA(mm)	5.4	4.3	2.7	
UI - NA (?	26.5	22.8	5.7	
Ll - NB (?	17.6	25.3	6.0	
Pog - NB (mm)	4.5	2.7	1.7	
Soft Tissue Convexity (?	141.6	131.3	4.0	
SN - GoGn （?	26.8	32.0	5.0	

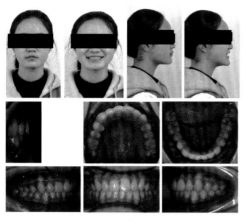
图12 矫治结束后半年

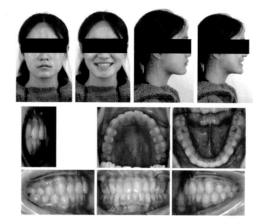
图13 矫治结束后一年

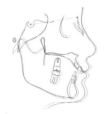
图14 头影测量重叠图

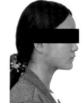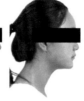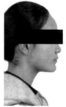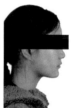
图15 矫治过程侧貌对比

◆ 治疗结果

治疗后患者上右侧唇红与左侧对称协调，面部美观；上下牙列排齐整平，上下中线对齐并与面中线一致；下牙弓与上牙弓匹配协调，尖牙磨牙关系中性，覆殆覆盖正常；通过排齐前牙，使上唇右侧软组织获得支撑，使唇部美观。

◆ 临床指导意义

本病例为上下牙列前段轻中度拥挤的患者，且为青少年，在间隙获取的途径上我们选择在上下颌牙弓后段获取间隙解除21唇倾，后牙保持中性关系。下颌采取唇倾压低前牙，直立及扩大牙弓后段，匹配上颌弓形，解除深覆殆。矫治前于11、12唇侧放置大小适中棉球以确诊该患者唇部的塌陷是由于11、21唇腭向错位，所以通过排齐前牙即可改善患者的唇部美观度。

◆ 结论

本病例为青少年患者，由于牙列不齐导致唇部软组织不协调，通过排齐前牙，使唇部软组织得到支撑，从而改善软组织外观。患者前牙拥挤，在获取间隙时，考虑患者为青少年，从健康矫治理念出发，优先从牙弓后段和通过扩弓获取间隙，解除上下前牙拥挤。由于上颌前牙限制出现的深覆殆，则通过唇倾及压低上下颌前牙，整平Spee曲线。

患者通过一次设计完成矫治。追踪一年，效果稳定，患者及其家属满意。

10.
上颌后段重度拥挤的单颌拔牙隐形矫治

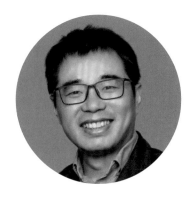

谢贤聚　副教授
首都医科大学附属北京口腔医院正畸科副主任

◆ **一般情况**

患者女，16岁。主诉为"牙列不齐"，希望行无托槽隐形矫正。既往史无特殊。

◆ **问题列表**

- 骨性Ⅰ类，高角型；
- 左侧磨牙完全远中关系，右侧磨牙远中尖对尖；
- 上牙列重度拥挤，下牙列轻度拥挤；
- 前牙深覆𬌗Ⅰ度；
- 上中线右偏2mm；
- 上前牙直立；
- 15、25腭侧错位。

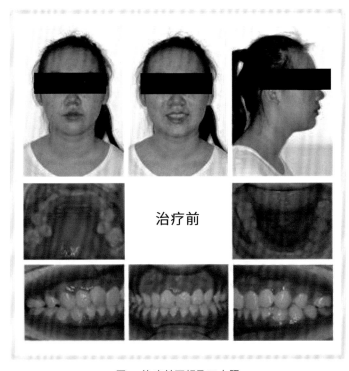

治疗前

图1　治疗前面相及口内照

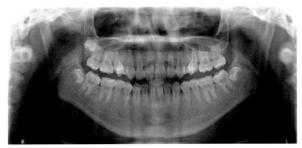

图2　治疗前曲面断层片

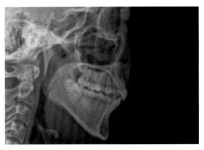

图3　治疗前头颅侧位片

◆ 治疗目标

- 解除上下牙列拥挤；
- 改善深覆𬌗；
- 改善磨牙关系；
- 纠正中线偏斜。

◆ 治疗过程

- 本病例采用了单颌拔牙的治疗方案，拔除双侧上颌腭侧错位的第二前磨牙以改善上颌牙列的重度拥挤。
- 上颌弱支抗关闭拔牙间隙，改善磨牙关系，治疗结束后双侧磨牙建立完全远中关系。
- 压低上下前牙，改善深覆𬌗。
- 上颌中线得到了纠正。
- 由于患者治疗前面型基本为直面型，因此上下前牙未设计大量内收，治疗后面型基本保持。

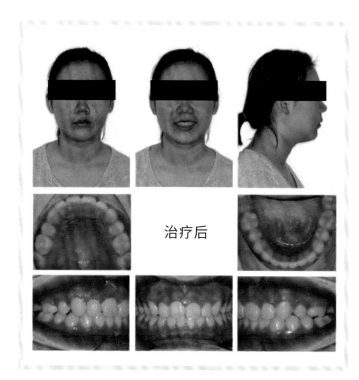

图4　治疗后面相及口内照

◆ 治疗细节

- 本病例主动矫治时间为26个月，重启0次。
- 矫治器数量：33副（包含3副过矫治矫正器）。
- 附件使用：主要使用了矩形附件和优化控根附件。
- 保持阶段全天戴用透明压膜保持器。

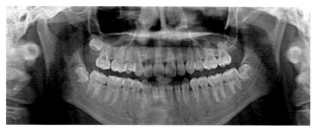

图5　治疗后曲面断层片

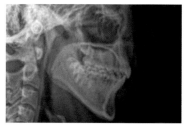

图6　治疗后头颅侧位片

◆ 总结体会

本病例通过26个月的治疗，上下牙列排列整齐，前牙建立了良好的覆𬌗、覆盖关系，磨牙尖窝关系良好，双侧磨牙最终建立了完全远中的磨牙关系，面型得到了良好的保持，矫治效果较好。

关于本病例的一些体会：

相对于传统的固定矫治器，无托槽隐形矫治器在进行磨牙的近中移动时容易出现近中倾斜，因此上颌磨牙上设计了垂直矩形附件，垂直矩形附件具有较强的卡抱能力，可以在一定程度上防止近中倾斜情况的出现。

拔牙病例经常出现后牙的开𬌗，可能是由于前牙转矩的失控、上后牙舌尖的下垂等，因此在矫治设计过程中要关注上述细节，减少后牙开𬌗的发生。

对于高角病例使用隐形矫治器可以发挥𬌗垫效应，有效控制𬌗平面，避免下颌的顺时针旋转。

科学合理的矫治设计加上患者良好的配合，可以减少重启的次数，甚至实现零重启。

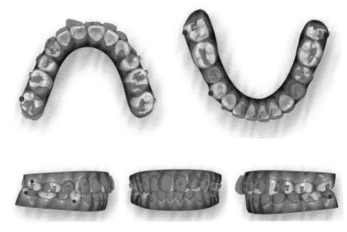

图7　ClinCheck重叠图

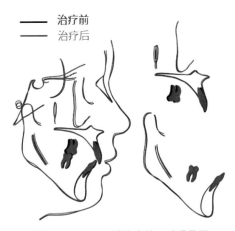

图8　ClinCheck重治疗前、后重叠图

◆ 结论

本病例是使用无托槽隐形矫治器矫治重度牙列拥挤的单颌拔牙病例，成功实现了磨牙弱支抗关闭拔牙间隙。治疗效果基本满意。隐形矫治中，如果方案设计合理，可以实现拔牙病例的高效矫治。

11.

青少年中重度牙列拥挤的拔牙隐形矫治

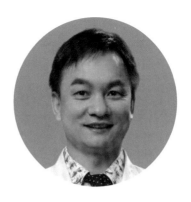

麦理想　副教授

中山大学光华口腔医学院附属口腔医院正畸科

◆ 一般情况

患者女，12岁。主诉为"前牙不齐，咬合不好，要求矫治"。既往史无特殊。

◆ 临床表现及诊断

临床表现：直面型，偏高角型；恒牙列，7-7；左右侧磨牙远中关系，前牙覆殆覆盖较浅，下颌Spee曲线平坦，上下牙弓卵圆形，上下牙弓中线齐；上下牙列拥挤，下前牙舌倾。

头影测量结果：Ⅰ类骨型；偏高角型；上下前牙直立。

诊断：安氏Ⅱ类1分类错殆；Ⅰ类骨型；牙列拥挤。

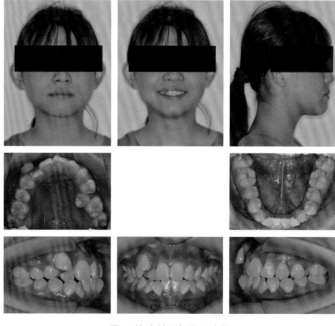

图1　治疗前面相及口内照

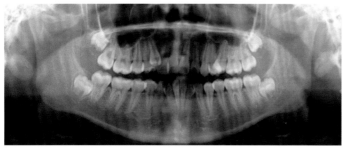

图2　治疗前曲面断层片

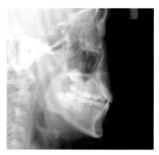

图3　治疗前头颅侧位片

◆ 治疗目标

排齐上下牙列；调整磨牙尖牙关系至Ⅰ类关系，建立正常的前牙覆𬌗覆盖。

◆ 治疗过程

- 拔除14，25，34，44；
- 排齐牙列；
- 控制上下前牙转矩；
- 控制后牙垂直向。

◆ 治疗细节

- 主动矫治时间：20M；下颌42副，上颌42副。
- 上下牙列优化附件，下前牙Power Ridge及舌侧压力区控制转矩。
- 上前牙排齐，下前牙增加冠唇向转矩中度支抗内收，调整咬合关系。

◆ 临床技巧分享

- 三维向控制的宽度向控制：匹配上下牙弓的宽度。隐适美矫治器在青少年矫治中的表达具有优势、简单精确。
- 垂直向的控制：隐适美为包绕式矫治器，利于后牙区垂直向控制，对于偏高角型患者有很好的效果。
- 前牙转矩的控制：上前牙整体内收，下前牙增加冠唇向转矩中度支抗内收。在关闭间隙过程中逐步加大上下前牙转矩5°~7°。对于青少年患者过矫治量的设计比成人要小。
- 良好的治疗过程监控，多使用咬胶或可戴着矫治器进食，利于矫治表达和完美咬合的获取，以获得平稳高效的隐形矫治进程。

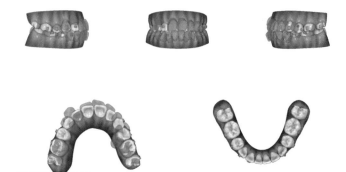

ClinCheck® Software
牙齿移动模拟结果。实际治疗结果可能不同。
治疗决定以及实际治疗计划由您的医生决定。

※ invisalign®

图4　ClinCheck重叠图

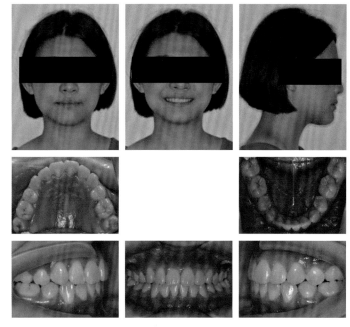

图5　治疗后面相及口内照

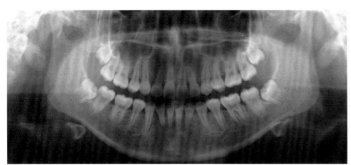
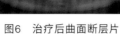
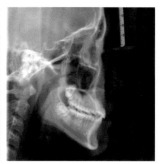

图6　治疗后曲面断层片　　　　　　　　　　图7　治疗后头颅侧位片

◆ 治疗结果

上下牙列整齐，尖窝咬合情况良好；矢状向关系：磨牙中性关系，尖牙中性关系，前牙覆盖1mm；垂直向关系：前牙覆殆1mm，下颌Spee曲线平坦；横向关系：上下牙弓卵圆形，上下牙弓中线齐、宽度匹配。

◆ 临床指导意义

隐形矫治器用于青少年拥挤病例，在设计合理的情况下，可达到与固定矫治器相当的治疗效果。

◆ 结论

选择合适的病例和合理的设计，对于青少年拥挤拔牙矫治病例可单纯使用隐适美矫治器，无任何附加矫治措施（无牵引，无种植支抗等），无微调或中途重启。

12.

中重度牙列拥挤推磨牙向远中的拔牙矫治

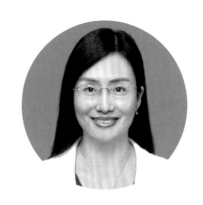

骆英　教授

杭州众意口腔门诊部

◆ 一般情况

患者男，13岁，主诉"牙突不齐"，希望行隐适美无托槽隐形矫治，既往史无特殊。

◆ 问题列表

- 骨性Ⅱ类，下颌后缩；
- 突面型；
- 均角型；
- 安氏Ⅱ类；
- 上牙弓重度拥挤，下牙弓中度拥挤；
- 15低位阻生，25腭向错位；
- 双侧尖牙反𬌗；
- 上前牙唇倾。

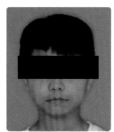
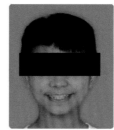
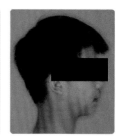

矫治前

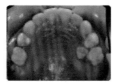
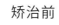
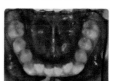

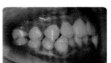
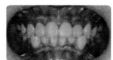
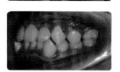

图1　矫治前面相及口内照

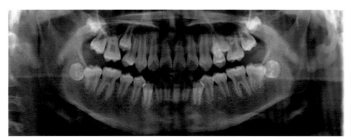

图2　治疗前曲面断层片

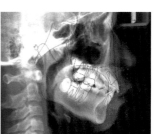

图3　治疗前头颅侧位片

◆ 治疗目标

维持下颌平面和𬌗平面，减数14、25、34、44，利用上牙弓拔牙间隙排齐15，通过磨牙远移获得间隙内收上前牙，利用下牙弓拔牙间隙排齐并近移磨牙，最终建立Ⅰ类磨牙关系。

◆ 治疗过程

- 总体治疗时间：30月，Ⅱ类牵引20月；

- 第一阶段矫治器数量：U48，L44；

- 第一阶段附件的使用：优化控根附件和优化伸长附件及优化旋转附件；

- 第二阶段矫治器数量：32 U/L；

- 第二阶段附件的使用：优化控根附件和优化伸长附件及优化旋转附件。

◆ 总结体会

- 这是一例严重拥挤前突病例，上颌因为替牙障碍，乳5早失，导致第一磨牙前移占据了第二前磨牙的位置，造成上牙列严重拥挤。开拓间隙并管理好间隙是成功关键。

- Ⅱ类牵引：本病例中Ⅱ类牵引的灵活应用，一方面，作为上颌加强支抗手段，推磨牙向远中；另一方面，消耗下颌支抗，近移下颌磨牙，建立Ⅰ类磨牙关系。与固定矫治器相比，隐适美无托槽隐形矫治器的优势在于可以早期使用Ⅱ类牵引，无需等待。

- 尖牙区反𬌗的解锁：隐形牙套利于反𬌗牙的解锁，避免了颌间干扰和咬合创伤，更利于牙齿无阻碍移动。

- 间隙管理：15萌出前的萌出补偿，精确地给出了15的萌出间隙，使15在近远中向和垂直向有足够的萌出空间。

表1 治疗前头影测量数据

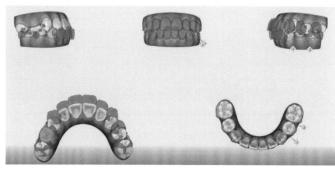

Group/Measurement	Value	Norm	Std Dev	Dev Norm
Upper lip anterior (ULA - Sn Vertical) (mm)	4.5	3.0	1.0	
Lower lip anterior (LLA - Sn Vertical) (mm)	-0.5	1.0	1.0	
Soft tissue pogonion (Pog' - Sn Vertical) (mm)	-14.0	-3.0	1.0	
Lower Vertical Height-Depth Ratio (Sn-Gn' / C-Gn') (%)	1.4	N/A	N/A	
Nose projection (Nose tip - SN Vertical) (mm)	10.5	14.9	3.5	
Upper Facial Height (G - SN) (mm)	80.3	62.5	2.5	
Lower Facial Height (SN - Me) (mm)	58.9	62.5	2.5	
Upper 1 Expos	-4.4	2.0		
Sn - Stms ‖ H (mm)	21.6	21.0	1.9	
Stmi - Me' ‖ H (mm)	35.5	21.0	1.9	
InterLabial Gap (StSup-StInf) (mm)	2.3	N/A	N/A	
G-SN:SN-Me (%)	136.2	N/A	N/A	
Na'-Sn:Sn-Me' (%)	98.5	90.0	10.0	
Sn-Stomion / Stomion-Me (%)	58.1	50.0	5.0	
U1 - Occ Plane (?	132.6	123.2	7.0	
U1 - Palatal Plane (?	123.0	110.0	5.0	
N-Sn (mm)	60.5	80.0	5.0	
L1 - Occ Plane (?	67.6	72.0	5.0	
IMPA (L1-MP) (?	97.4	95.0	7.0	
Interincisal Angle (U1-L1) (?	114.9	130.0	6.0	
SNA (?	84.5	82.5	3.0	
SNB (?	78.0	80.9	3.4	
ANB (?	6.5	1.6	1.5	
Anterior Cranial Base (SN) (mm)	64.5	81.8	3.3	
Go-Me	64.7	N/A	N/A	
Posterior Cranial Base (S-Ar) (mm)	36.2	34.0	4.0	
Ar-Go	39.6	N/A	N/A	
Saddle/Sella Angle (SN-Ar) (?	125.3	124.0	5.0	
N-Ar ‖ HP (mm)	75.4	88.2	3.5	
Corpus Length (Go-Me) (mm)	71.6	78.1	5.5	
Gonial/Jaw Angle (Ar-Go-Me) (?	115.2	124.0	6.7	
Upper Gonial Angle (Ar-Go-Na) (?	41.8	53.5	7.0	
Lower Gonial Angle (Na-Go-Me) (?	73.4	70.9	6.0	
Posterior Face Height (SGo) (mm)	74.3	78.7	5.0	
P-A Face Height (S-Go/N-Me) (%)	67.0	65.0	4.0	
Anterior Face Height (NaMe) (mm)	111.0	123.2	5.0	
FMA (MP-FH) (?	26.9	24.4	4.5	
Occ Plane to FH (?	11.2	7.9	5.0	
Facial Axis-Ricketts (NaBa-PtGn) (?	83.8	90.0	3.5	
Sum of Angles (Jarabak) (?	394.7	389.9	6.0	
Articular Angle (?	154.2	141.4	6.0	

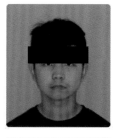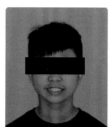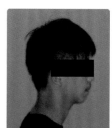

图4 ClinCheck重叠图

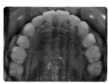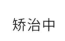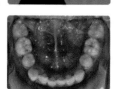

矫治中

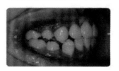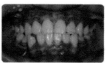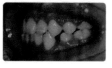

图5 矫治中面相及口内照

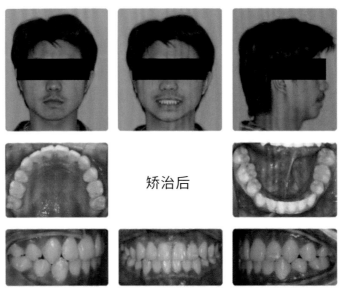

矫治后

图6 矫治后面相及口内照

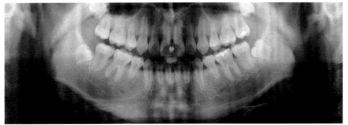

图7 治疗后曲面断层片

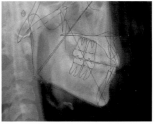

图8 治疗后头颅侧位片

表2 治疗后头影测量数据

Group/Measurement	Value	Norm	Std Dev	Dev Norm
Upper lip anterior (ULA - Sn Vertical) (mm)	1.9	3.0	1.0	
Lower lip anterior (LLA - Sn Vertical) (mm)	-5.6	1.0	1.0	
Soft tissue pogonion (Pog' - Sn Vertical) (mm)	-14.3	-3.0	1.0	
Lower Vertical Height-Depth Ratio (Sn-Gn' / C-Gn') (%)	1.4	N/A	N/A	
Nose projection (Nose tip - SN Vertical)	22.3	14.9	3.5	
Upper Facial Height (G - SN) (mm)	84.5	62.5	2.5	
Lower Facial Height (SN - Me) (mm)	67.9	62.5	2.5	
Upper 1 Expos (mm)	0.8	2.0	2.0	
Sn - Stms ‖ H (mm)	19.5	21.0	1.9	
Stmi - Me' ‖ H (mm)	43.8	21.0	1.9	
InterLabial Gap (StSup-StInf) (mm)	7.3	N/A	N/A	
G-SN:SN-Me (%)	124.5	N/A	N/A	
Na'-Sn:Sn-Me' (%)	90.8	90.0	10.0	
Sn-Stomion / Stomion-Me (%)	49.1	50.0	5.0	
U1 - Occ Plane (?	121.8	122.5	7.0	
U1 - Palatal Plane (?	113.8	110.0	5.0	
N-Sn (mm)	64.2	80.0	5.0	
L1 - Occ Plane (?	75.0	72.0	5.0	
IMPA (L1-MP) (?	89.9	95.0	7.0	
Interincisal Angle (U1-L1) (?	133.2	130.0	6.0	
SNA (?	84.3	82.0	3.5	
SNB (?	81.2	80.9	3.4	
ANB (?	3.1	1.6	1.5	
Anterior Cranial Base (SN) (mm)	67.8	82.9	3.3	
Go-Me	70.4	N/A	N/A	
Posterior Cranial Base (S-Ar) (mm)	38.0	35.0	4.0	
Ar-Go	46.8	N/A	N/A	
Saddle/Sella Angle (SN-Ar) (?	124.0	124.0	6.0	
N-Ar ‖ HP (mm)	78.5	89.0	3.5	
Corpus Length (Go-Me) (mm)	77.4	78.1	5.5	
Gonial/Jaw Angle (Ar-Go-Me) (?	118.7	122.9	6.7	
Upper Gonial Angle (Ar-Go-Na) (?	42.7	52.0	7.0	
Lower Gonial Angle (Na-Go-Me) (?	76.0	71.2	6.0	
Posterior Face Height (SGo) (mm)	82.9	82.5	5.0	
P-A Face Height (S-Go/N-Me) (%)	68.2	65.0	4.0	
Anterior Face Height (NaMe) (mm)	121.5	128.5	5.0	
FMA (MP-FH) (?	24.9	23.9	4.5	
Occ Plane to FH (?	9.2	6.8	5.0	
Facial Axis-Ricketts (NaBa-PtGn)(?	81.8	90.0	3.5	
Sum of Angles (Jarabak) (?	393.9	386.6	6.0	
Articular Angle (?	151.2	140.3	6.0	

◆ 结论

　　隐适美无托槽隐形矫治器在这个病例上既有拔牙牙弓变短的控制（下颌），又有推磨牙向远中牙弓变长的控制（上颌），最终治疗结果令人满意，体现了两方面控制的有效性。

13.

中重度牙列拥挤种植钉
辅助支抗拔牙隐形矫治

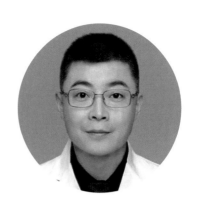

郑之峻　主任医师

贵阳市口腔医院正畸科主任

◆ 一般情况

基本资料：患者女，19岁。

主诉：换牙后牙齿不整齐。

现病史：患者自觉牙齿不整齐、凸面型、影响美观，要求矫治。

既往史、家族史：无特殊。

患者为年轻女性，重视外形，要求使用隐形矫治器。

术前说明：

- 由于拥挤度大，需采取拔牙方案，若隐形矫治前采用固定矫治的片段弓技术远移尖牙可缩短疗程。

- 由于下牙列拥挤度大、须使用种植支抗钉辅助治疗。

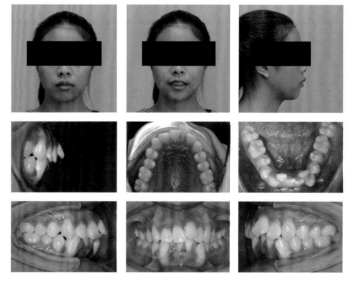

图1　2017年9月10日治疗前面相及口内照

- 治疗前，下前牙的牙龈缘高度不一致，正畸治疗后可能需牙周科会诊以改善牙龈美学。

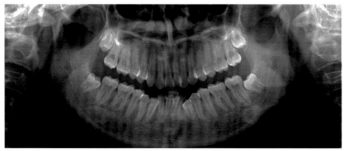

图2　治疗前曲面断层片

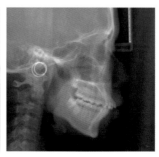

图3　治疗前头颅侧位片

253

◆ 临床表现及诊断

临床表现：

治疗前，患者面部对称，上下牙中线均较面中线左偏2mm，笑线位于上中切牙中1/3，侧面观凸面型。口内见恒牙列，牙列完整，磨牙轻度安氏Ⅲ类，Ⅲ度深覆𬌗、Ⅲ度深覆盖，31、33、41、43牙龈退缩。上牙列尖圆形、牙列拥挤7mm、中度拥挤，后牙舌倾；下牙列方圆形、牙列拥挤11mm、重度拥挤，后牙舌倾。曲面断层片见四象限内第三磨牙均存、根尖孔未闭，未见其他异常。头影测量示骨性Ⅱ类、均角，上前牙唇倾。

诊断：

- 安氏Ⅲ类、骨性Ⅱ类、均角；
- 上下中线左偏2mm；
- 上牙列中度拥挤、下牙列重度拥挤；
- Ⅲ度深覆𬌗、Ⅲ度深覆盖；
- 31、33、41、43牙龈退缩；
- 上前牙唇倾。

◆ 治疗目标

- 解除上下颌拥挤；
- 改善覆𬌗、覆盖；
- 矫正上前牙唇倾度；
- 调整中线。

◆ 治疗过程

拔34、44后行固定片段弓矫治。5个月后，33、43已基本入列；拔除14、24，开始隐形矫治。矫治设计包括全牙列横向扩弓，上颌前牙舌倾和压低，下颌前牙舌倾、压低和左侧推磨牙向后3mm。并设计了牙齿的过矫治以弥补隐形矫治器牙移动表达不足。

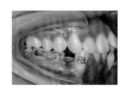
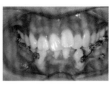
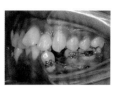

图4　2017年9月29日拔牙后治疗（先用固定矫正技术和片段弓远中移动尖牙，左侧下后牙辅助支抗钉）

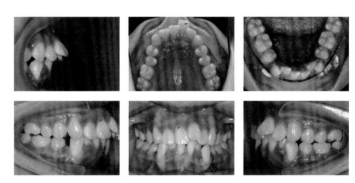

图5　2018年2月12日结束固定矫治器治疗后开始佩戴隐形矫治器

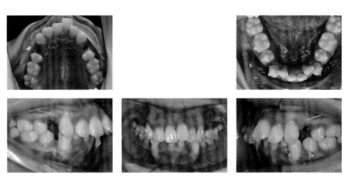

图6　2018年5月18日第4副

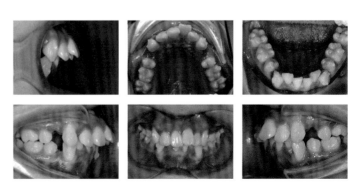

图7　2018年6月29日第8副

治疗结束后可见上下牙列排齐整平、安氏Ⅰ类关系，咬合良好，上下前牙较前舌倾，患者侧面凸度改善明显。唯一的不足在于上前牙压低不足，表现为Ⅱ度深覆𬌗。

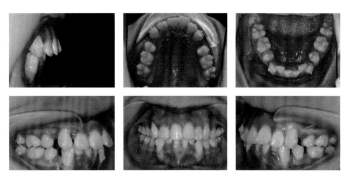

图8　2018年12月27日第26副

◆ 治疗细节

该患者初诊时下牙列重度拥挤，33、43位于牙弓外。若此时进行隐形矫治器治疗，将会以全牙列为支抗移动33、43。由于左下拔牙间隙刚好够排齐33，拔除34、44后，选择使用固定矫治的片段弓技术配合支抗钉，单独矫治33、43。因为前牙区无托槽，对患者美观影响较小。

该患者治疗前Ⅲ度深覆𬌗，且拔牙内收会使前牙覆𬌗加深，需较大压低量。即使设计了过矫治也未能达到满意的效果。

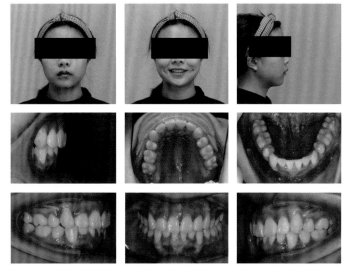

图9　2019年12月19日治疗后面相及口内照

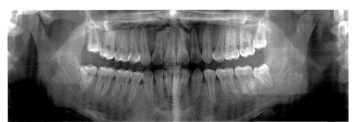

图10　治疗后曲面断层片

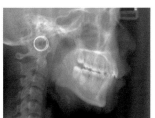

图11　治疗后头颅侧位片

◆ 临床技巧分享

该患者矫正的难点在于拔牙后，远中移动33、43距离较长，隐形矫治器矫正时间较长。采取片段弓可以快速远移尖牙，减少隐形矫正的难度和时间。

隐形矫治器行大量前牙压低移动时可设计分步压低以增加压低效率。

由于治疗前存在下前牙牙龈退缩，需提前和患者沟通。

◆ 治疗结果

治疗后。患者面部对称，上下牙中线与面中线一致，笑线位于上中切牙龈1/3，侧面观凸面型（较前改善）。口内可见恒牙列，牙列完整，磨牙安氏Ⅰ类，Ⅱ度深覆𬌗，覆盖正常，下前牙牙龈缘高度不一致。上牙列卵圆形、排齐整平，后牙直立；下牙列卵圆形、排齐整平，后牙直立。曲面断层片见四象限内第三磨牙均存、根尖孔闭合，未见其他异常。头影测量示骨性Ⅱ类、均角，上前牙舌倾。CBCT示治疗后上下前牙直立于牙槽骨内。

◆ 临床指导意义

隐形矫治器可包裹牙冠，易实现牙齿的转矩控制；但是在需要大量牙齿压低移动的矫治过程中须注意提高压低效率。隐形矫治器使用全牙列作为支抗，推磨牙向后时操作方便，效果好。且其材质柔和，牙齿受力轻柔，关闭拔牙间隙后前牙仍可以直立于牙槽骨中。

◆ 结论

对于适合的病例，隐形矫治器可良好控制转矩，并在关闭拔牙间隙后保持牙齿于牙槽骨中。同时应注意大量牙齿压低移动的实现效率和下前牙拥挤时牙周美学状况。对于隐形矫治器不易解决的问题，可配合固定矫正，减小隐形矫正难度，缩短疗程。

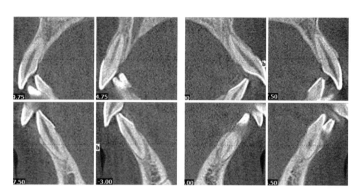

图12　治疗前上下切牙在牙槽骨中的位置

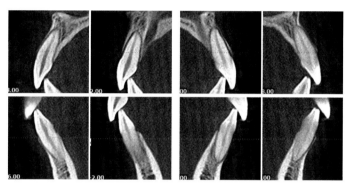

图13　治疗后上下切牙在牙槽骨中的位置

表1　治疗前后头影测量

项目	治疗前	治疗后	标准值
SNA (°)	83.28	83.58	78.8~86.8
SNB (°)	78.26	78.74	76.2~84
ANB (°)	5.02	4.84	0.7~4.7
NP-FH (°)	86.23	86.76	81.7~89.1
NA-PA (°)	9.95	8.84	1.6~10.4
U1-NA (mm)	7.44	2.57	2.7~7.5
U1-NA (°)	29.61	13.47	17.1~28.5
U1-SN (°)	112.88	97.06	99.4~112
L1-NB (mm)	8.45	5.29	4.6~8.8
L1-NB (°)	30.08	17.85	24.5~36.1
L1-MP (°)	99.68	88.01	85.6~99.6
U1-L1 (°)	115.29	143.83	117.5~133.3
MP-SN (°)	32.14	31.11	27.3~37.7
MP-FH (°)	24.32	23.64	25.5~36.7
Y-axis (°)	63.74	63.58	59.2~73.4
Pog-NB (mm)	0.28	1.04	-0.5~2.5

14.

下颌侧切牙先天缺失上颌单颌拔牙的隐形矫治

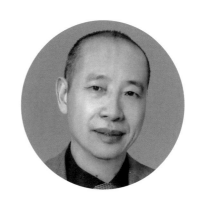

熊国平　教授

暨南大学第二临床医学院口腔医学中心正畸科主任

◆ 一般情况

患者女，13岁。主诉为"牙列不齐"。约1年前乳恒牙替换后出现上诉症状。体健，无正畸治疗史，父母无类似畸形。

◆ 临床表现及诊断

- 临床检查：直面型，左右面型基本对称。上唇上翘，颏唇沟较深。关节区检查：张口型、张口度正常，双侧颞下颌关节动度基本一致，关节区无压痛，双侧关节在张口末期无弹响。恒牙列早期，双侧磨牙中性关系，双侧尖牙近中关系。17颊倾，23颊侧错位，32、42缺失。37近中舌侧扭转。下颌Spee曲线深约4mm，上下前牙Ⅲ度深覆殆、Ⅰ度深覆盖，覆盖约3mm。上牙列拥挤约8mm，下牙列拥挤约0mm。上下中线不一致，上中线左偏2.5mm。

- CT示：上下前牙未见明显牙槽骨吸收。双侧下颌升支高度基本一致，

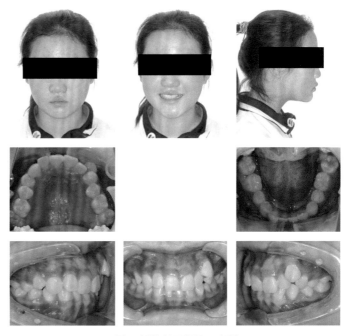

图1　矫治前面相及口内照

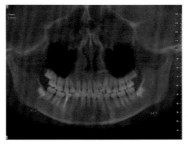
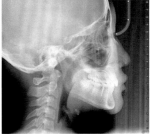

图2　矫治前曲面断层片与头颅侧位片

双侧髁突形态基本一致。可见18、28、38、48牙胚，近中阻生。18、28形态及殆面面积与17、27相近。45根管见充填物，根尖口呈喇叭状，根尖见低密度阴影。

- 诊断：
  - ◇ 安氏Ⅰ类错𬌗畸形；
  - ◇ 骨面型Ⅰ类，均角；
  - ◇ 上牙列重度拥挤；
  - ◇ 内倾性深覆𬌗；
  - ◇ 45根尖炎治疗后，13错位牙，32、42缺失；
  - ◇ 牙龈炎，牙周炎。

◆ 治疗目标

建立正常的前牙覆𬌗、覆盖，纠正上牙列拥挤，排齐、整平下牙列，建立一侧尖牙磨牙中性关系，调整上下中线与面中线平齐。

◆ 治疗过程

上颌拔除14、24，以11为基准排齐上牙列，纠正上中线；下颌拟通过唇倾下前牙及邻面去釉获得间隙，排齐、整平下牙列，Bolton指数不调则需行IPR。协调上下牙弓，调整磨牙尖牙关系，调整上下中线。保持。

◆ 治疗细节

第一阶段隐形矫治器附件粘接时间为2017年6月，第一阶段上下颌牙套数量均为31副，牙套一周一换，2个月左右复诊一次。戴完第31副牙套后，即申请附加矫治器进行微调。微调牙套附件粘接时间为2018年2月，微调牙套数量上颌32副、下颌36副。2019年6月，结束主动矫治，开始保持。主动矫治时间为23个月，共复诊15次。采用透明压膜保持器保持。

表1 矫治前头影测量项目值

标题	Mean	SD	Case
<SNA	82.8	4.0	81.7
<SNB	80.1	3.9	78.3
<ANB	2.7	2.0	3.4
A'-Ptm'			44.3
S'-Ptm'			17.5
Go-Gn to SN	32.5	5.2	30.6
Mp-FH	27.3	6.1	30.0
N-ANS			51.1
ANS-Me			58.5
Y-axis	65.8	4.2	66.7
PP to SN			9.4
PP to FH	12.4	4.4	7.5
MP to SN	32.5	5.2	31.9
U1 to NA length	5.1	2.4	3.6
U1 to NA angle	22.8	5.7	19.5
L1 to NB length	6.7	2.1	2.4
L1 to NB angle	30.3	5.8	25.3
U1 to SN	105.7	6.3	101.1
L1 to Go-Gn			96.4
IMPA	92.6	7.0	95.2
U1 to L1	125	7.9	131.8

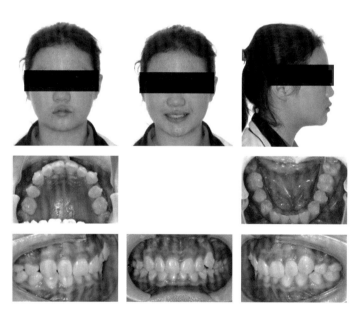

图3 患者戴用第一阶段第22副牙套时面相及口内照

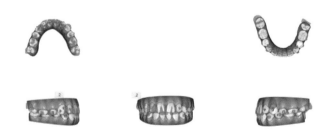

图4 第一阶段ClinCheck初始状态与终末状态重叠图

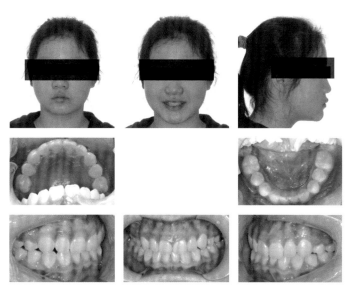

图5　患者戴用第一阶段第31副牙套准备微调时面相及口内照

◆ 临床技巧分享

该患者为内倾性深覆殆拔牙病例，为在关闭间隙过程中同时有效纠正前牙深覆殆，上颌矫治器在第一阶段设计了Bite Ramp，微调阶段则为了尽可能纠正下中线偏斜，设计了少量的IPR。患者因先天缺失32，42，因此上颌设计拔除14，24，以期尽可能达到上下牙弓的对称性。但由于余留牙种类不同，矫治前已告知患者只能达到一侧中性殆关系，另一侧为远中殆关系的矫治效果。

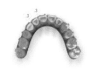

图6　微调阶段ClinCheck初始状态与终末状态重叠图

◆ 治疗结果

上牙列严重拥挤得到纠正，下牙列排齐整平效果明显，前牙覆殆、覆盖达到正常，左侧尖牙磨牙关系中性，上中线与面中线齐。

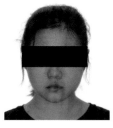
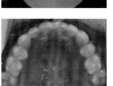
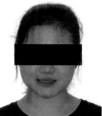
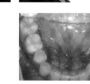
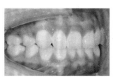
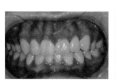
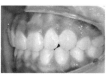

图7　主动矫治结束后面相及口内照

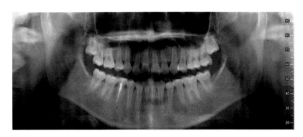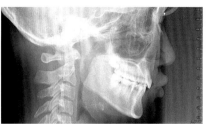

图8　主动矫治结束后曲面断层片与头颅侧位片

表2　矫治后头影测量项目值

标题	Mean	SD	Case
<SNA	82.8	4.0	81.5
<SNB	80.1	3.9	74.6
<ANB	2.7	2.0	6.9
A'-Ptm'			47.5
S'-Ptm'			16.3
Go-Gn to SN	32.5	5.2	35.2
Mp-FH	27.3	6.1	27.7
N-ANS			53.7
ANS-Me			61.5
Y-axis	65.8	4.2	64.8
PP to SN			9.4
PP to FH	12.4	4.4	1.6
MP to SN	32.5	5.2	35.5
U1 to NA length	5.1	2.4	-3.0
U1 to NA angle	22.8	5.7	12.7
L1 to NB length	6.7	2.1	2.2
L1 to NB angle	30.3	5.8	18.5
U1 to SN	105.7	6.3	94.1
L1 to Go-Gn			88.7
IMPA	92.6	7.0	88.4
U1 to L1	125	7.9	141.9

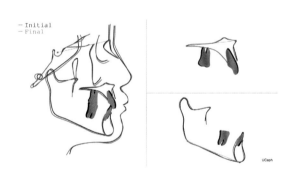

图9　矫治前后头颅侧位片重叠图

◆ 临床指导意义

该患者牙颌面畸形的主要表现为前牙内倾性深覆𬌗，32、42先天缺失，深Spee曲线，上颌牙列重度拥挤，23颊侧错位萌出，上下中线不一致，37、47均存在近中舌侧扭转，矫治方案为通过拔除14、24，获得足够间隙纠正上颌的重度拥挤和中线左偏，并通过IPR及唇倾下前牙排齐整平下牙列。其矫治结果表明，隐适美隐形矫治技术对青少年内倾性深覆𬌗拔牙病例的垂直向控制效果不错，完全能够达到预期的矫治目标。同时，对于青少年患者未萌出的智齿，如预测评估其可能不利于矫治与保持，均建议及时拔除。该患者的37、47均存在近中舌侧扭转，拔除38，48，也将更有利于37，47的纠正。

15.

Ⅰ类低角双牙弓前突拔牙隐形矫治

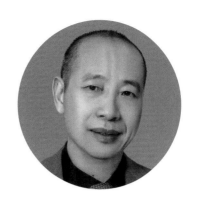

熊国平　教授

暨南大学第二临床医学院口腔医学中心正畸科主任

◆ 一般情况

患者女，14岁。要求矫治牙列不齐与前突。既往史：体健，无正畸治疗史，父亲有类似牙颌畸形。替牙期有咬手指习惯。

◆ 临床表现及诊断

临床检查：面部基本对称，凸面型，下唇较上唇前突。颞下颌关节无弹响、疼痛，无张口受限，下颌骨运动正常。恒牙列早期，右侧磨牙中性关系，右侧尖牙中性关系，左侧磨牙远中关系，左侧尖牙远中关系。17、47、27、37正锁殆，

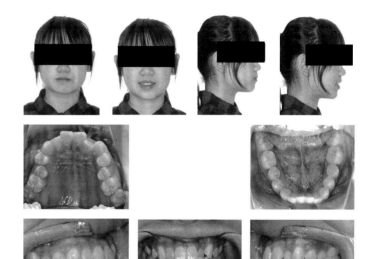

图1　矫治前面相及口内照

22、32反殆。前牙深覆殆。上下牙列轻度拥挤。上下中线不一致，上中线居中，下中线左偏约1.5mm。

全景片示上下前牙未见明显牙槽骨吸收，双侧上颌升支高度基本一致，双侧髁突形态基本一致。可见18、28、38、48牙胚存在。

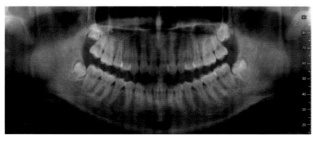
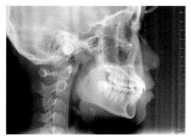

图2　矫治前曲面断层片与头颅侧位片

诊断：

安氏Ⅱ类、个别牙反𬌗；

个别前牙反𬌗；

骨面型Ⅰ类，低角；

双牙弓前突；

上下颌牙列轻度拥挤；

前牙深覆𬌗；

17、47、27、37正锁𬌗，22、32
反𬌗；

上下中线不一致。

◆ 治疗目标

改善患者的凸面型，排齐、整平上下牙列，建立正常的前牙覆𬌗覆盖，纠正个别前牙反𬌗及后牙正锁𬌗，调整尖牙、磨牙为中性关系。

◆ 治疗过程

上颌拔除14、24，排齐、内收上牙列约5mm，纠正后牙正锁𬌗；下颌拔除34、44，排齐、整平下牙列，内收下前牙约4mm，Bolton指数不调则需行IPR，协调上下牙弓形态，调整尖牙磨牙关系，调整上下中线与面中线齐。保持。

◆ 治疗细节

- 患者第一阶段隐形矫治器附件粘接时间为2017年3月，上下牙套数均为46副。

- 患者戴到第35副牙套时，出现了36的近中倾斜脱轨。

- 即刻进行粘接35托槽及36、37颊面管，按顺序更换片段弓丝，竖直36。

- 36竖直后，申请附加矫治器继续完成既定矫治目标。

- 第一次附加矫治器附件粘接时间为2018年1月，上下颌牙套数均为30副。

表1　矫治前头颅侧位片测量项目值

标题	Mean	SD	Case
<SNA	82.8	4.0	81.8
<SNB	80.1	3.9	81.6
<ANB	2.7	2.0	0.2
A'-Ptm'			42.3
S'-Ptm'			17.4
Go-Gn to SN	32.5	5.2	28.8
Mp-FH	27.3	6.1	18.2
N-ANS			51.4
ANS-Me			58.7
Y-axis	65.8	4.2	64.1
PP to SN			6.4
PP to FH	12.4	4.4	0.6
MP to SN	32.5	5.2	24.0
U1 to NA length	5.1	2.4	9.8
U1 to NA angle	22.8	5.7	33.1
L1 to NB length	6.7	2.1	6.8
L1 to NB angle	30.3	5.8	27.9
U1 to SN	105.7	6.3	114.9
L1 to Go-Gn			97.5
IMPA	92.6	7.0	102.2
U1 to L1	125	7.9	118.9

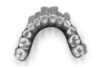

图3　第一阶段初始状态与终末状态ClinCheck重叠图

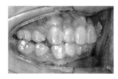
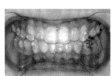
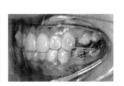

图4　戴用第35-38副牙套期间采用片段弓与颌间牵引竖直36

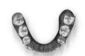

图5　微调阶段初始状态与终末状态ClinCheck重叠图

- 30副牙套戴完后，申请微调附加矫治器，其附件粘接时间为2018年10月，牙套数为上颌14副、下颌24副。
- 主动矫治结束时间为2019年6月，整个疗程中共复诊22次。

◆ 临床技巧分享

- 低角患者一般下颌治疗中需要谨慎设计拔牙矫治，因为矫治过程中，如需其下颌磨牙前移，关闭多余的拔牙间隙，是比较困难的，尤其是采用隐形牙套。
- 但该患者为凸面型，如下颌不设计拔牙，则下前牙无法内收，从而进一步影响到上前牙的最大限度内收，矫治后患者侧面型难以有明显改善。因此为达到最佳效果，该病例还是采用了拔除上下四个第一双尖牙的矫治设计。
- 矫治过程中，出现了36的近中倾斜，但通过片段弓、颌间牵引的辅助手段，很快得以纠正。
- 后续矫治过程比较顺利，最后的矫治效果达到了预期的目标。

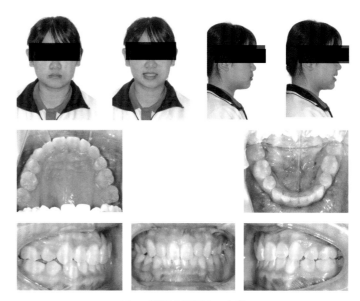

图6　微调时面相及口内照

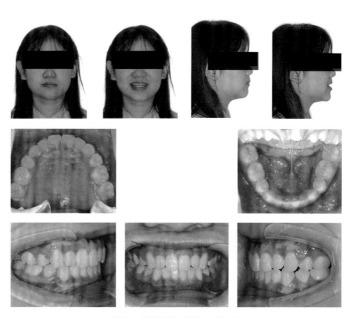

图7　矫治后面相及口内照

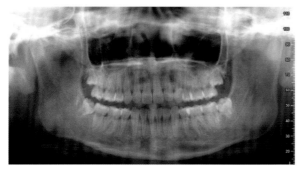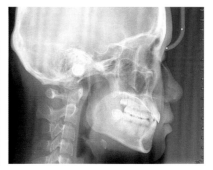

图8　矫治后曲面断层片与头颅侧位片

表2　矫治后头颅侧位片测量项目值

标题	Mean	SD	Case				
<SNA	82.8	4.0	82.5				
<SNB	80.1	3.9	82.3				
<ANB	2.7	2.0	0.2				
A'-Ptm'			43.7				
S'-Ptm'			18.3				
Go-Gn to SN	32.5	5.2	27.9				
Mp-FH	27.3	6.1	17.9				
N-ANS			51.9				
ANS-Me			58.8				
Y-axis	65.8	4.2	60.7				
PP to SN			7.3				
PP to FH	12.4	4.4	-0.1				
MP to SN	32.5	5.2	25.3				
U1 to NA length	5.1	2.4	5.2				
U1 to NA angle	22.8	5.7	19.5				
L1 to NB length	6.7	2.1	2.6				
L1 to NB angle	30.3	5.8	28.2				
U1 to SN	105.7	6.3	101.9				
L1 to Go-Gn			98.0				
IMPA	92.6	7.0	100.6				
U1 to L1	125	7.9	132.2				

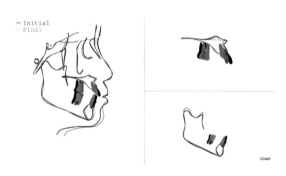

图9　矫治前后头影测量重叠图

◆ 治疗结果

经过26个月正畸治疗，患者凸面型侧貌改善明显，上下牙列拥挤不齐解除，前牙覆𬌗、覆盖正常，双侧尖牙、磨牙基本达到中性关系，上下中线与面中线基本一致。

◆ 临床指导意义

低角患者的下颌拔牙，一般比较谨慎，采用隐形矫治技术更是如此。但如果患者的牙颌面畸形，只有拔牙矫治才能获得最佳效果，此时还是应该采用拔牙方案。矫治过程中，需密切监控牙套有无脱轨现象，如果有，需及时采用磨除附件、修剪牙套、颌间牵引、片段弓等手段，纠正脱轨牙。该病例的矫治效果表明，即使是低角病例，只要临床处置及时、方法得当，拔牙病例中的较大量磨牙前移，还是可以实现的。

三、前牙深覆𬌗覆盖的隐形矫治

16.

前牙深覆𬌗覆盖的功能前导隐形矫治

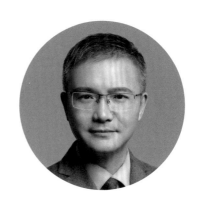

刘剑　主任医师

南昌大学附属口腔医院正畸二科

◆ 一般情况

患者女，12岁。主诉为"牙飘"，来我科求治。既往史无特殊。

◆ 问题列表

患者呈现出上颌切牙唇倾，下颌牙列拥挤，深覆盖和深覆𬌗，且下颌后缩。X线片显示，患者为恒牙列，右下第一磨牙曾行树脂修复，上下颌第三磨牙正在萌出。口腔卫生和牙周状况良好，没有相关的病史报告。

- 骨性Ⅱ类；
- 下颌后缩；
- 安氏Ⅱ类；
- Ⅲ度深覆𬌗；
- Ⅲ度深覆盖；
- 下颌牙列拥挤Ⅱ度；
- 15、45反𬌗；
- 侧貌凸面型；
- 开唇露齿。

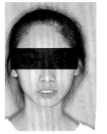
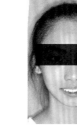
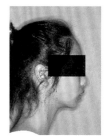

治疗前

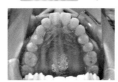

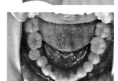

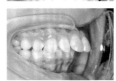
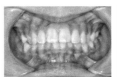
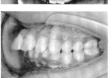

图1　治疗前面相及口内照

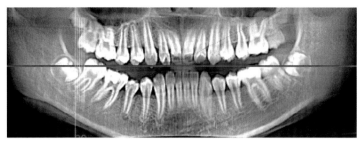

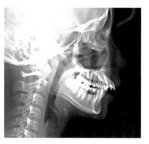

图2　治疗前曲面断层片　　　　　　　图3　治疗前头颅侧位片

◆ 治疗目标

- 安氏 I 类尖牙和磨牙关系；
- 减少深覆盖；
- 减少深覆𬌗；
- 解除牙列拥挤；
- 前导下颌；
- 改善侧貌。

◆ 治疗过程

　　本病例矫治分为两个阶段，主动矫治时间为12+个月。

- 第一阶段矫治器数量：50 U/L。
- 第一阶段附件的使用：优化附件和水平矩形附件。
- 第二阶段矫治器数量：21 U/L。
- 第二阶段附件使用：水平矩形附件、垂直矩形附件和优化控根附件。

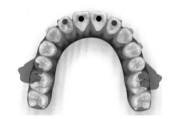
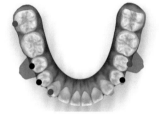

图4　ClinCheck重叠图

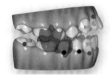
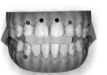
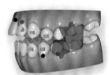

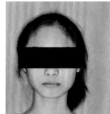
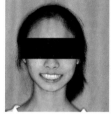
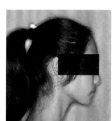

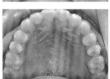

治疗后
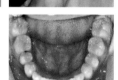

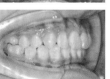
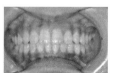
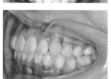

图5　治疗后面相及口内照

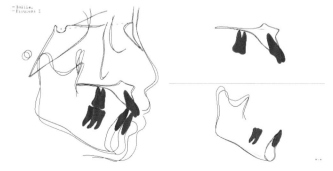

图6　治疗前后头影测量重叠图

表1　治疗前头影测量数据

测量项目	正常值	治疗前
SNA (°)	82.8±4.0	84
SNB (°)	80.1±3.9	77.5
ANB (°)	2.7±2.0	6.5
Go-Gn to SN (°)	32.5±5.2	31.4
FMA (°)	31.3±5.0	24.9
IMPA (°)	93.9±6.2	97.7
FMIA (°)	54.9±6.1	57.4
U1 to SN angle (°)	105.7±6.3	118.6
overjet (mm)	2	9.6
Z角 (°)	75±6.4	63.4

表2　治疗后头影测量数据

测量项目	正常值	治疗后
SNA (°)	82.8±4.0	84.3
SNB (°)	80.1±3.9	81.8
ANB (°)	2.7±2.0	2.5
Go-Gn to SN (°)	32.5±5.2	26.5
FMA (°)	31.3±5.0	20.7
IMPA (°)	93.9±6.2	97.4
FMIA (°)	54.9±6.1	62
U1 to SN angle (°)	105.7±6.3	108.2
overjet (mm)	2	2.7
Z角 (°)	75±6.4	69.4

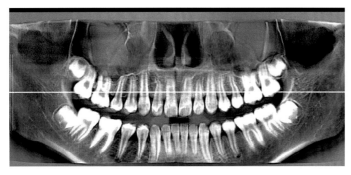 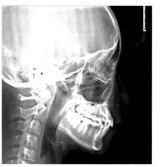

图7　治疗结束曲面断层片　　　　图8　治疗结束头颅侧位片

◆ 治疗结果

本病例为伴有深覆𬌗深覆盖的骨性 II 类青少年患者，其下颌后缩，侧貌呈现凸面型，初诊侧位片提示其下颌有生长发育潜能。该患者经过MA矫治，首先上下颌牙弓形态得到了改善，解除了拥挤，其次打开了前牙咬合，最后获得了大量的下颌的生长前移，改善了侧貌。

◆ 结论

对于骨性 II 类错𬌗的青少年患者，在使用MA矫治器时，首先医生应该诊断患者是否具有生长潜力，其次在MA的设计及矫治监控中，应该遵循横向—垂直向—矢状向的顺序，这样才能获得较好的治疗效果。

17.

青少年前牙深覆𬌗覆盖的功能前导隐形矫治

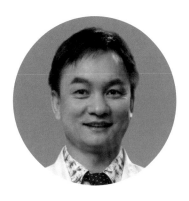

麦理想　副教授

中山大学光华口腔医学院附属口腔医院正畸科

◆ 一般情况

患者男，13.5岁，主诉为"牙齿不齐，嘴突，要求矫治"。既往史无特殊。

◆ 临床表现及诊断

- 临床表现：凸面型，均角型；恒牙列早期；左右侧磨牙完全远中关系，前牙深覆𬌗覆盖，下颌Spee曲线陡，上下牙弓窄，上下中线稍不齐；上下牙列轻度至中度拥挤。

- 头影测量结果：Ⅱ类骨型；均角型；下颌后缩。

- 诊断：安氏Ⅱ类1分类错𬌗；Ⅱ类骨型；均角型；牙列拥挤。

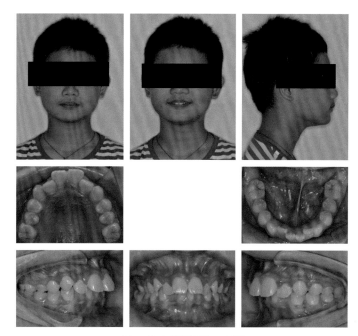

图1　治疗前面相及口内照

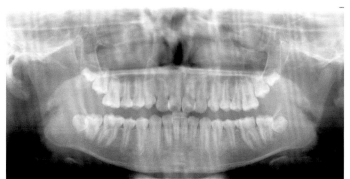

图2　治疗前曲面断层片

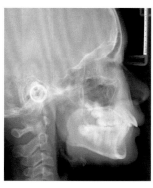

图3　治疗前头颅侧位片

◆ 治疗目标

改善侧貌；排齐上下牙列；调整磨牙尖牙关系至Ⅰ类关系，建立正常的前牙覆𬌗覆盖。

◆ 治疗过程

- 不拔牙矫治；
- 排齐上下牙列；
- 整平Spee曲线；
- 扩宽上下牙弓；
- 持续轻力Ⅱ类牵引。

◆ 治疗细节

- 主动矫治时间：15个月；主动矫治（25步）+3步过矫治。
- 上下牙列应用矩形附件和优化附件。
- 上尖牙至下颌第一磨牙间Ⅱ类牵引，通过前导下颌调整磨牙关系。

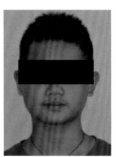
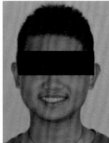
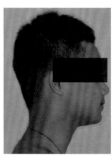
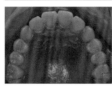
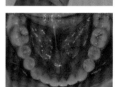
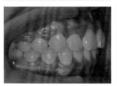
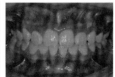
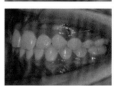

图4 治疗后面相及口内照

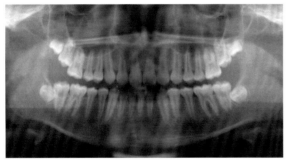

图5 矫治后曲面断层片

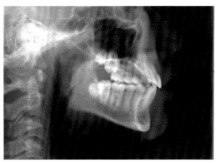

图6 矫治后头颅侧位片

◆ 临床技巧分享

- 三维向控制的宽度向控制，匹配上下牙弓的宽度，去除横向上的干扰。
- 垂直向的控制：下颌Spee曲线的整平，去除垂直向上的干扰。
- 轻力Ⅱ类牵引，前导下颌。

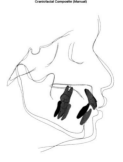

图7 治疗前后头影测量重叠图

◆ 治疗结果

上下牙列整齐，尖窝咬合情况良好；矢状向关系：磨牙中性关系，尖牙中性关系，前牙覆盖2mm；垂直向关系：前牙覆拾2mm，下颌Spee曲线平坦；横向关系：上下牙弓卵圆形，上下牙弓中线齐、宽度匹配。

◆ 临床指导意义

青少年Ⅱ类错拾病例中，隐形矫治器拾垫作用利于打开咬合锁结，同时隐形矫治器可用计算机模拟三维向匹配，矫治去除横向和垂直向的干扰，从而释放下颌的生长潜力。同时利用持续的轻力Ⅱ类牵引促进下颌生长。

◆ 结论

对于青少年Ⅱ类病例，隐形矫治利于解除咬合锁结，匹配上下牙弓宽度，去除垂直向干扰，从而利于下颌生长潜力的释放。

18.

前牙深覆𬌗覆盖扩弓推磨牙向后隐形非拔牙矫治

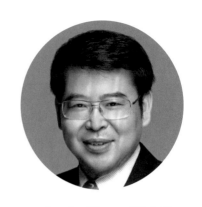

李志华　教授

南昌大学附属口腔医院副院长

◆ 一般情况

患者女，13岁，主诉牙飘，要求矫治。

◆ 问题列表

- 骨性Ⅱ类，均面角；
- 上下颌牙列轻度拥挤；
- Ⅲ度深覆𬌗；
- Ⅲ度深覆盖；
- 双侧磨牙远中关系。

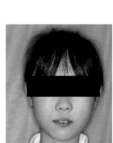
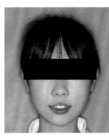
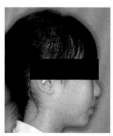

治疗前

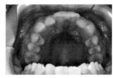
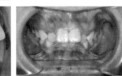
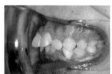

图1　治疗前面相及口内照

◆ 治疗目标

- 水平向：对上下颌牙弓适当扩弓；
- 垂直向：通过压低前牙至正常覆𬌗；
- 矢状向：维持下颌磨牙AP位置，上颌通过推磨牙达磨牙Ⅰ类关系，前牙正常覆盖关系。

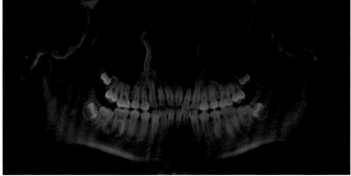

图2　治疗前曲面断层片

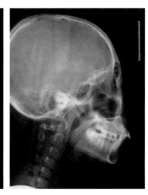

图3　治疗前头颅侧位片

◆ 治疗过程

- 本病例主动矫治时间为22月。
- 第一阶段：45副。
- 第二阶段（微调阶段）：9副。
- 附件：后牙采用水平矩形附件打开咬合。

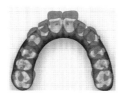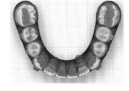

图4　第一阶段重叠图

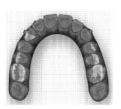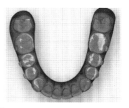

图5　第二阶段重叠图

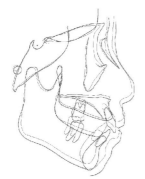

图6　治疗前后头影测量重叠图

◆ 临床指导意义

对于青少年Ⅱ类深覆殆患者，在设计方案时，要考虑到生长跳跃；在方案设计时首先要调整牙弓宽度，其次对于深覆殆患者，后牙设置水平矩形附件以及前牙设置一定量的开殆有利于打开咬合，改善深覆殆；最后辅以Ⅱ类牵引改善Ⅱ类关系。

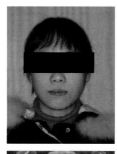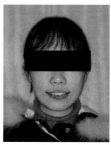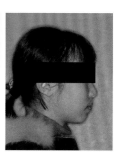
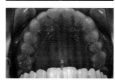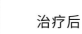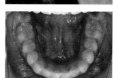
治疗后
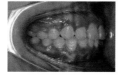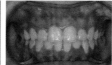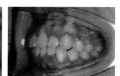

图7　治疗后面相及口内照

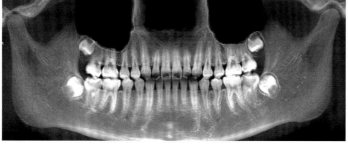

图8　治疗后曲面断层片

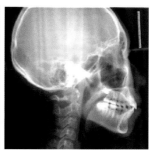

图9　治疗后头颅侧位片

◆ 结论

对于青少年Ⅱ类深覆殆患者，应该通过合理的设计及临床辅助手段充分刺激下颌向前生长。

19.

前牙深覆𬌗深覆盖的非拔牙隐形矫治

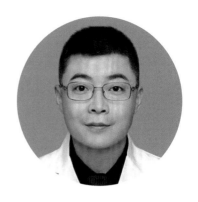

郑之峻　主任医师

贵阳市口腔医院正畸科主任

◆ 一般情况

基本资料：患者女，12岁。

主诉：换牙后牙齿不整齐。

现病史：患者自觉牙齿不整齐、凸面型，影响美观，要求矫治。

既往史、家族史无特殊。

治疗前说明：

- 隐形矫治器较传统固定矫治器美观，有利于青少年患者矫正期间的外形改善和心理健康。

- 患者为青少年，依从性可能较差。需告知家长正畸治疗需医生、患者和家长共同配合。隐形矫治器属活动矫正器，患者须自觉每天佩戴20小时以上，且应注意维护口腔卫生。

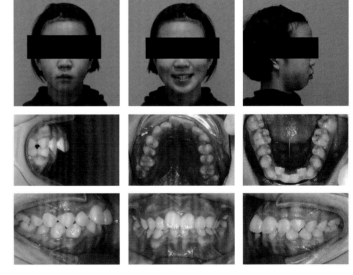

图1　2018年1月12日治疗前面相及口内照

- 患者处于生长发育期，凸面型可能随着生长发育自行缓解；选择暂不拔牙的方案，但不能排除之后拔牙的可能。

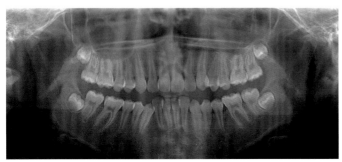

图2　治疗前曲面断层片

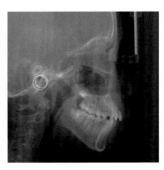

图3　治疗前头颅侧位片

◆ 临床表现及诊断

临床表现：

- 治疗前面部对称，上下中线与面中线一致，凸面型，微笑时上唇位于上中切牙中1/3。
- 口内可见恒牙列，牙列完整；上牙列尖圆形、拥挤3mm、轻度拥挤，上后牙舌倾；下牙列方圆形、拥挤6mm、中度拥挤，下后牙舌倾，32、42舌侧位移；Ⅱ度深覆𬌗、Ⅲ度深覆盖。
- 曲面断层片可见四象限第三磨牙牙胚均存，未见其他异常。
- 头影测量示下颌后缩(SNB)，高角(MP-SN)，颏部位置靠后(Pog-NB)。

诊断：

- 安氏Ⅰ类、骨性Ⅰ类、高角；
- Ⅱ度深覆𬌗、Ⅲ度深覆盖；
- 上牙列轻度拥挤、下牙列中度拥挤；
- 上下后牙舌倾；
- 下颌后缩；
- 颏部后缩；
- 凸面型。

◆ 治疗目标

- 排齐整平牙列、解除上下牙列拥挤；
- 矫正覆𬌗、覆盖至正常；
- 改善面型；
- 维持磨牙关系和中线。

◆ 治疗过程

采取不拔牙矫治方案，隐形矫治器设计直立上下两侧后牙、压低以及唇倾下前牙，以排齐整平牙列、缓

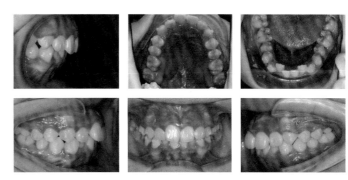

图4　2018年6月29日

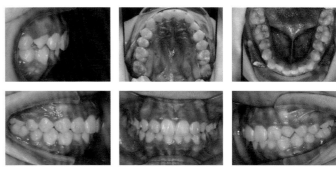

图5　2018年9月13日

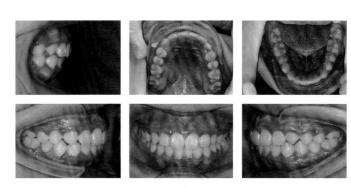

图6　2018年11月27日

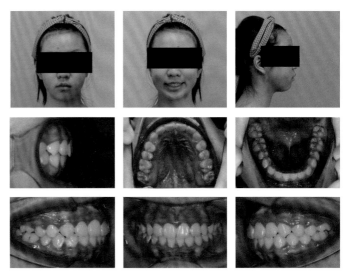

图7　2019年12月4日治疗后面相及口内照

解拥挤、矫正覆𬌗覆盖。治疗结束时患者为安氏Ⅰ类、下前牙唇倾代偿骨性Ⅱ类。

表1 治疗前后头影测量数据

项目	治疗前	治疗后	标准值
SNA (°)	79.84	81.07	78.8~86.8
SNB (°)	75.35	75.63	76.2~84
ANB (°)	4.49	5.44	0.7~4.7
NP-FH (°)	82.42	83.11	81.7~89.1
NA-PA (°)	10.17	12.15	1.6~10.4
U1-NA (mm)	7.46	4.88	2.7~7.5
U1-NA (°)	25.62	21.68	17.1~28.5
U1-SN (°)	105.47	102.74	99.4~112
L1-NB (mm)	8.47	10.42	4.6~8.8
L1-NB (°)	29.42	38.2	24.5~36.1
L1-MP (°)	92.04	99.8	85.6~99.6
U1-L1 (°)	120.47	114.68	117.5~133.3
MP-SN (°)	42.02	42.78	27.3~37.7
MP-FH (°)	34.49	34.82	25.5~36.7
Y-axis (°)	66.11	66.72	59.2~73.4
Pog-NB (mm)	-0.89	-0.97	-0.5~2.5

◆ 治疗细节

该患者为青少年发育期患者，应考虑生长发育在矫正中的作用，骨性Ⅱ类可能随生长发育而缓解。患者虽为凸面型且牙列拥挤，但上下后牙舌倾、牙弓狭窄，若鲁莽采取拔牙治疗，可致治疗后牙弓宽度不足，微笑不饱满、颊廊暴露过多。故采取暂不拔牙方案。

◆ 临床技巧分享

该患者也可增加上下颌推磨牙向后技术缓解拥挤和凸面型。但是由于第三磨牙会妨碍磨牙远中移动，且患者不接受拔牙，故单纯利用直立上下后牙以及唇倾下前牙所产生的间隙进行矫治。

◆ 治疗结果

治疗后患者上下牙列排齐整平，上下中线与面中线一致。骨性Ⅱ类、磨牙关系维持安氏Ⅰ类，覆𬌗覆盖正常，下前牙唇倾，咬合关系良好。患者面部不对称有所改善。但未观察到明显的颌骨生长。

◆ 临床指导意义

治疗后咬合状态良好。隐适美隐形矫治器材质柔软，具有矫治力轻柔的特点，适合行牙齿压低和小范围移动。

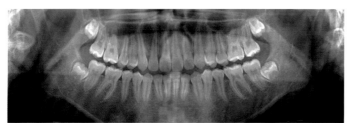 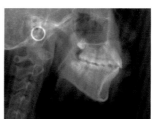

图8 治疗后曲面断层片　　图9 治疗后头颅侧位片

◆ 结论

隐形矫治器有利于青少年患者的外形和心理健康，但须加强口腔卫生宣教，且应考虑生长发育，谨慎拔牙。此例患者行下前牙唇倾代偿轻度骨性Ⅱ类。

20.

替牙期前牙深覆𬌗深覆盖的隐形非拔牙矫治

胡江天　教授

昆明医科大学附属口腔医院/云南省口腔医院
口腔正畸科主任医师

◆ 一般情况

患者女，11岁，主诉"上牙突"；一般情况良好，否认全身疾病史；无家族遗传史，无特殊既往史。

◆ 临床表现及诊断

- 口内检查：混合牙列；双侧磨牙完全远中关系；覆盖7mm，覆𬌗4mm；下中线右偏1mm，上牙列轻度拥挤伴前突。

  口外检查：面部基本对称；上唇短，鼻唇角稍小；下颌后缩，面下1/3短，闭唇时颏肌紧张。咬下唇不良习惯。

  曲面断层片显示：无缺失牙及多生牙。

  头颅侧位片显示患者处于CVS3期，头影测量结果详见头影测量分析。

- 诊断：安氏Ⅱ类，骨性Ⅱ类，低角，凸面型，下颌后缩；深覆𬌗，深覆盖，上前牙拥挤前突；咬下唇的不良习惯。

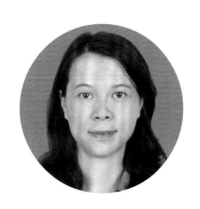

矫治前

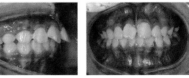

图1　矫治前面相及口内照

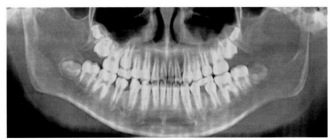

图2　矫治前曲面断层片

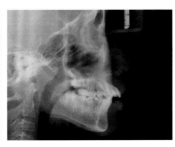

图3　矫治前头颅侧位片

◆ 治疗目标

改善患者面型；解除上牙列前突拥挤；建立前牙正常覆𬌗覆盖；上下中线与面中线一致；建立双侧尖牙及磨牙Ⅰ类咬合关系；破除咬下唇的不良习惯。

◆ 治疗过程

中线：利用75近中间隙向左移动下切牙，整平排齐下前牙，同时调整下中线。

横向：扩大上牙弓，上下颌弓形逐渐匹配，利于前导下颌。

垂直向：压低上前牙，改善上牙唇齿关系，下前牙设计绝对压低，解除前牙深覆𬌗。

矢状向：通过扩弓及推磨牙向远中获得间隙排齐内收上前牙，纠正磨牙远中关系；早期开始Ⅱ类牵引辅助前导下颌，设计2mm Jump。IPR上前牙解决Bolton指数不调。

◆ 治疗细节

矫治时间：18个月。

矫治器：上下共36副矫治器，下颌主动矫治器为24副。

附件的使用：优化旋转附件（24、34、43、44），优化多平面附件（12、22），传统水平矩形附件（16、25、46、45、35、36）。

间隙获得：扩弓，推磨牙向远中，IPR。

保持阶段：上下颌透明压膜保持器保持（上颌保持器舌侧添加Bite Ramp，利于覆𬌗保持）。

表1　矫治前后头影测量数据

测量项目	标准值	矫治前	矫治后
SNA (°)	82.3±3.5	79.8	80.3
SNB (°)	77.6±2.9	75.9	76.9
ANB (°)	4.7±1.4	5.5	3.4
Wits (mm)	-1.4±2.8	4.1	0
N-S-Ar (°)	124.7±5.3	126	127
S-Ar-Go (°)	148.0±6.5	142	144
Ar-Go-Me (°)	127.3±4.5	120	124
Yaxis (°)	65.5±2.9	64	65
FMA (°)	28.9±5.7	23.1	28
ANS-Me/N-Me (%)	55.0±1.5	50.8	53.3
S-GO/N-Me (%)	56~62	57.1	57.6
Ar-Go (mm)	40.4±2.7	35.6	37.1
Go-Pog (mm)	66.5±3.3	63.2	65.3
U1-SN (°)	104.8±5.3	118	104
L1-MP (°)	94.7±5.2	94	94

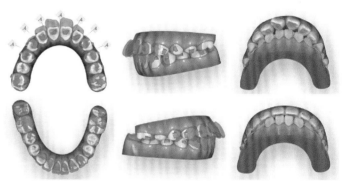

图4　ClinCheck重叠图

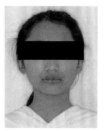
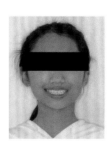
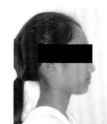
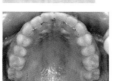
矫治后
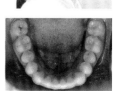
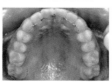
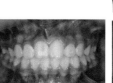
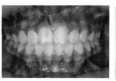
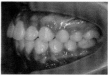

图5　矫治后面相及口内照

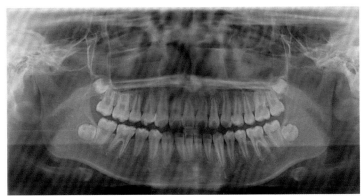

图6　矫治后面曲面断层片

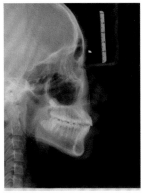

图7　矫治后头颅侧位片

◆ 临床技巧分享

- 下颌设计2mm咬合跳跃，治疗早期辅以Ⅱ类颌间牵引，促进下颌生长，实现下颌前导。下颌磨牙开窗(Cut Out)放于牙冠颊面靠近中，防止牵引过程中磨牙近中倾倒。

- Ⅱ类颌间牵引贯穿治疗全程，增强上颌支抗，辅助上颌磨牙远移获得间隙，用于调整磨牙远中关系及前牙内收。为避免下前牙唇倾，牵引力不必太大，5/16 3.5oz每天换用。

矫前——
矫后——

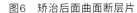

上颌平面重叠

SN平面重叠

下颌平面重叠

图8　矫治前后头影测量重叠图

◆ 治疗结果

下颌向前向下生长，治疗后上下颌

图9　矫治过程覆𬌗覆盖变化
（矫治后覆𬌗由4mm变为1mm，覆盖由7mm减少到1mm）

骨矢状及垂直关系正常，反映出下颌对前导治疗有良好反应，面型改善明显，颏肌紧张解除；口内覆𬌗覆盖正常，中线对齐，下前牙未发生明显唇倾；双侧尖牙、磨牙恢复到Ⅰ类咬合关系；上颌第一磨牙远移后牙根平行，第二恒磨牙正常萌出；咬下唇习惯破除。

◆ 临床指导意义

- 牙弓扩弓量的设计：根据治疗目标所需间隙及下颌WALA嵴确定上颌扩弓量。结合CBCT诊断前牙唇侧、磨牙区颊侧骨板的厚度，评估可行性，协调上下牙弓宽度。

- 前牙覆𬌗、覆盖及中线的矫治：利用隐形矫治器推磨牙向远中的优势为前牙的排齐及内收创造更多空间；早期行Ⅱ类颌间牵引增强上前牙支抗，有效实现磨牙远中移动，同时前导下颌。

- 安氏Ⅲ类患者上下颌前牙比、全牙比通常小于安氏Ⅰ类和安氏Ⅱ类患者，通过3D软件进行Bolton分析，可以精确IPR，解决牙冠宽度不调问题，达到正常覆𬌗、覆盖及磨牙Ⅰ类关系，有助于矫治结果的长期稳定。

◆ 结论

对于生长发育高峰期的骨性Ⅱ类下颌后缩患者，利用隐适美隐形矫治技术3D软件设计上下颌牙、牙弓、颌骨三维方向的同期协调移动，解除𬌗干扰、释放前导空间；通过Ⅱ类颌间牵引在早期整平排齐阶段即可前导下颌，促进下颌生长，有效改善面型；本例为骨性Ⅱ类下颌后缩的青少年患者提供了一种高效、舒适的生长改良矫治方法。

21.

前牙内倾性深覆殆的
非拔牙隐形矫治

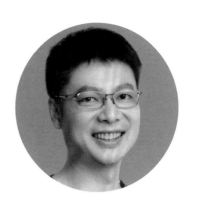

吴拓江 博士

蓝橙口腔医院院长、正畸中心主任

◆ 一般情况

基本资料：患者女，21岁。

主诉：牙列不齐求治。

现病史：觉牙列拥挤数年，今来我科要求矫治。

既往史：否认全身系统性疾病。

家族史：无类似情况。

◆ 临床表现及诊断

- 临床表现：左右面部不对称，下颌后缩，骨性Ⅱ类，高角，左侧磨牙中性关系，右侧磨牙远中关系，前牙覆盖2mm，Ⅲ度深覆殆90%，上下颌牙列重度拥挤，上前牙舌倾，17、27修复体，17髓腔内可见密度加强影像，14、44反殆，前伸殆以及左侧方殆干扰，双侧髁突细弱，左侧前斜面较平。

- 诊断：安氏Ⅱ类2分类亚类错殆，高角，下颌后下旋，左右面部不对称，前牙Ⅱ度深覆殆，上下颌牙列拥挤，颞下颌关节异常。

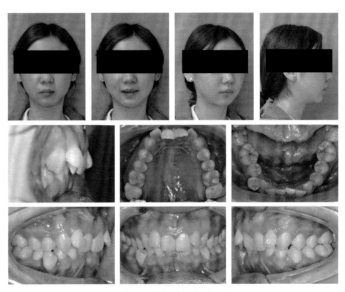

图1 矫治前面相及口内照

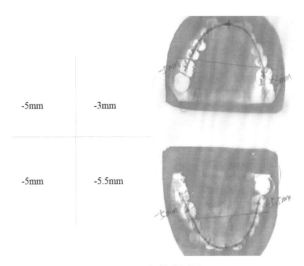

-5mm -3mm

-5mm -5.5mm

图2 拥挤度测量

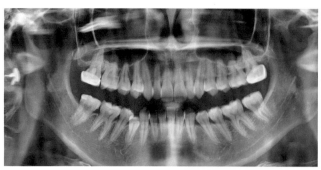
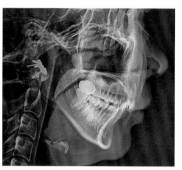

图3　矫治前曲面断层片　　　　　　　　图4　矫治前头颅侧位片

◆ 治疗目标

矫治方案：

非拔牙矫治；

全口矫治；

创造间隙用于解除拥挤，11和21控根

内收；

最终为中性关系；

保持；

矫治时间：两年半左右。

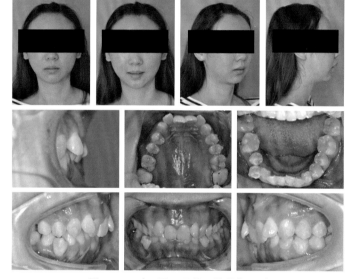

图5　2016年3月30日第一阶段第13副

最终方案：

非拔牙矫治；

上下颌通过磨牙远移+IPR+扩弓获得

间隙，上下颌中线维持，以21近

中切角唇倾1mm为矢状参考排齐牙

列，矫治中配合Ⅱ类牵引；

最终为中性关系；

保持；

矫治时间：两年半左右。

备注：

1. 矫治开始前需要口内修复医生进

　　行口腔全面检查；

2. 矫治前、中、后若出现关节症

　　状，则需要进行相关治疗，矫治疗程相对延长；

3. 矫治完成后不排除17、27需要重新修复的可能性。

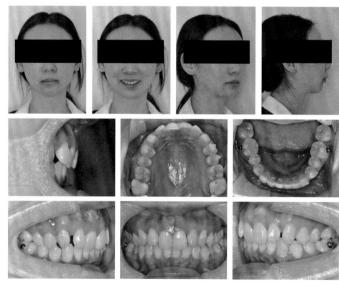

图6　2017年3月19日第一阶段第50副

◆ 治疗过程

方案目标位：尖牙、磨牙中性关系，前牙0mm覆𬌗，0mm覆盖（过矫治），维持上颌中线，将下颌中线与之对齐，以11近中切角为矢状关系排齐牙列。

第一阶段矫治器数目为66副，考虑到患者的体验，实体附件设计在第三步粘接。

第二阶段开始，调整后牙咬合紧密度以及邻接紧密度，总共22副矫治器。

第三阶段继续调整后牙咬合紧密度，总共13副矫治器。

◆ 矫治细节

在2015年10月9日为患者制订初诊方案，并且取硅橡胶模型，制订3D方案，最终于2015年11月11日确定最终3D方案。

第一阶段矫治器数目为66副，附件设计在第三步粘接，第41步增加Bite Ramps。

2015年12月11日：初戴隐适美矫治器。

2016年3月30日：戴用第13副矫治器。戴用至21副时增加1/4 6oz的Ⅱ类牵引。

2017年3月19日：戴用第50副矫治器。

2017年12月2日：戴完第一阶段矫治器，后牙咬合紧密度欠佳，继续微调，第二阶段总共22副矫治器，因患者工作原因，带走所有矫治器。

2019年2月16日：继续调整后牙咬合紧密度，总共13副矫治器，因患者工作原因，带走所有矫治器。

2019年8月6日：完成主动矫治，进入保持阶段。

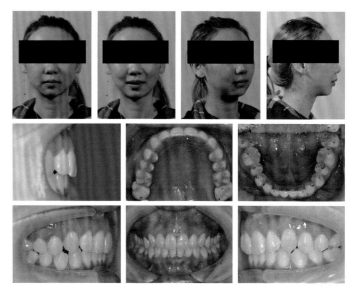

图7　2017年12月2日第一次微调

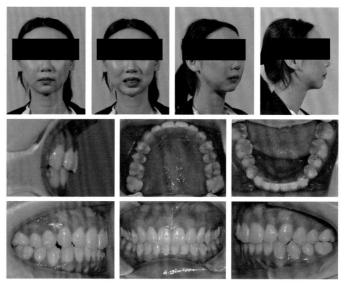

图8　2019年2月16日第二次微调

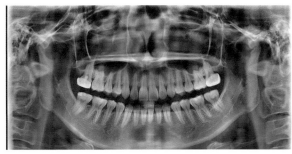

图9 矫治后曲面断层片

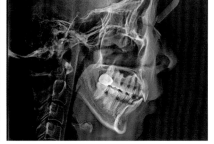

图10 矫治后头颅侧位片

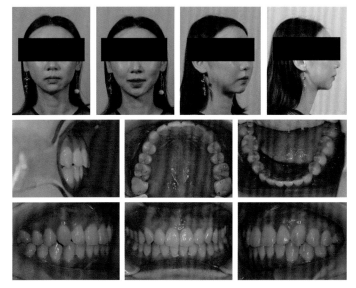

图11 2019年8月6日矫治后

表1 矫治后头颅侧位片测量项目值

Measurement	Final	Initial	Norm	Std Dev
SNA	82.6	84.9	81.77	5.98
SNB	72.9	74.9	80.22	5.31
ANB	9.7	10.0	1.78	2.02
U1-SN	89.2	72.5	103.31	6
L1-MP	96.1	89.3	90.2	5.37
U1-NA (mm)	1.8	6.0	5.0	2.0
U1-NA	6.7	12.3	25	5
L1-NB	35.4	27.5	27	5
U1-L1 (Interincisal Angle)	128.2	154.8	124.0	8.0
Y-Axis (SGn-FH)	66.3	67.3	61.72	3
FMA (FH-MP)	36.7	37.1	26.0	4.0
L1-NB (mm)	8.7	7.1	3	1
Po-NB (mm)	0.7	0.5	2	1
ODI	73.4	77.3	73.0	5.0

◆ 临床技巧分享

对于推磨牙远中移动的病例，需要特别注意支抗的控制，推磨牙移动的过程中，矫治器只是做了变长又收缩的动作，在磨牙移动完成，即将开始双尖牙移动的时候需要加上Ⅱ类牵引，必要时需要使用支抗钉。尽量避免磨牙移动的同时反作用力将前牙推向近中移动，导致面型变突，以及前牙牙根出现骨开窗等的情况。

◆ 治疗结果

矫治完成后：尖牙、磨牙中性关系，前牙正常覆𬌗，2mm覆盖，上下颌中线对齐，后牙紧密咬合。

◆ 临床指导意义

本病例可能为患者、牙医、牙科助理提供的临床指导意义：磨牙远中移动适应证的选择以及支抗的控制。

22.

轻中度骨性前突的非拔牙隐形矫治

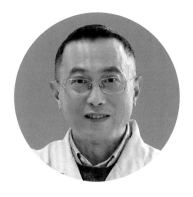

李小兵　教授

四川大学华西口腔医学院
儿童口腔及正畸学系儿童口腔科副主任

◆ 一般情况

- 患者女，11岁。
- 初诊时间：2017年3月17日。
- 主诉：前牙前突求治。
- 现病史、既往史、家族史：无特殊。

◆ 临床表现及诊断

临床表现：

- 凸面型，骨性 II 类，下颌后缩，平均生长型；
- 混合牙列晚期，55、65未替；
- 磨牙关系：安氏 I 类，下磨牙前移；
- 前牙重度深覆𬌗深覆盖：10mm；
- 下中线右偏2mm；
- 上牙列轻度拥挤，下牙列中度拥挤；
- 上前牙唇倾明显，下前牙唇倾正常；
- 上下牙弓形态不协调。

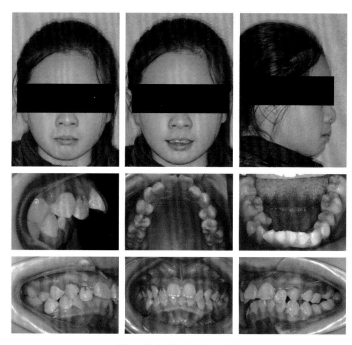

图1　治疗前面相及口内照

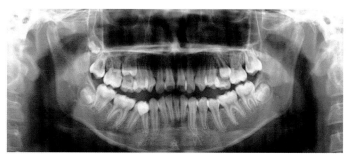

图2　治疗前曲面断层片

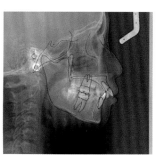

图3　治疗前头颅侧位片

诊断：

- 骨性Ⅱ类，安氏Ⅰ类；
- 重度深覆𫌀深覆盖；
- 牙列拥挤；
- 前牙前突。

◆ 治疗目标

- 本病例为双期矫治病例。
- 第一期推右下磨牙向后，排齐45牙；并进行适量上颌扩弓以排齐上牙列，内收上前牙；结合Ⅱ类牵引，前导下颌，减小深覆𫌀深覆盖；待55、65替换后行二期矫治。
- 第二期利用替牙间隙进一步排齐上下颌牙列，进一步调整上下颌弓形；结合Ⅱ类牵引，纠正磨牙关系、深覆𫌀深覆盖及下中线右偏。

◆ 治疗过程

- 本病例为双期矫治，第一阶段矫治器数量为47副，主动矫治器数量为44副；由于矫治过程中55、65替换，待15、25萌出后启动第二阶段矫治。第二阶段矫治器数量为28副，主动矫治器数量为25副。
- 第一阶段附件的使用：优化控根附件、优化旋转附件、优化深覆𫌀伸长附件、优化多平面控制附件、矩形附件。
- 第二阶段附件的使用：优化控根附件、优化深覆𫌀伸长附件、优化旋转附件、优化多平面控制附件、矩形附件、Power Ridge。
- 保持阶段全天戴用透明压膜保持器。

表1 治疗前头影测量数据

测量项目	测量值
SNA (°)	83.8
SNB (°)	78.5
ANB (°)	5.3
Go-Pog (mm)	59.9
SN-MP (°)	31.4
S-Go/N-Me (%)	67.8
U1-SN (°)	115.5
U1-NA (mm)	5.7
L1-NB (mm)	3.7
U6-PP (mm)	17.9
L6-MP (mm)	23.7
IMPA (°)	92.4
Upper Lip to E-plane (mm)	2.0
Lower Lip to E-plane (mm)	4.0

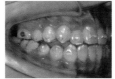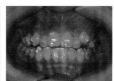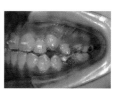

图4 2017年2月17日口内照

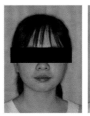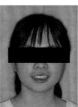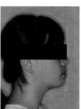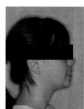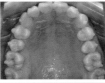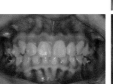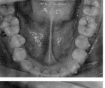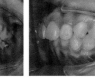

图5 治疗中面相及口内照

◆ 临床技巧分享

- 患者为青春发育高峰期患者，骨性Ⅱ类，上颌基本正常、下颌明显后缩；面型基本正常，但上唇部丰满，颏唇沟深。

- 虽然为前牙Ⅲ度深覆𬴂深覆盖患者（深覆盖10mm），但上前牙唇倾，下前牙直立，内收上前牙可以纠正部分前牙深覆𬴂深覆盖。

- 利用患者青春发育高峰期，弹性Ⅱ类颌间牵引，可以引导下颌前伸，促进下颌髁突生长，纠正前牙深覆𬴂深覆盖。

- 上牙弓尖，上牙列轻度拥挤，利用替牙间隙，改善牙弓形态，排齐上牙列。

- 下颌45舌侧倾斜，下牙列中度拥挤，下中线右偏2mm，利用隐形矫治推磨牙向后，扩展45间隙，排齐45，并初步纠正下牙列右偏，纠正上下中线不齐。

- 局部牙列IPR，结合扩弓、推磨牙向后，平整上下牙弓，去除下颌前导咬合障碍。

- 前牙重度深覆𬴂深覆盖的非拔牙矫治，必须选择合适的临床适应证。前牙深覆𬴂深覆盖非拔牙矫治的病例，面型前突不明显，而非拔牙选择保护了患者面型，同时利用牙弓协调、推磨牙向后、局部IPR，以及Ⅱ类颌间弹性牵引，可以解除前牙唇倾、下颌后缩造成的重度深覆𬴂深覆盖。

- 骨性上颌前突，严重前牙深覆𬴂深覆盖，则不能选择非拔牙治疗，而应利用拔牙间隙，最大量内收上前牙，代偿骨性上颌前突。

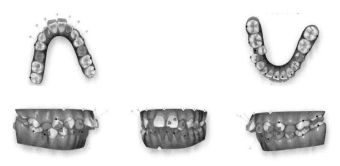

图6　ClinCheck重叠图1（第一期方案）

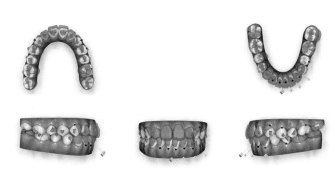

图7　ClinCheck重叠图2（第二期方案）

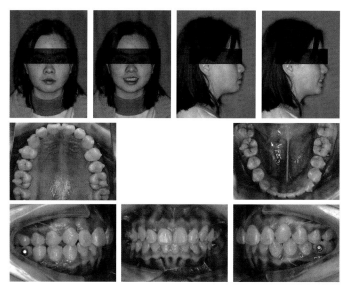

图8　治疗后面相及口内照

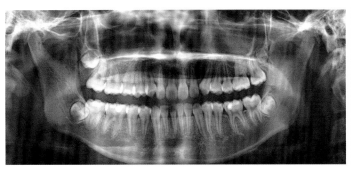

图9 治疗后曲面断层片

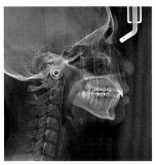

图10 治疗后头颅侧位片

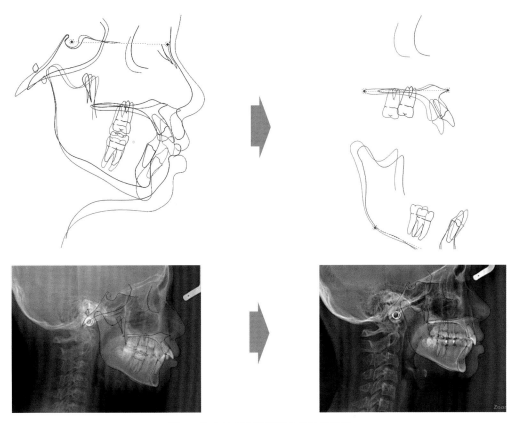

图11 治疗前后头影测量分析及重叠图

◆ 结论

- 第一期治疗的目的是协调上下牙弓，初步排齐整平第Ⅱ类恒牙列，利用替牙间隙继续排牙；

- 上下牙弓初步协调；

- 上下牙列初步排齐整平；

- 前牙覆殆覆盖解除，Ⅱ类弹性牵引，利用咬合跳跃；

- 右下磨牙远中移动，45竖直效果良好；

- 上下中线不齐改善，下中线右偏改善。

23.

前牙深覆𬌗深覆盖的拔牙隐形矫治

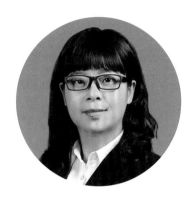

李煌　教授

南京大学医学院附属口腔医院正畸科主任

◆ 一般情况

- 基本资料：患者男，14岁。

- 主诉：牙齿前突求治。

- 现病史、既往史、家族史：否认系统病史，否认过敏史。

- 和患者及家长沟通，同意拔牙矫治方案；并愿意选择隐适美矫治。

◆ 临床表现及诊断

1. 检查。

   凸面型；恒牙列期；

   牙列式：$\dfrac{654321\,|\,123456}{7654321\,|\,1234567}$；

   磨牙关系：左侧 Ⅰ 类关系，右侧 Ⅰ 类关系；

   尖牙关系：左侧 Ⅰ 类关系，右侧 Ⅰ 类关系；

   中线：上下颌居中；

   深覆𬌗深覆盖。

2. 模型分析。

   拥挤度：上牙弓4mm，下牙弓6.5mm；

   Bolton比：前牙79.41，全牙比：91.03。

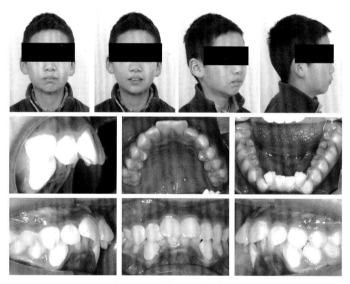

图1　治疗前面相及口内照

表1　治疗前头影测量数据

	测量项目	标准值	矫治前
骨组织	SNA（°）	83.77±2.85	78.60
	SNB（°）	79.98±2.98	72.30
	ANB（°）	2.79±1.88	6.30
	SN-MP（°）	34.85±4.09	32.80
	Y-axis（°）	65.03±3.89	72.80
	FH-MP（°）	31.10±5.60	28.90
面高	N-ANS（mm）	55.86±3.07	50.40
	ANS-Me（mm）	63.18±4.54	52.40
	S-Go（mm）	79.83±6.23	72.90
	S-Go/N-Me（%）	67.02±3.97	66.90
	ANS-Me/N-Me（%）	53.05±1.83	50.20
牙及牙槽	U1-L1（°）	120.62±9.12	111.40
	U1-SN（°）	72.54±5.89	116.90
	U1-NA（mm）	4.44±2.36	7.50
	U1-NA（°）	23.69±5.74	38.30
	L1-NB（mm）	6.84±2.65	5.90
	L1-NB（°）	31.09±6.09	24.00
	FMIA（°）	51.81±7.26	52.20
	IMPA（°）	93.90±6.20	98.80
	FMA（°）	31.30±5.00	28.90
软组织	UL-EP（mm）	2.16±2.01	3.40
	LL-EP（mm）	3.17±2.73	4.00
	Z-Angle	69.46±4.84	51.50
	N'-Pg'-FH（°）	89.79±3.09	79.80
	N'-Sn'-Pg'	164.81±3.98	161.20

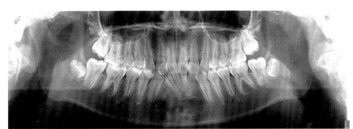

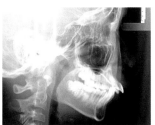

图2 治疗前曲面断层片　　图3 治疗前头颅侧位片

3. 曲面断层片。

曲面断层片示：上颌7和四个8牙胚存在。

4. 头颅侧位片。

头颅侧位片示：

(1) 颌骨：Ⅱ类骨面型；

(2) 牙及牙槽：上前牙唇倾，下前牙直立；

(3) 软组织：鼻唇角小，上颌前突，下颌后缩，颏部紧张；

(4) 均角。

5. 诊断。

安氏Ⅱ类1分类错殆；

骨性Ⅱ类错殆；

上下牙列中度拥挤；

前牙Ⅱ度深覆殆Ⅱ度深覆盖。

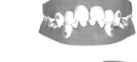

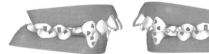

图4 治疗前ClinCheck设计图1

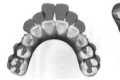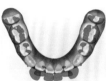

图5 治疗前ClinCheck设计图2

◆ 治疗目标

改善面型，内收上唇，促进下颌发育，解决深覆殆深覆盖。保持Ⅰ类磨牙关系，上下颌排齐整平，中线一致。

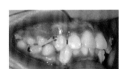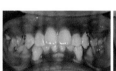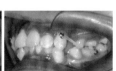

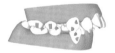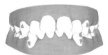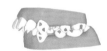

图6 第18副矫治器

◆ 治疗过程

1) 进行口腔卫生宣教；

2) 拔除14、24、34、44；

3) 利用拔牙间隙解除拥挤，内收上前牙，解决深覆盖；

4) 利用生长潜力诱导下颌向前，保持Ⅰ类磨牙咬合关系；

5) 保持。

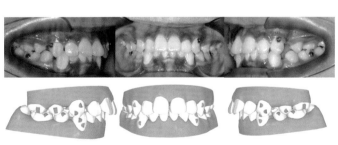

图7 第26副矫治器

◆ 治疗细节

矫治器的数量：56副+26副微调。

附件：下颌优化附件，上颌3优化附件，后牙传统矩形附件。

重启次数：1次。

保持阶段：保持18个月。

IPR：无。

◆ 临床技巧分享

该患者处于生长发育高峰期，生长潜力强，因此得到了较好的生长改良。患者对于隐形矫治器有很好的接受度，配合度良好，每天保证20~22小时戴用，且Ⅱ类牵引配合良好。

◆ 治疗结果

已实现的治疗目标：

解除了深覆𬌗深覆盖；

内收了上下前牙；

解除了上下颌拥挤；

磨牙关系达到Ⅰ类关系。

◆ 临床指导意义

目前，隐形矫治的适应证在逐步扩大，适用于拔除四个第一双尖牙的青少年病例。本病例为一常规的青少年拔牙矫治病例，患者正处于生长发育高峰期，生长改建能力旺盛，且配合度较高，最后取得了较为满意的治疗效果。在内收上下前牙的过程中，有文献指出容易造成磨牙前倾的问题。本例患者磨牙没有出现明显的前倾，这和患者本身年龄小，生长改建能力旺盛有关。本例青少年拔牙矫治，在开始戴矫治器时，上颌7未萌出，随着矫治时间的推移，上颌7开始萌出，上颌7的建𬌗对于咬合的打开也是有一定帮助的。

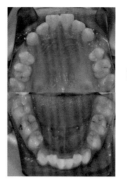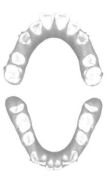

图8 第26副矫治器

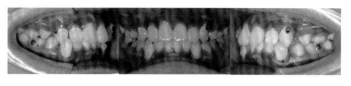
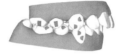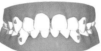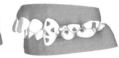

图9 第32副矫治器

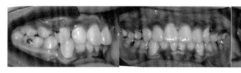
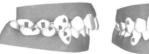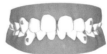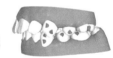

图10 第38副矫治器

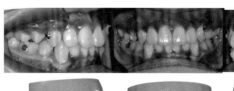
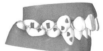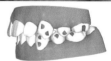

图11 第42副矫治器

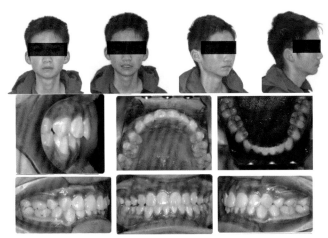

图12 治疗后面相及口内照

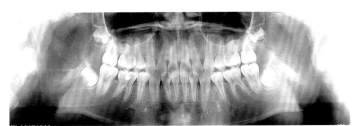

图13 治疗后曲面断层片

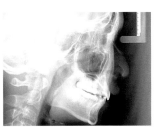

图14 治疗后头颅侧位片

表2 治疗前后头影测量数据

	测量项目	标准值	矫治前	矫治后
骨组织	SNA (°)	83.77±2.85	78.60	79.5
	SNB (°)	79.98±2.98	72.30	74.3
	ANB (°)	2.79±1.88	6.30	5.2
	SN-MP (°)	34.85±4.09	32.80	29.8
	Y-axis (°)	65.03±3.89	72.80	72.8
	FH-MP (°)	31.10±5.60	28.90	25.7
面高	N-ANS (mm)	55.86±3.07	50.40	55
	ANS-Me (mm)	63.18±4.54	52.40	56.1
	S-Go (mm)	79.83±6.23	72.90	81.9
	S-Go/N-Me (%)	67.02±3.97	66.90	70.2
	ANS-Me/N-Me (%)	53.05±1.83	50.20	49.8
牙及牙槽	U1-L1 (°)	120.62±9.12	111.40	130
	U1-SN (°)	107.54±5.89	116.90	102.3
	U1-NA (mm)	4.44±2.36	7.50	2.3
	U1-NA (°)	23.69±5.74	38.30	22.9
	L1-NB (mm)	6.84±2.65	5.90	4.2
	L1-NB (°)	31.09±6.09	24.00	20.9
	FMIA (°)	51.81±7.26	52.20	56.5
	IMPA (°)	93.90±6.20	98.80	97.8
	FMA (°)	31.30±5.00	28.90	25.7
软组织	UL-EP (mm)	2.16±2.01	3.40	1.4
	LL-EP (mm)	3.17±2.73	4.00	1.1
	Z-Angle (°)	69.46±4.84	51.50	60.8
	N'-Pg'-FH (°)	89.79±3.09	79.80	80.3
	N'-Sn'-Pg' (°)	164.81±3.98	161.20	162.9

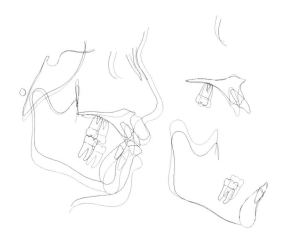

图15 治疗前后头影测量重叠图

◆ **结论**

本病例是临床最为常见的深覆𬌗深覆盖病例，患者处于青春生长发育高峰期，生长改建能力强，因此取得了良好的矫治效果。

24.

骨性前牙前突的拔牙隐形矫治

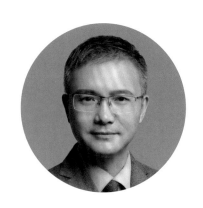

刘剑　主任医师

南昌大学附属口腔医院正畸二科

◆ 一般情况

- 基本资料：患者女，18岁，汉族。
- 职业：学生；婚姻：未婚；就诊时间：2017年1月10日。
- 主诉："前牙飘"要求矫治。
- 现病史、既往史、家族史：全身状况良好，否认全身重大疾病史及正畸治疗史，既往史无特殊。否认家族史和不良习惯。

◆ 临床表现及诊断

临床表现：恒牙列，18、28、38、48正位萌出。口腔卫生状况一般，未见牙髓及牙周疾病。双侧尖牙及磨牙远中尖对尖关系，前牙Ⅱ度深

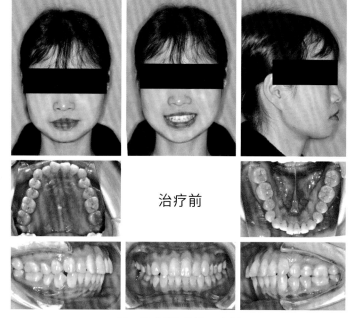

治疗前

图1　治疗前面相及口内照

覆𬌗Ⅱ度深覆盖。上牙列拥挤3mm，下牙列拥挤2mm，下颌Spee曲线深度左右侧均为3mm。上颌中线右偏2mm。双侧关节检查无异常。

诊断：安氏Ⅱ类；骨性Ⅱ类，均角；侧貌凸。

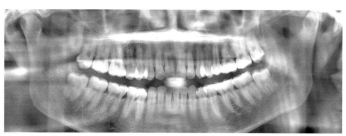

图2　治疗前曲面断层片

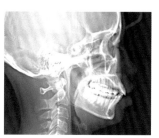

图3　治疗前头颅侧位片

◆ 治疗目标

利用拔牙间隙，内收上下前牙，后牙适当前移；排齐整平上下牙列，关闭拔牙间隙，改善侧貌。

矫治计划：拔牙矫治，拔除14、24、34、44；无托槽隐形矫治（隐适美）；排齐牙列，内收前牙，改善侧貌；计划配合Ⅱ类牵引增强支抗，通过下颌磨牙大量前移(4mm)调整磨牙关系；保持。

◆ 治疗过程

第一阶段排齐整平上下牙列，内收上下前牙，关闭拔牙间隙，通过Ⅱ类牵引增强支抗；第二阶段关闭散在间隙，配合Ⅱ类牵引改善磨牙关系；增加上前牙转矩，压低上下前牙，通过垂直向跳跃建殆，解决后牙开殆。

◆ 治疗细节

- 第一阶段上下颌41副矫治器，为防止下颌后牙近中倾斜，设计中大量使用了水平矩形附件。从第11步开始在36、46近中颊侧粘接舌侧扣与13、23牙套的牵引钩进行Ⅱ类牵引；第28步开始46、47的近中颊侧粘接舌侧扣与13、23牙套的牵引钩进行Ⅱ类牵引至第41步第一阶段结束。

- 第二阶段精调上下颌27副矫治器，增加上前牙转矩，压低上下前牙，垂直向跳跃建殆，解除后牙开殆，Ⅱ类牵引调整磨牙关系。

表1　治疗前、微调前及治疗后头影测量数据

测量项目	正常值	治疗前	微调前	结束
SNA (°)	82.8±4.0	78.6	79.3	78.2
SNB (°)	80.1±3.9	73.4	74.2	74.0
ANB (°)	2.7±2.0	5.2	5.1	4.2
Go-Gn to SN (°)	32.5±5.2	33.5	32.7	31.0
FMA (°)	31.3±5.0	23.1	24.2	22.9
IMPA (°)	93.9±6.2	108.8	96.7	94.9
FMPA (°)	54.9±6.1	48.1	59.2	62.2
U1 to SN angle (°)	105.7±6.3	101.9	81.9	90.4
overjet (mm)	2.0	4.4	1.9	3.3
z角 (°)	75.0±6.4	52.5	64.0	70.2

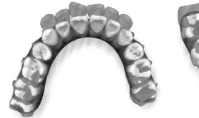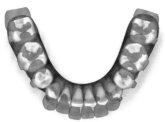

图4　隐形矫治ClinCheck设计

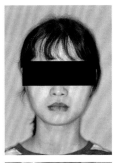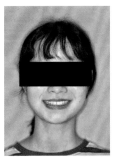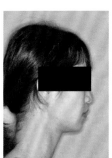
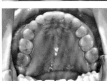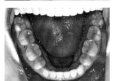
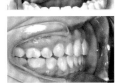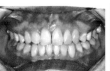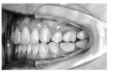

图5　第一阶段结束

◆ 临床技巧分享

隐形矫治中，对中度支抗的拔牙病例选用Ⅱ类牵引增强支抗时，可以在ClinCheck方案修改时设计上颌前牙牵引钩以避免后续对牙套的修剪；而下颌预先设计的牙套开窗往往面积较大，可能影响牙套的贴合性，建议自行修剪牙套。在下颌第一磨牙前移到位后将牵引牙位更换至下颌第二磨牙，即随着下颌磨牙的前移，牵引的牙位随之变化，使牙齿的移动更贴合牙套。

◆ 治疗结果

患者佩戴上下颌68副矫治器，26个月正畸治疗，侧貌明显改善，上下中线对齐面中线，双侧咬合关系稳定，前牙覆𬌗、覆盖均正常。术后全景片显示牙根平行度良好，未见明显牙根吸收，术前术后关节髁突骨质及间隙未见明显异常。

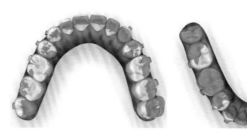

图6　隐形微调ClinCheck设计

◆ 临床指导意义

对于该病例在第一阶段设计时未对上前牙增加转矩的过矫治，结束时出现转矩丢失过多的问题，提示我们在拔牙病例方案设计中应该注意前牙转矩的过矫治；另外本病例中设计了大量的下颌磨牙前移，同时下颌磨牙设计了水平矩形附件，辅以Ⅱ类前移，最终实现了较好的磨牙前移。

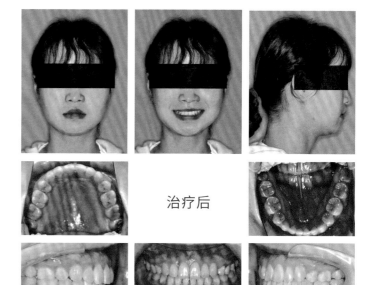

治疗后

图7　治疗后面相及口内照

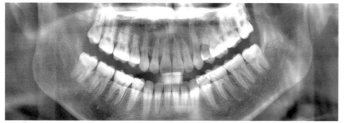

图8　治疗后曲面断层片

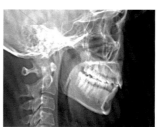

图9　治疗后头颅侧位片

◆ 结论

前牙大量内收应该注意前牙转矩的过矫治设计，长水平矩形附件有利于磨牙大量前移。

25.

青少年临界病例的拔牙隐形矫治

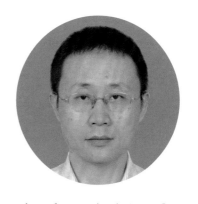

舒广　主任医师

北京大学口腔医院第二门诊部正畸科

◆ 一般情况

患者女，2003年5月出生。主诉牙突，牙不齐。体健，既往无特殊。

临床检查：上下牙列轻度拥挤，切牙唇倾明显，磨牙关系中性偏远中，深覆盖。开闭口及侧方运动无异常，双侧颞下颌关节区无压痛或弹响。

◆ 诊断与问题列表

诊断：

- 安氏Ⅰ类；
- 毛氏Ⅱ^5；
- 高角类骨型。

问题列表：

- 轻度拥挤；
- 切牙唇倾；
- 深覆盖；
- 凸面型。

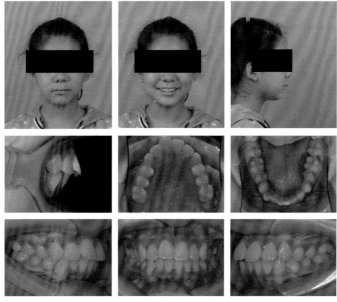

图1　2015年7月28日治疗前面相及口内照

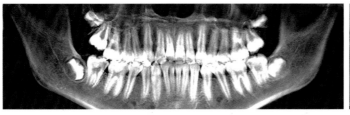
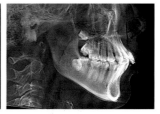

图2　治疗前X线检查

◆ 治疗目标

- 先用ClinCheck模拟了不拔牙矫治的效果，患者及家长不接受，故设计拔牙矫治：

  (1) 拔除14、24、34、44，利用间隙解除拥挤，适当内收前牙改善面型，临床目标为中等支抗控制效果。

  (2) 隐形矫治。考虑青少年的生理特点，上下颌均采用Invisalign G6强支抗设计系统，以期获得临床中支抗效果。

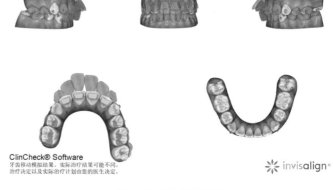

图3　治疗的假设目标

◆ 治疗细节

精调15副主动矫治器，后牙调整为水平矩形附件加强垂直向控制，尖牙仍使用优化附件调整牙轴。

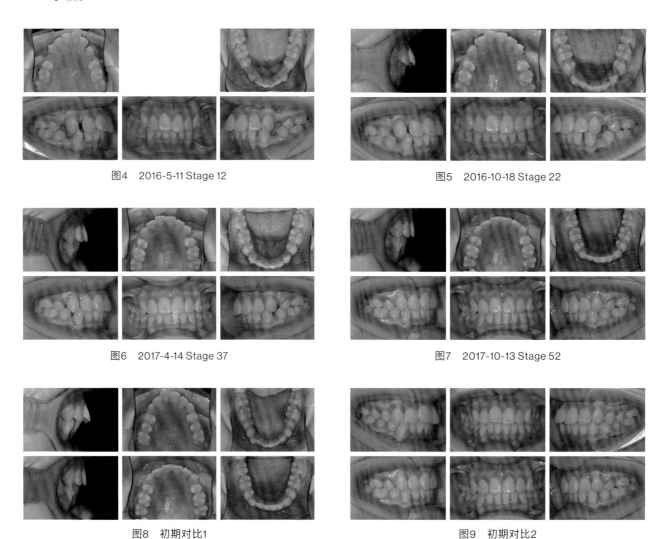

图4　2016-5-11 Stage 12　　　　　　　　图5　2016-10-18 Stage 22

图6　2017-4-14 Stage 37　　　　　　　　图7　2017-10-13 Stage 52

图8　初期对比1　　　　　　　　　　　　图9　初期对比2

表1　治疗后实际牙移动数据与设计牙移动数据对比

| | 16轴倾 | 26轴倾 | 11 torque | 21 torque | 前后向 | | | | 垂直向 | | | |
					16 movement	26 movement	11 movement	21 movement	16 movement	26 movement	11 movement	21 movement
T1/ T2-actual	8.10	8.58	-17.80	-12.38	4.75	5.11	-5.86	-4.97	-0.44	-0.95	-3.54	-2.29
T1/ T2-virtual	-2.57	-2.18	-21.96	-16.02	-0.04	-0.41	-11.78	-10.54	-0.44	-0.94	-4.28	-3.09

图10　模型
（蓝色为初始模型，黄色为设计的状态，
红色为临床治疗后实际模型）

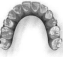

图11　ClinCheck重叠图

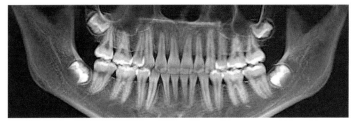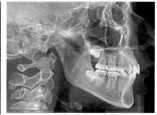

图12　治疗后X线检查

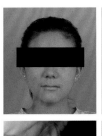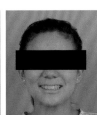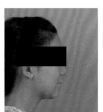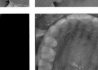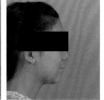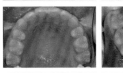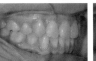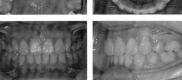

图13　精调Stage 15

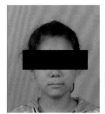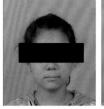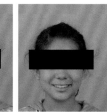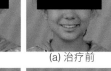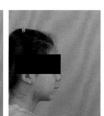

(a) 治疗前

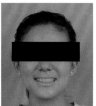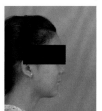

(b) 治疗后

图14　治疗前后对比

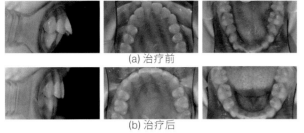

(a) 治疗前

(b) 治疗后

图15　治疗前后对比2

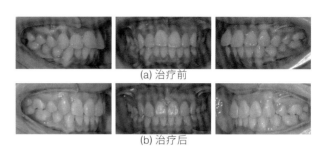

(a) 治疗前

(b) 治疗后

图16　治疗前后对比3

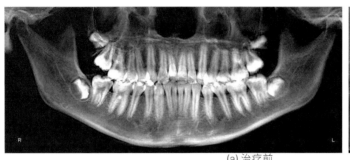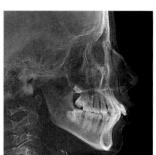

(a) 治疗前

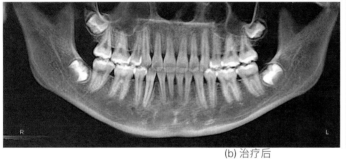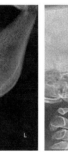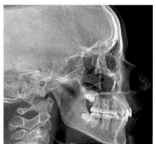

(b) 治疗后

图17　治疗前后对比4

表2　治疗前后头影测量

	Measurement	Norm	Pre	Post
Sagittal	SNA (°)	82.80±4.00	81.8	80.6
	SNB (°)	80.10±3.90	77.9	79.0
	ANB (°)	2.70±2.00	3.9	1.6
	FH-NP(°)	85.40±3.70	84.4	86.1
	NA/PA(°)	6.00±4.40	8.1	2.1
	Pg-NB(mm)	1.00±1.50	0.1	1.0
Vertical	MP/SN (°)	32.50±5.20	39.8	38.1
	MP/FH (°)	31.10±5.60	33.4	31.5
Dental	U1/SN (°)	105.70±6.30	118.0	97.6
	U1-NA(mm)	3.50±6.50	9.9	4.6
	U1/NA(°)	22.80±5.70	36.2	17.1
	L1/MP (°)	93.90±6.20	101.4	84.1
	L1-NB(mm)	6.70±2.10	9.5	3.2
	L1/NB(°)	30.50±5.80	39.1	21.2
	U1/L1 (°)	124.20±8.20	100.8	140.1

◆ **总结体会**

- 这是一个临界病例，患者主诉为改善前牙突。对于临界病例通过ClinCheck模拟不同方案的效果，可以更直观高效地和患者讨论并确定方案。该例综合考虑患者的年龄、骨型、切牙的唇倾度，结合其治疗意愿并比较不拔牙方案的效果，最终选择了拔牙矫治。对于该拔牙矫治，为了避免前牙过度内收造成不利的影响，需要磨牙近中移动4mm左右。拔牙矫治的支抗效果取决于内收前牙的支抗要求、后牙的支抗潜力以及医生和患者共同构成的支抗管理三者之间的综合作用。青少年患者后牙具有近中倾斜、近中生长的趋势，其近中移动的支抗要求低、作为内收前牙的支抗潜力弱。因此，为了避免拔牙矫治出现后牙支抗大量丢失的不利后果，我们在ClinCheck设计上采用了G6方案以获得磨牙中度支抗的临床效果，并且G6系统有利于维持磨牙角度和前牙转矩、控制好覆殆。

- 矫治过程顺利，第一阶段虽然设计了颌间牵引但临床并没有使用。在关闭拔牙间隙过程中，磨牙直立控制好，一直维持中性关系，前牙的转矩和覆殆较为理想。通过15副附加矫治器对尖窝关系和拔牙间隙进行精细调整，最终完成治疗，实现了中度支抗表现的矫治效果，咬合、面型理想。

- 对于隐形矫治中各种设计方案要避免教条化，我们应该把方案设计、患者的生理及错殆特点以及临床的具体执行结合起来考虑，并始终将患者的个体特点视为临床最重要的因素，灵活地制订个性化的矫治方案以获得满意的临床效果。

26.

下颌后缩高角拔牙矫治

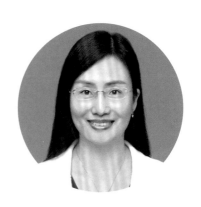

骆英 教授

杭州众意口腔门诊部

◆ 一般情况

患者男，13岁。主诉：牙突不齐，小下巴，拒绝手术，希望行隐适美无托槽隐形矫治。偶有打鼾，既往史无特殊。

◆ 问题列表

- 骨性Ⅱ类，下颌后缩，颏部后缩；
- 突面型；
- 短头型；
- 高角型；
- 安氏Ⅱ类，Ⅰ度深覆盖，Ⅰ度深覆𬌗；
- 上牙弓前段狭窄；
- 上牙弓中度拥挤，下牙弓轻度拥挤；
- 左侧5反𬌗；
- 上前牙唇倾；
- 上气道狭窄。

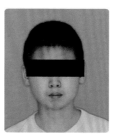
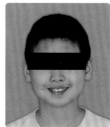
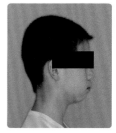

矫治前

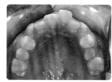
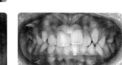
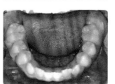
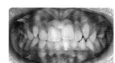
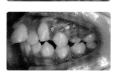

图1 治疗前面相及口内照

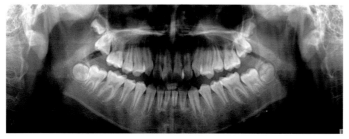

图2 治疗前曲面断层片

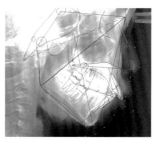

图3 治疗前头颅侧位片

◆ 治疗目标

控制后牙高度，逆旋下颌平面和𬌗平面。通过减数14、24、34、44，上颌扩弓，强支抗不设计磨牙前移，充分利用拔牙间隙排齐牙列，整体内收上前牙；下颌强支抗同样不设计磨牙前移，充分利用拔牙间隙排齐牙列，直立下前牙、内收下前牙。不对称Ⅱ类牵引激发下颌生长潜能，方案中设计跳跃，最终建立Ⅰ类磨牙、尖牙关系。

◆ 治疗过程

- 本病例总体治疗时间为30个月，不对称Ⅱ类牵引10个月。
- 第一阶段矫治器数量：56U/L。
- 第一阶段附件的使用：优化控根附件和传统矩形附件。
- 第二阶段矫治器数量：41U/L。
- 第二阶段附件的使用：优化控根附件和G6及传统矩形附件。
- 第三阶段矫治器数量：39U/L。
- 第三阶段附件的使用：优化控根附件、优化多平面控制附件、优化伸长附件及传统矩形附件。

◆ 总结体会

这是一例骨性Ⅱ类下颌后缩高角，上气道狭窄高OSAS风险的患者，总疗程为30个月。关于本病例的矫治体会：

- 牙弓形态：上牙弓尖圆形，尤其尖牙段狭窄，侧切牙舌向错位，导致

下颌被动后退，通过拔牙开拓间隙排齐扩展前牙，使上牙弓形态形成完整的弧线，为下颌向前跳跃创造了条件。

表1 治疗前头影测量数据

Group/Measurement	Value	Norm	Std Dev	Dev Norm
Upper lip anterior (ULA - Sn Vertical) (mm)	3.1	3.0	1.0	
Lower lip anterior (LLA - Sn Vertical) (mm)	-3.3	1.0	1.0	
Soft tissue pogonion (Pog' - Sn Vertical) (mm)	-23.1	-3.0	1.0	
Lower Vertical Height-Depth Ratio (Sn-Gn' / C-Gn') (%)	2.2	N/A	N/A	
Nose projection (Nose tip - SN Vertical) (mm)	11.4	16.0	3.2	
Upper Facial Height (G - SN) (mm)	73.8	62.5	2.5	
Lower Facial Height (SN - Me) (mm)	56.0	62.5	2.5	
Upper 1 Expos (mm)	3.1	2.0	2.0	
Sn - Stms || H (mm)	17.9	24.4	2.5	
Stmi - Me' || H (mm)	30.6	24.4	2.5	
InterLabial Gap (StSup-StInf) (mm)	3.3	N/A	N/A	
G-SN:SN-Me (%)	131.8	N/A	N/A	
Na'-Sn:Sn-Me' (%)	103.6	90.0	10.0	
Sn-Stomion / Stomion-Me (%)	44.5	50.0	5.0	
U1 - Occ Plane (°)	127.6	125.9	7.0	
U1 - Palatal Plane (°)	116.9	110.0	5.0	
N-Sn (mm)	56.1	80.0	5.0	
L1 - Occ Plane (°)	55.1	61.8	3.5	
IMPA (L1-MP) (°)	98.9	96.8	6.4	
Interincisal Angle (U1-L1) (°)	107.5	124.0	6.0	
SNA (°)	86.5	82.0	3.5	
SNB (°)	80.7	77.7	3.2	
ANB (°)	5.7	4.0	1.8	
Anterior Cranial Base (SN) (mm)	67.8	79.9	3.3	
Go-Me	54.3	54.3	N/A	
Posterior Cranial Base (S-Ar) (mm)	40.7	32.3	4.0	
Ar-Go	38.8	N/A	N/A	
Saddle/Sella Angle (SN-Ar) (°)	119.7	124.0	5.0	
N-Ar || HP (mm)	76.9	78.9	3.5	
Corpus Length (Go-Me) (mm)	62.5	78.1	5.5	
Gonial/Jaw Angle (Ar-Go-Me) (°)	136.7	124.7	6.7	
Upper Gonial Angle (Ar-Go-Na) (°)	57.0	51.0	7.0	
Lower Gonial Angle (Na-Go-Me) (°)	79.6	78.0	6.0	
Posterior Face Height (SGo) (mm)	72.7	69.8	5.0	
P-A Face Height (S-Go/N-Me) (%)	66.8	65.0	4.0	
Anterior Face Height (NaMe) (mm)	108.8	112.2	5.0	
FMA (MP-FH) (°)	39.1	29.2	4.5	
Occ Plane to FH (°)	13.6	10.2	5.0	
Facial Axis-Ricketts (NaBa-PtGn) (°)	79.8	86.0	3.5	
Sum of Angles (Jarabak) (°)	396.0	391.7	6.0	
Articular Angle (°)	139.7	138.0	6.0	

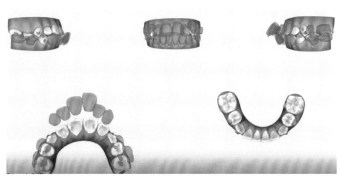

图4 ClinCheck重叠图

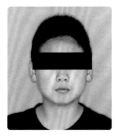
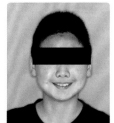
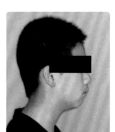
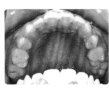
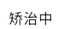
矫治中
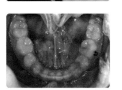
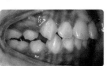
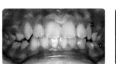
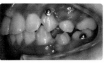

图5 治疗中面相及口内照

- 垂直向控制：矫治前下颌下角偏大，后前面高比偏小，下颌升支短，显示垂直生长型，下颌体本身长度与前颅底长度一致，并不小，提示患者下颌后缩的主要原因是下颌后荡。控制下颌的垂直向生长可以达到改善颏部形态和位置的目的。本病例通过隐形牙套后牙的𬌗垫压低效应，防止了后牙的伸长。借助下颌升支的生长、上前牙的压低、下前牙的直立，𬌗平面逆旋，下颌下角减小，从而实现下颌平面逆旋，颏部向前定位。

- 上下前牙转矩角度的设置：上下前牙均唇倾，拔牙内收过程中要注意整体内收，同时正转矩需要过矫治4°~8°。为保证上下切牙内收和直立充分，后牙设计强支抗。

- 气道改善：随着下颌逆旋，颏部向前重新定位，上气道最小横截面积由原先高OSAS风险的55mm²，通过气道打开，改善至139mm²，大大降低了OSAS风险，创造了健康的口颌系统，为全身健康打下基础。

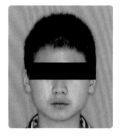
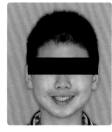
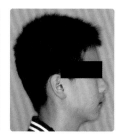
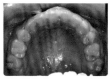

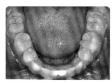
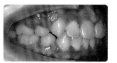
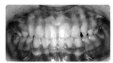
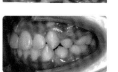

矫治后

图6　治疗后面相及口内照

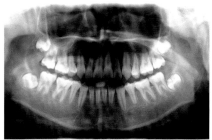
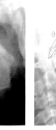

图7　治疗后曲面断层片　　图8　治疗后头颅侧位片

表2　治疗后头影测量数据

Group/Measurement	Value	Norm	Std Dev	Dev Norm
Upper lip anterior (ULA - Sn Vertical) (mm)	4.1	3.0	1.0	
Lower lip anterior (LLA - Sn Vertical) (mm)	-3.5	1.0	1.0	
Soft tissue pogonion (Pog' - Sn Vertical) (mm)	-16.3	-3.0	1.0	
Lower Vertical Height-Depth Ratio (Sn-Gn' / C-Gn') (%)	2.0	N/A	N/A	
Nose projection (Nose tip - SN Vertical) (mm)	11.7	16.0	3.2	
Upper Facial Height (G - SN) (mm)	65.9	62.5	2.5	
Lower Facial Height (SN - Me) (mm)	64.0	62.5	2.5	
Upper 1 Expos (mm)	4.8	2.0	N/A	
Sn - Stms || H (mm)	20.2	24.4	2.0	
Stmi - Me' || H (mm)	41.1	24.4	2.0	
InterLabial Gap (StSup-StInf) (mm)	6.5	N/A	N/A	
G-SN:SN-Me (%)	102.9	N/A	N/A	
Na'-Sn:Sn-Me' (%)	87.0	90.0	10.0	
Sn-Stomion / Stomion-Me (%)	51.5	50.0	N/A	
U1 - Occ Plane (?)	119.7	128.8	7.0	
U1 - Palatal Plane (?)	108.9	110.0	5.0	
N-Sn (mm)	58.5	80.0	5.0	
L1 - Occ Plane (?)	66.6	61.8	5.4	
IMPA (L1-MP) (?)	93.5	96.8	6.4	
Interincisal Angle (U1-L1) (?)	126.9	124.0	6.0	
SNA (?)	84.0	82.0	3.5	
SNB (?)	81.2	77.7	3.2	
ANB (?)	2.8	4.0	1.8	
Anterior Cranial Base (SN) (mm)	67.3	82.0	3.3	
Go-Me	64.7	N/A	N/A	
Posterior Cranial Base (S-Ar) (mm)	42.3	34.2	4.0	
Ar-Go	40.0	N/A	N/A	
Saddle/Sella Angle (SN-Ar) (?)	118.0	124.0	5.0	
N-Ar || HP (mm)	75.9	81.8	3.5	
Corpus Length (Go-Me) (mm)	72.5	78.1	5.5	
Gonial/Jaw Angle (Ar-Go-Me) (?)	126.7	125.6	6.7	
Upper Gonial Angle (Ar-Go-Na) (?)	49.1	51.0	7.0	
Lower Gonial Angle (Na-Go-Me) (?)	77.6	78.0	6.0	
Posterior Face Height (SGo) (mm)	76.2	75.7	5.0	
P-A Face Height (S-Go/N-Me) (%)	66.5	65.0	4.0	
Anterior Face Height (NaMe) (mm)	114.5	120.3	5.0	
FMA (MP-FH) (?)	29.6	28.3	4.5	
Occ Plane to FH (?)	12.7	9.6	5.0	
Facial Axis-Ricketts (NaBa-PtGn) (?)	79.8	86.0	3.5	
Sum of Angles (Jarabak) (?)	394.9	392.5	6.0	
Articular Angle (?)	150.1	138.0	6.0	

◆ 结论

本病例为骨性 II 类高角短头型青少年患者，头影测量显示下颌下角偏大，后前面高比偏小，提示下颌后荡。通过维持后牙高度，上前牙压低，下颌Spee曲线整平，逆旋𬌗平面和下颌平面，拔牙内收直立上下切牙，上下牙弓匹配，持续 II 类牵引激发下颌生长潜力。提示隐适美可以有效治疗骨性 II 类高角下颌后缩青少年病例。

27.

青少年骨性 II 类高角下颌后缩的拔牙隐形矫治

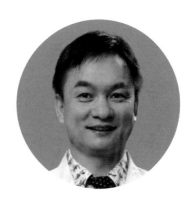

麦理想　副教授

中山大学光华口腔医学院附属口腔医院正畸科

◆ 一般情况

患者女，12岁，主诉为"牙齿不齐，嘴突，要求矫治"。既往史无特殊。

◆ 临床表现及诊断

- 临床表现：凸面型，高角型；恒牙列；左右侧磨牙完全远中关系，前牙深覆骀覆盖，下颌Spee曲线陡，上牙弓中段狭窄，上下中线稍不齐；上下牙列重度拥挤。
- 头影测量结果：骨性 II 类；高角型；下颌后缩。
- 诊断：安氏 II 类1分类错骀；骨性 II 类；高角型；牙列拥挤。

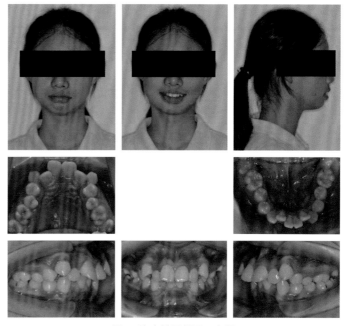

图1　治疗前面相及口内照

◆ 治疗目标

改善侧貌；解除拥挤，排齐上下牙列；调整磨牙、尖牙关系至 I 类关系，建立正常的前牙覆骀覆盖。

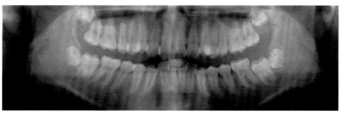

图2　治疗前曲面断层片

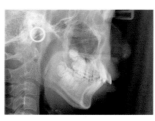

图3　治疗前头颅侧位片

◆ 治疗过程

- 拔除14，24，34，44；
- 强支抗整体内收上下前牙；
- 整平Spee曲线；
- 后牙区垂直向控制；
- 36，46，Ⅱ类牵引；
- Jump颌位调整磨牙关系。

◆ 治疗细节

- 主动矫治时间：34个月。一次矫治（44步）和一次微调（38步）。
- 上牙列应用G6优化附件，下牙列用垂直矩形附件，其中43用优化控根附件。
- 上尖牙至下颌第一磨牙间Ⅱ类牵引，通过下颌咬合跳跃调整磨牙关系。

◆ 临床技巧分享

- 三维向控制的宽度向控制：匹配上下牙弓的宽度。
- 垂直向的控制：隐适美为包绕式矫治器，利于后牙区垂直向控制，对于高角型患者有很好的效果；下颌Spee曲线的整平要过矫治，下前牙边压低边内收。
- 前牙转矩的控制：上颌应用G6强支抗拔牙矫治设计，上前牙预设转矩。

◆ 治疗结果

上下牙列整齐，尖窝咬合情况良好。矢状向关系：磨牙中性关系，尖牙中性关系，前牙覆盖2mm；垂直向关系：前牙覆𬌗2mm，下颌Spee曲线平坦；横向关系：上下牙弓卵圆形，上下牙弓中线齐、宽度匹配。

◆ 临床指导意义

对于青少年骨性Ⅱ类高角病例，隐形矫治器利于宽度匹配和垂直向控制，三维向匹配后配合Ⅱ类牵引有利于下颌咬合跳跃，可将功能矫治器和固定矫治双期矫治合为一期。

◆ 结论

对于青少年骨性Ⅱ类高角病例，隐形矫治在宽度匹配和垂直向控制上有其独特优势。

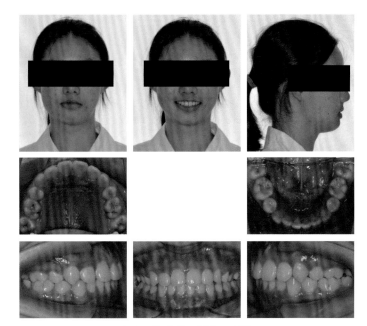

图4　治疗后面相及口内照

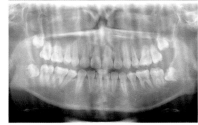 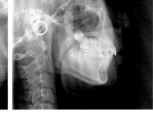

图5　矫治后曲面断层片　　　　图6　矫治后头颅侧位片

28.

青少年骨性 II 类高角病例的拔牙隐形矫治

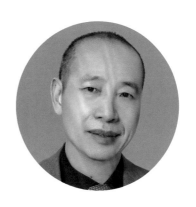

熊国平　教授

暨南大学第二临床医学院口腔医学中心正畸科主任

◆ 一般情况

患者女，15岁，要求矫治上牙前突。4±年前乳恒牙替换后，即出现上述症状。体健，无正畸治疗史。父母无类似错殆情况。

◆ 临床表现及诊断

临床表现：

正面观面部左右基本对称，凸面型。颞下颌关节无弹响、压痛，无张口受限。下颌骨运动正常。恒牙列早期，17、27远中龈瓣覆盖，磨

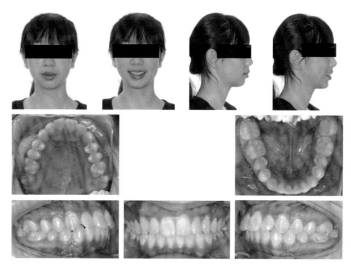

图1　矫治前面相及口内照

牙关系为左侧近中关系，右侧轻近中关系，尖牙基本中性关系。上下牙弓形态基本对称。上下切牙唇倾，前牙 II 度深覆殆，覆盖约3.5mm，上中线左偏1mm。曲面断层片未见明显的牙槽骨吸收，见18、28、38、48牙胚。

诊断：

安氏 III 类错殆；

骨性 II 类，下颌后缩，高角；

双牙弓前突；

前牙 II 度深覆殆深覆盖。

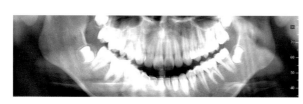

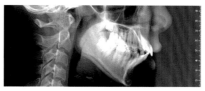

图2　矫治前曲面断层片与头颅侧位片

◆ 治疗目标

最大限度内收上下前牙，拔牙余留间隙通过后牙前移关闭，以期产生铰链效应，使下颌骨发生前、上旋转，改善患者凸面型，建立前牙正常的覆𬌗、覆盖，建立尖牙磨牙中性关系，上下中线与面中线一致。

◆ 治疗过程

患者为骨性Ⅱ类、高角病例，采用拔除14、24、35、45方案，最大限度内收上前牙，以内收到位的上前牙为基准，内收、竖直下前牙，余留间隙通过下磨牙前移关闭。建立正常的前牙覆𬌗覆盖，调整尖牙、磨牙关系，协调上下牙弓形态，精细调整咬合。保持。

◆ 治疗细节

- 患者第一阶段隐形矫治器附件粘接时间为2016年2月，上下颌牙套数均为42副。

- 42副牙套戴完后，进入第一次微调。

- 第一次微调附加矫治器附件粘接时间为2017年5月，牙套数为上颌23副，下颌40副。

- 下颌戴至26副牙套时，因患者学习紧张没有按医嘱佩戴牙套，导致数颗牙出现脱轨，不得不申请第二次微调附加矫治器，矫治时间也因此延长不少。

- 第二次微调附加矫治器附件粘接时间为2018年6月，牙套数为上颌25副、下颌34副。

- 主动矫治结束时间为2019年7月。

- 第二次微调开始不久，患者即赴澳大利亚留学，复诊间隔为3~4个月一次。

- 整个主动矫治期间共复诊21次。

- 矫治结束后采用压膜保持器保持。

表1 头影测量项目值

标题	Mean	SD	Case
<SNA	82.8	4.0	80.3
<SNB	80.1	3.9	74.5
<ANB	2.7	2.0	5.8
A'-Ptm'			46.3
S'-Ptm'			18.2
Go-Gn to SN	32.5	5.2	39.2
Mp-FH	27.3	6.1	36.2
N-ANS			57.1
ANS-Me			63.3
Y-axis	65.8	4.2	70.7
PP to SN			13.1
PP to FH	12.4	4.4	8.5
MP to SN	32.5	5.2	40.8
U1 to NA length	5.1	2.4	9.6
U1 to NA angle	22.8	5.7	32.4
L1 to NB length	6.7	2.1	12.4
L1 to NB angle	30.3	5.8	44.7
U1 to SN	105.7	6.3	112.7
L1 to Go-Gn			111.0
IMPA	92.6	7.0	109.4
U1 to L1	125	7.9	97.1

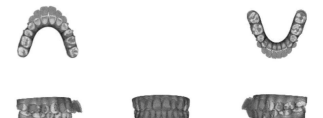

图3 第一阶段初始状态与终末状态ClinCheck重叠图

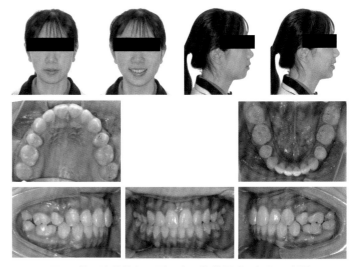

图4 第一阶段戴完42副牙套开始微调时面相及口内照

◆ 临床技巧分享

- 骨性 Ⅱ 类高角病例，采用拔除上4下5的拔牙模式，可以有效控制（减小）下颌平面角，有助于获得更佳侧貌。

- 本例中因患者存在牙齿形态问题，无法满足G6设计要求，为达到最强支抗效果，采用了上下前牙均分步内收的方法，很好地节省了支抗。

- 矫治中虽然未使用支抗钉，也无支抗丢失现象出现。

- 当上下前牙的内收量在3mm以上时，附加合适的前牙过矫正转矩，有利于前牙转矩的完美控制。

- 内收量越大，附加转矩也应越大。

- 该病例正在生长发育萌出的第三磨牙，有助于其前的后牙前移，尤其是当磨牙前移量大于3mm时。

- 该病例矫治中曾出现上下对颌牙咬合欠佳的"脱轨"，通过设计合理的"三角形""四边形"颌间牵引，达到了不错的"纠错"效果。

- 附件设计上，该病例拔牙间隙邻牙均设置了Power Arm，希望借此达到良好的控根移动。微调前的口内照片与曲面断层片显示效果不错。

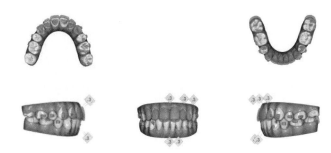

图5　第一次微调初始状态与终末状态ClinCheck重叠图

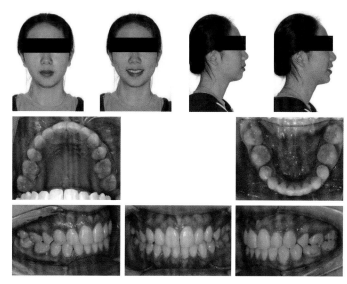

图6　第一次微调戴至第26副牙套开始第二次微调时面相及口内照

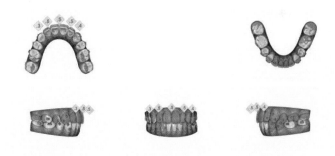

图7　第二次微调初始状态与终末状态ClinCheck重叠图

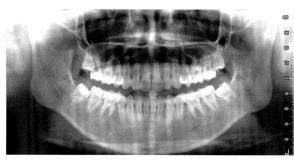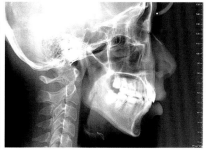

图8　矫治结束后曲面断层片与头颅侧位片

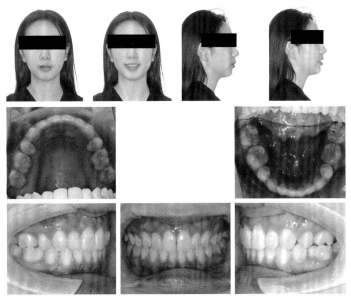

图9 矫治结束后面相及口内照

表2 矫治后头影测量项目值

标题	Mean	SD	Case
<SNA	82.8	4.0	81.3
<SNB	80.1	3.9	75.7
<ANB	2.7	2.0	5.5
A'-Ptm'			46.0
S'-Ptm'			17.8
Go-Gn to SN	32.5	5.2	39.8
Mp-FH	27.3	6.1	35.1
N-ANS			57.1
ANS-Me			66.9
Y-axis	65.8	4.2	69.1
PP to SN			10.8
PP to FH	12.4	4.4	5.0
MP to SN	32.5	5.2	40.9
U1 to NA length	5.1	2.4	4.9
U1 to NA angle	22.8	5.7	14.4
L1 to NB length	6.7	2.1	9.0
L1 to NB angle	30.3	5.8	27.1
U1 to SN	105.7	6.3	95.7
L1 to Go-Gn			91.5
IMPA	92.6	7.0	90.5
U1 to L1	125	7.9	133.0

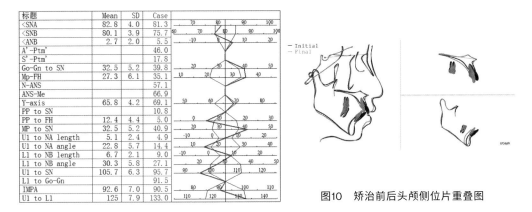

图10 矫治前后头颅侧位片重叠图

◆ 治疗结果

正畸治疗后，上下前牙得到最大限度内收，下颌平面角略有减小，患者凸面型侧貌改善明显。前牙覆𬌗、覆盖正常，双侧尖牙、磨牙中性关系，上下中线与面中线基本一致。

◆ 临床指导意义

本病例为骨性Ⅱ类、下颌后缩、高角病例，通过拔除14、24、35、45获得足够空间，最大限度内收上下前牙，同时下磨牙的部分前移，也使下颌平面角在矫治过程中得到很好的控制，矫治结果显示达到了预设的矫治目标。本病例采用拔牙间隙邻牙Power Arm附件的设计，很好地防止了磨牙牙冠近中倾斜。通过合适的上下前牙过矫正转矩的预设，使上下前牙在大量内收的过程中没有出现转矩丢失、前牙舌倾的现象。青少年期第三磨牙正处于生长萌出时期，这一点也非常有助于第一磨牙实现较大量的前移。

四、前牙反𬌗
的隐形矫治

29.

骨性III类功能矫形及隐形双期矫治

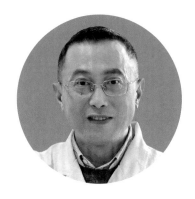

李小兵　教授

四川大学华西口腔医学院
儿童口腔及正畸学系儿童口腔科副主任

◆ 一般情况

- 患者女，9岁。
- 初诊时间：2016年12月2日。
- 主诉：牙列不齐，面中分发育不足。
- 现病史、既往史、家族史：无特殊。

◆ 临床表现及诊断

临床表现：

- 混合牙列晚期；
- 磨牙关系：III类；
- 前牙浅覆𬌗浅覆盖；
- 下中线正常；
- 双侧后牙轻度反𬌗，12、22反𬌗；
- 上下牙弓形态：卵圆形；
- 上牙列拥挤2mm，下牙列拥挤1mm；
- Bolton比：下颌多于3-3 2.32mm。

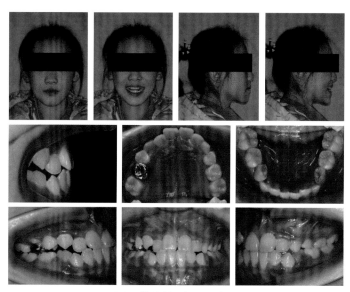

图1　治疗前面相及口内照

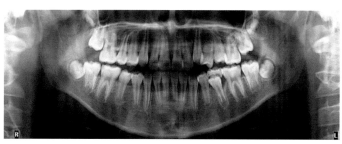

图2　治疗前曲面断层片

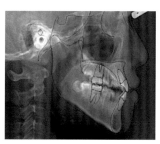

图3　治疗前头颅侧位片

诊断：

- 高角垂直生长型；
- 混合牙列晚期，上下颌轻度拥挤；
- 安氏Ⅲ类，骨性Ⅲ类；
- 前牙浅覆殆浅覆盖；
- 双侧后牙轻度反殆；
- 上颌发育不足。

◆ 治疗目标

- 该病例为隐形双期矫治病例。
- 第一期充分利用上下颌已有间隙，结合适度扩弓，协调上下颌弓形，排齐牙列，解除12、22反殆。待35萌出建殆后进行第二期矫治。
- 第二期利用替牙间隙解除剩余拥挤，继续排齐牙列，Ⅲ类弹性牵引建立正常覆殆覆盖，纠正磨牙关系为Ⅰ类关系，后期精细调整咬合。

◆ 治疗过程

- 该病例为隐形双期矫治病例，治疗时间为34个月。
- 第一阶段矫治器数量为31副，主动矫治器数量为28副。
- 第一阶段使用的附件：优化多颗牙伸长附件、优化旋转附件、优化控根附件、优化深覆殆附件、矩形附件、Power Ridge。
- 第二阶段矫治器数量为39副，主动矫治器数量为36副。
- 第二阶段使用的附件：优化控根附件、优化伸长附件、优化旋转附件、矩形附件、Power Ridge。
- 保持阶段全天戴用透明压膜保持器。

表1 治疗前头影测量数据

测量项目	测量值
SNA (°)	75.9
SNB (°)	75.7
ANB (°)	0.2
SN-MP (°)	44.5
S-Go/N-Me (%)	55.4
U1-SN (°)	102.2
U1-NA (mm)	4.6
L1-NB (mm)	3.0
U6-PP (mm)	20.7
L6-MP (mm)	26.8
IMPA (°)	78.2
Upper Lip to E-plane (mm)	-1.3
Lower Lip to E-plane (mm)	0.6

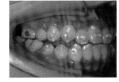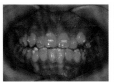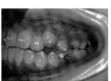

图4 2017年2月17日（第一副）

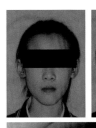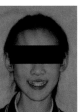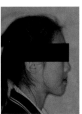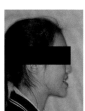
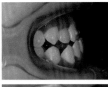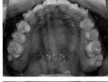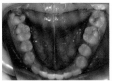
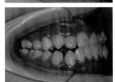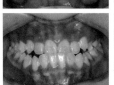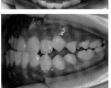

图5 2017年11月（恒牙全部替换，行第二期矫治）

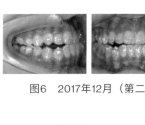

图6　2017年12月（第二期矫治阶段第1副）

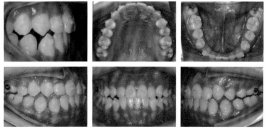

图7　2018年11月12日（第二期矫治阶段第21副）

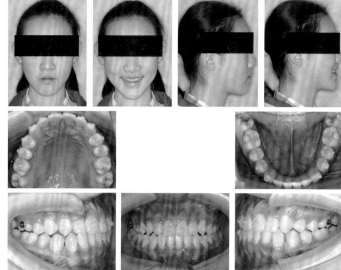

图10　治疗中面相及口内照1

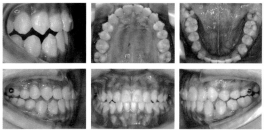

图8　2019年1月25日（第二期矫治阶段第26副）

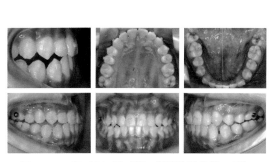

图9　2019年3月25日（第二期矫治阶段第32副）

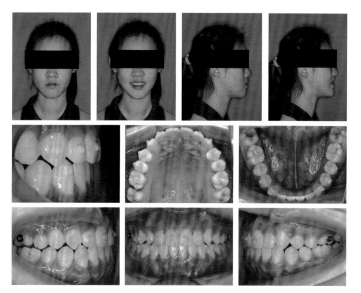

图11　治疗中面相及口内照2

◆ 临床技巧分享

　　本病例为隐形双期治疗；患者骨性上颌发育不足，在纠正牙列不齐时，先Ⅲ类牵引矫形改善上颌发育不足，然后于恒牙列初期开始二期隐形矫治，保留左上乳恒牙替换间隙用于牙列拥挤纠正。

◆ 治疗结果

　　治疗结束时间为2019年11月26日。
　　上下牙列排列整齐，尖窝咬合情况良好，磨牙中性关系，尖牙中性关系。

◆ 临床指导意义

- 对于轻中度骨性Ⅲ类错殆畸形患者，隐形双期矫治能有效纠正轻度骨性Ⅲ类不调。

- 根据情况，可适当扩大上牙弓、缩小下牙弓。

- 根据上下颌骨不调的严重程度，设计上下前牙唇倾度及代偿。

- Ⅲ类牵引有助于骨性Ⅲ类前牙覆殆覆盖的纠正。

- 对于个别牙错位及轴倾异常，可局部设计弹性牵引纠正。

- 早期矫治有利于替牙间隙保留。

- 对于轻中度骨性Ⅲ类错殆矫治，下颌顺时针旋转代偿矢状向不调。

- 青少年垂直向生长潜力有利于骨性Ⅲ类患者掩饰性治疗，弥补由于顺时针旋转造成的前下面高过长。

- 隐形双期矫治有利于患者面型改善。

◆ 结论

- 本病例为隐形双期治疗。

- 患者骨性上颌发育不足，在纠正牙列不齐时，先功能矫形改善上颌发育不足，一期FRI Ⅱ型矫治器促进上颌发育。

- 恒牙列初期开始隐形矫治，保留左上乳恒牙替换间隙用于牙列拥挤纠正。

- 适当扩大上牙弓，排平排齐上下牙列，适当纠正前倾上前牙。

- 平整下牙弓Spee曲线，下前牙控制唇倾和用Power Ridge。

- Ⅲ类牵引，纠正前牙浅覆殆浅覆盖，纠正后牙Ⅲ类关系。

- 局部弹性牵引纠正35舌侧倾斜。

- 矫治过程中，上下第二磨牙萌出，附加矫治器继续治疗，Ⅲ类牵引，咬合跳跃纠正前牙覆殆覆盖。

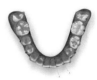
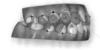

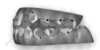

图12 ClinCheck重叠图1（第一期矫治阶段）

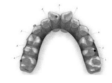
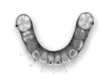

图13 ClinCheck重叠图2（第二期矫治阶段）

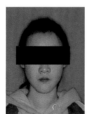
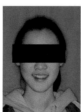
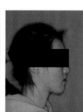
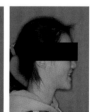
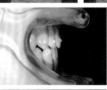
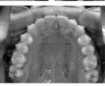
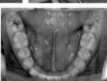
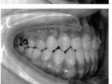
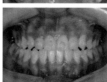
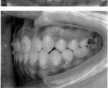

图14 治疗后面相及口内照

30.
前牙反𬌗牙列拥挤的拔牙隐形矫治

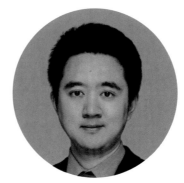
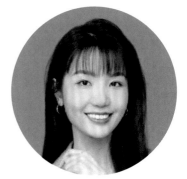

李宇 教授 **张璇 医师**

四川大学华西口腔医院正畸科

◆ 一般情况

患者男，12岁，主诉为"牙齿乱"。

◆ 问题列表

安氏Ⅰ类；

前牙反𬌗，25、35反𬌗；

骨性Ⅲ类；

高角；垂直生长型；

上唇略前突，下唇略前突，软组织颏部正常。

◆ 治疗目标

排齐上下牙列，解除拥挤；利用拔牙间隙内收下前牙从而解除前牙反𬌗，达到正常覆𬌗覆盖关系。

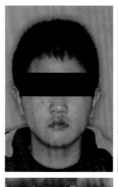
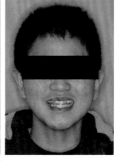
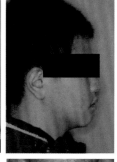
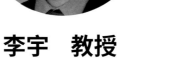
治疗前
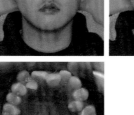
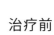
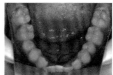
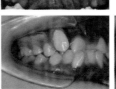
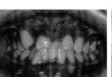
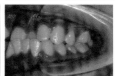

图1 治疗前面相及口内照

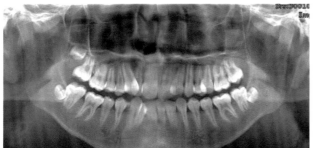

图2 治疗前曲面断层片

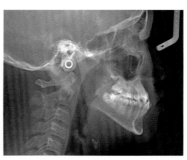

图3 治疗前头颅侧位片

◆ 治疗过程

总共两期治疗。每10天更换矫治器，中途添加 III 类牵引（单侧3.5oz）。

一期（初期）治疗41步，一期结束时前牙反𬌗与后牙局部反𬌗完全解除，上下牙列已排齐，磨牙维持中性关系，仅12排齐欠佳。二期（微调）治疗32步，伸长排齐12，密实后牙咬合。

◆ 总结体会

1) 从头影测量重叠分析来看，患者在12~14岁期间经历了生长发育高峰期，下颌骨有了很大程度的生长，因此在治疗中我们使用了一段时间的 III 类牵引来对抗下颌的过度生长，最后将下颌生长控制在了可接受范围内，同时隐形牙套对后牙的压低效应很好地控制住了后牙垂直向高度，避免了下颌顺旋。

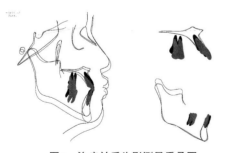

图5　治疗前后头影测量重叠图

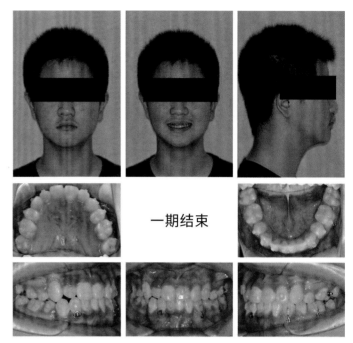

图4　一期结束时面相及口内照

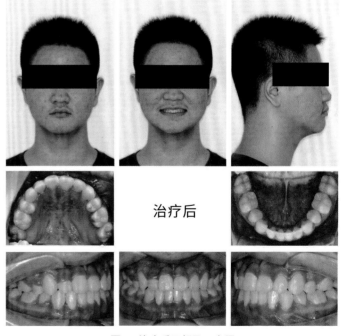

图6　治疗后面相及口内照

2) 33、36牙附件内粘接长臂牵引钩对挂与右下不粘结牵引钩进行对比，观察在有无长臂牵引钩的情况下的牙齿移动情况。事实证明，只要患者配合佳，单纯使用附件也能将牙齿牙轴控制得很好。

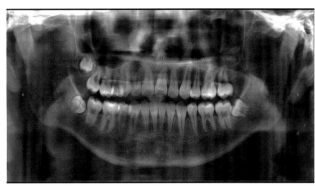

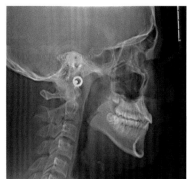

图7 治疗后曲面断层片　　　　　　　　　图8 治疗后头颅侧位片

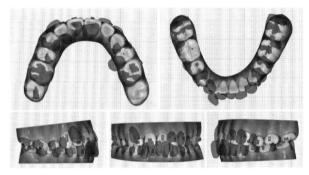

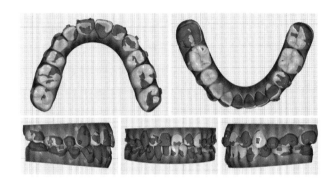

图9 ClinCheck重叠图（初次治疗41步）　　　　图10 ClinCheck重叠图（微调32步）

◆ 结论

透明矫治器解决前牙反𬌗时可以有效避免改正过程中的前牙𬌗创伤，相比固定矫治而言可以避免后牙大量垫高或者前牙平导的使用，更具矫治优势。设计要点是对于反覆𬌗的病例，在解除前牙反𬌗之前首先要适当压低已经伸长的前牙、整平Spee曲线。然后在解除前牙反𬌗可以考虑佩戴牙套进食，避免前牙锁结并快速解除反𬌗外，前牙伸长或压低量可设计一定过矫治以补偿牙套的表达效率。

31.

下颌前突的拔牙矫治

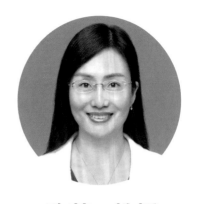

骆英 教授

杭州众意口腔门诊部

◆ 一般情况

患者女，11岁，主诉牙齿不齐。希望用隐形矫治器矫治，既往史无特殊。

◆ 问题列表

· 骨性Ⅲ类；

· 磨牙远中关系，尖牙近中关系；

· 高角，下颌后荡；

· 面下1/3长；

· 下前牙拥挤，舌倾，根型明显；

· 前牙覆盖浅，开殆倾向；

· 14、24外院已拔除；

· 11、21间多生牙一颗；

· 18、28、38、48牙胚存在。

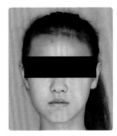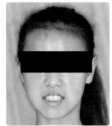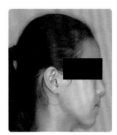

治疗前

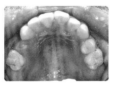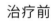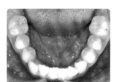

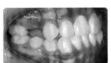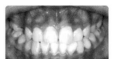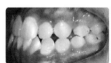

图1 治疗前面相及口内照

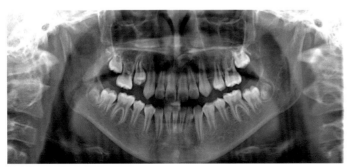

图2 治疗前曲面断层片

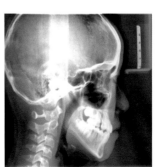

图3 治疗前头颅侧位片

◆ 治疗目标

- 解除牙列拥挤；
- 排齐整平上下颌牙列；
- 建立双侧尖牙、磨牙中性关系；
- 建立前牙正常覆𬌗覆盖；
- 上切牙维持现有角度并允许少量内收；
- 下切牙内收，通过控根建立正常转矩；
- 改善面型。

◆ 治疗过程

- 上颌14、24外院已拔除，下颌拔除有畸形中央尖的35、45，选择隐适美隐形矫治器。
- 上颌少量内收，排齐整平并关闭间隙。

  下颌利用拔牙间隙排齐整平牙列，下切牙适度内收，并给予正转矩过矫正（最大达到27°）过度代偿舌倾的下切牙建立正常的前牙覆𬌗覆盖，其余间隙由后牙前移关闭。最终建立双侧尖牙、磨牙中性关系，前牙正常覆𬌗覆盖，上下牙列中线对齐。

- 第一阶段矫治器数量：44U/L。
- 第一阶段附件的使用：优化控根附件，优化深覆𬌗伸长附件，优化旋转附件，优化伸长附件，优化多平面控制附件和传统矩形附件。
- 第二阶段矫治器数量：49U/13L。
- 第二阶段附件的使用：优化控根附件和优化深覆𬌗伸长附件及传统矩形附件。

表1 治疗前头影测量数据

Group/Measurement	Value	Norm	Std Dev	Dev Norm
Upper lip anterior (ULA - Sn Vertical) (mm)	1.0	3.0	1.0	
Lower lip anterior (LLA - Sn Vertical) (mm)	-2.1	1.0	1.0	
Soft tissue pogonion (Pog' - Sn Vertical) (mm)	-13.6	-3.0	1.0	
Lower Vertical Height-Depth Ratio (Sn-Gn' / C-Gn') (%)	1.8	N/A	N/A	
Nose projection (Nose tip - SN Vertical) (mm)	17.6	14.9	3.5	
Upper Facial Height (G - SN) (mm)	71.6	62.5	2.5	
Lower Facial Height (SN - Me) (mm)	63.5	62.5	2.5	
Upper 1 Expos (mm)	-5.1	2.0	2.0	
Sn - Stms || H (mm)	18.3	21.0	1.9	
Stmi - Me || H (mm)	39.5	21.0	1.9	
InterLabial Gap (StSup-StInf) (mm)	1.9	N/A	N/A	
G-SN:SN-Me (%)	112.8	N/A	N/A	
Na'-Sn:Sn-Me' (%)	87.0	90.0	10.0	
Sn-Stomion / Stomion-Me (%)	45.0	50.0	5.0	
U1 - Occ Plane (?)	127.5	130.0	7.0	
U1 - Palatal Plane (?)	114.4	110.0	5.0	
N-Sn (mm)	56.7	80.0	5.0	
L1 - Occ Plane (?)	84.6	61.8	5.4	
IMPA (L1-MP) (?)	73.2	96.8	6.4	
Interincisal Angle (U1-L1) (?)	137.2	124.0	6.0	
SNA (?)	78.2	82.0	3.5	
SNB (?)	78.3	77.7	3.2	
ANB (?)	-0.1	4.0	1.8	
Anterior Cranial Base (SN) (mm)	65.2	82.9	3.3	
Go-Me	63.8	N/A	N/A	
Posterior Cranial Base (S-Ar) (mm)	34.2	35.0	4.0	
Ar-Go	36.9	N/A	N/A	
Saddle/Sella Angle (SN-Ar) (?)	116.3	124.0	5.0	
N-Ar || HP (mm)	70.2	83.0	3.5	
Corpus Length (Go-Me) (mm)	73.9	78.1	5.5	
Gonial/Jaw Angle (Ar-Go-Me) (?)	136.3	125.9	6.7	
Upper Gonial Angle (Ar-Go-Na) (?)	50.2	51.0	7.0	
Lower Gonial Angle (Na-Go-Me) (?)	86.0	78.0	6.0	
Posterior Face Height (SGo) (mm)	64.6	78.0	5.0	
P-A Face Height (S-Go/N-Me) (%)	56.5	65.0	4.0	
Anterior Face Height (NaMe) (mm)	114.3	123.6	5.0	
FMA (MP-FH) (?)	33.4	27.9	4.5	
Occ Plane to FH (?)	14.1	9.4	5.0	
Facial Axis-Ricketts (NaBa-PtGn)(?)	79.9	86.0	3.5	
Sum of Angles (Jarabak) (?)	405.8	392.9	6.0	
Articular Angle (?)	153.2	138.0	6.0	

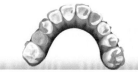

图4 ClinCheck重叠图

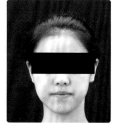 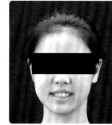 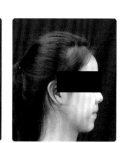
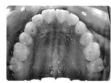 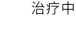 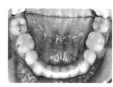
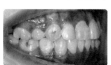 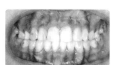 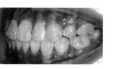

治疗中

图5 治疗中面相及口内照

◆ 总结体会

这是一个轻度骨性III类的患者，高角，面下1/3长，垂直生长型。患者上颌14、24外院已拔除，下颌35、45畸形中央尖，下牙列拥挤，前牙开𬌗倾向，下切牙过度舌倾代偿，我们选择拔除35、45。

· 垂直向控制：一方面利用下后牙前移产生"楔形效应"，另一方面与传统固定矫治器相比，隐适美矫治器具有𬌗垫式压低后牙的效应。矫正结果显示：该患者𬌗平面逆旋，下颌平面在治疗过程中未再继续后荡。

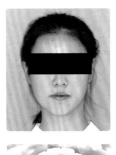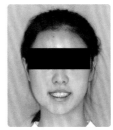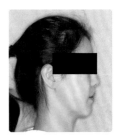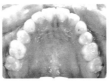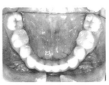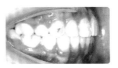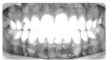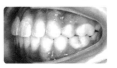

治疗后

图6　治疗后面相及口内照

· 下切牙转矩控制：这个患者的治疗难点是下前牙牙槽骨薄，下切牙舌倾严重，根型明显。对控根要求高。正转矩过矫正，最终结果显示下切牙牙根直立在牙槽骨内，舌倾得到了很好的矫正。

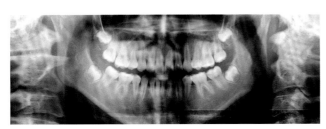

图7　矫治后曲面断层片

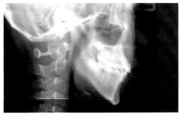

图8　矫治后头颅侧位片

◆ 结论

隐适美隐形矫治器在垂直向控制上有一定的优势。在骨性III类错𬌗下前牙控根移动也能充分体现牙齿移动表中设计，实现转矩很好的表达。临床中全面评估病例，制订正确的矫治方案后，可以根据错𬌗畸形的类型，选择更适合的矫治器，充分发挥矫治器的优势。

表2　治疗后头影测量数据

Group/Measurement	Value	Norm	Std Dev	Dev Norm
Upper lip anterior (ULA - Sn Vertical) (mm)	2.0	3.0	1.0	
Lower lip anterior (LLA - Sn Vertical) (mm)	-0.4	1.0	1.0	
Soft tissue pogonion (Pog' - Sn Vertical) (mm)	-12.8	-3.0	1.0	
Lower Vertical Height-Depth Ratio (Sn-Gn' / C-Gn) (%)	2.1	N/A	N/A	
Nose projection (Nose tip - SN Vertical) (mm)	19.1	14.9	3.5	
Upper Facial Height (G - SN) (mm)	72.7	62.5	2.5	
Lower Facial Height (SN - Me) (mm)	68.0	62.5	2.5	
Upper 1 Expos (mm)	5.8	2.0	2.0	
Sn - Stms ‖ H (mm)	18.7	21.0	1.9	
Stmi - Me' ‖ H (mm)	43.5	21.0	1.9	
InterLabial Gap (StSup-StInf) (mm)	3.4	N/A	N/A	
G-SN:SN-Me (%)	106.8	N/A	N/A	
Na'-Sn:Sn-Me (%)	85.3	90.0	10.0	
Sn-Stomion / Stomion-Me (%)	43.2	50.0	5.0	
U1 - Occ Plane (°)	123.5	130.0	7.0	
U1 - Palatal Plane (°)	114.5	110.0	5.0	
N-Sn (mm)	58.2	80.0	5.0	
L1 - Occ Plane (°)	69.7	61.8	5.4	
IMPA (L1-MP) (°)	79.3	96.8	6.4	
Interincisal Angle (U1-L1) (°)	126.2	124.0	6.0	
SNA (°)	77.4	82.0	3.5	
SNB (°)	77.4	77.7	3.2	
ANB (°)	0.1	4.0	1.8	
Anterior Cranial Base (SN) (mm)	67.2	82.9	3.3	
Go-Me	65.5	N/A	N/A	
Posterior Cranial Base (S-Ar) (mm)	33.6	35.0	4.0	
Ar-Go	41.8	N/A	N/A	
Saddle/Sella Angle (SN-Ar) (°)	117.3	124.0	5.0	
N-Ar ‖ HP (mm)	72.3	83.0	3.5	
Corpus Length (Go-Me) (mm)	77.8	78.1	5.0	
Gonial/Jaw Angle (Ar-Go-Me) (°)	130.7	125.9	6.7	
Upper Gonial Angle (Ar-Go-Na) (°)	45.6	51.0	7.0	
Lower Gonial Angle (Na-Go-Me) (°)	85.2	75.0	5.0	
Posterior Face Height (SGo) (mm)	68.4	78.0	5.0	
P-A Face Height (S-Go/N-Me) (%)	56.9	65.0	4.0	
Anterior Face Height (NaMe) (mm)	120.2	123.6	5.0	
FMA (MP-FH) (°)	33.3	27.9	4.5	
Occ Plane to FH (°)	4.8	9.4	5.0	
Facial Axis-Ricketts (NaBa-PtGn) (°)	78.2	86.0	3.5	
Sum of Angles (Jarabak) (°)	405.5	392.9	6.0	
Articular Angle (°)	157.5	138.0	6.0	

32.

具有骨性III类倾向的安氏III类高角的拔牙代偿隐形矫治

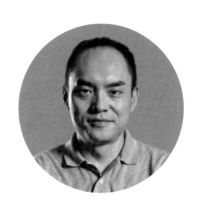

谭理军　副教授

四川大学华西口腔医院正畸科

◆ **一般情况**

患者男，15岁，主诉为"牙列不齐"。

◆ **问题列表**

骨性III类趋势，垂直生长型；
安氏III类磨牙和尖牙关系；
上颌轻度拥挤，下颌中度拥挤；
中线偏斜。

◆ **治疗目标**

排齐上下牙列；
改善中线位置；
纠正磨牙和尖牙关系到I类。

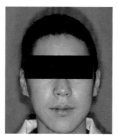 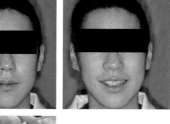 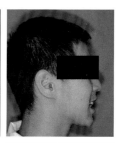

治疗前

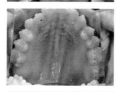 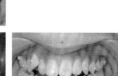 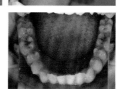

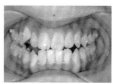 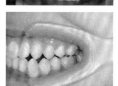

图1　治疗前面相及口内照

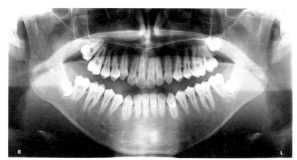

图2　矫治前曲面断层片

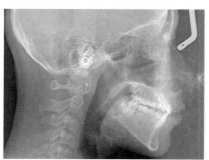

图3　矫治前头颅侧位片

◆ 治疗过程

主动矫治时间为33个月。

初戴69U，46L。

精调34U，13L。

使用优化旋转附件，优化控根附件，优化伸长附件。

◆ 总结体会

在本病例中使用了微量IPR和磨牙远移来创造间隙排齐牙列和改善咬合关系。

1. 磨牙远移。

当磨牙远移量较大的时候，医生需要考虑增大支抗，防止上下前牙唇倾。此病例中我们使用颌间Ⅲ类牵引增大下前牙支抗。

2. IPR。

虽然在隐适美方案中我们已经确认

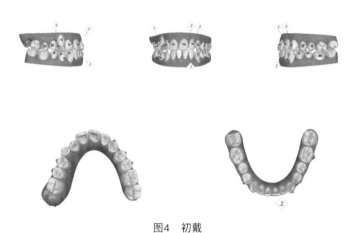

图4 初戴

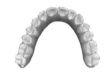
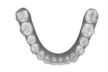

图5 精调

了每个牙位需要的邻面去釉量，但是在实际操作中，我们依然需要遵循逐次少量磨除的原则，以防过多对牙齿造成伤害。

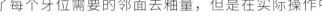

表1 头影测量华西分析法（治疗前）

华西分析法

Measurement	Value	Norm	Std Dev
SNA	80.2	83.0	4.0
SNB	76.6	80.0	4.0
ANB	3.5	3.0	2.0
Ptm-A (mm)	49.1	45.0	3.0
Ptm-S (mm)	13.6	18.0	2.0
PP-FH	4.5	4.0	3.0
PP-MP	32.6	21.0	4.0
SN-OP	22.9	19.0	4.0
Go-Po (mm)	74.0	73.0	4.0
Go-Co (mm)	56.0	59.0	3.0
Pcd-S (mm)	33.8	17.0	3.0
SN-MP	44.7	30.0	6.0
FMA (FH-MP)	37.1	26.0	4.0
Y-Axis (SGn-FH)	67.6	64.0	2.0
NBa-PtGn(R)	83.0	88.0	3.0
N-ANS (mm)	58.2	53.0	3.0
ANS-Me (mm)	69.4	61.0	3.0
S-Go (mm)	76.7	77.0	7.0
S-Go/N-Me(P-A Face Height) (%)	60.1	64.0	2.0
ANS-Me/Na-Me (%)	54.4	55.0	3.0
U1-L1 (Interincisal Angle)	128.9	124.0	8.0
U1-SN	102.6	106.0	6.0
U1-NA	22.4	23.0	5.0
U1-NA (mm)	4.6	5.0	2.0
L1-NB	25.2	30.0	6.0
L1-NB (mm)	6.2	7.0	2.0
FMIA (L1-FH)	59.1	55.0	2.0
U1- APo	28.9	28.0	4.0
L1- APo (mm)	3.3	1.0	2.0
U1-PP	30.4	28.0	2.0
L1-MP (mm)	42.1	42.0	4.0
L6-MP (mm)	31.5	34.0	2.0
LL-EP (mm)	1.6	1.0	2.0
UL-EP (mm)	0.1	-1.0	1.0
Z-Angle	66.4	77.0	5.0
FH-N`Pg`(S.T. Facial Angle)	84.8	85.0	3.0
N`-Sn-Pg`(Facial convexity angle)	160.3	168.0	4.0

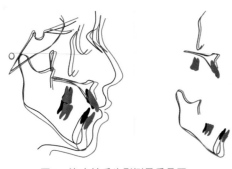

图6 治疗前后头影测量重叠图

◆ **结论**

无托槽隐形矫治器可以在很好地保持原有牙代偿的基础上进一步协调上下颌牙弓关系，对于骨性Ⅲ类牙代偿治疗非常高效可控。

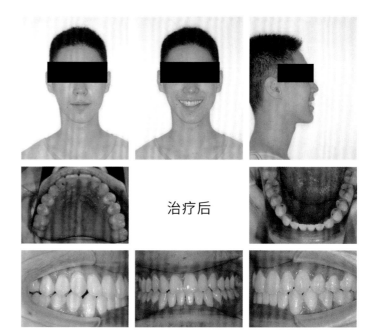

治疗后

图7 治疗后面相及口内照

表2 头影测量华西分析法（治疗后）

华西分析法

Measurement	Value	Norm	Std Dev
SNA	81.5	83.0	4.0
SNB	78.4	80.0	4.0
ANB	3.2	3.0	2.0
Ptm-A (mm)	51.9	45.0	3.0
Ptm-S (mm)	16.5	18.0	2.0
PP-FH	2.7	4.0	3.0
PP-MP	33.3	21.0	4.0
SN-OP	21.5	19.0	4.0
Go-Po (mm)	82.2	73.0	4.0
Go-Co (mm)	57.8	59.0	3.0
Pcd-S (mm)	35.4	17.0	3.0
SN-MP	42.3	30.0	6.0
FMA (FH-MP)	36.0	26.0	4.0
Y-Axis (SGn-FH)	66.3	64.0	2.0
NBa-PtGn(R)	82.6	88.0	3.0
N-ANS (mm)	61.5	53.0	3.0
ANS-Me (mm)	75.0	61.0	3.0
S-Go (mm)	81.4	77.0	7.0
S-Go/N-Me (P-A Face Height) (%)	59.7	64.0	2.0
ANS-Me/Na-Me (%)	54.9	55.0	3.0
U1-L1 (Interincisal Angle)	123.5	124.0	8.0
U1-SN	108.1	106.0	6.0
U1-NA	26.6	23.0	5.0
U1-NA (mm)	5.5	5.0	2.0
L1-NB	26.8	30.0	6.0
L1-NB (mm)	7.3	7.0	2.0
FMIA (L1-FH)	57.9	55.0	2.0
U1- APo	31.1	28.0	4.0
L1- APo (mm)	4.0	1.0	2.0
U1-PP (mm)	32.3	28.0	2.0
L1-MP (mm)	44.6	42.0	4.0
L6-MP (mm)	34.6	34.0	2.0
LL-EP (mm)	1.9	1.0	2.0
UL-EP (mm)	-1.1	-1.0	1.0
Z-Angle	65.7	77.0	5.0
FH-N`Pg`(S.T. Facial Angle)	85.8	85.0	3.0
N`-Sn-Pg`(Facial convexity angle)	157.5	168.0	4.0

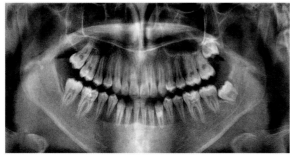

图8 矫治后曲面断层片

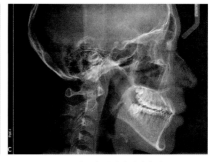

图9 矫治后头颅侧位片

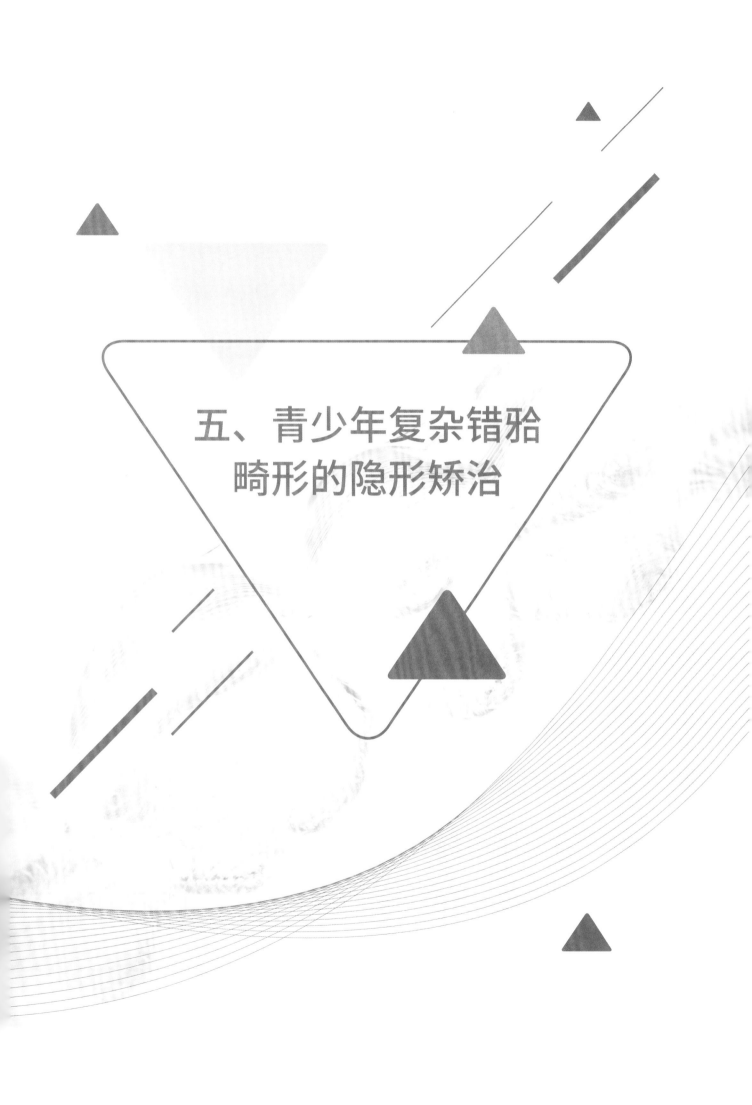

五、青少年复杂错𬌗
畸形的隐形矫治

33.

骨性III类高角前牙开𬌗的拔牙隐形矫治

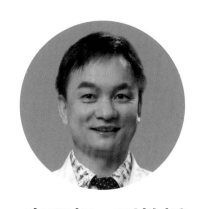

麦理想　副教授

中山大学光华口腔医学院附属口腔医院正畸科

◆ 一般情况

基本资料：患者女，18岁。

主诉：前牙咬不上，下巴突，要求矫治。

◆ 临床表现及诊断

口外检查：正面观可见颜面左右对称，面下1/3高度偏长，下唇前凸；侧面观可见凸面型，高角型，下颌前凸，颏唇沟浅。

口内检查：恒牙列，7-7。

矢状向关系：左右侧磨牙中性偏近中关系，左右侧尖牙近中关系，前牙切对切。

垂直向关系：前牙开𬌗，下颌Spee曲线平坦。

横向关系：上下牙弓卵圆形，上下牙弓中线齐、宽度偏窄。

重要错位：14缺失，上前牙轻度拥挤，下前牙舌倾。

头影测量结果：颌骨关系为骨性III类；下颌前突；高角型。

牙性情况：上前牙直立；下前牙舌倾。

诊断：安氏III类错𬌗；骨性III类；下颌前突；高角型。

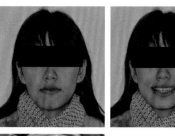
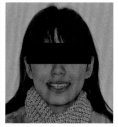
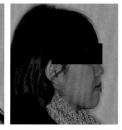

治疗前

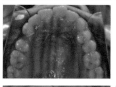
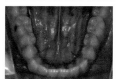
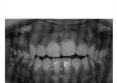
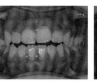
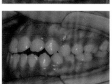

图1　治疗前面相及口内照

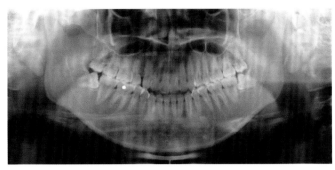

图2 治疗前曲面断层片

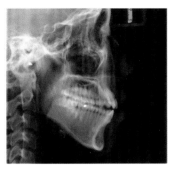

图3 治疗前头颅侧位片

◆ 治疗目标

- 改善侧貌，改善下颌前突；
- 加深前牙覆𬌗，纠正开𬌗；
- 形成 Ⅰ 类尖牙和磨牙关系。

◆ 治疗过程

通过拔牙矫治拔除24、34、44；后牙强支抗最大量内收上下前牙；在内收过程中控制上下前牙转矩，避免前牙舌倾；控制后牙垂直向高度，利用隐形牙套𬌗垫作用压低后牙。

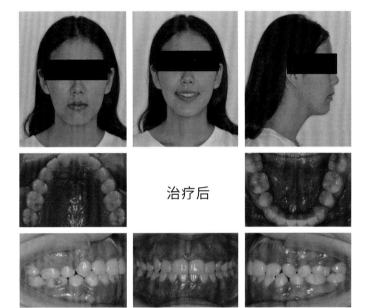

治疗后

图4 治疗后面相及口内照

◆ 治疗细节

2014年7月开始治疗，2016年7月结束第一阶段治疗，主动矫治时间为24个月，上颌40副矫治器，下颌37副矫治器。上下牙列使用优化附件，上前牙整体内收，下前牙通过Power Ridge及舌侧压力区增加冠唇向转矩内收。

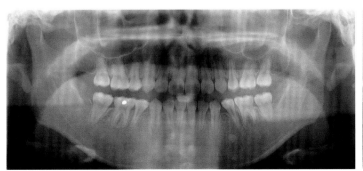

图5 治疗后曲面断层片

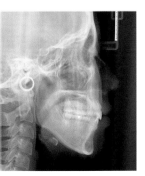

图6 治疗后头颅侧位片

◆ **临床技巧分享**

三维向控制了宽度向控制：匹配上下牙弓的宽度。

垂直向的控制：隐适美为包绕式矫治器，利于后牙区垂直向控制，对于高角型及前牙开𬌗患者有很好的效果。对本例患者前牙开𬌗的治疗主要是在稳定和控制后牙区高度的同时，利用上前牙内收的钟摆效应，加深前牙覆𬌗。

前牙转矩的控制：上前牙整体内收，下前牙增加冠唇向转矩内收。在关闭间隙过程中逐步加大下前牙转矩5°~10°。

◆ **治疗结果**

上下牙列整齐，尖窝咬合情况良好；

矢状向关系：磨牙中性关系，尖牙中性关系，前牙覆盖1mm；

垂直向关系：前牙覆𬌗2mm，下颌Spee曲线平坦；

横向关系：上下牙弓卵圆形，上下牙弓中线齐、宽度匹配。

◆ **临床指导意义**

高角开𬌗的病例应用隐形矫治，可以发挥隐形矫治𬌗垫作用的优势，利于后牙垂直向控制。

◆ **结论**

利用无托槽隐形矫治技术治疗高角型开𬌗畸形能有效进行垂直向控制，使下颌平面逆时针旋转，获得良好疗效。

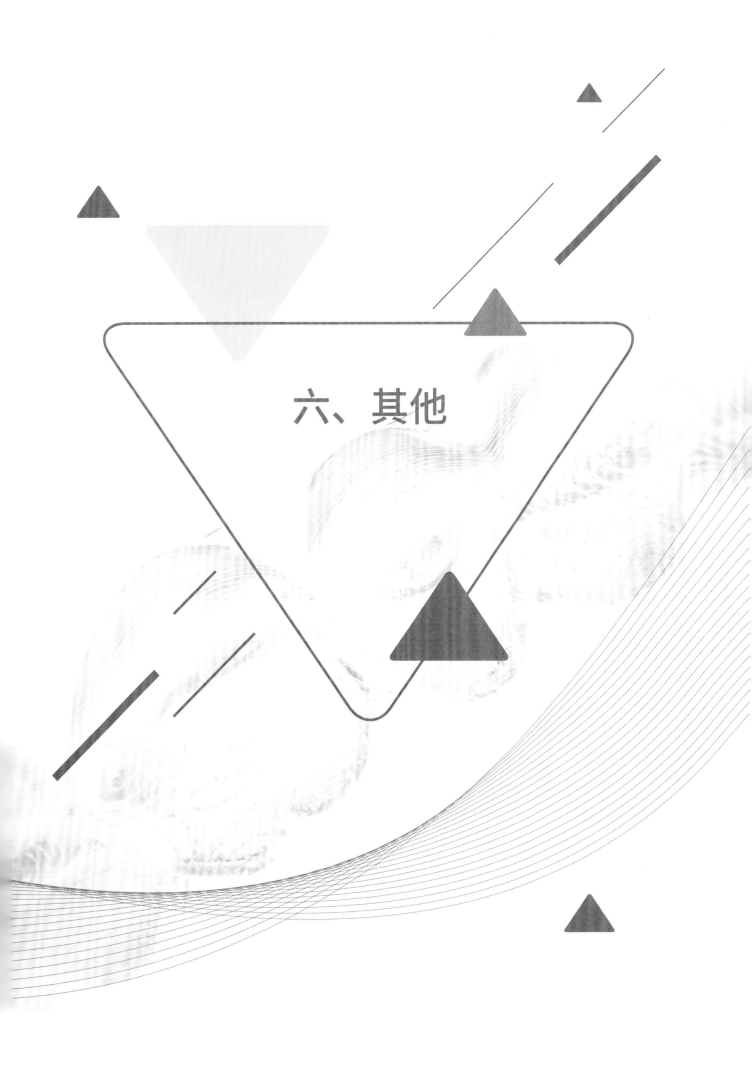

六、其他

34.

前牙深覆盖二次拔牙隐形矫治

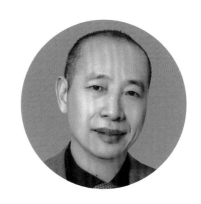

熊国平　教授

暨南大学第二临床医学院口腔医学中心正畸科主任

◆ 一般情况

患者女，16岁，要求矫治牙列不齐及上前牙前突。患者3年前曾于我院拔除14、24、34、44行正畸治疗，现出现上下牙列不齐、上前牙前突。有咬物不良习惯史。否认伸舌习惯。既往史体健，父母未有类似畸形。

◆ 临床表现及诊断

临床表现：面部基本对称，颞下颌关节无弹响、压痛，无张口受限。下颌运动正常。左侧磨牙及尖牙中性关系，上下牙弓卵圆形，左右对称，11、21近舌扭转，17、27部分萌出，颊侧及远中倾斜，33、35近舌扭转。上下前牙开𬌗Ⅰ度，开𬌗约1mm。前牙深覆盖Ⅰ度，覆盖约4mm。上牙列拥挤约2.5mm，下牙列拥挤约1.5mm，双侧Spee曲线深1.5mm。上下中线基本一致。

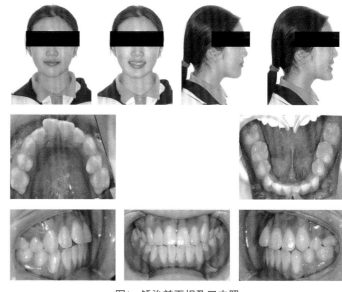

图1　矫治前面相及口内照

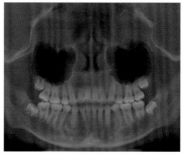
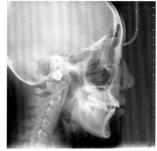

图2　矫治前曲面断层片与头颅侧位片

诊断:

安氏 Ⅱ 类亚类牙𬌗畸形;

骨性 Ⅰ 类,高角型;

上下颌牙列轻度拥挤;

前牙 Ⅰ 度开𬌗;

Ⅰ 度深覆盖。

◆ 治疗目标

排齐上下牙列,整平下颌Spee曲线,内收上前牙,纠正深覆盖,使前牙建立正常的覆𬌗覆盖关系。协调上下牙弓形态,调整磨牙、尖牙为中性关系。密切观察第三磨牙萌出后的位置,必要时申请附加矫治器进行微调以完成矫治。

◆ 治疗过程

患者CBCT检查确认18与17、28与27形态大小无显著性差异。为确保有足够间隙排齐内收上前牙,防止矫治过程中下颌平面角的进一步增加,上颌通过拔除17、27,支抗钉辅助后推双侧磨牙获得间隙,排齐内收上前牙;下颌则拔除48、后移磨牙获得间隙,排齐整平下牙列。

◆ 治疗细节

患者第一阶段附件粘接时间为2017年4月,U&L牙套数均为56副。2018年7月结束第一阶段矫治,磨除附件,取模制长度至第一磨牙的哈利氏保持器,第一阶段复诊共10次。拟待第三磨牙萌出后,申请附加矫治器进行微调以完成矫治。

表1　矫治前头影测量项目值

标题	Mean	SD	Case
<SNA	82.8	4.0	74.4
<SNB	80.1	3.9	73.0
<ANB	2.7	2.0	1.5
A'-Ptm'			41.0
S'-Ptm'			10.0
Go-Gn to SN	32.5	5.2	35.1
Mp-FH	27.3	6.1	34.0
N-ANS			56.3
ANS-Me			72.3
Y-axis	65.8	4.2	74.6
PP to SN			5.9
PP to FH	12.4	4.4	3.6
MP to SN	32.5	5.2	36.4
U1 to NA length	5.1	2.4	8.3
U1 to NA angle	22.8	5.7	40.1
L1 to NB length	6.7	2.1	6.0
L1 to NB angle	30.3	5.8	23.5
U1 to SN	105.7	6.3	114.5
L1 to Go-Gn			95.4
IMPA	92.6	7.0	94.2
U1 to L1	125	7.9	114.9

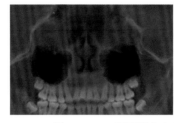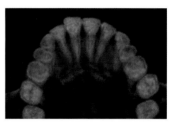

图3　18、28牙胚形态大小与17、27相近且位置正常

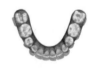

图4　第一阶段ClinCheck初始状态与终末状态重叠图

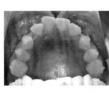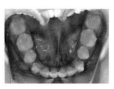
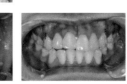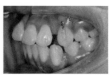

图5　第一阶段戴用第29副牙套支抗钉辅助上颌后牙同时后移效果图

◆ 临床技巧分享

- 该病例第一次矫治已拔除4颗双尖牙，但矫治后仍存在较大覆盖、上下牙列轻中度拥挤，因此二次矫治的关键是上牙列间隙的获得。由于CBCT检查显示上颌第三磨牙形态大小位置比较理想，因此设计了拔除上颌第二磨牙、利用第三磨牙萌出的时间差，后移第一磨牙获得足够间隙排齐内收上前牙的矫治方案。

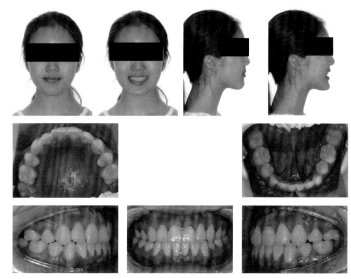

图6　第一阶段矫治结束后面相及口内照（18已萌出）

- 无托槽隐形矫治技术常用的后移磨牙模式是各后牙分步后移。分步后移模式虽然节省了支抗，但增加了疗程，某一时间段牙弓多处出现间隙也使患者容易出现食物嵌塞、牙龈红肿。本例中采用了本人独创的支抗钉辅助多数后牙同时后移的方法，既缩短了疗程，也使患者体验更佳。

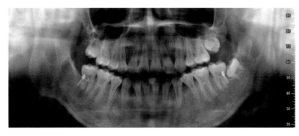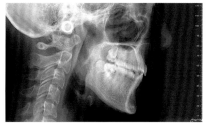

图7　第一阶段矫治结束后曲面断层片与头颅侧位片

表2　第一阶段矫治结束后头颅侧位片测量值

标题	Mean	SD	Case				
<SNA	82.8	4.0	76.8				
<SNB	80.1	3.9	75.7				
<ANB	2.7	2.0	1.1				
A'-Ptm'			41.8				
S'-Ptm'			10.9				
Go-Gn to SN	32.5	5.2	37.4				
Mp-FH	27.3	6.1	33.3				
N-ANS			53.6				
ANS-Me			72.3				
Y-axis	65.8	4.2	72.2				
PP to SN			4.8				
PP to FH	12.4	4.4	2.6				
MP to SN	32.5	5.2	35.5				
U1 to NA length	5.1	2.4	5.2				
U1 to NA angle	22.8	5.7	25.8				
L1 to NB length	6.7	2.4	4.0				
L1 to NB angle	30.3	5.8	21.3				
U1 to SN	105.7	6.3	102.6				
L1 to Go-Gn			88.2				
IMPA	92.6	7.0	90.1				
U1 to L1	125	7.9	131.8				

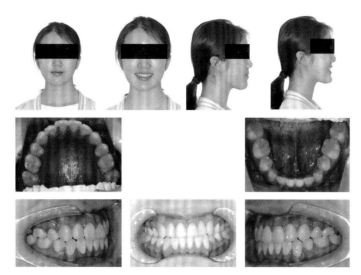

图8　第一阶段结束后一年面相及口内照（28也萌出，拔除38，开始微调）

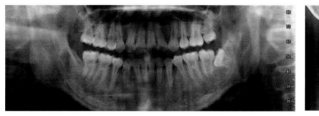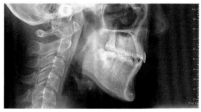

图9　第一阶段结束后一年X片（前牙正常覆殆覆盖，保持稳定，18、28牙轴较直立）

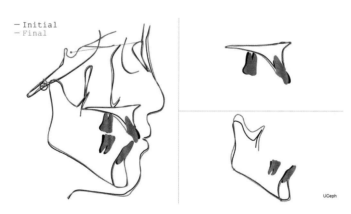

图10　矫治前与第一阶段结束后头颅侧位片重叠图

◆ 治疗结果

第一阶段矫治结束后，患者上下牙列拥挤已纠正，前牙也已建立正常的覆殆覆盖、双侧尖牙磨牙关系均为中性，上下中线对齐。18已萌出且位置正常。患者的下颌平面角没有增加，侧面型也得到了明显改善。28萌出后如存在错位，拟拔除38，申请附加矫治器进一步排齐上下牙列。

◆ 临床指导意义

对于第一次矫治已拔除4颗双尖牙的二次矫治病例，关键是上下牙列间隙的获得。如患者存在第三磨牙，且第三磨牙形态大小位置比较理想，考虑到青少年患者第三磨牙位置往往较深，拔除时难度大、创伤大，此时设计拔除上颌第二磨牙、利用第三磨牙萌出的时间差，后移第一磨牙获得足够间隙是一个不错的矫治方案。矫治过程中或结束后，如第三磨牙萌出位置欠佳，还可通过申请附加矫治器进一步微调，达到更好的矫治目标。另外，采用支抗钉辅助多数后牙同时后移的方法，可缩短疗程，矫治过程中患者的体验也更佳。

35.

片段弓辅助竖直37的
拔牙隐形矫治

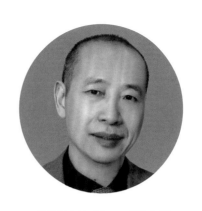

熊国平　教授

暨南大学第二临床医学院口腔医学中心正畸科主任

◆ 一般情况

患者女，17岁，前来我院就诊，要求改善牙列不齐及前突。既往史体健，母亲有类似牙颌面畸形。

◆ 临床表现及诊断

临床表现：患者面部基本对称，凸面型，颞下颌关节无弹响、疼痛，无张口受限，下颌骨运动正常。恒牙列期，全口卫生差。前、中、后段牙弓均存在不同程度拥挤，上下牙弓前突，上下中线不一致，下中线右偏约2mm。43颊向错萌，远舌扭转约45°，34颊向错萌，25与35正锁殆。

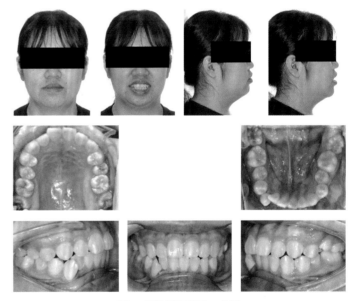

图1　矫治前面相及口内照

37、38、48近中阻生，见18、28牙胚。未见明显的牙槽骨吸收。前牙浅覆殆，覆盖3mm左右。安氏Ⅰ类错殆。骨性Ⅰ类，均角。双侧髁突形态基本对称，双侧下颌升支形态及高度基本一致。

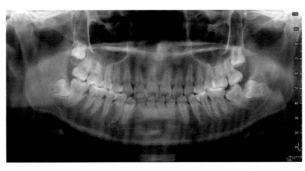

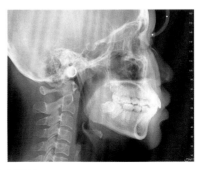

图2　矫治前曲面断层片与头颅侧位片

诊断：

安氏Ⅰ类错殆；

骨性Ⅰ类，均角；

双牙弓前突；

上下牙列轻中度拥挤；

下中线右偏；

43颊向错萌，远舌扭转约45°，34颊向错萌，37近中倾斜阻生；

25与35正锁殆。

表1　矫治前头颅侧位片测量项目值

标题	Mean	SD	Case
<SNA	82.8	4.0	82.0
<SNB	80.1	3.9	77.4
<ANB	2.7	2.0	4.6
A'-Ptm'			48.4
S'-Ptm'			15.8
Go-Gn to SN	32.5	5.2	35.0
Mp-FH	27.3	6.1	25.7
N-ANS			52.5
ANS-Me			64.6
Y-axis	65.8	4.2	65.6
PP to SN			10.7
PP to FH	12.4	4.4	2.6
MP to SN	32.5	5.2	33.8
U1 to NA length	5.1	2.4	8.4
U1 to NA angle	22.8	5.7	25.9
L1 to NB length	6.7	2.1	11.1
L1 to NB angle	30.3	5.8	39.0
U1 to SN	105.7	6.3	107.9
L1 to Go-Gn			106.6
IMPA	92.6	7.0	107.8
U1 to L1	125	7.9	110.6

◆ 治疗目标

改善凸面型侧貌、纠正牙列拥挤、纠正上下中线不一致、纠正25与35正锁殆、竖直37，建立正常的前牙覆殆覆盖，建立双侧尖牙、磨牙中性关系。

◆ 治疗过程

开始隐适美隐形矫治前，先拔除38，36、46设计带环，用附有颊面管阻挡曲的0.43mm×0.63mm（0.017英寸×0.025英寸）不锈钢方丝将下牙弓连成一体，在36带环舌侧焊接双曲舌簧、37咬合面粘接带翼舌侧扣，通过舌簧加力，竖直

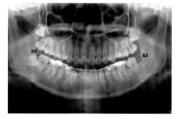
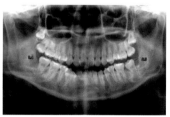

图3　先竖直37再申请隐适美隐形牙套

图4　第一阶段ClinCheck初始状态与终末状态重叠图

37。37竖直后，制取精准印模，设计生产隐形牙套。采用上颌拔除14、24获得间隙，内收上前牙，纠正上牙列拥挤；下颌拔除34、44获得间隙，内收下前牙，排齐下牙列的矫治方案。

◆ 治疗细节

患者于2016年9月粘接第一阶段隐形矫治器附件，上下颌牙套数均为49副。戴用第49副牙套后，即开始申请微调附加隐形矫治器。粘接附加隐形矫治器附件的时间为2018年1月。微调牙套数为上颌60副，下颌26副。戴完上颌60副牙套后即于2019年8月结束矫治，牙套更换频率均为每周一次。因患者刚戴上微调牙套就赴韩国求学，半年左右才能复诊一次，因此第一阶段与微调阶段，患者总共才复诊10次。

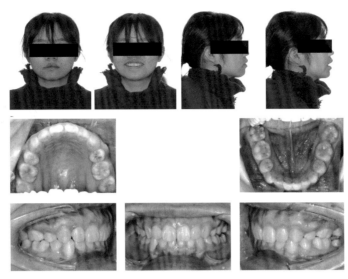

图5　第一阶段矫治结束后申请附加矫治器时面相及口内照

◆ 临床技巧分享

- 该患者初诊时存在37近中倾斜阻生
  的情况，如果直接利用隐适美牙套
  纠正37近中阻生，则会因为牙套包
  裹37牙冠面积不足、隐形牙套纠正
  下颌前倾磨牙的效率过低等原因，
  造成矫治时间延长甚至无法完成矫
  治目标，因此设计先拔除38，利用
  36、46带环及附阻挡曲不锈钢方
  丝、36带环舌侧焊接双曲舌簧、37
  咬合面粘接带翼舌侧扣等手段，先
  竖直37。

  待37竖直后，再进入隐适美矫治
  阶段。

  结果表明，这种设计提高了隐形矫
  治效能，缩短了总疗程。

- 牙套更换频率为一周一副，第一阶
  段复诊时间为2~3个月一次，微调阶
  段因患者出国求学，6个月左右复诊
  一次，总共复诊10次。

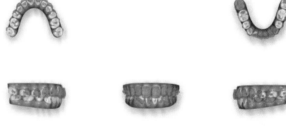

图6　微调阶段ClinCheck初始状态与终末状态重叠图

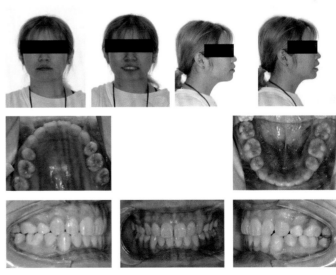

图7　矫治结束后面相及口内照

337

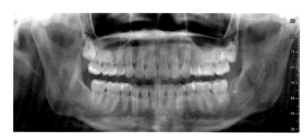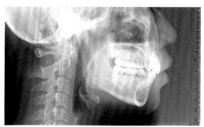

图8　矫治结束后曲面断层片与头颅侧位片

表2　矫治结束后头颅侧位片头影测量项目值

标题	Mean	SD	Case
<SNA	82.3	3.5	81.2
<SNB	77.6	2.9	76.9
<ANB	4.7	1.4	4.2
A'-Ptm'			46.3
S'-Ptm'			17.3
Go-Gn to SN	35.8	3.6	37.7
Mp-FH	31.6	3.9	28.8
N-ANS			52.0
ANS-Me			66.5
Y-axis	65.5	2.9	66.4
PP to SN			10.6
PP to FH	16.4	3.3	1.7
MP to SN	35.8	3.6	37.7
U1 to NA length	3.1	1.6	2.9
U1 to NA angle	22.4	5.2	13.2
L1 to NB length	6.0	1.5	5.5
L1 to NB angle	32.7	5.0	29.1
U1 to SN	104.8	5.3	94.4
L1 to Go-Gn			94.5
IMPA	94.7	5.2	94.5
U1 to L1	122	6.0	133.4

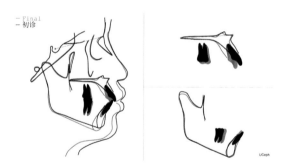

图9　矫治前后头颅侧位片重叠图

◆ 治疗结果

矫治结束后，患者凸面型得到明显改善，上下牙列拥挤已纠正，前牙覆𬌗覆盖正常，双侧尖牙磨牙关系均为中性，上下中线均与面中线对齐。

◆ 临床指导意义

应用隐形牙套时，需要扬长避短，对于一些利用隐形牙套难以实现的牙移动方式，我们可以另辟蹊径，与传统矫治相结合，以达到提高矫治效率、缩短疗程的目的。同时，利用隐适美隐形牙套矫治拔除四颗双尖牙病例，可以实现上下前牙的大量内收，而其灵活的复诊间隔，确实比传统固定矫治器更适合在异国他乡求学的青少年患者。

青少年错殆畸形隐形矫治
基础篇 I

青少年错殆畸形隐形矫治
诊断与技术篇 II

附录 II
隐适美无托槽隐形矫治器矫治
系统介绍

青少年错殆畸形隐形矫治
临床治疗篇 III

附录 I
青少年错殆畸形隐形矫治
病例展示

隐适美无托槽隐形矫治器矫治系统介绍

(按姓氏拼音排序)
谢 晖 爱齐科技公司
Wendy Lo 爱齐科技公司

一、三个Smart：SmartTrack，SmartForce，SmartStage

隐适美无托槽隐形矫治器诞生于1998年，经过20多年的发展和不断更新迭代，现已成为全世界最为广泛应用的隐形矫治器。在它的基因中，不得不提最核心的三个"Smart"，即SmartTrack、SmartForce和SmartStage。

（一）SmartTrack

SmartTrack是爱齐科技公司独有的、隐适美无托槽隐形矫治器采用的专利材料。实际上，爱齐科技公司早期材料并非SmartTrack。它的前一代叫EX30（单层聚氨酯材料），这类材料硬度较高，因此伴随弹性不足，患者戴入时存在较大的不适感和摘戴困难、牙套与牙齿贴合度不够紧密、材料放入口内后力学性能衰减过快、牙齿无法更精细的调整、临床表达不足导致疗程增加等问题。为此，爱齐科技公司投入数百万美金，成立了跨国的专业团队，耗时8年呕心沥血研发，SmartTrack（多层的高分子材料）终于从260多种材料中脱颖而出，并于2013年正式进入市场。SmartTrack能提供口内持续的、轻柔的矫治力，且拥有良好的贴合度和抗形变力。由于口腔为潮湿且温暖的环境，绝大多数隐形矫治器的材料往往力学性能衰减过快而不能持续起矫治的作用。SmartTrack经体内严格测试，在口腔长达2周以上仍然能将矫治的力量良好地传递且持续表达。

相比于爱齐科技公司前代材料（EX30），SmartTrack在移动牙齿时可预测性整体提升75%。德国学者对比SmartTrack和EX30，发现使用SmartTrack时，患者戴入后反馈的疼痛度下降，疼痛时间缩短，戴入时的压力减轻，就整体临床指标而言舒适度提升。意大利学者也发现SmartTrack具有良好弹性及抗形变能力，这意味着临床上患者摘戴容易，且由于舒适度的增加，患者临床依从性提升。物理性能方面，对比EX30过硬的情况，SmartTrack具有良好的弹性，用SmartTrack能更好地贴合于复杂的牙齿解剖外形，并提供持续且安全的轻力。

国内外学者把隐形矫治技术与固定多托槽矫治技术的根吸收发生率进行系统性回顾及Meta分析后发现，隐形矫治存在更低的牙根吸收发生率。针对非拔牙病例的根吸收发生率进行回顾性研究，认为这可能是由于采用隐形矫治技术时患者在进食和清洁口腔时可将矫治器摘除，对牙齿整体而言变成间断受力，以及使隐形矫治的移动速率可以放慢，让牙周组织有足够的改建时间，又可以避免固定多托槽矫治中会出现的往返运动。但是，不论是隐形矫治技术还是固定多托槽矫治技术，正畸疗程与根吸收都呈正相关。研究也发现隐适美无托槽隐形矫治器整体疗程反而较固定多托槽矫治更短。这些都提示SmartTrack受医生喜爱以及临床上牙根吸收发生率更低的原因。SmartTrack兼顾的弹性、包裹性、长时间口内环境考验下不产生过多形变、能持续对牙齿施力等性能，都对缩短正畸疗程和减少牙根吸收起到不小的作用。

（二）SmartForce

SmartForce顾名思义是在矫治力设计时根据大量数据的计算，依照每颗牙齿移动的方向、距离、阻力等综合设计出的矫治力，它通过不同式样的无托槽隐形矫治技术附件、功能件等组合体现在矫治器中，以实现高效移动牙齿的目标。

无托槽隐形矫治技术附件的种类很多，根据不同的移动效果可分为：优化伸长附件，优化旋转附件，优化控根附件，优化多平面附件，优化支撑附件，优化内收附件，优化支抗附件，优化扩弓支持附件，优化固位附件等。

功能件常见的有：Power Ridge（加力嵴），压力区等。

（1）无托槽隐形矫治技术附件的牙位及激活条件：

① 优化伸长附件用于牙齿的伸长，其激活条件为牙齿伸长0.5mm及以上。

② 优化旋转附件用于尖牙、前磨牙，其激活条件为牙齿旋转5°及以上。

③ 优化控根附件用于上颌切牙和上下颌尖牙、前磨牙的倾斜移动，其激活条件为上颌切牙移动0.75mm及以上，尖牙和前磨牙整体移动0.75mm及以上。

④ 优化多平面附件用于上颌侧切牙和上下颌第一磨牙、第二磨牙在两个维度的移动，其激活条件为上颌侧切牙绝对伸长0.1mm以上并冠倾斜和（或）旋转（G4），旋转5°及以上并伸长或压低（G7），上下颌第一磨牙、第二磨牙旋转5°及以上并伸长或压低0.5mm及以上（G7e）。

⑤ 优化支撑附件放置于上颌侧切牙。该附件本身不移动，而是作为支抗辅助邻牙压低。其激活条件为相邻的中切牙或尖牙压低1mm及以上。

⑥ 优化多颗牙伸长附件放置于上颌切牙，在上切牙伸长0.5mm及以上时被激活，主要用于治疗前开𬌗。

⑦ 深覆𬌗附件放置于前磨牙，用于治疗深覆𬌗时，当设计前牙压低时前磨牙的伸长或不动。

⑧ 优化内收附件和优化支抗附件是G6与G6e的成组附件，是成组被放置或移除的。它们用于第一前磨牙拔除时的解决方案。优化内收附件放置于尖牙，优化支抗附件放置于第二前磨牙、第一磨牙及第二磨牙。

表 1　隐适美无托槽隐形矫治器 SmartForce® 优化附件汇总（表格引自隐适美官方资料）

SmartForce® 优化附件汇总

优化附件		移动	激活条件	牙齿位置
优化**伸长**附件 Extrusion		伸长	伸长 ≥ 0.5mm	前牙 1 2 3 / 前磨牙 4 5 / 磨牙 6 7
优化**旋转**附件 Rotation		旋转	旋转 ≥ 5°	3 4 5
优化**控根**附件 Root Control		倾斜移动	上颌切牙-移动 ≥ 0.75mm 尖牙&前磨牙-阻抗中心整体移动 ≥ 0.75mm	1 2 3 4 5
优化**多平面**附件 Multiplane		两个维度移动	上颌侧切牙 - 绝对伸长 ≥ 0.1mm并冠倾斜和/(或)旋转 (G4) - 旋转≥5°并伸长或压低 (G7) 第一、二磨牙 - 旋转≥5°并伸长或压低≥0.5mm (G7e)	2 ... 6 7
优化**支撑**附件 Support		本身不移动 辅助相邻牙齿压低	相邻的中切牙或尖牙压低≥1mm	2
G4	优化**多颗牙** 伸长附件	**治疗前牙开拾** 上切牙伸长 ≥ 0.5mm		1 2
G5	**深覆拾**附件	**治疗深覆拾** 计划前牙压低 (前牙压低, 伴随或不伴随前磨牙伸长) 2017年G5增强版 – 前磨牙伸长only		4 5
G6	优化**内收**附件	尖牙内收 (3)		3 ... 5 6 7
G6e	优化**支抗**附件	后牙支抗 (5, 6, 7)		

（2）功能件及激活条件：

① 唇侧Power Ridge用于上下颌切牙的根舌向转矩。激活条件为转矩3°及以上。

② 唇侧+舌侧Power Ridge用于上颌切牙的根舌向转矩加内收。激活条件：转矩3°及以上加内收。

③ 压力区放置于前牙（除上颌尖牙以外）的压低。激活条件为压低0.5mm以上。

表 2　隐适美无托槽隐形矫治器 SmartForce® 功能件汇总（表格引自隐适美官方资料）

SmartForce® 功能件汇总

功能件名称		移动	激活条件	牙齿位置
唇侧 Power Ridge		根舌向转矩	转矩 ≥ 3°	1 2
唇侧 + 舌侧 Power Ridge		根舌向转矩 & 内收	转矩 ≥ 3° + 内收	1 2
压力区 Pressure Area		前牙压低 压低力量调至牙长轴方向 矫治力 压力区	压低 ≥ 0.5mm	1 2 ... 3
其他附加特点 (非SmartForce®功能):				
精密咬合导板 Precision Bite Ramp		后牙咬合分离	医生处方要求	1 2

无托槽隐形矫治技术附件是根据医生的临床偏好，患者的初始临床情况以及医生制定的终末位置等因素综合由软件自动激发。医生无法直接通过数字化方案软件添加，但是无托槽隐形矫治技术附件可以被移除。对于符合特定无托槽隐形矫治技术附件激活条件的情况，医生可以要求技师协助添加该无托槽隐形矫治技术附件来增强牙齿移动的效果。

（三）SmartStage

SmartStage是根据每一步的移动进行精密测算，让每一步的移动按最适宜的顺序和角度进行，使牙齿按照既定的方向有序地快速移动，包括使用大数据计算出最适宜步数后，添加矫治器预支抗，设计每步矫治器的形状等。SmartStage的大数据算法搭配SmartForce让矫治力能精准传递到牙齿上，按设计高效地移动牙齿。

SmartTrack、SmartForce和SmartStage三者密不可分，相辅相成，三个Smart技术更是一种1+1+1>3的组合。这是隐适美无托槽隐形矫治器显著区别于其他矫治器的地方。

二、隐适美无托槽隐形矫治器系统G3~G7

爱齐科技公司作为全球领先并具有创新精神的隐形矫治器公司，其隐适美无托槽隐形矫治器产品每年都有更新和迭代以更贴近医生的临床需求。

下面简单介绍下G系列产品的特点。

（一）G3

2011年推出了G3复杂牙齿移动解决方案。在切牙和尖牙上设置伸长附件，从而实现牙齿垂直向的精准排齐。在尖牙和双尖牙设置去扭转附件，提高扭转牙齿的效率。对于AP矢状向需要调整的病例，提供尖牙和磨牙处的牵引钩或开窗选项，方便医生灵活进行牵引治疗。

SmartForce：Power Ridge，优化旋转附件。

其他部件：精密切割，萌出帽，被动矫治器。

（二）G4，G4e

2011年推出G4控根和开𬌗解决方案。医生根据病例情况，在切牙可设置一组伸长附件帮助牙齿伸长，解除开𬌗。切牙到第二双尖牙的范围内，软件自动匹配优化控根附件，使牙齿在近、远中向移动时能保持根平行。针对上颌侧切牙体积小、难把控的特点，推出了多平面控制附件，使侧切牙能同时实现伸长、旋转的复合移动。

G4e在2013年上市，推出优化控根附件（单附件和压力点），用于上颌侧切牙及上下前磨牙。

SmartForce：优化多颗牙伸长附件，优化控根附件，优化多平面移动功能。

（三）G5

2014年推出G5深覆𬌗解决方案。其主要包括三个特点：①通过设计上颌切牙舌侧的精密咬合导板，实现前牙压低和后牙伸长。②在双尖牙区自动设置G5固位附件帮助矫治器贴合，加强支抗和整平Spee曲线的效果。③切牙舌侧增加了压力区的设计，使矫治器力量沿着牙长轴传导，实现真正的切牙绝对压低而非相对压低。

同年，爱齐科技公司还开始了iTero口内扫描仪和隐适美结合的业务。iTero能够替代传统的PVS取模，提供高清晰度的牙齿数字化建模数据，供数字化设计隐适美无托槽隐形矫治器，从而大大提高了患者体验的舒适性，节省了椅旁时间，提升了疗效的精确性。

SmartForce：优化深覆𬌗附件，压力区。

其他部件：精密咬合导板。

（四）G6，G6e

根据亚洲国家复杂病例偏多，拔牙比例较高的情况，2015年爱齐科技公司还推出了G6第一双尖牙拔除的强支抗解决方案。加以应用爱齐科技公司独有的SmartStage和SmartForce技术，使隐适美无托槽隐形矫治器的每一副都基于移动步骤和力量精确计算，力求实现高效的控制和移动。在G6中，组合运用了第二双尖牙、磨牙优化支抗附件和尖牙的优化控根附件，进一步减少了后牙支抗的消耗，将磨牙前移控制在2mm以内，同时使尖牙向远中平移，再内收前牙而关闭间隙。此外，针对拔牙间隙两侧的尖牙和第二双尖牙，还可选择Power Arm，通过粘结长颈牵引钩挂短牵引，防止牙冠向缺牙侧倾斜，真正实现控根移动关闭间隙。G6在双颌前突或重度拥挤拔牙矫治中的应用非常有效，建议首选。

在G6的成功经验之上，2018年推出G6e第一双尖牙拔除的中度支抗解决方案。其与G6的不同之处是加大了后牙无托槽隐形矫治技术附件的体积和控制力，使后牙往近中平移2~5mm得以实现，再结合前牙平移内收关闭剩余间隙。值得一提的是，前牙内收移动过程中均辅以Activation预支抗，避免了前牙伸长的过山车效应。此时SmartForce和SmartStage也更加强大。在使用G6e中度支抗时，一定要避免设计前牙和后牙一起移动。在分步方面，可在前牙内收到位后，再开始磨牙的近中移动。

SmartForce：G6，优化最大支抗附件，优化内收附件；G6e，优化中度支抗附件。

其他部件：SmartStage前牙预支抗，Power Arm，假牙空泡新设计。

（五）G7，G7e

SmartForce：优化多平面附件，优化支持附件，优化控根附件，优化伸长附件。

2016年推出的G7包含了多种提高牙齿移动精确性的新功能。

① 针对上颌侧切牙体积小、控制难的情况，给优化多平面附件增强了去扭转同时还伸长或压低的效果。

② 在上颌中切牙需要压低的情况下，上颌侧切牙自动匹配优化支抗附件，避免侧切牙被连

带压低。

③ 通过加强对前牙倾斜度的控制和后牙轴倾度的控制，防止不必要的后牙压低和后牙开殆出现。

2018年推出的G7e优化磨牙附件，能根据磨牙的体积自动计算并提供更大体积的附件，它可更好地控制磨牙的旋转、伸长，并能和开窗牵引很好地匹配在同一牙位。

表3　隐适美无托槽隐形矫治器临床解决方案（表格引自隐适美官方资料）

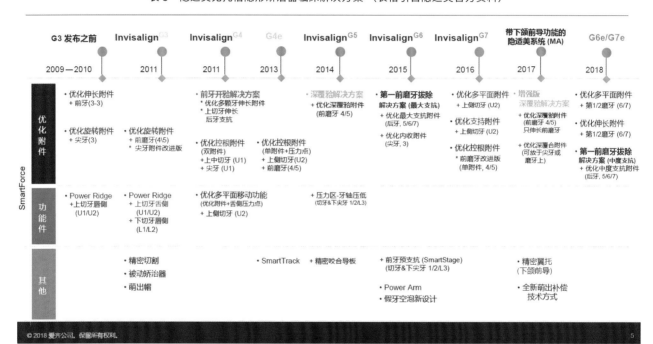

三、隐适美无托槽隐形矫治器MA系统

2017年推出的MA（Mandibular Advancement，MA），即带下颌前导功能的隐适美无托槽隐形矫治器，为骨性Ⅱ类、下颌后缩的青少年患者提供了更好的治疗体验。后牙两侧的精密翼托能帮助导下颌至前伸位，解除前牙的锁结关系，借助生长发育高峰期，使髁突的位置和上下颌的关系建立在更健康和稳定的位置。将一期功能矫治和二期的主动矫治合二为一，既能早期阻断错殆畸形的发展，又能实现牙齿的前期排齐，获得了全球医生的青睐，荣膺2019年爱迪生奖（Edison Award）牙科类治疗金奖。

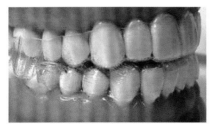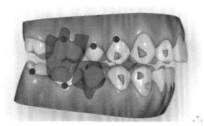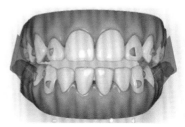

图1　隐适美无托槽隐形矫治器 MA 系统 （图片引自隐适美官方资料）

四、隐适美无托槽隐形矫治器 First系统

经过多年研发，隐适美无托槽隐形矫治器 Invisalign First于2018年初在北美上市，并于2019年在中国上市。Invisalign First是针对儿童隐形矫治的产品，让临床医生在儿童错殆畸形的治疗中多了一个强大的"武器"。

Invisalign First主要针对6~10岁的儿童。可用于解决如牙弓发育、扩弓、间隙管理、美学排齐、矢状向调整、解除咬合创伤和殆干扰等问题。Invisalign First独有的优化扩弓支持附件和优化固位附件让Invisalign First的牙性扩弓具有可预测性，一般认为4~6mm的总扩弓量是可预期的。

对于符合MA条件的幼儿，可以使用First+MA联合治疗。

Invisalign First的萌出补偿（Eruption Compensation，EC）可用于上颌切牙、尖牙及前磨牙，也可用于下颌切牙，但是无法用算法计算。

SmartForce：优化扩弓支持附件，优化固位附件。

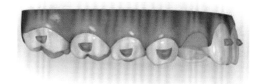 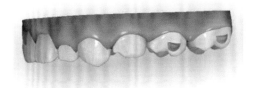

（a）优化扩弓支持附件（C,D,E,6）及萌出补偿　　　（b）优化固位附件（位于E，6上）

图 2　隐适美无托槽隐形矫治技术 Invisalgn First 系统（图片引自隐适美官方资料）

（谢晖　Wendy Lo）

参考文献

[1]Abbate GM,Caria MP,Montanari P,et al.Periodontal health in teenagers treated with removable aligners and fixed orthodontic appliances[J]. Journal of Orofacial Orthopedics /Fortschritte der Kieferorthopädie, 2015,76(3):240-250.

[2]Agarwal SS, Chopra SS, Kumar P, et al. A radiographic study of external apical root resorption in patients treated with single-phase fixed orthodontic therapy[J]. Medical Journal Armed Forces India,2016,72(Suppl. 1) : S8-S16.

[3]Al-Mulla AH, Kharsa SA, Birkhed D. Modified fluoride toothpaste technique reduces caries in orthodontic patients: A longitudinal, randomized clinical trial[J]. American Journal of Orthodontics and Dentofacial Orthopedics, 2010, 138(3): 285-291.

[4]Al-Buraiki H, Sadowsky C, Schneiderc B. The effectiveness and long-term stability of overbite correction with incisor intrusion mechanics[J]. American Journal of Orthodontics and Dentofacial Orthopedics,2005,127(1):47-55.

[5]Ah Ali SA, Miethke HR.Invisalign®, an innovative invisible orthodontic appliance to correct malocclusions: advantages and limitations[J]. Dental Update,2012,39(4):254-256, 258-260.

[6]Alstad S,Zachrisson BU. Longitudinal study of periodontal conditions associated with orthodontic treatment in adolescents[J]. American Journal of Orthodontics,1979,76(3):277-286.

[7]Alyessary AS,Othman SA,Yap AUJ,et al.Effects of non-surgical rapid maxillary expansion on nasal structures and breathing: A systematic review [J]. International Orthodontics,2019,17(1):12-19.

[8]Amasyali M, Sabuncuoglu FA, Oflaz UA,et al. Intraoral molar distalization with intraosseous mini screw[J]. Turkish Journal of Orthodontics, 2018, 31(1):26-30.

[9]Andrews LF, Andrews WA. The six elements of orofacial harmony[J]. Andrews Journal of Orthodontics and Orofacial Harmony, 2000,1:13-22.

[10]Andrews LF.The 6-elements orthodontic philosophy: Treatment goals, classification, and rules for treating[J]. American Journal of Orthodontics and Dentofacial Orthopedics,2015,148(6):883-887.

[11]Arnett GW, Jelic JS, Kim J, et al. Soft tissue cephalometric analysis: Diagnosis and treatment planning of dentofaial deformity[J]. American Journal of Orthodontics and Dentofacial Orthopedics, 1999,116(3): 239-253.

[12]Azeem M, Ul Hamid W. Incidence of white spot lesions during orthodontic clear aligner therapy[J]. Journal of the World Federation of Orthodontists, 2017, 6(3): 127-130.

[13]Baccetti T, Franchi L, Cameron CG, et al. Treatment timing for rapid maxillary expansion[J]. Angle Orthodontist,2001,71(5):343-350.

[14]Baccetti T, Franchi L, Giuntini V, et al. Early vs late orthodontic treatment of deepbite: a prospective clinical trial in growing subjects[J]. American Journal of Orthodontics and Dentofacial Orthopedics,2012,142(1):75-82.

[15]Baccetti T, Franchi L, McNamara JA.An improved version of the cervical vertebral maturation (CVM) method for the assessment of mandibular growth[J]. Angle Orthodontist,2002,72(4):316-323.

[16]Baldwin DK, King G, Ramsay DS, et al. Activation time and material stiffness of sequential removable orthodontic appliances. Part 3: premolar extraction patients [J]. American Journal of Orthodontics and Dentofacial Orthopedics,2008, 133(6): 837-845.

[17]Ball G, Woodside D, Tompson B, et al. Relationship between cervical vertebral maturation and mandibular growth[J]. American Journal of Orthodontics and Dentofacial Orthopedics, 2011,139(5): e455-e461.

[18]Ben-Bassat Y, Yaffe A, Brin I, et al. Functional and morphological-occlusal aspects in children treated for unilateral posterior cross-bite[J]. European Journal of Orthodontics,1993,15(1):57-63.

[19]Bennett JC.Othodontic management of uncrowede Class II division one malocclusion in children[M]. London, U.K: Elsevier Limited,2006.

[20]Bishara SE, Bayati P, Jakobsen JR. Longitudinal comparisons of dental arch changes in normal and untreated Class II, Division 1 subjects and their clinical implications[J]. American Journal of Orthodontics and Dentofacial Orthopedics, 1996,110(5):483-489.

[21] Bishara SE,Jakobsen JR,Treder J,et al. Arch width changers from 6 weeks to 45 years of age[J]. American Journal of Orthodontics and Dentofacial Orthopedics,1997,111(4):401-409.

[22] Björk A, Jensen E, Palling M. Mandibular growth and third molar impaction[J]. Acta Odontologica Scandinavica, 1956, 14(3): 231-272.

[23]Björk A, Skieller V. Facial development and tooth eruption: An implant study at the age of puberty[J]. American Journal of Orthodontics,1972,62(4): 339-383.

[24]Brader AC. Dental arch form related with intraoral forces: PR=C[J]. American Journal of Orthodontics, 1972,61(6):541-561.

[25]Bräscher AK, Zuran D, Feldmann RE, et al. Patient survey on Invisalign® treatment comparen the SmartTrack® material to the previous aligner material[J]. Journal of Orofacial Orthopedics / Fortschritte der Kieferorthopädie, 2016, 77(6):432-438.

[26]Brennan MM, Gianelly AA. The use of the lingual arch in the mixed dentition to resolve incisor crowding[J]. American Journal of Orthodontics and Dentofacial Orthopedics,2000,117(1):81-85.

[27]Breuning KH, Kau CH. Digital planning and custom orthodontic treatment[M]. New Jersey,U.S.:Wiley-Blackwell,2017.

[28]Brickman CD, Sinha PK, Nanda RS. Evaluation of the Jones jig appliance for distal molar movement［J］. American Journal of Orthodontics and Dentofacial Orthopedics,2000,118(5): 526-534.

[29]Brodsky L. Modern assessment of tonsils and adenoids[J]. The Pediatric Clinics of North America,1989,36(6):1551-1569.

[30]Burns NR, Musich DR, Martin C, et al. Class III camouflage treatment: What are the limits? [J] American Journal of Orthodontics and Dentofacial Orthopedics,2010,137(1): 9. e1-9.e13.

[31]Buschang PH, Ross M, Shaw SG, et al. Predicted and actual end-of-treatment occlusion produced with aligner therapy[J]. Angle Orthodontist,2015,85(5):723-727.

[32]Camara CA, Martins RP. Functional aesthetic occlusal plane (FAOP) [J]. Dental Press Journal of Orthodontics,2016, 21(4): 114-125.

[33]Camporesi M, Franchi L, Baccetti T, et al. Thin-plate spline analysis of arch form in a Southern European population with an ideal natural occlusion[J]. European Journal of Orthodontics, 2006,28(2):135-140.

[34]Caprioglio A,Fontana M,Longoni E,et al. Long-term evaluation of the molar movements following Pendulum and fixed appliances[J]. Angle Orthodontist,2013,83(3):447-454.

[35]Caruso S, Nota A, Ehsani S, et al. Impact of molar teeth distalization with clear aligners on occlusal vertical dimension: a retrospective study[J].BMC Oral Health,2019,19(1):182.

[36]Chae JM, Park JH, Tai K, et al. Evaluation of condyle-fossa relationships in adolescents with various skeletal patterns using cone-beam computed tomography[J]. Angle Orthodontist ,2020, 90 (2):224-232 .

[37]Chapman JA, Roberts WE, Eckert GJ, et al. Risk factors for incidence and severity of white spot lesions during treatment with fixed orthodontic appliances[J]. American Journal of Orthodontics and Dentofacial Orthopedics, 2010, 138(2):188-194.

[38]Charalampakis O, Iliadi A, Ueno H, et al. Accuracy of clear aligners: A retrospective study of patients who needed refinement [J]. American Journal of Orthodontics and Dentofacial Orthopedics, 2018,154(1):47-54.

[39]Chhibber A, Agarwal S, Yadav S, et al. Which orthodontic appliance is best for oral hygiene? A randomized clinical trial[J]. American Journal of Orthodontics and Dentofacial Orthopedics, 2018, 153(2): 175-183.

[40]Clark WJ. The twin block technique. A functional orthopedic appliance system[J]. American Journal of Orthodontics and Dentofacial Orthopedics, 1988, 93(1): 1-18.

[41]Condo R, Pazzini L,Cerroni L,et al. Mechanical properties of "two generations" of teeth aligners: Change analysis during oral permanence[J]. Dental Materials Journal, 2018,37(5):835-842.

[42]Cousley R, Sandler P. Advances in orthodontic anchorage with the use of mini-implant techniques[J]. British Dental Journal, 2015, 218(3): E4.

[43]Cozzani M, Guiducci A, Mirenghi S, et al. Arch width changes with a rapid maxillary expansion appliance anchored to the primary teeth[J]. Angle Orthodontist, 2007,77(2):296-302.

[44]D'Antò V, Bucci R, Franchi L, et al. Class II functional orthopaedic treatment: A systematic review of systematic reviews[J]. Journal of Oral Rehabilitation,2015,42(8):624-642.

[45] Gabriel de S, Boas CV, Capelozza L. Rapid maxillary expansion in the primary and mixed dentitions: A cephalometric evaluation[J]. American Journal of Orthodontics and Dentofacial Orthopedics,1991,100(2):171-179.

[46]Dai FF, Xu TM, Shu G. Comparison of achieved and predicted tooth movement of maxillary first molars and central incisors:First premolar extraction treatment with Invisalign[J]. Angle Orthodontist, 2019, 89(5):679-687.

[47]Dalessandri D, Salgarello S, Dalessandri M, et al. Determinants for success rates of temporary anchorage devices in orthodontics: a meta-analysis (n > 50) [J]. European Journal of Orthodontics, 2014, 36(3):303-313.

[48]Danz JC,Greuter C,Sifakakis I,et al. Stability and relapse after orthodontic treatment of deep bite cases-a long-term follow-up study[J]. European Journal of Orthodontics, 2014,36(5):522-530.

[49]Dasy H, Dasy A, Asatrian G, et al. Effects of variable attachment shapes and aligner material on aligner retention[J]. Angle Orthodontist, 2015, 85(6):934-940.

[50]De Clerck HJ, Proffit WR. Growth modification of the face: A current perspective with emphasis on Class III treatment[J]. American Journal of Orthodontics and Dentofacial Orthopedics,2015,148(1): 37-46.

[51]Dekock W H. Dental arch depth and width studied longitudinally from 12 years of age to adulthood[J]. American Journal of Orthodontics, 1972,62(1):56-66.

[52]Djeu G, Shelton C, Maganzini A. Outcome assessment of Invisalign and traditional orthodontic treatment compared with the American Board of Orthodontics objective grading system[J]. American Journal of Orthodontics and Dentofacial Orthopedics,2005,128(3):292–298.

[53]Domon H,Tabeta K,Nakajima T,et al.Age-related alterations in gene expression of gingival fibroblasts stimulated with Porphyromonas gingivalis[J]. Journal of Periodontal Research,2014,49(4): 536-543.

[54]Drake CT, McGorray SP, Dolce C, et al.Orthodontic tooth movement with clear aligners [J].ISRN Dentistry, 2012,2012: 657973.

[55]Dugoni SA. Comprehensive mixed dentition treatment[J]. American Journal of Orthodontics and Dentofacial Orthopedics, 1998,113(1): 75-84

[56]Duncan L O , Piedade L , Lekic M , et al. Changes in mandibular incisor position and arch form resulting from Invisalign correction of the crowded dentition treated nonextraction[J]. Angle Orthodontist, 2016, 86(4):577-583.

[57]Elhaddaoui R,Qoraich HS, Bahije L,et al.Orthodontic aligners and root resorption: A systematic review[J]. International Orthodontics, 2017,15(1): 1-12.

[58]Chan E,Darendeliler M Ali. The Invisalign® appliance today: A thinking person's orthodontic appliance[J] .Seminars in Orthodontics,2017,23(1): 12-64.

[59]Evangelista K, Vasconcelos Kde F, Bumann A, et al. Dehiscence and fenestration in patients with Class I and Class II Division 1 malocclusion assessed with cone-beam computed tomography [J]. American Journal of Orthodontics and Dentofacial Orthopedics,2010, 138(2): 133.e1-133.e7.

[60]Fang XW, Qi R,Liu CF.Root resorption in orthodontic treatment with clear aligners: A systematic review and meta-analysis[J]. Orthodontics and Craniofacial Research, 2019, 22(4): 259-269.

[61]Farnsworth D, Rossouw PE, Ceen RF, et al. Cortical bone thickness at common miniscrew implant placement sites [J]. American Journal of Orthodontics and Dentofacial Orthopedics,2011, 139(4): 495-503.

[62]Fayed MM, Pazera P, Katsaros C. Optimal sites for orthodontic mini-implant placement assessed by cone beam computed tomography [J]. Angle Orthodontist,2010, 80(5): 939-951.

[63]Ferrario VF, Sforza C, Miani A, et al. Mathematical definition of the shape of dental arches in human permanent healthy dentitions[J]. European Journal of Orthodontics, 1994,16(4):287-294.

[64]Fleming PS. Timing orthodontic treatment: Early or late?[J]. Australian Dental Journal, 2017,62 (Suppl. 1): 11-19.

[65]Flores-Mir C. Clear aligner therapy might provide a better oral health environment for orthodontic treatment among patients at increased periodontal risk[J]. The Journal of Evidence-Based Dental Practice, 2019,19(2):198-199.

[66]Galan-Lopez L, Barcia-Gonzalez J, Plasencia E. A systematic review of the accuracy and efficiency of dental movements with Invisalign®[J]. Korean Journal of Orthodontics,2019, 49(3), 140-149.

[67]Giancotti A, Mampieri GG. Unilateral canine crossbite correction in adults using the Invisalign method: A case report[J]. Orthodontics : The Art and Practice of Dentofacial Enhancement,2012,13(1):122-127.

[68]Gianelly AA.Leeway space and the resolution of crowding in the mixed dentition[J]. Seminars in Orthodontics, 1995,1(3):188-194.

[69]Gkantidis N, Halazonetis DJ, Alexandropoulos E, et al. Treatment strategies for patients with hyperdivergent Class II Division 1 malocclusion: is vertical dimension affected[J]. American Journal of Orthodontics and Dentofacial Orthopedics,2011,140(3): 346-355.

[70]Grünheid T, Loh C, Larson BE. How accurate is Invisalign in nonextraction cases? Are predicted tooth positions achieved? [J]. Angle Orthodontist,2017,87(6):809-815.

[71]Gu Y, McNamara JA. Cephalometric superimpositions: A comparison of anatomical and metallic

implant methods[J]. Angle Orthodontist,2008,78(6): 967-976.

[72]Gu Y, McNamara JA. Mandibular growth changes and cervical vertebral maturation: A cephalometric implant study[J]. Angle Orthodontist,2007,77(6): 947-953.

[73]Gu JF, Tang JSY, Skulski B,et al.Evaluation of Invisalign treatment effectiveness and efficiency compared with conventional fixed appliances using the Peer Assessment Rating index[J]. American Journal of Orthodontics and Dentofacial Orthopedics, 2017,151(2): 259-266.

[74]Guarneri MP, Oliverio T, Silvestre I, et al.Open bitetreatment using clearaligners[J]. Angle Orthodontist, 2013, 83 (5) :913-919.

[75]Gugino CF, Dus I. Unlocking orthodontic malocclusions: an interplay between form and function[J]. Seminars in Orthodontics, 1998,4(4):246-255.

[76]Han J-Y. A comparative study of combined periodontal and orthodontic treatment with fixed appliances and clear aligners in patients with periodontitis[J]. Journal of Periodontal & Implant Science, 2015, 45(6): 193-204.

[77]Hennessy J, Garvey T, Al-Awadhi EA. A randomized clinical trial comparing mandibular incisor proclination produced by fixed labial appliances and clear aligners [J]. Angle Orthodontist, 2016, 86(5): 706-712.

[78]Henrikson J, Persson M, Thilander B. Long-term stability of dental arch form in normal occlusion from 13 to 31 years of age[J]. European Journal of Orthodontics, 2001,23(1):51-61.

[79]Hesby RM, Marshall SD, Dawson DV, et al. Transverse skeletal and dentoalveolar changes during growth[J]. American Journal of Orthodontics and Dentofacial Orthopedics, 2006,130(6): 721-731.

[80]Heymann GC, Grauer D. A contemporary review of white spot lesions in orthodontics[J]. Journal of Esthetic and Restorative Dentistry, 2013, 25(2): 85-95.

[81]Hiromi R,Yoshiyuki K,Hiroko Y,et al. Effect of power arm on anterior tooth movement in sliding mechanics analyzed using a three-dimensional digital model[J]. Orthodontic Waves,2015,74(4):93-98.

[82]Houle JP , Piedade L, Todescan R , et al. The predictability of transverse changes with Invisalign[J]. Angle Orthodontist, 2017,87(1):19-24.

[83]Hourfar J, Bister D, Kanavakis G, et al. Influence of interradicular and palatal placement of orthodontic mini-implants on the success (survival) rate [J]. Head & Face Medicine,2017, 13(1): 1-6.

[84]Hourfar J,Kinzinger GSM,Euchner L,et al. Differential skeletal and dental effects after orthodontic treatment with bite jumping appliance or activator: A retrospective cephalometric study[J]. Clinical Oral Investigations, 2020,24(7):2513-2521.

[85]Huang GJ, Bates SB, Ehlert AA, et al. Stability of deep-bite correction: A systematic review[J]. Journal of the World Federation of Orthodontists, 2012,1(3):e89-e96.

[86]Huang XF, Chai Y. Molecular regulatory mechanism of tooth root development[J]. International Journal of Oral Science, 2012,4(4) : 177-181.

[87]Huynh T, Kennedy DB, Joondeph DR, et al. Treatment response and stability of slow maxillary expansion using Haas, hyrax, and quad-helix appliances: A retrospective study[J]. American Journal of Orthodontics and Dentofacial Orthopedics,2009, 136(3):331-339.

[88] Hägg U, Taranger J. Maturation indicators and the pubertal growth spurt[J]. American Journal of Orthodontics, 1982, 82(4): 299-309.

[89]Iliad A, Koletsi D, Eliades T. Forces and moments generated by aligner-type appliances for orthodontic tooth movement: A systematic review and meta-analysis[J]. Orthodontics & Craniofacial Research,2019,22(4):248-258.

[90] Tulloch JFC,Phillips C,Proffit WR. Benefit of early Class II treatment: Progress report of a two-phase randomized clinical trial[J]. American Journal of Orthodontics and Dentofacial Orthopedics,1998,113(1):62-74.

[91]James RH.Contemporary Oral and Maxillofacial Surgery[M].5th ed.St.Louis:Mosby,2008.

[92]Janson G, Sathler R, Fernandes TM, et al. Correction of Class II malocclusion with Class II elastics: A systematic review[J]. American Journal of Orthodontics and Dentofacial Orthopedics, 2013, 143(3): 383-392.

[93] McNamara JA, Baccetti T, Franchi L, et al. Rapid maxillary expansion followed by fixed appliances: a long-term evaluation of changes in arch dimensions[J]. Angle Orthodontist, 2003, 73(4):344-353.

[94] Vargo J,Buschang PH,Boley JC.Treatment effects and short-term relapse of axillomandibular expansion during the early to mid mixed dentition[J]. American Journal of Orthodontics and Dentofacial Orthopedics,2007,131(4):456-463.

[95]Kassas W , Address AJ , Preston CB , et al. Assessment of Invisalign treatment outcomes using the ABO Model Grading System[J]. Journal of the World Federation of Orthodontists, 2013, 2(2):e61-e64.

[96]Ke Y, Zhu Y, Zhu M.A comparison of treatment effectiveness between clear aligner and fixed appliance therapies[J].BMC Oral Health,2019,19(1):24.

[97]Kinzinger GS,Fritz UB,Sander FG,et al. Efficiency of a pendulum appliance for molar distalization related to second and third molar eruption stage[J]. American Journal of Orthodontics and Dentofacial Orthopedics,2004,125(1):8-23.

[98]Klontz HA. Twee-Merrifield sequential directional force treatment[J]. Seminars in Orthodontics, 1996, 2(4): 254-267.

[99]Kravitz ND, Kusnoto B, BeGole E, et al. How well does Invisalign work? A prospective clinical study evaluating the efficacy of tooth movement with Invisalign[J]. American Journal of Orthodontics and Dentofacial Orthopedics,2009,135(1):27-35.

[100]Krieger E, Seiferth J, Saric I, et al. Accuracy of Invisalign® treatments in the anterior tooth region. First results[J]. Journal of Orofacial Orthopedics/Fortschritte der Kieferorthopädie,2011, 72(2):141-149.

[101]Krishnan V, Daniel ST, Lazar D,et al. Characterization of posed smile by using visual analog scale, smile arc, buccal corridor measures, and modified smile index[J]. American Journal of Orthodontics and Dentofacial Orthopedics,2008,133(4):515-523.

[102]Kuncio D, Maganzini A, Shelton C, et al. Invisalign and traditional orthodontic treatment postretention outcomes compared using the American Board of Orthodontics objective grading system[J]. Angle Orthodontist, 2007,77(5):864-869.

[103]Kuroda S, Sugawara Y, Deguchi T, et al. Clinical use of miniscrew implants as orthodontic anchorage: Success rates and postoperative discomfort [J]. American Journal of Orthodontics and Dentofacial Orthopedics,2007, 131(1): 9-15.

[104]Kurol J, Berglund L. Longitudinal study and cost-benefit analysis of the effect of early treatment of posterior cross-bites in the primary dentition[J]. European Journal of Orthodontics,1992,14(3):173-179.

[105] Merrifield LL. Dimensions of the denture: Back to basics[J]. American Journal of Orthodontics and Dentofacial Orthopedics,1994,106(5): 535-542.

[106]Lagravere MO, Flores-Mir C. The treatment effects of Invisalign orthodontic aligners: A systematic review[J]. The Journal of the American Dental Association, 2005,136(12):1724-1729.

[107] Lagravere MO, Major PW, Flores-Mir C. Long-term skeletal changes with rapid maxillary expansion: A systematic review[J]. Angle Orthodontist, 2005, 75(6):1046-1052.

[108]Lanteri V , Farronato G , Lanteri C , et al. The efficacy of orthodontic treatments for anterior crowding with Invisalign compared with fixed appliances using the Peer Assessment Rating Index[J]. Quintessence International (Berlin, Germany: 1985), 2018, 49(7):581-587.

[109] Andrews LF. The 6-elements orthodontic philosophy: Treatment goals, classification, and rules for treating[J]. American Journal of Orthodontics and Dentofacial Orthopedics,2015,148(6):883-887.

[110]Ledyard BC.A study of the mandibular third molar area [J]. American Journal of Orthodontics, 1953, 39(5):366-373．

[111]Levrini L, Mangano A, Montanari P, et al. Periodontal health status in patients treated with the Invisalign® system and fixed orthodontic appliances: A 3 months clinical and microbiological evaluation[J]. European Journal of Dentistry, 2015, 9(3): 404-410.

[112]Levrini L, Novara F, Margherini S, et al. Scanning electron microscopy analysis of the growth of dental plaque on the surfaces of removable orthodontic aligners after the use of different cleaning methods[J]. Clinical, Cosmetic and Investigational Dentistry, 2015, 7(1): 125-131.

[113]Lim SM, Hong RY. Distal movement of molars using a lever-arm and mini-implant system[J]. Angle Orthodontist,2008,78(1):167.

[114]Lindel OD,Elter C,Heuer W,et al.Comparative analysis of longterm biofilm formation on metal and ceramic brackets[J]. Angle Orthodontist,2011,81(5):907-914．

[115]Linge L, Linge B. Patient characteristics and treatment variables associated with apical root resorption during orthodontic treatment[J]. American Journal of Orthodontics and Dentofacial Orthopedics, 1991,99(1):35-43.

[116]Lombardo L, Martines E, Mazzanti V, et al. Stress relaxation properties of four orthodontic aligner materials: A 24-hour in vitro study[J]. Angle Orthodontist,2017,87(1):11-18.

[117]Malik OH, McMullin A, Waring DT. Invisible orthodontics part 1: Invisalign[J]. Dental Update, 2013, 40(3): 203-204,207-210,213-215.

[118]Mareike S,Ludger K.Treatment outcome and efficacy of an aligner technique-regarding incisor torque,premolar derotation and molar distalization[J].BMC Oral Health,2014,14:68.

[119]Marshall SD, Dawson DV, Southard KA, et al. Transverse molar movements during growth[J]. American Journal of Orthodontics and Dentofacial Orthopedics, 2003,124(6): 615-624.

[120]Masucci C, Franchi L, Defraia E, et al. Stability of rapid maxillary expansion and facemask therapy: a long-term controlled study[J]. American Journal of Orthodontics and Dentofacial Orthopedics, 2011,140(4): 493-500.

[121]McNamara JA. Maxillary transverse deficiency[J]. American Journal of Orthodontics and Dentofacial Orthopedics,2000,117(5):567-570.

[122]Melsen B, Costa A. Immediate loading of implants used for orthodontic anchorage[J]. Clinical Orthodontics and Research, 2000, 3(1): 23-28.

[123]Melsen B, Lang NP. Biological reactions of alveolar bone to orthodontic loading of oral implants [J]. Clinical Oral Implants Research, 2001, 12(2): 144-152.

[124]Melsen B, Melsen F. The postnatal development of the palatomaxillary region studied on human autopsy material[J]. American Journal of Orthodontics,1982,82(4):329-342.

[125]Melsen B. Palatal growth studied on human autopsy material:A histologic microradiographic study[J]. American Journal of Orthodontics,1975,68(1):42-54.

[126]Merffield LL. Differential diagnosis[J]. Seminars in Orthodontics, 1996, 2(4): 241-253.

[127]Merrifield LL, Klontz HA, Vaden JL. Differential diagnostic analysis system[J]. American Journal of Orthodontics and Dentofacial Orthopedics, 1994, 106(6): 641-648.

[128]Miyawaki S, Koyama I, Inoue M, et al. Factors associated with the stability of titanium screws placed in the posterior region for orthodontic anchorage [J]. American Journal of Orthodontics and Dentofacial Orthopedics,2003, 124(4): 373-378.

[129]Mohamed RN, Basha S, Al-Thomali Y. Maxillary molar distalization with miniscrew-supported appliances in Class II malocclusion: A systematic review[J]. Angle Orthodontist,2018,88(4): 494-502.

[130]Moshiri M, Eckhart JE, Mcshane P, et al. Consequences of poor oral hygiene during aligner therapy [J]. Journal of Clinical Orthodontics, 2013, 47(8): 494-498.

[131]Moshiri S, Araújo EA, McCray JF, et al.Cephalometric evaluation of adult anterior open bite non-extraction treatment with invisalign[J].Dental Press Journal of Orthodontics, 2017, 22 (5) :30-38.

[132]Motoyoshi M, Hirabayashi M, Uemura M, et al. Recommended placement torque when tightening an orthodontic mini-implant [J]. Clinical Oral Implants Research, 2006, 17(1): 109-114.

[133]Motoyoshi M, Inaba M, Ono A, et al. The effect of cortical bone thickness on the stability of orthodontic mini-implants and on the stress distribution in surrounding bone [J]. International Journal of Oral and Maxillofacial Surgery, 2009, 38(1): 13-18.

[134]Motoyoshi M, Matsuoka M, Shimizu N. Application of orthodontic mini-implants in adolescents [J]. International Journal of Oral and Maxillofacial Surgery, 2007, 36(8): 695-699.

[135]Murayama R,Kobayashi M,Takeshita A,et al.MAPKs,activator protein-1 and nuclear factor-κB mediate production of interleukin-1β-stimulated cytokines,prostaglandin E2 and MMP-1 in human periodontal ligament cells[J].Journal of Periodontal Research,2011,46(5): 568-575.

[136]Nanda SK.Patterns of vertical growth in the face[J].American Journal of Orthodontics and Dentofacial Orthopedics,1988,93(2):103-116.

[137]Nebbe B, Major PW. Prevalence of TMJ disc displacement in a pre-orthodontic adolescent sample[J]. Angle Orthodontist,2000,70(6): 454-463.

[138]Nelson SJ. Wheeler's Dental Anatomy, Physiology and occlusion[M]. 10th ed. New York,U.S.: Saunders, 2014.

[139]Nguyen CV,Chen J.The Invisalign system[M].New Malden,U.K.: Quintessence Publishing Company,2006.

[140]O'Sullivan D, Sennerby L, Meredith N. Influence of implant taper on the primary and secondary stability of osseointegrated titanium implants [J]. Clinical Oral Implants Research, 2004, 15(4): 474-480.

[141]Owtad P, Potres Z, Shen G, et al. A histochemical study on condylar cartilage and glenoid fossa during mandibular advancement[J].Angle Orthodontist, 2011, 81(2): 270-276.

[142]Palma JC, Tejedor-Sanz N, Oteo MD, et al. Long-term stability of rapid maxillary expansion combined with chincup protraction followed by fixed appliances[J]. Angle Orthodontist,2015,85(2): 270-277.

[143]Pancherz H, Fischer S. Amount and direction of temporomandibular joint growth changes in Herbst treatment: A cephalometric long-term investigation[J]. Angle Orthodontist, 2003, 73(5): 493-501.

[144]Papadimitriou A,Mousoulea S,Gkantidis N,et al. Clinical effectiveness of Invisalign® orthodontic treatment: A systematic review[J].Progress in Orthodontics, 2018, 19(1): 1-24.

[145]Patel MP,Janson G,Henriques JF,et al. Comparative distalization effects of Jones jig and pendulum

appliances[J]. American Journal of Orthodontics and Dentofacial Orthopedics,2009,135(3):336-342.

[146]Pavoni C, Lione R, Laganà G, et al. Self-ligating versus Invisalign: Analysis of dento-alveolar effects[J]. Annali di stomatologia,2011,2(1-2):23-27.

[147] Dawson PE.Functional Occlusion:From TMJ to Smile design[M]. New York,U.S.: Mosby, 2006.

[148]Pinto AS, Buschang PH, Throckmorton GS, et al. Morphological and positional asymmetries of young children with functional unilateral posterior crossbite[J]. American Journal of Orthodontics and Dentofacial Orthopedics,2001,120(5):513-520.

[149]Bucci R, D'Antò V, Rongo R,et al.Dental and skeletal effects of palatal expansion techniques: A systematic review of the current evidence from systematic reviews and meta-analyses[J].Journal of Oral Rehabilitation,2016,43(7):543–564.

[150]Ram SN,Yahya ST. Biomechanics in orthodontics:principles and practice[M]. New Malden, U.K.: Quintessence Publishing,2010.

[151]Ramos AL. Class III treatment using facial mask: Stability after 10 years[J]. Dental Press Journal of Orthodontics,2014,19(5): 123-135.

[152] Rashmi GS. Textbook of dental anatomy, physiology and occlusion[M]. New Delhi,India:Jaypee Brothers Medical Publishers,2014.

[153]Ravera S, Castroflorio T, Garino F, et al. Maxillary molar distalization with aligners in adult patients: A multicenter retrospective study[J]. Progress in Orthodontics, 2016,17(1):12.

[154]Regina B.Phase I orthodontic treatment using Invisalign First[J].Journal of Clinical Orthodontics,2019,53(2):73-83.

[155]Renata Travassos da Rosa Moreira B, Marco Nassar B, Mônica Lídia Santos De Castro A,et al.Periodontal side effects of rapid and slow maxillary expansion: A systematic review[J].Angle Orthodontist,2019,89(4):651-660.

[156]Robertson L, Kaur H, Fagundes NCF, et al. Effectiveness of clear aligner therapy for orthodontic treatment: A systematic review[J]. Orthodontics & Craniofacial Research, 2020,23(2):133-142.

[157]Rongo R, D'Antò V, Bucci R, et al. Skeletal and dental effects of Class III orthopaedic treatment: a systematic review and meta-analysis[J]. Journal of Oral Rehabilitation, 2017, 44(7): 545-562.

[158]Rossini G, Parrini S, Castroflorio T, et al. Efficacy of clear aligners in controlling orthodontic tooth movement: a systematic review[J]. Angle Orthodontist,2015,85(5):881-889.

[159]Rossini G, Parrini S, Castroflorio T, et al. Periodontal health during clear aligners treatment: a systematic review[J]. European Journal of Orthodontics, 2015, 37(5): 539-543.

[160]Rubin RL, Baccett T, Mcnamara JA. Mandibular second molar eruption difficulties related to the maintenance of arch perimeter in the mixed dentition[J]. American Journal of Orthodontics and Dentofacial Orthopedics,2012,141(2):146-152.

[161]Sathapana S, Forrest A, Monsour P, et al. Age-related changes in maxillary and mandibular cortical bone thickness in relation to temporary anchorage device placement [J]. Australian Dental Journal, 2013, 58(1): 67-74.

[162]Schupp W, Haubrich J, Neumann I. Class II correction with the Invisalign system[J]. Journal of Clinical Orthodontics, 2010, 44(1):28-35.

[163]Shete CS,Bhad WA.Three-dimensional upper airway changes with mandibular advancement device in patients with obstructive sleep apnea [J]. American Journal of Orthodontics and Dentofacial Orthopedics,2017,151(5):941-948

[164]Simon M, Keilig L, Schwarze J, et al. Treatment outcome and efficacy of an aligner technique-regarding incisor torque, premolar derotation and molar distalization[J]. BMC Oral Health, 2014, 14: 68.

[165]Simontacchi-Gbologah MS, Tamburrino RK, Boucher NS, et al. Comparison of three methods to analyze the skeletal transverse dimension in orthodontic diagnosis [D]. Pennsylvania:University of Pennsylvania,2010.

[166]Singh G, Gupta N, Goyal V, et al. En masse distalisation of maxillary arch using TADs (IZC); passive self-ligating appliance v/s clear aligner:A comparative cephalometric study [J]. Journal of Contemporary Orthodontics, 2019, 3(3): 11-17.

[167]Skaik A, Wei XL, Abusamak I, et al. Effects of time and clear aligner removal frequency on the force delivered by different polyethylene terephthalate glycol-modified materials determined with thin-film pressure sensors[J]. American Journal of Orthodontics and Dentofacial Orthopedics, 2019,155(1):98-107.

[168]Soheilifar S, Mohebi S, Ameli N. Maxillary molar distalization using conventional versus skeletal anchorage devices: A systematic review and meta-analysis[J].International Orthodontics,2019,17(3): 415-424.

[169]Solano-Mendoza B , Sonnemberg B , Solano-Reina E, et al. How effective is the Invisalign® system in expansion movement with Ex30'aligners?[J]. Clinical Oral Investigations, 2017, 21(5):1475-1484.

[170]Su N, Poon R, Friedman L, et al. TMJ changes in adolescent TMD patients seen on MRI in clinical setting[J]. New York State Dental Journal, 2015,81(3): 27-29.

[171]Tadic N, Woods M. Contemporary Class II orthodontic and orthopaedic treatment: a review[J]. Australian Dental Journal,2007,52(3): 168-174.

[172]Tamburino RK, Boucher NS, Vanarsdall RL ,et al. The transverse dimension: Diagnosis and relevance to functional occlusion[J]. RWISO,2010,2(1): 11-20.

[173]Thilander B, Wahlund S, Lennartsson B. The effect of early interceptive treatment in children with posterior cross-bite[J]. European Journal of Orthodontics,1984,6(1):25-34.

[174]Thorsten G, Sara G, Hani H, et al.Effect of clear aligner therapy on the buccolingual inclination of mandibular canines and the intercanine distance[J].Angle Orthodontis,2016,86(1): 10-16.

[175]Huynh H,Kennedy DB,Joondeph DR,et al.Treatment response and stability of slow maxillary expansion using Haas, hyrax, and quad-helix appliances: A retrospective study[J].American Journal of Orthodontics and Dentofacial Orthopedics, 2009,136(3):331-339.

[176] Xu TM, Zhang XY,Hee SO,et al. Randomized clinical trial comparing control of maxillary anchorage with 2 retraction techniques[J]. American Journal of Orthodontics and Dentofacial Orthopedics,2010,138(5):544. e1-544.e9.

[177]Timothy T. Wheeler orthodontic clear aligner treatment[J]. Seminars in Orthodontics,2017,23(1): 83-89.

[178]Tomblyn T, Rogers M, Andrews L, et al. Cephalometric study of Class II Division 1 patients treated with an extended-duration, reinforced, banded Herbst appliance followed by fixed appliances[J]. American Journal of Orthodontics and Dentofacial Orthopedics, 2016,150(5): 818-830.

[179]Topouzelis N, Tsaousoglou P. Clinical factors correlated with the success rate of miniscrews in orthodontic treatment [J]. International Journal of Oral Science, 2012, 4(1): 38-44.

[180]Trivi OT, Siqueira DF, Scanavini MA. A new concept of mandibular dental arch forms with normal occlusion[J]. American Journal of Orthodontics and Dentofacial Orthopedics, 2008,133(1):15-22.

[181]Tsourakis AK, Johnston LE. Class II malocclusion: The aftermath of a "perfect storm"[J]. Seminars in

Orthodontics,2014,20(1):59-73.

[182]Tuncay O, Bowman SJ, Amy B,et al. Aligner treatment in the teenage patient[J]. Journal of Clinical Orthodontics,2013,47(2):115-119.

[183]Tuncay OC. 口腔正畸无托槽隐形矫治临床指南 [M]. 白玉兴等译 . 北京 : 人民军医出版社 ,2008.

[184]Tweed CH. The Frankfort-Mandibular Incisor Angle (FMIA) in orthodontic diagnosis, treatment planning and prognosis[J]. Angle Orthodontist, 1954, 24(3): 121-169.

[185]Tymofiyeva O,Proff PC,Rottner K,et al.Diagnosis of dental abnormalities in children using 3-dimensional magnetic resonance imaging[J].Journal of Oral and Maxillofacial Surgery,2013,71(7):1159-1169.

[186]Vaden JL. The Tweed-Merrifield philosophy[J]. Seminars in Orthodontics, 1996, 2(4): 237-240.

[187]Vlaskalic V, Boyd R. Orthodontic treatment of a mildly crowded malocclusion using the Invisalign System[J]. Australian Orthodontic Journal,2001,17(1):41-46.

[188]Wang S,Lin HZ,Yang Y,et al. Use of autonomous maximal smile to evaluate dental and gingival exposure[J].Korean Journal of Orthodontics, 2018, 48(3): 182-188.

[189]Weir T. Clear aligners in orthodontic treatment[J].Australian Dental Journal, 2017, 62 (Suppl. 1): 58-62.

[190]Wendl B, Stampfl M, Muchitsch AP, et al. Long-term skeletal and dental effects of facemask versus chincup treatment in Class III patients : A retrospective study[J]. Journal of Orofacial Orthopedics / Fortschritte der Kieferorthopädie,2017,78(4): 293-299.

[191]Womack WR.Four-premolar extraction treatment with Invisalign[J]. Journal of Clinical Orthodontics, 2006,40(8):493-500.

[192]Womack WR, Ahn JH, Ammari Z, et al. A new approach to correction of crowding[J].American Journal of Orthodontics and Dentofacial Orthopedics,2002,122(3):310-316.

[193]Xu TM. New concept of physiologic anchorage control[J]. APOS Trends in Orthodontics, 2015,5(6):250-254.

[194]Zhu YF, Li XL, Lai WL.Treatment of severe anterior crowding with the Invisalign G6 first premolar extraction solution[J].Journal of Clinical Orthodontics,2019,53(8):459-469.

[195]Yi JR, Xiao JN, Li Y, et al. External apical root resorption in non-extraction cases after clear aligner therapy or fixed orthodontic treatment[J].Journal of Dental Sciences, 2018,13(1):48-53.

[196]Yukiko Y,Atsushi A,Jun K,et al.Effects of attachment of plastic aligner in closing of diastema of maxillary dentition by finite element method[J].Journal of Healthcare Engineering, 2019(2019):1075097.

[197]Zachrisson BU, Minster L, Ogaard B, et al. Dental health assessed after interproximal enamel reduction: caries risk in posterior teeth[J]. American Journal of Orthodontics and Dentofacial Orthopedics, 2011, 139(1):90-98.

[198]Zelderloo A, Cadenas de LM, Verdonck A, et al.Cephalometric appraisal of Class II treatment effects after functional and fixed appliances: A retrospective study[J]. European Journal of Orthodontics,2017,39(3): 334-341.

[199]Zhao R, Huang R, Long H, et al. The dynamics of the oral microbiome and oral health among patients receiving clear aligner orthodontic treatment[J].Oral Diseases,2020,26(2):473-483.

[200]Zhou N, Guo J. Efficiency of upper arch expansion with the Invisalign system[J]. Angle Orthodontist,2020,90(1):23-30.

[201] 白玉兴 , 任超超 . 无托槽隐形矫治技术临床应用中的相关问题 [J]. 中国实用口腔科杂志 , 2009, 2(1): 13-16.

[202] 白玉兴 . 国产化无托槽隐形矫治技术的研究与临床应用现状 [J]. 中华口腔医学杂志 , 2010, 45(11): 659-662.

[203] 陈莉莉 , 林久祥 , 许天民 , 等 . 13-18 岁汉族正常𬌗青少年上牙弓后段可利用间隙变化的纵向研究 [J]. 口腔正畸学 , 2007,14(1):25-28.

[204] 陈嵩 . 无托槽隐形矫治技术——现在和将来 [J]. 国际口腔医学杂志 , 2013,40 (5):561-564.

[205] 陈婉红 , 苏江凌 , 蔡世雄 . 隐形矫治器、自锁托槽与传统托槽对成人正畸患者牙周指数及龈沟液炎性因子的影响 [J]. 实用口腔医学杂志 , 2017,33(5):642-646.

[206] 陈文儿 , 钱玉芬 . 无托槽隐形矫治技术中附件应用及进展 [J]. 中国实用口腔科杂志 , 2018, 11(10): 628-632.

[207] 陈燕青 . 运用 CBCT 研究与上颌窦底相关的牙齿在正畸力作用下的移动 [D]. 福州 : 福建医科大学 , 2013.

[208] 陈扬熙 . 口腔正畸学 : 基础、技术与临床 [M]. 北京 : 人民卫生出版社 , 2012.

[209] 初可嘉 , 王海慧 , 郑之峻 , 等 . 隐形矫治器对患者龈沟液中 AST 和 ALP 水平的影响 [J]. 口腔医学研究 , 2016,32(4):399-401.

[210] 邓凯雄 , 刘进 , 郭鑫 , 等 . 正畸治疗中磨牙的拔除和保留 (二十六) ——第三磨牙发生和发育状况的研究 [J]. 临床口腔医学杂志 , 2008,24(1):60-62.

[211] 方志欣 , 周嫣 , 陈世稳 , 等 . 成人与青少年在内收上前牙的正畸治疗中牙根吸收的比较研究 [J]. 中国美容医学 , 2010,19(7):1018-1020.

[212] 傅民魁 . 口腔正畸学 [M].6 版 . 北京 : 人民卫生出版社 , 2012.

[213] 傅民魁 . 口腔正畸专科教程 [M]. 北京 : 人民卫生出版社 , 2007.

[214] 高美雅 . 隐适美无托槽隐形矫治技术与传统固定多托槽矫治技术在成年患者矫治初期疼痛感知、焦虑程度和生活质量影响的临床对比研究 [D]. 成都 : 四川大学 , 2016.

[215] 葛立宏 . 儿童口腔医学 [M].4 版 . 北京 : 人民卫生出版社 , 2012.

[216] 顾敏 , 陈文静 , 刘艳 , 等 . 激光与护牙素处理对无托槽隐形矫治患者牙周健康影响研究 [J]. 中国实用口腔科杂志 , 2015,8(9):546-548.

[217] 郭军 , 法永红 , 蔡兴伟 . 利用种植体支抗远移下颌磨牙的效果评价 [J]. 口腔医学研究 , 2010,26(3): 394-396.

[218] 郭新星 , 王春玲 , 张勇 , 等 . 固定正畸对成人和青少年患者龈沟液中 AST 活性影响的研究 [J]. 口腔医学研究 , 2006,22(4):424-426.

[219] 郭鑫 , 刘进 . 正畸治疗中磨牙的拔除和保留 (四十三) ——上颌第三磨牙缺失或拔除后上颌结节骨量的对照研究 [J]. 临床口腔医学杂志 , 2009,25(6):381-383.

[220] 韩世智 . 无托槽隐形矫治技术远中移动磨牙效果的三维分析与评价 [J]. 全科口腔医学杂志 , 2018,5(23): 49-50.

[221] 黄国伟 , 李婧 . 无托槽隐形矫治器与固定多托槽矫治器对牙周影响的研究 [J]. 中华口腔正畸学杂志 , 2015,22(1):32-34.

[222] 黄丽 , 徐晓梅 . 替牙期正畸治疗对上中切牙牙根发育的影响 [J]. 北京口腔医学 , 2015,23(6):346-348.

[223] 黄诗言 . 无托槽隐形矫治青少年牙釉质脱矿及口腔微生物多样性研究 [D]. 成都 : 四川大学 , 2017.

[224] 鞠博 , 李德水 , 刘盼盼 , 等 . 隐适美无托槽隐形矫治器矩形附件与无托槽隐形矫治技术附件远移尖牙效率的对比研究 [J]. 山东大学学报 , 2019,57(4):101-105.

[225] 柯正建,李小兵.个体化口腔健康宣教对无托槽隐形矫治青少年患者口腔卫生状况的影响[J].国际口腔医学杂志,2018,45(5):534-538.

[226] 柯正建,杨丽荣.无托槽隐形矫治技术治疗青少年错殆畸形的应用现状[J].中国美容医学,2017,26(8):137-139.

[227] 孔祥伟,丁寅.正畸力对大鼠牙齿发育过程中牙本质形成及矿化的影响[D].西安:第四军医大学,2009.

[228] 赖文莉.安氏Ⅱ类拔牙病例的隐形矫治策略[J].口腔医学,2019,39(11):967-973.

[229] 赖文莉.无托槽隐形矫治技术推磨牙向后的临床应用策略[J].国际口腔医学杂志,2019,46(4):373-382.

[230] 赖文莉.浅谈无托槽隐形矫治技术减数矫治的临床体会[J].中华口腔医学杂志,2017,52(9):534-537.

[231] 李洋.正畸疼痛的发生机制及控制方法[J].教学实践与管理,2012(24):270-273.

[232] 李昂,陈悦,苟建重,等.慢性牙周炎基础治疗前后龈沟液中MMP-2,TMP-2水平的变化[J].实用口腔医学杂志,2005,21(3):315.

[233] 李翀乾,刘继光.正畸治疗中牙根吸收影响因素的研究进展[J].北京口腔医学,2018,26(3):178-180.

[234] 李强,张卫兵,王林.隐形矫治技术在上颌磨牙远移病例中的应用[J].中华口腔正畸学杂志,2015,22(1):53-55.

[235] 李盛楠,李晓婷,马超,等.正畸患者龋齿发生倾向及其预防方法研究进展[J].中华临床医师杂志(电子版),2013,7(4):1706-1708.

[236] 李伟,黄玉婷.无托槽隐形矫治器与传统固定多托槽矫治器对患者牙周健康影响的临床观察[J].实用口腔医学杂志,2017,33(2):270-272.

[237] 李小兵.基于牙弓形态大小发育的青少年隐形矫治[J].中国实用口腔科杂志,2019,12(8):449-454.

[238] 李小兵.弯根牙的临床综合治疗及正畸早期矫治的可能性[J].中国实用口腔科杂志,2016,9(9):523-527.

[239] 李小兵.牙弓/牙槽骨弓的塑形矫治[J].华西口腔医学杂志,2016,34(6):556-563.

[240] 李小兵.中国青少年隐形矫治技术的临床应用与发展[J].口腔医学,2019,39(11):961-966.

[241] 李小兵,金作林.中国青少年隐形矫治专家共识2018[M].成都:四川大学出版社,2018.

[242] 李颖惠.青少年AngleⅠ类错殆固定正畸治疗后牙根吸收临床分析[J].医药论坛杂志,2012,33(10):93-94.

[243] 李志芳,麦理想.无托槽隐形矫治扩弓治疗轻度牙列拥挤的疗效分析[J].中华口腔医学研究杂志(电子版),2017,11(5):278-284.

[244] 林久祥,许天民.现代口腔正畸学——科学与艺术的统一[M].4版.北京:北京大学医学出版社,2010.

[245] 林久祥.口腔正畸学[M].北京:人民卫生出版社,2011.

[246] 林焱,钟萍萍,张端强.青少年正畸治疗中影响牙根吸收的因素探讨[J].上海口腔医学,2007,16(1):24-27.

[247] 刘东,邵玉婷,孙钦凤,等.隐适美矫正器非拔牙治疗对上切牙拥挤患者的矫治效果观察[J].山东医药,2017,57(45):89-91.

[248] 卢海平.经典方丝弓定向力矫治系统的精髓及临床应用[J].中华口腔医学杂

志 ,2015,50(12):705-709.

[249] 罗颂椒 . 当代实用口腔正畸技术与理论 [M]. 北京 : 北京医科大学中国协和医科大学联合出版社 ,1996.

[250] 罗征 , 陈巧玲 . 成人和青少年在正畸矫治过程中口腔卫生情况的对比研究 [J]. 牙体牙髓牙周病学杂志 ,2004,14(7):403-404.

[251] 潘洪祥 , 李涛 , 宋宇 . 临床第三磨牙治疗应注意的问题 [J]. 口腔医学 ,2011,31(5):305-308.

[252] 潘婷婷 , 房兵 . 无托槽隐形矫治效能影响因素的研究进展 [J]. 国际口腔医学杂志 ,2015, 42(3): 364-366.

[253] 潘晓岗 . 透明矫治器的减数正畸治疗 [J]. 口腔医学 ,2019,39(11):978-981.

[254] 彭德志 . 无托槽隐形矫治技术在关闭前牙散在间隙中的临床应用 [J]. 医药论坛杂志 ,2016,37(20):25-26.

[255] 邱勋定 , 廖天安 , 邓伟 . 下颌智齿拔除 1136 例临床分析 [J]. 海南医学 ,2015(17):2614-2615.

[256] 饶南荃 . 固定正畸青少年患者牙釉质脱矿的相关研究 [J]. 临床口腔医学杂志 ,2018,34(1) :25-28.

[257] 饶小浪 , 张馨尹 , 杨毓琪 . 上颌第三磨牙拔除致上颌窦穿孔临床分析——附 1 例报告及文献复习 [J]. 罕少疾病杂志 ,2009,16(3):45-47.

[258] 桑德拉·泰 . 隐形矫治原理与技术 [M]. 沈阳 : 辽宁科学技术出版社 ,2019.

[259] 沈刚 . 矢向引导型互阻式矫形技术治疗突面畸形——演化、变革与创新 [J]. 上海口腔医学 ,2015,24(5):513-518.

[260] 沈刚 .SGTB 矫形诱发髁突改建的生物机制及临床意义 [J]. 上海口腔医学 ,2018, 27(3): 225-229.

[261] 石晶 , 闫征斌 , 侯景秋 , 等 . 无托槽隐形矫治与传统固定多托槽矫治对牙周变异链球菌和牙龈卟啉单胞菌的影响 [J]. 国际口腔医学杂志 ,2016,43(2):151-154.

[262] 王军 , 赵志河 , 刘楚峰 , 等 . 成都地区青少年下颌牙弓后段可利用间隙的预测研究 [J]. 华西口腔医学杂志 ,2003, 21(1):67-69.

[263] 王璐 , 苍松 , 马佳君 , 等 . 无托槽隐形矫治器对正畸治疗初始疼痛的影响 [J]. 中国城乡企业卫生 ,2016(10):4-6.

[264] 王学金 , 彭巍 , 许颖华 . 自攻型微种植支抗远中移动磨牙 35 例临床研究 [J]. 中国实用口腔科杂志 ,2008,1(4):212-214.

[265] 吴锋 , 李俊芳 , 王臻 , 等 . 新型压低下颌磨牙矫治器的临床应用 [J]. 口腔疾病防治 ,2017,25 (8):523-529.

[266] 谢贤聚 . 无托槽隐形矫治技术推磨牙向远中的机制与优势 [J]. 中国实用口腔科杂志 ,2019,12(8):459-463.

[267] 徐舒豪 . 成都地区替牙期及恒牙初期正常儿童牙弓发育情况分析 [D]. 成都 : 四川大学 ,2018.

[268] 徐勇 , 王硕 , 董艳丽 . 四种常用不同方法远移磨牙的研究进展 [J]. 辽宁医学院学报 ,2016,37(4):107-109.

[269] 许诺 . 无托槽隐形矫治器不同附件远移上颌尖牙的三维有限元分析 [D]. 兰州 : 兰州大学 ,2018.

[270] 许天民 . 生理性支抗控制系列讲座 (二) 谁在主导错𬌗矫治的力系统 ?[J]. 中华口腔正畸学杂志 ,2015,22(2) :112-114.

[271] 许天民 . 生理性支抗控制系列讲座 (四) 生理性支抗控制技术的矫治程序 [J]. 中华口腔正畸学杂志 ,2015,22(4) :225-227.

[272] 许天民 . 正畸支抗新视角——生理性支抗控制系列讲座（一）[J]. 中华口腔正畸学杂志 , 2015,22(1)：45-49.

[273] 杨斌 , 白玉兴 . 两种矫治技术治疗牙周病患者牙周组织应力的对比分析 [J]. 现代口腔医学杂志 ,2009, 23(3):232-234.

[274] 叶周熹 , 杨驰 , 樊林峰 . 下颌阻生第三磨牙拔除术邻牙损伤风险及预防 [J]. 中国口腔颌面外科杂志 ,2015,13(5):429-434.

[275] 余国建 , 吕冬 , 李琥 , 等 .3 种矫治器对口腔健康相关生活质量 (OHRQOL) 影响的比较研究 [J]. 口腔医学 ,2015,35(12):1041-1044.

[276] 余建华 , 徐舒豪 , 夏慧玲 , 等 . 成都地区替牙期儿童咬合发育情况的调查研究 [J]. 临床口腔医学杂志 ,2017,33(2):78-80.

[277] 余诗晴 . 部分冠切除联合正畸牵引分阶段拔除下颌阻生第三磨牙的临床病例报告 [D]. 大连 : 大连医科大学 ,2017.

[278] 袁东辉 , 李立国 , 吴彦伟 , 等 . 无托槽隐形矫治技术附件的临床粘结技巧 [J]. 口腔医学研究 , 2012,28(5)：493-494.

[279] 张书宇 , 汪湧 , 徐颖 . 阻生智齿拔除原因及时机分析 (附 200 例报告)[J]. 中国实用口腔科杂志 ,2015,8(4):236-239.

[280] 张晓蓉 , 曾祥龙 , 徐芸 . 微钛钉种植体支抗单侧推磨牙向后的临床应用 [J]. 临床口腔医学杂志 ,2008,24(4):221-223.

[281] 赵祥 , 汪虹虹 , 杨一鸣 , 等 . 无托槽隐形矫治上颌扩弓效率及其影响因素初探 [J]. 中华口腔医学杂志 , 2017, 52(9):543-548.

[282] 赵志河 , 白丁 . 正畸治疗方案设计——基础、临床及实例 [M]. 北京 : 人民卫生出版社 ,2008.

[283] 郑君 . 上颌第三磨牙拔出中众上颌结节骨折相关危险因素的初探 [D]. 济南：山东大学 ,2015.

[284] 周洁珉 , 白玉兴 , 郝玮 . 无托槽隐形矫治技术远中移动磨牙效果的三维分析与评价 [J]. 北京口腔医学 ,2011,19(3)：157-159.

[285] 周莉娜 , 徐庆鸿 . 健康宣教对青少年隐形矫治病人口腔卫生状况的影响 [J]. 全科护理 ,2018,16(1):105-107.

[286] 周力 , 王艳民 , 张澜 , 等 . 隐形功能矫治器矫治青少年 II 类错殆畸形 [J]. 华西口腔医学杂志 ,2019,37(3):236-241.

[287] 周铨 , 王晖 . 可摘式隐形矫治器与固定多托槽矫治器对牙周健康影响的比较研究 [J]. 口腔医学 ,2014,34(10):784-786.

[288] 周文华 . 无托槽隐形矫治对牙齿畸形患者牙周健康的影响 [J]. 河北医学 ,2014,20(11):1868-1871.

[289] 左志刚 , 李洪发 , 徐津 , 等 . 三种正畸矫治器对牙周炎症及龈沟液炎性因子影响的长期研究 [J]. 口腔医学研究 ,2018,34(11):1223-1227.